古今治癌偏方精选

（第三版）

主　编　赖祥林　赖昌生

副主编　滕红丽　陈　闯　周伟光

编　委　陆石俊　徐俊杰　冯荣璋

赖晶红　廖汝桓　赖科云

赖科霖　周媛媛　林东雯

韦　娟　陈志勇

SPM 南方传媒

广东科技出版社

全国优秀出版社

·广　州·

图书在版编目（CIP）数据

古今治癌偏方精选/赖祥林，赖昌生主编．—3版．—广州：广东科技出版社，2023．8 （2024.3 重印）
ISBN 978-7-5359-8034-2

Ⅰ．①古… Ⅱ．①赖… ②赖… Ⅲ．①癌—验方 Ⅳ．①R289.5

中国版本图书馆CIP数据核字（2022）第252290号

Gujin Zhi Ai Pianfang Jingxuan（Di-san Ban）

古今治癌偏方精选（第三版）

出 版 人：严奉强
责任编辑：丁嘉凌 何铤怡
封面设计：创溢文化
责任校对：陈 静 廖婷婷
责任印制：彭海波
出版发行：广东科技出版社
（广州市环市东路水荫路11号 邮政编码：510075）
销售热线：020-37607413
https：//www.gdstp.com.cn
E-mail：gdkjbw@nfcb.com.cn
经 销：广东新华发行集团股份有限公司
印 刷：广州市东盛彩印有限公司
（广州市增城区新塘镇太平洋工业区十路2号 邮政编码：511300）
规 格：889 mm×1 194 mm 1/32 印张21.375 字数513千
版 次：2004年8月第1版 2015年12月第2版 2023年8月第3版
2024年3月第7次印刷
定 价：68.00元

内 容 提 要

本书介绍了治疗常见肿瘤及缓解肿瘤相关症状的有效偏方、验方、单方，为各种癌症的治疗、康复及调养等提供了良方妙法，是广大医务工作者、癌症患者及其家属的良师益友。

全书从癌症病症入手，兼顾癌因疲乏、化学治疗（化疗）后骨髓抑制、癌性疼痛、肿瘤相关性贫血等症状，精选了古今治疗各种癌症的简、便、效、廉的偏方、验方、单方；此外，还收录整理了多位医学名家的辨证综合性抗癌用方及民族治癌方。全书共收集奇难危重病症和放射治疗（放疗）、化疗、手术后的治疗等偏方共计1 868首，可供广大读者及医药爱好者选择使用。

本书中西医汇通，药物治疗与食物疗法并举，偏方与效验方结合，为患者早日康复，提供了防治结合、自我调养的多种方法。

前　言

进入21世纪，随着社会发展和进步，现代医学技术不断提高，但各种癌症的发病率仍呈不断上升的趋势，癌症已成为21世纪威胁人类生命与健康的重大疾病之一。来自世界卫生组织的数据显示，2020年全球新发癌症病例达到1 930万例，而死于癌症的人数增加到1 000万人，癌症成为第二大死亡原因。中国的癌症患者占全球癌症患者的23.7%（中国人口约占全球人口的17%），中国是全球癌症新增人数最多的国家。国际癌症研究机构（IARC）发布的全球癌症数据显示：癌症患者人数确实在逐年增多，中国癌症患者人数增加非常明显，每年恶性肿瘤发病约392.9万人，死亡约233.8万人，中国每分钟就有7.5人被确诊。2021年7月，IARC预测未来如无其他有效措施遏制癌症，到2070年，全球每年新发癌症病例将比2020年翻一倍。面对癌症不断高发的现状，该怎么预防？如何寻找各种有效的方法，早预防、早发现、早治疗各种癌症已经成为医学工作者和大众广泛关注的问题。

中国传统医药防治各种疾病已经有5 000多年的历史，留下了许多宝贵的偏方、验方。这些偏方、验方经久不衰，在防治各种疾病过程中取得了良好疗效。很多偏方、验方疗效显著，方便易行，且花钱少，治大病。在防治各种癌症的实践中，中医不断探索新路子、新方法，为人类的健康做出了新贡献。

本书根据历代先贤治疗各种癌症采用的偏方、验方、单方，结合现代医学的临床实践，以“实用灵效”为宗旨，按各种癌症的不同证型表现，精选灵验偏方，按“组成”“功效”“适应证”“用法”“方源”等进行编写，力求条目清楚，言简意赅，通俗易懂，易于掌握。本书既便于患者及家属查阅，又可供广大中医药工作者、医药学爱好者、医学院校的学生学习、参考。

本书第一版于2004年8月出版，第二版于2015年12月出版，面世以来，深受广大读者喜爱，先后多次重印。为了更好地发挥中医药治疗奇难杂症的独特疗效，根据广大读者和患者及家属的要求，本次修订再版在第二版的基础上增加和补充了更多的病种和精选偏方、验方，并整理收录了极具特色的民族治癌方，专列成章。此外，修订后的版本还增加了专门的章节介绍各种癌症中晚期奇难危重病症的方药，以及防治手术治疗、放疗、化疗后的各种副作用的偏方、验方，以供广大读者与患者根据实际病况选方用药。

我们希望《古今治癌偏方精选》（第三版）的出版发行，能为广大患者的康复和养生提供更多简、便、效、廉的治疗方法，为广大读者、患者带来福音。

本书的资料来源广泛，这些方剂乃先辈们临床经验的精华，在此谨向他们表示敬意！

由于编者水平有限，编辑过程中疏漏在所难免，敬请同道斧正，万分感谢！

编　者

2022年5月8月

目　录

一、脑瘤用方

头颅内生长的肿瘤统称为脑瘤，分原发性和继发性两类，以原发性脑瘤为多见。在成年癌症患者中，恶性脑瘤占全身恶性肿瘤的10%～30%，居全身各种恶性肿瘤的第11位；在儿童中则占全身恶性肿瘤的7%，是发病率仅次于白血病的第2种恶性肿瘤。其主要表现为：头痛、呕吐、视力障碍、颅内压增高、嗜睡及与肿瘤定位相关的一些症状。本病类似于中医学的“头痛”“偏头痛”“呕吐”“头风”等疾病范畴。

选方1：温胆壁虎汤

【组成】石菖蒲、远志、胆南星、姜半夏、生牡蛎、夏枯草、生地黄、豆蔻、蛇六谷、芙蓉叶、壁虎、紫草根、黄连、瓜蒌仁、火麻仁。

【功效】化痰开窍，解毒散结。

【适应证】混合性脑膜瘤所致的颅内高压。

【用法】水煎服，每日1剂，配合安宫牛黄丸，每日2次，每次半粒。

【方源】上海中医药杂志，1986（6）：213.

选方2：化痰息风方

【组成】半夏、天南星、夏枯草、石菖蒲、僵蚕、生牡蛎、地龙、蜈蚣、猪苓、蟾酥、土鳖虫、壁虎。

【功效】化痰，开窍，息风。

【适应证】原发性中枢神经肿瘤。

【用法】水煎服，每日1剂，分2次服，3个月为1个疗程。头痛剧烈者加川芎、全蝎粉；视物模糊者加枸杞子、菊花、决明子、青葙子；咳痰不爽者加海浮石、海蛤壳、瓦楞子、猫爪草；偏瘫不用者加黄芪、赤芍、当归；畏寒肢冷者加附子、肉桂、炮姜、小茴香、吴茱萸；阳痿者加菟丝子、淫羊藿、仙茅；月经闭结者加当归、川芎、王不留行、穿山甲；夜寐不安者加灯心草、远志、朱砂；恶心呕吐者加木香、竹茹、陈皮、九香虫、旋覆花、鳖甲、生地黄；脘闷纳呆者加陈皮、焦山楂、生薏苡仁、鸡内金；形羸体虚者加黄芪、太子参、当归、生地黄、麦冬。（编者按：穿山甲已禁用，酌情使用替代品。）

【疗效】共治67例，临床治愈者5例，总有效率为77.6%。

【方源】中医杂志，1988（1）：26.

选方3：通窍活血汤加味

【组成】麝香1 g（分6次吞服），桃仁、大枣、赤芍各15 g，红花、黄酒各10 g，老姜12 g，川芎20 g，葱3根，三七8 g（研末分6次服）。

【功效】活血通窍。

【适应证】颅内肿瘤（脊索瘤）。

【用法】水煎服，每日3次，每2日1剂。

【方源】新中医，1989（5）：43.

选方4：苍耳蝉桂汤

【组成】当归、川芎、白芷、苍耳子、蝉蜕、党参、苍术、薏苡仁、莪术、陈皮各10 g，蜈蚣7条，土茯苓40 g，海藻、牡蛎、百部、高良姜、肉桂各15 g，牵牛子30 g，槟榔30 g。

【功效】散寒化瘀，解毒散结。

【适应证】脑瘤（胶质瘤）。

【用法】水煎服，每日1剂。

【方源】癌症的治疗与预防

选方5：抗脑瘤饮

【组成】白花蛇舌草60 g，半枝莲、野葡萄藤各30 g，僵蚕、地龙、蝉蜕各10 g，重楼、海藻、夏枯草、牡蛎（先下）各15 g。

【功效】清热解毒，软坚散结。

【适应证】脑干肿瘤。

【用法】水煎服，每日1剂。

【方源】江西中医药，1989（2）：28.

选方6：星蒌穿山甲汤

【组成】茯苓30 g，陈皮、法半夏、生天南星（先煎）各12 g，瓜蒌24 g，天麻12 g，薏苡仁39 g，穿山甲15 g，白芷12 g，半枝莲30 g。（编者按：穿山甲已禁用，酌情使用替代品。）

【功效】化痰通络。

【适应证】痰浊阻滞型脑瘤。

【用法】水煎服，每日1剂。

【方源】百病良方（第二集）

选方7：安庆膏

【组成】雄黄、老生姜。

【功效】温通散结。

【适应证】脑瘤。

【用法】选厚约半厘米的生姜，在生姜的中央挖个洞，然后将雄黄撒入，封其口，用炭火焙干呈金黄色，研粉，将粉撒于膏药上，敷于脑瘤皮肤上。

【方源】名老中医偏方大全

选方8：脑部蝶鞍瘤方

【组成】丹参、珍珠母（先煎）各20 g，何首乌、生地黄、白芍、女贞子各15 g，墨旱莲12 g，生赭石（先煎）30 g，广陈皮5 g，竹茹、天葵子、紫草、牛膝各10 g，蜈蚣1条，蛇蜕

（焙）、黄连各3 g。

【功效】平肝降胃，息风通络。

【适应证】脑部蝶鞍瘤。

【用法】水煎服，每日1剂。

【方源】肿瘤效验良方

选方9：颅内肿瘤方

【组成】夏枯草、海藻、石见穿、野菊花、生牡蛎各30 g，昆布、赤芍、生天南星各15 g，王不留行、蜂房各12 g，桃仁、白芷、蜈蚣各9 g，全蝎6 g，壁虎2条。

【功效】软坚化瘀，解毒抗癌。

【适应证】颅内肿瘤。

【用法】水煎，每日1剂，煎2次，分2～3次服。

【方源】肿瘤效验良方

选方10：脑垂体肿瘤方

【组成】天南星、半夏各10～15 g，夏枯草10～30 g，生牡蛎、茯苓、僵蚕各15 g，石菖蒲10 g，芋头（包煎）9 g，全蝎6 g。

【功效】祛痰散结，抗癌通络。

【适应证】适用于脑垂体肿瘤。

【用法】水煎2次，每日1剂，早、晚分服。视物模糊者加青葙子9 g，决明子12 g，枸杞子、菊花各6 g；脘闷纳呆者加陈皮、焦楂曲、鸡内金各9 g，生薏苡仁15 g；肝肾功能不足者加当归、生地黄、沙参各12 g，麦冬9 g，枸杞子6 g；经闭者加当归20 g，川芎9 g；呕吐泛酸者加木香、竹茹、陈皮各9 g，九香虫、旋覆花（包煎）各6 g；阳痿者加菟丝子12 g，淫羊藿、仙茅各9 g；气血虚者加黄芪30 g，太子参20 g；夜寐不安者加灯心草6 g，远志9 g，朱砂（分冲）1.5 g。

【方源】肿瘤效验良方

选方11：脑瘤术后癫痫方

【组成】土茯苓150 g，玄参30 g，银茶12 g，芽茶15 g，天麻6 g，蔓荆子、防风、白芷、苍耳子、川芎、黑豆、僵蚕各10 g，全蝎3 g。

【功效】祛风利湿，通络解痉。

【适应证】脑瘤术后癫痫。

【用法】水煎3次，每日1剂，分4次服。

【方源】肿瘤效验良方

选方12：小脑脑桥角肿瘤方

【组成】黄芪40 g，当归、白花蛇舌草、夏枯草、葛根各30 g，赤芍、白芍各15 g，桃仁、川芎、地龙、天麻各12 g，丹参25 g，胆南星、生甘草各10 g。

【功效】益气化瘀，解痉通络。

【适应证】小脑脑桥角肿瘤。

【用法】水煎服，每日1剂，分2次服用。随证加减，颈项强直者加蜈蚣2条；肢体屈伸无力者加鸡血藤30 g。

【方源】肿瘤效验良方

选方13：脑肿瘤方

【组成】全蝎15 g，制蜈蚣、土鳖虫、壁虎各30 g，蟾酥、麝香各2 g，三七40 g。

【功效】解痉通窍，芳香化瘀。

【适应证】适用于脑肿瘤。

【用法】上药共研细末，装胶囊，每日1 g，分3次服。

【方源】肿瘤效验良方

选方14：脑干肿瘤方

【组成】昆布18 g，海藻18 g，法半夏10 g，茯苓10 g，陈皮

10 g，夏枯草10 g，天葵10 g，瓜蒌仁10 g，砂仁6 g，葛根10 g，川芎10 g，桔梗6 g，甘草6 g。

【功效】软坚散结，理气化痰。

【适应证】适用于脑干肿瘤。

【用法】水煎2次，每日1剂，早、晚分服。

【方源】中华名医名方薪传：肿瘤

选方15：降颅内压方

【组成】石菖蒲10 g，远志10 g，胆南星10 g，姜半夏10 g，生牡蛎30 g，夏枯草15 g，生地黄18 g，豆蔻15 g，蛇六谷10 g，芙蓉叶10 g，蛇莓9 g，壁虎10 g，紫草根12 g，黄连10 g，瓜蒌仁10 g，火麻仁6 g。

【功效】芳香化浊，软坚化痰，清热解毒。

【适应证】脑肿瘤颅内压增高症。

【用法】水煎服，每日1剂。

选方16：颅内囊肿方

【组成】菊花、川芎、泽兰、当归尾、赤芍、荆芥穗、红花各12 g，瓜蒌30 g，柴胡、白芷各6 g，细辛3 g。

【功效】祛风散寒，祛瘀散结。

【适应证】颅内囊肿。

【用法】水煎服，每日1剂。

【方源】中华名医名方薪传：肿瘤

选方17：补肾化痰汤

【组成】姜半夏、制天南星各15 g，石菖蒲、当归、山茱萸各9 g，赤芍10 g。

【功效】补肾固本，软坚逐瘀。

【适应证】脑瘤。

【用法】依法制成糖浆，口服。同时随证加服汤剂或丸剂。

痰湿内阻，治以燥湿化痰，以温胆汤、涤痰汤、导痰汤，指迷茯苓丸加减；肝胆实热，治以清肝泻火，用龙胆泻肝汤加减；肝肾阴虚，治以滋补肝肾，用杞菊地黄丸、一贯煎加减；气血郁结，治以活血化瘀，用血府逐瘀汤、补阳还五汤加减；肝风内动，治以镇肝息风，用镇肝息风汤、羚羊钩藤汤、天麻钩藤汤加减。

【疗效】用本方治疗颅内肿瘤患者213例，其中已手术29例。治后5年生存率为29.7%（19/64），3年生存率为34.9%（29/83），1年生存率为71.2%（141/198）。临床症状均有不同程度的减轻、好转或消失。

【方源】中国中医秘方大全

选方18：南星蚕夏汤

【组成】生天南星、生半夏、夏枯草各15 g，僵蚕9 g，石菖蒲6 g，地龙15 g，蜈蚣2条，壁虎2条，土鳖虫9 g，猪苓、茯苓、决明子各15 g，菊花、青葙子各9 g。

【功效】化痰祛瘀，平肝息风。

【适应证】颅内肿瘤。

【用法】水煎服，日服2次，每日1剂，每个疗程为3个月。偏瘫者加黄芪、赤芍、当归；畏寒肢冷者加炮姜、小茴香、吴茱萸；阳痿者加菟丝子、仙茅、淫羊藿；月经闭结者加当归、川芎、王不留行、穿山甲；失眠者加灯心草、远志；恶心呕吐者加木香、竹茹、陈皮、九香虫、旋覆花；阴虚潮热者加北沙参、石斛、龟板、鳖甲、生地黄；纳呆者加陈皮、焦楂曲、生薏苡仁、鸡内金；形羸体虚者加黄芪、太子参、当归、麦冬、生地黄。（编者按：穿山甲已禁用，酌情使用替代品。）

【方源】中国中医秘方大全

选方19：加减三甲复脉汤

【组成】生地黄15 g，女贞子15 g，鳖甲15 g，生牡蛎15 g，旋覆花10 g，墨旱莲10 g，骨碎补10 g，牛膝10 g，白芍12 g，丹参12 g，磁石12 g，龟板20 g，朱砂1 g，红花5 g。

【功效】平肝潜阳，清润通络。

【适应证】脑瘤。

【用法】水煎服，每日1剂，分2次服。

【方源】肿瘤良方大全

选方20：经验方

【组成】小川芎、炙蜈蚣各5 g，枸杞子、丹参各15 g，当归、枳椇子、炙远志、红花、桃仁、桔梗、川贝母、半夏、神曲各9 g，淫羊藿30 g，太子参24 g。

【适应证】脑瘤。

【用法】水煎服，每日1剂，长期服药。随证加减。

【方源】南京中医学院已故院长、全国著名中医专家邹云翔教授验方

选方21：息风软坚汤

【组成】全蝎4.5 g，蜈蚣6条，丹参20 g，川芎4.5 g，僵蚕9 g，地龙9 g，半夏9 g，钩藤15 g，白术9 g，天麻9 g，天葵子15 g，夏枯草30 g，川贝母9 g，女贞子15 g，枸杞子15 g，松萝15 g，分心木15 g。

【功效】息风清热，化瘀祛痰。

【适应证】脑瘤。

【用法】水煎服。呕吐者加姜竹茹；头痛甚者加藁本、蔓荆子、白芷、菊花；视力障碍者加蕤仁、青葙子、密蒙花、石决明、石斛夜光丸；便秘者加大黄䗪虫丸或番泻叶；多饮多尿者加生地黄、天花粉、石斛、桑螵蛸、龟板、远志。

【方源】浙江中医学院潘国贤方

选方22：鱼脑石汤

【组成】鱼脑石15 g，广郁金12 g，石菖蒲10 g，天竺黄10 g，石决明12 g，珍珠母24 g，煅磁石3 g，赤茯苓10 g，橘络6 g，橘红6 g，地龙10 g，桃仁10 g，钩藤12 g，川牛膝25 g，杭白芍12 g，生赭石30 g。

【功效】化痰开窍，平肝潜阳。

【适应证】脑瘤。

【用法】水煎服。虚火上炎者加生地黄、玄参；痰蒙心窍，神魂恍惚及伏热呕吐者加服安宫牛黄丸或局方至宝丹；肝阳上亢，眼目昏糊者加苦参、龙胆草、龙荟丸。

【疗效】本方治疗15例脑瘤，其中胶质细胞瘤6例，颅内转移瘤3例（乳癌脑转移1例，肺癌脑转移术后复发2例），脑垂体瘤3例，多发性骨髓瘤广泛转移1例，顶枕部脑膜瘤1例，枕骨骨瘤1例。治疗后，胶质细胞瘤有5例存活，颅内压增高症状缓解，其中1例生存6年有余。颅内转移瘤3例均死亡，最长生存期为半年。

【方源】山东省肿瘤防治研究院史兰陵方

选方23：消瘀化痰汤

【组成】丹参15 g，川芎12 g，葛根15 g，桃仁12 g，昆布15 g，海藻15 g，生牡蛎30 g，夏枯草15 g，白芷15 g，天葵子30 g。

【功效】活血祛瘀，化痰软坚。

【适应证】脑瘤。

【用法】水煎服。痰湿重者加茯苓、薏苡仁、胆南星；视力模糊者加石决明；头痛易怒者加柴胡、郁金。

【疗效】本方治疗4例脑垂体瘤，治后症状明显好转，复查头颅片，2例瘤体缩小。

【方源】湖北中医学院附属医院许菊秀方

选方24：祛瘀通窍汤

【组成】赤芍10 g，当归15 g，川芎10 g，桃仁10 g，红花6 g，三七5 g，穿山甲10 g，三棱10 g，莪术10 g，石菖蒲6 g，麝香0.2 g。（编者按：穿山甲已禁用，酌情使用替代品。）

【功效】活血化瘀，开窍醒脑。

【适应证】脑瘤。

【用法】水煎服。

【疗效】本方治疗1例蝶鞍肿瘤，治后症状明显改善，经蝶鞍拍片复查未见异常，随访8年未见复发，获临床治愈。

【方源】湖南省邵阳市中医院刘青云方

选方25：芪龙天麻汤

【组成】黄芪40 g，当归30 g，白花蛇舌草30 g，夏枯草30 g，葛根30 g，赤芍15 g，白芍15 g，桃仁12 g，川芎12 g，地龙12 g，天麻12 g，丹参25 g，胆南星10 g，生甘草10 g。

【功效】益气通络，化痰息风。

【适应证】脑瘤。

【用法】水煎服。颈项强直者加蜈蚣2条；肢体屈伸无力者加鸡血藤30 g。

【疗效】本方治疗1例小脑桥脑角肿瘤，服药40余剂，患者可拄杖行走50余米，生活基本自理。1年后复查，CT提示右侧小脑桥脑角高密度阴影缩小至1.5 cm × 2 cm。

【方源】同济医科大学附属协和医院沈霖方

选方26：软坚化瘀汤

【组成】夏枯草30 g，海藻30 g，昆布15 g，桃仁9 g，白芷9 g，石见穿30 g，王不留行12 g，赤芍15 g，生天南星15 g，蜂房12 g，野菊花30 g，生牡蛎30 g，全蝎6 g，蜈蚣9 g，壁虎2条。

【功效】化痰软坚，祛瘀解毒。

【适应证】颅内肿瘤。

【用法】水煎服。

【疗效】本方治疗颅内肿瘤11例，痊愈1例，显效3例，有效4例，无效3例。生存1年以上10例，其中生存2年3例，生存3年及6年以上各1例。

【方源】上海中医学院附属龙华医院刘嘉湘方

选方27：通络息风散

【组成】土鳖虫50 g，制马钱子6 g，蕲蛇、制川乌各20 g，丹参、川芎、全蝎、蜈蚣、僵蚕、地龙各40 g。

【功效】通络息风，活血止痛。

【适应证】脑转移癌，剧烈头痛。

【用法】上药共研细末，过筛，瓶装。每次4.5 g，每日3次，以透骨草100 g煎水送服。1个月为1个疗程。

【疗效】屡用有效，配服对证汤剂，效果更好。

【方源】脑病辨治

选方28：治脑瘤方

【组成】龙胆草3 g，清半夏、茯苓各10 g，陈皮7 g，磁石（先煎）30 g，蜈蚣5条，海浮石、乌梢蛇、天麻各10 g，钩藤、夏枯草各15 g，昆布、海藻、丝瓜络、浙贝母各10 g，黄芪、枸杞子各30 g，焦三仙各10 g。

【功效】清热化痰，软坚散结，扶正抗瘤。

【适应证】脑肿瘤。症见头痛时作，或剧烈作痛，或肢体麻木，运动失灵，或记忆力减退，甚至神志模糊不清。

【用法】水煎服，每日1剂，分3次服。头痛剧烈者加细辛3 g，花椒10 g；肢体麻木者加桂枝7 g，牛膝10 g；神志不清者另加服局方至宝丹，每日1丸。

【疗效】对改善脑肿瘤患者的自觉症状，抑制脑瘤生长有较好疗效。

【方源】中国当代中医名人志

选方29：李氏治疗脑瘤验方

【组成】蔓荆子 10 g，钩藤15 g，天麻15 g，川芎10 g，藁本10 g，党参 10 g，茯苓10 g，莱菔子10 g，菖蒲10 g，苏子10 g，木瓜15 g，牛膝15 g，苏木10 g，络石藤10 g，柏子仁10 g，野菊花10 g，白花蛇舌草20 g。

【功效】祛风健脾利湿，通络清窍散结。

【适应证】痰湿内阻，上蒙清窍之脑瘤。

【用法】每日1剂，水煎至150 ~ 200 mL，早、晚分服。呕吐明显者，上方去络石藤、木瓜，加入清半夏10 g、玫瑰花10 g。

【方源】北京中医药，2011，30（3）：183–185.

选方30：赵丽红治疗脑瘤验方1

【组成】蛇六谷30 ~ 60 g，天葵子30 g，生半夏15 ~ 30 g，生天南星 15 ~ 30 g，夏枯草15 g，生牡蛎30 g，僵蚕12 g，桃仁9 g，白芷9 g，炙蜈蚣2条，野菊花30 g，重楼15 g。

【功效】化痰软坚，活血解毒。

【适应证】痰毒瘀结证之脑瘤。

【用法】每日1剂，早、晚分服。头痛明显者，选加白芷6 g，川芎9 g，蔓荆子9 g，藁本9 g；呕吐明显者，加姜半夏12 g，姜竹茹9 g；大便秘结者，选加枳实12 g，瓜蒌仁（打碎）30 g，火麻仁（打碎）30 g，生大黄（后下）9 g；肢体抽搐者，加全蝎3 g，炙蜈蚣2条，天麻9 g，钩藤12 g；视力障碍者，选加青葙子9 g，密蒙花9 g，石决明 30 g，枸杞子12 g，石斛夜光丸9 g（分2次吞服）。

【方源】河南中医，2004，24（1）：57–58.

选方31：赵丽红治疗脑瘤验方2

【组成】蛇六谷30～60 g，天葵子30 g，生半夏15～30 g，生天南星 15～30 g，夏枯草15 g，生牡蛎30 g，僵蚕12 g，黄芪30 g，生白术9 g，杭白芍12 g，淫羊藿15 g，补骨脂12 g，木莲15 g，熟附子5 g，菟丝子15 g，肉苁蓉24 g。

【功效】健脾益肾，化痰软坚。

【适应证】脾肾阳虚之脑瘤。

【用法】每日1剂，早、晚分服。头痛明显者，选加白芷6 g，川芎9 g，蔓荆子9 g，藁本9 g；呕吐明显者，加姜半夏12 g，姜竹茹9 g；大便秘结者，选加枳实12 g，瓜蒌仁（打碎）30 g，火麻仁（打碎）30 g，生大黄（后下）9 g；肢体抽搐者，加全蝎3 g，炙蜈蚣2条，天麻9 g，钩藤12 g；视力障碍者，选加青葙子9 g，密蒙花9 g，石决明30 g，枸杞子12 g，石斛夜光丸9 g（分2次吞服）。

【方源】河南中医，2004，24（1）：57-58.

选方32：赵丽红治疗脑瘤验方3

【组成】蛇六谷30～60 g，天葵子30 g，生半夏15～30 g，生天南星 15～30 g，夏枯草15 g，生牡蛎30 g，僵蚕12 g，生地黄、熟地黄各15 g，山茱萸10 g，枸杞子12 g，女贞子9 g，炙鳖甲9 g，炙龟板12 g，白蒺藜15 g。

【功效】滋补肝肾，化痰软坚。

【适应证】肝肾阴虚之脑瘤。

【用法】每日1剂，早、晚分服。头痛明显者，选加白芷6 g，川芎9 g，蔓荆子9 g，藁本9 g；呕吐明显者，加姜半夏12 g，姜竹茹9 g；大便秘结者，选加枳实12 g，瓜蒌仁（打碎）30 g，火麻仁（打碎）30 g，生大黄（后下）9 g；肢体抽搐者，加全蝎3 g，炙蜈蚣2条，天麻9 g，钩藤12 g；视力障碍者，选加青葙子9 g，密蒙花9 g，石决明30 g，枸杞子12 g，石斛夜光丸9 g（分2

次吞服）。

【方源】河南中医，2004，24（1）：57–58.

选方33：加味菊明汤

【组成】野菊花、决明子、连翘、生牡蛎、黄芪、茯苓、白茅根各30 g，木贼、瓦楞子、白芍各15 g，山豆根、蜂房、全蝎各10 g。

【功效】解毒散结，活血利水，镇静止痛。

【适应证】内脏亏虚，风痰瘀毒阻脑之脑瘤。

【用法】每日1剂，水煎服，20日为1个疗程，连服1～3个疗程。头痛甚者，加白芷、水蛭各10 g；恶心、呕吐甚者，加竹茹、半夏各12 g；半身不遂者，加乌蛇、牛膝各12 g。

【方源】陕西中医，2007，28（9）：1183–1184.

选方34：脑瘤平

【组成】壁虎、蜈蚣、全蝎、水蛭各3 g，薏苡仁、白花蛇舌草各30 g，黄芪15 g，生晒参6 g，姜半夏9 g，川芎10 g，白芷12 g，白术15 g，三棱9 g，补骨脂10 g，枇杷叶、浙贝母各12 g，酸枣仁15 g，茯苓12 g，甘草6 g。

【功效】益气健脾，祛风化痰，祛瘀散结。

【适应证】脾肾气虚，痰瘀交阻于脑之脑胶质瘤。

【用法】每日1剂，水煎服。

【方源】浙江中西医结合杂志，2021，31（7）：675–677.

选方35：加味救脑汤

【组成】川芎24 g，细辛3 g，当归、葶苈子、生赭石（先煎）各30 g，蔓荆子、白芷、菊花、枸杞子各15 g，辛夷、半夏各9 g，白芍12 g。

【功效】祛风化痰，养肝止痛。

【适应证】风痰内盛，肝阴亏虚之脑瘤。

【用法】每日1剂，水煎服。

【方源】湖北中医杂志，2002，24（1）：29.

选方36：化痰散结法辨治脑瘤验方1

【组成】昆布20 g，海藻20 g，茯苓20 g，莪术20 g，壁虎2条，远志肉6 g，石菖蒲12 g，生薏苡仁30 g，陈皮20 g，象贝母20 g，夏枯草12 g。

【功效】化痰，软坚，消肿。

【适应证】痰瘀互结之脑瘤。

【用法】每日1剂，水煎服。

【方源】江苏中医药，2015（8）：49-50.

选方37：化痰散结法辨治脑瘤验方2

【组成】昆布20 g，海藻20 g，茯苓60 g，川芎15 g，丹参12 g，赤芍20 g，远志肉6 g，当归15 g，煅牡蛎30 g，夏枯草30 g，壁虎4条，生山楂20 g，莪术20 g，陈皮6 g，生薏苡仁30 g。

【功效】益气化痰，活血化瘀。

【适应证】痰瘀凝滞之脑瘤。

【用法】每日1剂，水煎服。

【方源】江苏中医药，2015（8）：49-50.

选方38：化痰散结法辨治脑瘤验方3

【组成】龙胆草10 g，夏枯草10 g，决明子15 g，生牡蛎30 g，昆布20 g，海蛤壳20 g，海藻20 g，象贝母12 g，白菊花12 g，珍珠母20 g，姜半夏15 g，制天南星10 g，光杏仁10 g，全瓜蒌15 g，丹参10 g，茯苓20 g，赤芍10 g，牡丹皮10 g，桃仁8 g，壁虎 2 条。

【功效】化痰活血，泻肝软坚。

【适应证】痰瘀互结之脑瘤。

【用法】每日1剂，水煎服。

【方源】江苏中医药，2015（8）：49–50.

选方39：补肾化瘀通络法治脑瘤验方

【组成】熟地黄24 g，山茱萸12 g，山药12 g，牡丹皮10 g，茯苓30 g，泽泻10 g，全蝎10 g，蜈蚣2条，乌蛇10 g，丹参30 g，半枝莲30 g，忍冬藤30 g。

【功效】益肾，化瘀，通络。

【适应证】肾虚瘀血阻络之脑瘤。

【用法】每日1剂，12剂为1个疗程，水煎至400 mL，早、晚分服。

【方源】第十届国际络病学大会论文集，2014：754–755.

二、鼻咽癌用方

鼻咽癌是指发生于鼻咽腔顶部和侧壁的恶性肿瘤，在我国为常见恶性肿瘤之一。鼻咽癌多发于中国南方各省，以广东省为最。鼻咽癌死亡率高，约占全国恶性肿瘤死亡数量的2.81%，居第8位，其发病占头颈部肿瘤的首位。男性多于女性，发病率男女之比为（2～10）：1。其主要临床表现有：①鼻塞，流鼻涕；②反复大量鼻出血；③肿瘤扩张所致的鼻部变形，颊部肿块，嗅觉减退，耳鸣耳聋，眼球突出，视力减退；④贫血症状如头昏、乏力、肢软等。现代医学认为鼻咽癌发病可能与遗传、病毒和环境等因素有关。本病属于中医学的“鼻渊”“上石疽”“失荣”“颃”“头痛”“鼻衄”“控脑砂”等疾病范畴。经治疗5年生存率为50%～70%。

选方1：参鳖莲石汤

【组成】南沙参、大鳖甲各12 g，木莲2个，石菖蒲6 g，土贝母、夏枯草、苍耳子、天花粉、玄参、苦丁茶、山豆根、山慈菇各9 g。

【功效】解毒散结。

【适应证】鼻咽癌。

【用法】水煎服，每日1剂。

【方源】浙江中医学院学报，1981（2）：23.

选方2：河柳抗癌方

【组成】西河柳15 g，地骨皮30 g，夏枯草15 g，土茯苓30 g，炙甘草4 g。

【功效】解毒抗癌。

【适应证】鼻咽癌。

【用法】水煎服，每日1剂。

【方源】肿瘤的辨证施治

选方3：蛇草抗癌方

【组成】白花蛇舌草60 g，半枝莲30 g，金果榄9～12 g。

【功效】解毒抑癌。

【适应证】鼻咽癌肺转移。

【用法】水煎服，每日1剂。

【方源】中草药单方验选方编

选方4：二虫抗癌方

【组成】山慈菇15 g，肿节风30 g，蜈蚣2条，全蝎6 g，苍耳子12 g，半枝莲、白花蛇舌草、黄芪各30 g。

【功效】解毒散结，抗癌。

【适应证】鼻咽癌。

【用法】水煎服，每日1剂。

【方源】百病良方

选方5：661方

【组成】蛇泡簕30 g，丹参30 g，钩藤30 g，走马胎30 g，老鼠刺15 g，铁包金15 g，入地金牛15 g，茜草根15 g，刺蒺藜15 g，穿破石15 g，山慈菇15 g，大枣60 g，细叶七星剑15 g。

【功效】清热解毒，攻瘀抗癌。

【适应证】鼻咽癌。

【用法】水煎服，每日1剂。

【方源】抗癌中草药制剂

选方6：开窍散结汤

【组成】辛夷、苍耳子各12 g，白芷、川芎、淡黄芩各30 g，连翘、蒲公英各12 g，牡蛎60 g，夏枯草12 g，半枝莲

30 g，蜀羊泉15 g，鹅不食草12 g。

【功效】清肺开窍，解毒散结。

【适应证】鼻咽癌。

【用法】水煎服，每日1剂。

【方源】肿瘤的防治

选方7：山苦瓜滴鼻液

【组成】山苦瓜10 g，甘油20 g，75%酒精25 mL。

【功效】解毒开窍。

【适应证】鼻咽癌。

【用法】先将山苦瓜切碎，浸泡于酒精中，添蒸馏水50 mL，搅匀后用纱布滤除药渣，加入甘油制成滴鼻液。每日滴鼻3～6次。

【方源】抗癌中草药制剂

选方8：雄黄解毒丸

【组成】雄黄18 g，郁金9 g，巴豆7.5 g。

【功效】攻毒抗癌。

【适应证】鼻咽癌。

【用法】上药共研细末，以醋泛丸，如绿豆大小，每次2丸，每2小时1次，浓茶送下，服至吐泻停止。

【方源】抗癌中草药制剂

选方9：枸骨血藤汤

【组成】枸骨60 g，鸡血藤30 g，穿破石30 g，九节龙30 g，贯众15 g，猴头菇3～5个。

【功效】活血补血，解毒抗癌。

【适应证】鼻咽癌。

【用法】水煎服，每日1剂。

【方源】抗癌中草药制剂

选方10：鼻咽癌吹鼻方

【组成】甘遂末、甜瓜蒂各3 g，硼砂1.5 g，飞辰砂1.5 g。

【功效】利湿解毒。

【适应证】鼻咽癌。

【用法】将上药共研细末，瓶装备用，吹入鼻内，切勿入口。

【方源】肿瘤效验良方

选方11：鼻癌方

【组成】寮刁竹30 g，入地金牛30 g，川芎15 g，蛇倒退30 g，葵树子120 g，生地黄24 g，山药15 g，茅根30 g，蛇泡簕60 g，可加生天南星、生半夏各30～40 g。

【功效】攻毒抗癌。

【适应证】晚期鼻咽癌。

【用法】水煎，每日1剂，分2次服。

【方源】新中医，1977（1）：26.

选方12：抗毒合剂

【组成】金牛根30 g，丁葵草30 g，蛇泡簕30 g，铁包金30 g，韩信草30 g，徐长卿30 g，白茅花15 g。

【功效】祛毒抗瘤。

【适应证】鼻咽癌、舌癌等。

【用法】水煎，每日1剂，分2次服。

【方源】抗癌中草药制剂

选方13：软坚散结汤

【组成】葵树根、白花蛇舌草、牡蛎各30 g，重楼、莪术、三棱、生天南星、法半夏、夏枯草、佛手各10 g。

【功效】软坚散结，解毒抗癌。

【适应证】本方适用于鼻咽癌放疗后颈淋巴结尚未消散，鼻咽部仍有肿物者。

【用法】水煎服，每日1剂。

【方源】新中医，1989（5）：37-38.

选方14：清肝平胃散

【组成】藤梨根60 g，布渣叶30 g，墨旱莲、女贞子、八月札、山楂各16 g，郁金10 g。

【功效】疏肝调气，散结抗癌。

【适应证】鼻咽癌放疗后以肝气郁结为主者。

【用法】水煎服，每日1剂。

【方源】新中医，1989（5）：37-38.

选方15：滋阴抗癌汤

【组成】生地黄30 g，沙参30 g，天冬15 g，麦冬15 g，玄参30 g，山豆根10 g，白花蛇舌草30 g，金银花30 g。

【功效】滋阴清热，散结抗癌。

【适应证】鼻咽癌放化疗综合征。

【用法】水煎服，每日1剂。

【方源】中医肿瘤学

选方16：鼻癌散

【组成】麝香1 g，牛黄1 g，猴枣1 g，白醋0.5 g，珍珠2 g，凤凰衣3 g，辰砂3 g。

【功效】抗癌消炎。

【适应证】鼻咽癌。

【用法】上药共研细末，每次0.5 g，每日3次，冲服。

【方源】癌症秘方验方偏方大全

选方17：猪肉山楂汤

【组成】猪瘦肉50 g，山楂50 g，石上柏50 g。

【功效】扶正抗癌。

【适应证】鼻咽癌。

【用法】加水1 500 mL，煮熟后吃肉喝汤，每日1剂，连服7日为1个疗程，停3日后再用，可服用10个疗程。

【方源】民间验方

选方18：七叶抗癌汤

【组成】重楼50～100 g，钩藤15 g，生天南星50～150 g，龙胆草、太子参、夏枯草各15 g，泽泻50 g，茅莓100 g。

【功效】化痰散结，解毒抗癌。

【适应证】鼻咽癌。

【用法】水煎服，每日1剂。

【方源】抗癌中草药

选方19：土贝龙葵汤

【组成】土贝母、山豆根、山慈菇、白花蛇舌草、半枝莲各20 g，龙葵30 g，重楼、木芙蓉、薜荔果各10 g。

【功效】清热解毒，抗癌。

【适应证】鼻咽癌。

【用法】水煎服，每日1剂。

【方源】浙江中医学院学报（增刊），1982.

选方20：抗鼻咽癌汤

【组成】苍耳子、辛夷、蒲公英、连翘、夏枯草、白毛藤、蜂房各12 g，白芷、川芎、全蝎各3 g，半枝莲、生牡蛎各30 g，淡黄芩10 g。

【功效】疏风通窍，清热解毒。

【适应证】鼻咽癌。

【用法】水煎，每日1剂，分2次服。

【方源】实用癌症杂志，1986（2）：30.

选方21：马吉福抗癌9号方

【组成】八角金盘、辛夷、苍耳子各12 g，山慈菇、山豆根、蕲蛇、石见穿、黄芪各30 g，丹参、赤芍各15 g。

【功效】益气养阴，解毒化瘀，消肿散结。

【适应证】鼻咽癌。

【用法】水煎服，每日1剂。30日为1个疗程。视病情服完1～3个疗程后改隔日或3日服1剂，持续半年巩固疗效。阴虚口干者加沙参、玄参、麦冬；气血不足者加党参、当归、熟地黄、鸡血藤；鼻出血者加三七粉、茜草炭、血余炭；头痛、视力模糊或复视者选加白僵蚕、蜈蚣、全蝎、钩藤等。

【方源】中华名医名方薪传：肿瘤

选方22：鼻咽癌颈淋巴结转移方

【组成】赤芍20 g，川贝母、杏仁、生蒲黄、五灵脂各10 g，土鳖虫4 g，穿山甲、丹参、全瓜蒌、全当归各15 g，制乳香、没药各8 g。（编者按：穿山甲已禁用，酌情使用替代品。）

【功效】活血化瘀，祛痰散结。

【适应证】鼻咽癌颈淋巴结转移。

【用法】水煎服，每日1剂，并将药渣用纱布包裹热敷局部。

【方源】中华名医名方薪传：肿瘤

选方23：仙鹤虫草汤

【组成】仙鹤草30 g，白及15 g，冬虫夏草5 g，雷公藤10 g。

【功效】抗癌止血。

【适应证】鼻咽癌出血。

【用法】水煎服，每日1剂。

【方源】肿瘤效验良方

选方24：葱白皂角汁

【组成】葱白、皂角各3个，鲜鹅不食草6～9 g，麝香0.15～0.2 g。

【功效】聪耳开窍。

【适应证】鼻咽癌。

【用法】将葱白、皂角、鲜鹅不食草捣烂绞汁，加入麝香，以棉花蘸药汁塞耳，亦可将药汁滴耳用。

【方源】中国民间偏方大全

选方25：马勃射干汤

【组成】马勃（包煎）9 g，射干15 g，金荞麦、重楼各30 g。

【功效】解毒，利咽，抗癌。

【适应证】鼻咽癌。

【用法】水煎服，每日1剂。

【方源】中国民间偏方大全

选方26：龙葵白茅根汤

【组成】龙葵、白茅根、麦冬各30 g，北沙参、白花蛇舌草、野菊花、生地黄、赤芍、藕节各15 g，石斛、玉竹、海藻、苍耳子、玄参各12 g，辛夷、焦栀子、浙贝母各10 g，桃仁6 g。

【功效】清热养阴，解毒抗癌。

【适应证】鼻咽癌。

【用法】加水煎沸15分钟，过滤取液，药渣再加水煎20分钟，过滤去渣，两次药液兑匀，分早、晚2次服，每日1剂。

【方源】中国民间偏方大全

选方27：半枝莲黄芪汤

【组成】半枝莲、白花蛇舌草、肿节风、黄芪各30 g，山慈菇15 g，全蝎6 g，蜈蚣2条。

【功效】益气清热，解毒抗癌。

【适应证】鼻咽癌。

【用法】加水煎15分钟，过滤取液，药渣再加水煎20分钟，过滤去渣，两次药液兑匀，分早、晚2次服，每日1剂。

【方源】中国民间偏方大全

选方28：养阴利咽汤

【组成】玄参30 g，北沙参30 g，麦冬15 g，知母12 g，石斛25 g，黄芪15 g，党参25 g，白术25 g，女贞子15 g，紫草20 g，卷柏25 g，苍耳子15 g，山豆根10 g，辛夷15 g，白芷10 g，石菖蒲10 g，菟丝子15 g。

【功效】滋阴清热，益气利咽，健肾固精。

【适应证】鼻咽癌。

【用法】水煎，每日1剂，分3次服。

【方源】中国民间偏方大全

选方29：人参金银花汤

【组成】人参3 g，金银花、白花蛇舌草（或夏枯草）各20～30 g。

【功效】益气扶正，清热解毒。

【适应证】鼻咽癌放疗期。

【用法】人参单独煎服，服人参当天不服其他2种中药；另2种中药水煎服，每周2次。

【方源】中国民间偏方大全

选方30：蛇泡簕丹参钩藤汤

【组成】蛇泡簕、丹参、钩藤、走马胎各30 g，老鼠刺、铁包金、入地金牛、茜草根、刺蒺藜、穿破石、山慈菇各15 g，大枣60 g，细叶七星剑15 g。

【功效】攻瘀抗癌，清热解毒。

【适应证】鼻咽癌。
【用法】水煎服，每日1剂。
【方源】中国民间偏方大全

选方31：抗癌止血方

【组成】五倍子粉、冰片粉、三七粉、煅白矾粉各等份。
【功效】抗癌止血。
【适应证】鼻咽癌出血。
【用法】上药共研为细末，以凡士林纱布条或花生油纱布条蘸药粉，塞入出血鼻孔内。
【方源】中国民间偏方大全（方名编者注）

选方32：桃仁活血汤

【组成】黄芪15 g，赤芍、当归、川芎、桃仁、红花各10 g，鸡内金12 g，葛根12 g，陈皮9 g，丹参15 g。
【功效】益气补血，活血化瘀。
【适应证】鼻咽癌。
【用法】水煎服，每日1剂，分2次服。
【方源】中国中医秘方大全

选方33：三参二冬汤

【组成】麦冬、天冬各12 g，沙参10 g，玄参9 g，党参12 g，生地黄10 g，白茅根12 g，玉竹、金银花各9 g，白花蛇舌草、白毛藤各30 g，茯苓、白术各10 g，甘草3 g，丹参12 g。
【功效】益气养阴，清热解毒。
【适应证】鼻咽癌。
【用法】水煎服，每日1剂，分2次服。
【方源】中国中医秘方大全

选方34：鼻咽癌方

【组成】黄芪30 g，青黛10 g，野菊花20 g，马勃、牡丹皮各10 g，侧柏叶15 g，山慈菇10 g，天花粉15 g，白术、薏苡仁、沙参、苍耳子各10 g。

【功效】益气养阴、清热解毒。

【适应证】鼻咽癌。

【用法】水煎，每日1剂，分早、晚2次服。

【方源】中国当代中医名人志

选方35：二参三子方

【组成】玄参30 g，北沙参30 g，麦冬15 g，知母12 g，石斛25 g，黄芪25 g，白术25 g，女贞子15 g，紫草25 g，卷柏15 g，苍耳子15 g，山豆根10 g，辛夷15 g，白芷5 g，山药10 g，石菖蒲10 g，菟丝子15 g。

【功效】滋阴清热，益气利咽。

【适应证】鼻咽癌。

【用法】水煎服，每日1剂，分2次服。

【方源】肿瘤良方大全

选方36：加减八珍汤

【组成】黄芪30 g，党参30 g，山药30 g，半枝莲30 g，牡蛎30 g，茯苓15 g，当归15 g，大蓟15 g，小蓟15 g，赤芍15 g，淡海藻15 g，淡昆布15 g，白术10 g，陈皮10 g，地龙10 g，仙鹤草20 g，玄参20 g，甘草3 g。

【功效】补益气血，和营解毒，软坚散结。

【适应证】鼻咽癌。

【用法】水煎服，每日1剂，分2次服。

【方源】肿瘤良方大全

选方37：白英菊花饮

【组成】白英30 g，野菊花30 g，臭牡丹30 g，三颗针15 g，苦参15 g，白头翁15 g，重楼15 g，白花蛇舌草20 g。

【功效】清热解毒。

【适应证】鼻咽癌。

【用法】水煎服，每日1剂，分2次服。

【方源】肿瘤的诊断与防治

选方38：芪补汤

【组成】黄芪60 g，红人参10 g（或党参30 g），仙茅15 g，淫羊藿15 g，补骨脂30 g，骨碎补15 g，焦杜仲20 g，枸杞子20 g，女贞子30 g，料姜石60 g。

【功效】补肾固本。

【适应证】鼻咽癌。

【用法】水煎服，每日1剂，分2次服。

【方源】中医癌瘤证治学

选方39：抗鼻咽癌方

【组成】马勃（包煎）9 g，射干15 g，开金锁、重楼各30 g。

【功效】解毒，利咽，抗癌。

【适应证】鼻咽癌。

【用法】水煎服，每日1剂。

【方源】实用药物抗癌手册

选方40：桑菊枸杞饮

【组成】桑叶9 g，菊花9 g，枸杞子9 g，决明子6 g。

【功效】清肝，泻火，明目。

【适应证】鼻咽癌。头痛头晕，视物不清，口苦咽干，心烦失眠，两颧潮红。

【用法】水煎代茶。血热毒盛者，加紫草根30 g，水煎服，每日1剂。

【方源】民间方

选方41：益气生津方

【组成】党参20 g，白术20 g，茯苓20 g，何首乌15 g，天花粉15 g，女贞子10 g，墨旱莲10 g，石斛10 g，菊花10 g，甘草10 g。

【功效】健脾益气，滋阴生津。

【适应证】鼻咽癌放疗后，气虚阴伤的患者。

【用法】水煎，每日1剂，代茶饮。

【方源】中医肿瘤防治大全

选方42：加减青马汤

【组成】青皮12 g，当归12 g，川芎12 g，马鞭草30 g，生牡蛎30 g，泽兰30 g，昆布15 g，两面针15 g，丹参15 g，五灵脂15 g，红花9 g，三七末（冲服）3 g。

【功效】活血破瘀，攻坚散结。

【适应证】气血凝结之鼻咽癌。

【用法】水煎服，每日1剂，分2次服。

【方源】新中医

选方43：苍天山海汤

【组成】苍耳子15 g，天葵子30 g，山豆根12 g，石上柏30 g，半枝莲30 g，夏枯草12 g，海带15 g，昆布15 g。

【功效】清热解毒，软坚化痰。

【用法】水煎服，每日1剂。另醋制硇砂15～20 g，加入蒸馏水至200 mL，制成溶液，滴鼻。

【方源】解放军366医院方

选方44：鼻咽消肿汤

【组成】方一：生地黄15 g，玄参15 g，天冬12 g，麦冬12 g，茅根30 g，石斛15 g，天花粉30，百合12 g，沙参15 g，金银花12 g，知母9 g，牡丹皮9 g，枸杞子15 g，女贞子15 g，丹参15 g，生天南星15 g，生半夏15 g，石上柏30 g。

方二：党参12 g，白术9 g，茯苓12 g，山药12 g，制天南星12 g，法半夏12 g，陈皮9 g，薏苡仁30 g，苍术9 g，厚朴9 g，扁豆12 g，砂仁（后入）3 g，猪苓15 g。

方三：党参12 g，黄芪15 g，白术9 g，沙参12 g，五味子6 g，女贞子15 g，菟丝子15 g，墨旱莲15 g，甘草6 g。

【功效】方一养阴清热，生津利咽；方二健脾益气，化痰和胃；方三益气养阴。

【适应证】鼻咽癌。

【用法】以上三方辨证使用，均为水煎服，每日1剂。

【疗效】本方治疗放疗后鼻咽癌50例，治后3年生存率为70%，5年生存率为60%。

【方源】上海中医学院附属龙华医院张青方

选方45：加减二黄生地黄汤

【组成】黄芪15 g，黄精10 g，生地黄10 g，玄参10 g，麦冬10 g，生大黄6 g，夏枯草15 g，浙贝母10 g，山豆根10 g，薄荷6 g，陈皮6 g，生甘草6 g。

【功效】扶正固本，泻火解毒，软坚散结。

【适应证】适用于防治鼻咽癌放疗吞咽反应。

【用法】水煎服，每日1剂，分3次服，每次100 mL。

【方源】福建中医药

选方46：鼻咽灵方

【组成】山豆根、麦冬、半枝莲、石上柏、白花蛇舌草、天花粉。

【功效】益阴清热，解毒消肿。

【适应证】鼻咽癌。

【用法】以上诸药制成片剂。每日4次，每次4片，15日为1个疗程。

【疗效】本方治疗鼻咽癌放疗后患者226例，结果显效25例，占11%；有效177例，占78.3%，总有效率为89.3%。

【方源】冯所安方

选方47：桃红活血汤

【组成】黄芪15 g，当归10 g，赤芍10 g，川芎10 g，桃仁10 g，红花10 g，丹参15 g，鸡内金12 g，葛根10 g，陈皮9 g。

【功效】益气养阴，活血化瘀。

【适应证】鼻咽癌。

【用法】水煎服，每日1剂。

【疗效】本方结合放疗治疗2 926例鼻咽癌，与单纯放射治疗520例鼻咽癌对照进行疗效观察。治后1年生存率，本方结合放疗组为91.3%，单纯放疗组为80%。

【方源】中国医学科学院肿瘤院方

选方48：白山桃花汤

【组成】当归5 g，赤芍5 g，川芎5 g，桃仁5 g，莪术5 g，白芷5 g，重楼10 g，山豆根10 g，生姜3片，大枣5枚。

【功效】活血化瘀，解毒消肿。

【适应证】鼻咽癌。

【用法】水煎服，每日1剂。口干咽燥者加沙参、麦冬、石斛、天花粉；局部红肿热痛者加金银花、连翘；胃脘不适者加砂仁。

【疗效】本方结合放射疗法治疗鼻咽癌31例，并与单纯放疗组26例对照。治后3年生存率，中药结合放疗组为48.4%，单纯放疗组为41.9%；5年生存率中药结合放疗组为42.3%，单纯放疗组为30.8%。

【方源】湖南省肿瘤医院廖遇平方

选方49：二草双花汤

【组成】人参3 g，金银花30 g，白花蛇舌草30 g，夏枯草20 g。

【功效】清热解毒。

【适应证】鼻咽癌。

【用法】水煎服，每日1剂。

【疗效】本方治疗经病理学证实的鼻咽癌放疗后患者30例，与单纯放疗30例对照。结果，治疗组5年生存率为70%，对照组为36.7%。

【方源】广东省湛江市第二人民医院察懿方

选方50：地玄汤

【组成】生地黄30 g，玄参20 g，麦冬18 g，象贝母12 g，牡丹皮12 g，白芍12 g，薄荷7.5 g，甘草6 g。

【功效】养阴生津，清润咽喉。

【适应证】阴虚证之鼻咽癌。

【用法】水煎服，每日1剂，分早、晚2次服，连服7～9剂为1个疗程。

【方源】经验方

选方51：硼脑膏

【组成】金银花9 g，鱼脑石6 g，黄柏6 g，硼砂6 g，冰片0.6 g。

【功效】消炎消肿，除湿止痛，清热解毒。

【适应证】鼻咽癌。

【用法】共研为细粉，用香油、凡士林调成软膏，用棉球蘸药膏塞鼻孔内，或把粉吹入鼻孔内，每日3次。

【方源】癌瘤中医防治研究

选方52：辛石散

【组成】白芷3 g，鹅不食草3 g，细辛3 g，辛夷6 g，鱼脑石4块，冰片4.5 g。

【功效】芳香开窍，通透鼻咽，除风止疼，利湿消肿。

【适应证】鼻咽癌。

【用法】上药各研为细粉，合在一起，研匀，研至极细，吹入鼻孔内，每日2～3次。

【方源】癌瘤中医防治研究

选方53：干慈丸

【组成】干漆（炒）30 g，千金子9 g，郁金子30 g，山慈菇30 g，全蝎30 g，苍耳子30 g，料姜石30 g，五倍子9 g，辛夷30 g，蜂房30 g。

【功效】活血化瘀，消肿止痛，攻坚破积，清热解毒，止血利咽。

【适应证】鼻咽癌之头痛、耳鸣、耳聋症状明显者。

【用法】上药共研细末，水泛为丸，如绿豆大小，每次3～6 g。

【方源】癌瘤中医防治研究

选方54：滋阴降火方

【组成】生地黄25 g，麦冬25 g，太子参25 g，石膏20 g，知母20 g，金银花20 g，牛膝15 g，明党参15 g，射干15 g，岗松根15 g。

【功效】滋阴降火。

【适应证】鼻咽癌。

【用法】水煎代茶饮，每日1剂。另加双料喉风散喷喉。

【方源】中医肿瘤防治大全

选方55：豆果丸

【组成】山豆根90 g，鱼脑石60 g，射干120 g，茜草90 g，橄榄60 g，蝉蜕60 g，蜂房60 g，辛夷90 g，苍耳子60 g，料姜石120 g。

【适应证】适用于鼻塞、涕血、耳鸣、耳聋症状显著的鼻咽癌患者。

【用法】上药共研细末，水泛为丸如绿豆大小，每日3次，每次6～9 g，用黄芪煎水送服或开水送服。

【方源】癌瘤中医防治研究

选方56：苍辛银豆汤

【组成】金银花30 g，连翘30 g，射干9 g，山慈菇15 g，桑寄生12 g，夏枯草30 g，山豆根9 g，蜂房9 g，辛夷12 g，蛇蜕9 g，全蝎9 g，苍耳子12 g。

【功效】攻坚破积，活血化瘀，清热解毒，消肿利咽，通透鼻咽，止痛化瘤。

【适应证】鼻咽癌。

【用法】水煎服，每日1剂。

【方源】癌瘤中医防治研究

选方57：加减黄虎汤

【组成】黄藤15 g，赤芍15 g，玄参15 g，川萆薢15 g，地肤子15 g，虎杖18 g，柴胡9 g，牛膝24 g，天花粉30 g，栀子30 g，生牡蛎30 g，重楼30 g。

【功效】苦寒清热，解毒攻坚。

【适应证】火毒困结之鼻咽癌。

【用法】水煎服，每日1剂，分2次服。

【方源】新中医

选方58：菊明汤加减

【组成】木贼12 g，牡蛎15 g，菊花30 g，夜明砂9 g，黄芪30 g，山豆根9 g，瓦楞子15 g，白芍15 g，海浮石30 g，蜂房9 g，全蝎9 g。

【功效】柔肝息风，镇静止疼，软坚消肿，清热解毒，活血化瘀，补气扶正。

【适应证】鼻咽癌。

【用法】水煎服，每日1剂。

【方源】癌瘤中医防治研究

选方59：扶正生津汤

【组成】麦冬12 g，天冬12 g，沙参10 g，玄参9 g，生地黄10 g，白茅根12 g，玉竹9 g，金银花9 g，白花蛇舌草30 g，白毛藤20～30 g，丹参12～15 g。

【功效】养阴益气，健脾生津，清热解毒。

【适应证】鼻咽癌。

【用法】水煎3次，每日1剂，代茶饮；放疗结束后，再服60～90剂，以后每年150剂左右，坚持治疗2～3年或更长时间。

【方源】中国中西医结合杂志，1985，5（2）：83.

选方60：抗癌九号

【组成】八角金盘、辛夷、苍耳子各12 g，山慈菇、山豆根、白花蛇舌草、石见穿、黄芪各30 g，丹参、赤芍各15 g。

【功效】清热解毒，通窍化瘀。

【适应证】鼻咽癌。

【用法】水煎服，每日1剂，30日为1个疗程。辅以放疗化疗，效果更好。

【方源】安徽中医学院学报，1989（2）：29.

选方61：苍耳贝母沙参汤

【组成】北沙参15 g，川石斛12 g，玉竹12 g，白花蛇舌草15 g，龙葵30 g，海藻12 g，野菊花15 g，苍耳子（另包）10 g，焦栀子10 g，生地黄15 g，赤芍15 g，白茅根30 g，藕节15 g，麦冬30 g，象贝母10 g，玄参12 g，桃仁6 g，夏枯草15 g，大枣7枚。

【功效】滋阴清热，通窍散结，活血止血。

【适应证】鼻咽癌。

【用法】水煎，每日1剂，分2次服。

【方源】上海中医药杂志，1989（1）：27.

选方62：加减活血生津汤

【组成】当归15 g，桃仁10 g，红花10 g，川芎10 g，玄参15 g，麦冬15 g，西洋参10 g，生地黄15 g，黄芪20 g，枸杞子20 g，石斛12 g。

【功效】活血化瘀，养阴生津。

【适应证】鼻咽癌反射治疗中增效。

【用法】水煎，每日1剂，分2次服（早、晚）。

【方源】北京中医杂志

选方63：通窍活血加减汤

【组成】赤芍、川芎、桃仁、当归、莪术、白芷各5 g，重楼、山豆根各10 g，生姜3片，大枣5枚。

【功效】清热解毒，活血化瘀。

【适应证】鼻咽癌。

【用法】水煎，每日1剂，分2次服。一般50剂左右，放疗期间连续服用。口干、咽燥者加沙参、麦冬、天花粉；肿块放疗后红、肿、热、痛者加金银花、连翘；胃脘不适者加砂仁、石斛；头晕、乏力者加红参。

【方源】中国中西医结合杂志，1987，7（4）：214.

选方64：西河柳骨皮汤

【组成】西河柳15 g，地骨皮30 g，夏枯草15 g，土茯苓30 g，炙甘草6 g。

【功效】清热解毒，散结利湿。

【适应证】鼻咽癌。

【用法】水煎，每日1剂，分3次服。

【方源】肿瘤的辨证施治

选方65：生芪昆布汤

【组成】夏枯草30 g，昆布30 g，黄芪15 g，壁虎2条，炒白术15 g，苦桔梗6 g，生甘草6 g，生牡蛎30 g。

【功效】软坚散结，理气化痰，健脾补中。

【适应证】鼻咽癌。

【用法】水煎，每日1剂，分3次服。

【方源】肿瘤的辨证施治

选方66：加减龙胆泻肝汤

【组成】龙胆草15 g，生地黄12 g，柴胡15 g，栀子12 g，黄芪9 g，当归15 g，木通12 g，石上柏30 g，野菊花30 g，山豆根15 g，山慈菇15 g，甘草6 g。

【功效】疏肝解郁，清热泻火。

【适应证】鼻咽癌所致的疼痛。

【用法】每日1剂，水煎分2次（早、晚）服。鼻出血较多者加白茅根30 g，茜草15 g，仙鹤草30 g；便秘者加郁李仁15 g，大黄6 g；颈部肿块坚硬如石头者加僵蚕30 g，石见穿15 g。

【方源】癌痛的中西医最新疗法

选方67：首乌昆藻汤

【组成】何首乌18 g，昆布9 g，海藻9 g，金银花9 g，黄柏9 g，天花粉18 g，蒲公英9 g。

【功效】清热解毒，软坚散结。

【适应证】鼻咽癌。

【用法】水煎，每日1剂，分2次服。呕吐者加藿香6 g，心神不安者加益智仁9 g。

【方源】湖南中草药单方验选方编

选方68：蛇莲两参汤

【组成】方一：白花蛇舌草15 g，半枝莲15 g，党参15 g，玄参15 g，石斛30 g，生地黄24 g，熟地黄24 g，麦冬24 g，天冬24 g，刺蒺藜18 g，连翘18 g，玉竹12 g，山药12 g，赤芍12 g，黄芩9 g，白芷9 g，山豆根9 g。

方二：白花蛇舌草30 g，半枝莲30 g，石斛30 g，生地黄24 g，熟地黄24 g，天冬24 g，麦冬24 g，连翘18 g，党参15 g，玄参15 g，栀子15 g，阿胶12 g，熟大黄9 g，山豆根9 g，白芷9 g，赤芍9 g，甘草6 g。

【功效】清热解毒，养阴益气，利咽。

【适应证】鼻咽癌。

【用法】水煎服，另吞服木鳖子0.3 g和全蝎1.5 g。头痛者加僵蚕；鼻塞者加苦丁茶、鹅不食草；鼻出血者加鲜茅根、藕节炭；口干阴虚者加玄参、麦冬、沙参。

【方源】肿瘤的防治

选方69：鼻咽癌验方1

【组成】柴胡10 g，龙胆草10 g，鳖甲15 g，地骨皮12 g，象贝母12 g，炒白术10 g，地龙12 g，海藻10 g，昆布10 g，生牡蛎15 g，夏枯草15 g，凤尾草15 g。

【功效】清热解毒，软坚散结。

【适应证】鼻咽癌。

【用法】水煎，每日1剂，分2次（早、晚）服。

【方源】常见肿瘤诊治指南

选方70：鼻咽癌验方2

【组成】金银花30 g，连翘15 g，天花粉15 g，当归12 g，蒲公英15 g，菊花10 g，薄荷6 g，紫草15 g。

【功效】清热解毒养阴，凉血活血抗癌。

【适应证】鼻咽癌。

【用法】水煎服，每日1剂，分2次服。

【方源】常见肿瘤诊治指南

选方71：鬼蜡烛汤

【组成】鬼蜡烛30 g（先煎2小时），石见穿30 g，夏枯草15 g，黄药子15 g，苍耳草30 g，蒲公英30 g，白毛藤30 g，辛夷10 g。

【功效】清热通窍，解毒散结。

【适应证】鼻咽癌。

【用法】水煎服，每日1剂。

【方源】经验方

选方72：蜈蚣地龙散+山苦瓜滴鼻液

【组成】蜈蚣地龙散：蜈蚣3条，炮穿山甲3 g，土鳖虫3 g，地龙3 g，三七3 g。（编者按：炮穿山甲已禁用，酌情使用替代品。）

山苦瓜滴鼻液：山苦瓜10 g，甘油20 g，75%酒精25 mL。

【功效】软坚散结，通络活血。

【适应证】鼻咽癌。

【用法】蜈蚣地龙散：将蜈蚣地龙散组方中各药先行焙干，

再共研细末，制成散剂，每日1剂，服用时用米酒调制成混悬液。山苦瓜滴鼻液：先将山苦瓜切碎，浸泡于酒精中，添加蒸馏水25 mL，3日后再补充蒸馏水50 mL，搅匀后用纱布滤除药渣，加入甘油成滴鼻液，每日滴鼻3～6次。

【方源】抗癌中草药制剂

选方73：抗毒合剂

【组成】金牛花30 g，丁葵草30 g，蛇泡簕30 g，铁包金30 g，韩信草30 g，徐长卿30 g，重楼30 g，白茅根15 g。

【功效】清热解毒，抗癌。

【适应证】鼻咽癌、肝癌、舌癌、骨肉瘤、甲状腺癌、乳腺癌、白血病及消化道癌等症。

【用法】加水煎煮，煎2次，制成煎剂。口服，每日1剂，早、晚分服。

【方源】抗癌中草药制剂

选方74：参芪三苓汤

【组成】人参（最好用朝鲜参、生晒参或红参）5 g，黄芪15 g，北五味子10 g，薏苡仁15 g，茯苓30 g，猪苓30 g，土茯苓30 g，泽泻15 g，苦荞头30 g，丹参25 g，灵芝5 g，生甘草5 g。

【功效】扶正抗癌，利湿祛瘀。

【适应证】鼻咽癌、肺癌、膀胱癌、胃癌、子宫癌、食管癌、肝癌。鼻咽癌者加蜂房10 g；肺癌者加枇杷叶30 g，杏仁12 g，无花果15 g；膀胱癌者加龙葵30 g；胃癌者加半枝莲30 g；子宫癌者加三棱、莪术各15 g；食管癌者加硇砂5 g（冲服）；肝癌者加桃树枝50 g，重楼15 g。

【用法】水煎服，每日1剂。

【方源】医方妙用

选方75：石竹根汤

【组成】石竹根30～60 g。

【功效】解毒，散结，抗癌。

【适应证】鼻咽癌、胃癌、食管癌、直肠癌等。

【用法】生用，水煎服。

【方源】安徽中草药

选方76：猪肉汤

【组成】石上柏60 g，猪瘦肉60 g。

【功效】滋阴润燥，化瘀。

【适应证】鼻咽癌。

【用法】上二味加入清水6～8碗，煎至1碗半，分1次或2次服，每日1剂，20日为1个疗程。

【方源】广州市第一人民医院方

选方77：野荞麦汤

【组成】鲜荞麦30 g，鲜汉防己30 g，鲜土牛膝30 g。

【功效】活血祛瘀，除风利湿。

【适应证】未分化癌（鼻内）。

【用法】水煎服，每日1剂。

【方源】浙江省文成县卫生办公室方

选方78：加减清肺抑火丸

【组成】黄芩12 g，栀子9 g，大黄9 g，黄柏9 g，苦参15 g，前胡15 g，桔梗9 g，浙贝母10 g，知母9 g，天花粉30 g，夏枯草30 g，僵蚕30 g。

【功效】宣肺清热，清痰散结。

【适应证】鼻咽癌疼痛。

【用法】水煎服，每日1剂。头痛甚者加藁本15 g，川芎

10 g；鼻出血多者加仙鹤草30 g，棕榈炭15 g；咳吐菌痰者加鱼腥草30 g，鲜竹沥30 g。

【方源】癌痛的中西医最新疗法

选方79：紫草煎

【组成】紫草根30 g。

【功效】清热解毒，凉血止血。

【适应证】鼻咽癌。

【用法】水煎服，每日1剂。

【方源】经验方

选方80：水蛭治疗晚期鼻咽癌验方

【组成】黄芪6 g，鸡血藤6 g，白术6 g，赤芍6 g，当归6 g，茯苓6 g，红花6 g，丹参6 g，桃仁6 g。

水蛭胶囊：活水蛭置−20 ℃中速冻。制作时，解冻，剖除内脏，清洗后晾干，然后烘烤，打粉，加入适量防腐剂，胶囊包装，每粒胶囊含水蛭干粉0.5 g。

【功效】养阴生津，活血化瘀。

【适应证】鼻咽癌晚期。

【用法】黄芪、鸡血藤、白术、赤芍、当归为主药，可依据患者病情在此方中酌情加减，水煎服，隔天1剂，3个月为1个疗程。水蛭胶囊每次1 g，每日3次口服，3个月为 1个疗程。

【方源】中国中西医结合杂志，2003，23（10）：777–778.

选方81：活血化瘀中药治疗鼻咽癌验方

【组成】活血化瘀中药复春Ⅰ号（即复春片），其基本方为黄芪、川芎、桃仁、红花、鸡血藤、赤芍、当归、丹参。

【功效】活血，化瘀，散结。

【适应证】鼻咽癌。

【用法】复春Ⅰ号（即复春片）每次6片，每日3次，放疗结束后继续服药3个月。

【方源】广东医学，2002，23（1）：95-96.

选方82：健脾扶正中药治疗鼻咽癌验方

【组成】黄芪、太子参、黄精、白花蛇舌草各30 g，麦冬、山茱萸、生地黄各20 g，白术、山药、牡丹皮、苦参、连翘各15 g，射干、五味子各10 g，甘草 6 g。

【功效】扶正，培本，解毒。

【适应证】鼻咽癌。

【用法】每剂煎2次，共取汁300 mL，每日1剂。

【方源】江苏中医药，2020，52（6）：38-41.

选方83：益气养阴方

【组成】生地黄30 g，党参20 g，麦冬15 g，天花粉12 g，桂枝、女贞子、墨旱莲、大枣、生姜各9 g，炙甘草4 g。

【功效】气阴双补，安神降火，清热生津。

【适应证】鼻咽癌。

【用法】每日1剂，由医院中药房统一煎煮，分袋包装，每剂装2袋，每袋100 mL，每次服 1 袋，吞服之前先在咽喉部保持5分钟，再徐徐吞下，根据患者的病情每周调整处方1次。疗程从放疗开始到放疗结束。

【方源】新中医，2020，52（7）：110-113.

选方84：鼻咽癌放疗后口干燥症验方

【组成】党参20 g，麦冬15 g，丹参15 g，茯苓15 g，白术10 g，白芍15 g，甘草6 g，生地黄14 g，女贞子15 g，鸡血藤30 g，旱莲草15 g，猫爪草 20 g。

【功效】益气养阴，活血化瘀。

【适应证】鼻咽癌放疗后口干燥症。

【用法】每日1剂，水煎至200 mL，分早、晚2次服用。

【方源】临床合理用药

选方85：补中益气汤加减治鼻咽癌放疗后热毒伤阴验方

【组成】黄芪20 g，生白术15 g，当归12 g，陈皮6 g，生甘草10 g，玄参15 g，麦冬12 g，生地黄12 g，鲜石斛15 g，白花蛇舌草30 g，半枝莲15 g，柴胡10 g。

【功效】益气养阴，清热敛津。

【适应证】鼻咽癌放疗后热毒伤阴，气津耗伤。

【用法】水煎服，每日1剂，连服5剂。

【方源】中国中西医结合脾胃杂志，2000（3）：188.

选方86：清营汤治咽癌放疗后急性口腔黏膜溃疡验方

【组成】生地黄15 g，酸枣仁15 g，玄参20 g，淡竹叶10 g，丹参10 g，沙参10 g，朱砂6 g，黄连6 g，金银花6 g，连翘6 g。

【功效】滋阴，透热，抗癌。

【适应证】咽癌放疗后急性口腔黏膜溃疡。

【用法】每日1剂，水煎，分早、晚2次服用，连用6剂为1个治疗周期。

【方源】内蒙古中医药，2017，36（5）：15.

三、唇 癌 用 方

唇癌占全部恶性肿瘤的0.5%～1%，占口腔癌的12%～25%，主要发生在下唇，男性较女性多见，发病高峰年龄在60岁左右。临床表现：①开始多为下唇的唇红缘部黏膜增厚，上皮角化或黏膜糜烂，经久不愈形成肿块；②肿块可呈现外突型、溃疡型、浸润型；③晚期可发生颏下、颌下淋巴结转移，同侧或两侧，转移率为10%。本病相当于中医学的“茧唇风”“唇茧”等疾病范畴。唇癌预后较好，5年生存率80%～90%。

选方1：清刷消毒膏

【组成】佛甲草汁12 g，玫瑰蜜30 g，没药6 g，龙脑15 g。

【功效】活血解毒。

【适应证】唇癌。

【用法】上药研和摊纱布上，贴患处，常常替换。

【方源】癌症家庭防治大全

选方2：唇癌方

【组成】栀子、僵蚕、甘草、藿香各9 g，生石膏、防风各12 g，全蝎3 g，蜈蚣6 g。

【功效】活血解毒。

【适应证】唇癌。

【用法】水煎服，每日1剂。

【方源】抗癌中药一千方

选方3：唇癌外敷方

【组成】蟾酥1.5 g，乳香、没药、雄黄各15 g，潮脑3 g，朱砂6 g，轻粉9 g，麝香0.3 g，巴豆霜6 g。

【功效】解毒化腐。

【适应证】唇癌。

【用法】共为细末，以陈醋调匀，湿润敷癌瘤处。

选方4：黄柏蔷薇方

【组成】黄柏末，以野蔷薇根捣汁调涂。

【功效】清热解毒。

【适应证】唇癌。

【用法】以汁涂口唇。

【方源】癌症家庭防治大全

选方5：大核桃方

【组成】大核桃100枚，莪术、当归、白芥子、急性子各120 g，芒硝、海粉各250 g。

【功效】活血化瘀。

【适应证】唇癌。

【用法】加水煮一日一夜，每日食大核桃3～9个。

【方源】抗癌顾问

选方6：栀草唇癌方

【组成】栀子、僵蚕、甘草、藿香各9 g，生石膏、防风各12 g，全蝎3 g，蜈蚣6 g。

【功效】清热，解毒，活血。

【适应证】唇癌。

【用法】水煎服，每日1剂。

【方源】肿瘤的诊断与防治

选方7：茧唇散

【组成】蛇蜕、蜂房、乱发、大畜毛、蛴螬各等份。

【功效】活血解毒。

【适应证】唇癌。

【用法】上药烧灰，猪油调和，搽患处。

【方源】理瀹骈文

选方8：沙参八角汤

【组成】北沙参、八角莲（研粉分吞）、红藤、白芷、丝瓜络各9 g，半边莲、石膏、白英各30 g，忍冬藤、白茅根、仙鹤草各15 g，甘草6 g。

【功效】清热，解毒，活血。

【适应证】唇癌。

【用法】水煎服，每日1剂。

【方源】浙江中医学院学报，1985（6）：9.

选方9：梅花点舌丹

【组成】乳香、没药、硼砂、熊胆、冰片、雄黄、葶苈子、血竭、沉香、珍珠、牛黄、麝香、朱砂、制蟾酥、白梅花、石决明各等份。

【功效】清热解毒，活血化瘀。

【适应证】唇癌各期。

【用法】上药研末为丸，每丸0.15 g，每次3丸，含化于舌下，徐徐咽之。

【方源】中华肿瘤治疗大成

选方10：珍珠散

【组成】硼砂、雄黄、黄连、儿茶、人中白、冰片、薄荷叶、黄柏、大破珠子各等份。

【功效】清热解毒，祛腐生肌。

【适应证】唇癌各期。

【用法】上药研末，掺匀，适量外吹患处。

【方源】中华肿瘤治疗大成

选方11：参莲藤芷汤

【组成】北沙参9 g，八角莲（研粉分吞）9 g，红藤9 g，白芷9 g，丝瓜络9 g，半边莲30 g，石膏30 g，白英30 g，忍冬藤15 g，白茅根15 g，仙鹤草15 g，甘草6 g。

【功效】清热解毒，活血通络。

【适应证】唇癌。

【用法】水煎服，每日1剂。

【方源】浙江中医学院学报，1985（6）：7.

选方12：石牡三草汤

【组成】生石膏（先煎）30 g，牡蛎（先煎）30 g，夏枯草9 g，白花蛇舌草15 g，猫爪草15 g，黄连3 g，知母9 g，象贝母9 g，石上柏15 g，龙葵15 g，石见穿15 g，瓜蒌12 g。

【功效】清热解毒，化痰散结。

【适应证】唇癌证属痰浊聚结，热毒炽盛型。

【用法】水煎服，每日1剂。热毒火盛，溃破而成翻花状者，加重楼15 g，半枝莲15 g，山豆根9 g，马勃3 g；热毒蕴结，气血瘀滞，疼痛难忍者，加全蝎1.5 g，蜂房9 g；热盛阴虚，口干舌红，光剥无苔者，加生地黄15 g，玄参15 g，鲜芦根30 g；颈项结块者，加昆布9 g，海藻9 g，牛黄醒消丸（吞服）3 g。

【方源】中医耳鼻喉口腔科临床手册

选方13：蚕蝎散

【组成】僵蚕10 g，全蝎3 g，栀子10 g，甘草10 g，蜈蚣1条，防风10 g，藿香10 g，生石膏15 g。

【功效】祛风通络，活血解毒。

【适应证】唇癌。

【用法】上药共研细末，每次3 g，吞服，每日3次。

【方源】中华肿瘤治疗大成

选方14：蛇蜂灰散

【组成】蛇蜕20 g，蜂房20 g，大畜毛120 g，蛴螬20 g，三七粉6 g，天花粉15 g，白及粉6 g。

【功效】活血止血，敛疮解毒。

【适应证】唇癌。

【用法】上药共烧灰，以猪油调和，搽患处。

【方源】民间方

选方15：乳没蟾雄散

【组成】乳香15 g，没药15 g，雄黄15 g，蟾酥1.5 g，樟脑子3 g，朱砂6 g，轻粉9 g，麝香0.3 g，巴豆霜6 g。

【功效】活血解毒，敛疮止痛。

【适应证】唇癌。

【用法】上药共研细末，以陈醋调匀为饼，用时润敷癌瘤处。

【方源】中华肿瘤治疗大成

选方16：蟾酥丸

【组成】蟾酥、没药、乳香、雄黄、巴豆霜、硇砂、朱砂、轻粉、麝香。

【功效】活血解毒，祛腐生肌。

【适应证】唇癌。

【用法】上药共研末，以陈醋调敷癌肿处，每日1～2次。

【方源】实用中西医肿瘤治疗大全

选方17：唇癌方

【组成】太子参、何首乌、生地黄、黄精、女贞子各15 g，沙参、牡丹皮、墨旱莲、蒲草、天葵子各10 g，白芍、土茯苓各

12 g，甘草、蛇蜕（焙）各5 g，皂角刺炭3 g。

【功效】益气养阴，利湿化瘀。

【适应证】唇癌气阴两亏者。

【用法】水煎服，每日1剂。

【方源】肿瘤效验良方

选方18：唇癌外用方与内服方

【组成】外用方：乳香、没药、雄黄各15 g，轻粉9 g，巴豆霜、朱砂各6 g，樟脑3 g，麝香0.3 g。

【功效】解毒化瘀，散结。

【适应证】唇癌。

【用法】上药共研为末，用醋调和，敷于肿瘤部位。可配合内服方汤剂使用：半枝莲、牡丹皮、生地黄各30 g，僵蚕、栀子、黄连各10 g，蜈蚣1条，生石膏50 g，防风15 g。水煎服，每日1剂。

【方源】肿瘤效验良方

选方19：凉膈散加减

【组成】生大黄12 g，生栀子9 g，生甘草3 g，生地黄15 g，连翘9 g，黄芩9 g，牡丹皮9 g，玉竹10 g，龙葵15 g，莪术15 g，芦根30 g，白花蛇舌草30 g。

【功效】通腑泻热，解毒散结。

【适应证】唇癌。

【用法】水煎服。口渴甚者加石斛、天花粉、生石膏；五心烦热者加知母、玄参、地骨皮；大便艰行者加玄明粉；颈颌肿核者加昆布、海藻。

【方源】和剂局方

选方20：知柏地黄丸加减

【组成】生地黄15 g，山药12 g，山茱萸9 g，茯苓12 g，泽泻12 g，牡丹皮9 g，知母9 g，黄柏9 g，玄参15 g，天花粉10 g，龟板12 g，鳖甲12 g，龙葵10 g，胡黄连6 g，白花蛇舌草30 g，猪苓12 g。

【功效】滋阴降火，解毒泄浊。

【适应证】唇癌。

【用法】水煎服。口唇干燥者加麦冬、石斛；大便秘结者加火麻仁、郁李仁；夜难入寐者加百合、朱茯神、柏子仁。

【方源】医宗金鉴

选方21：加减八味丸

【组成】茯苓120 g，山药120 g，牡丹皮120 g，泽泻（蒸）90 g，五味子（炒）90 g，肉桂18 g，熟地黄（捣膏酒煮）240 g，山茱萸150 g。

【功效】益肝肾，补气血，通经络。

【适应证】唇癌。

【用法】蜜炼为丸，每次6 g，空心盐汤送下。

【方源】外科正宗

选方22：清凉甘露饮

【组成】茵陈3 g，银柴胡3 g，石斛3 g，枳壳3 g，麦冬3 g，甘草3 g，生地黄3 g，黄芩3 g，知母3 g，枇杷叶3 g，淡竹叶20片，灯心草20片。

【功效】清心解毒。

【适应证】唇癌。

【用法】水煎服，每日1剂，分2次服，餐后服。

【方源】外科正宗

选方23：清热除湿祛风膏

【组成】黄连6 g，黄柏9 g，小生地黄9 g，浮萍草9 g，白芷9 g，防风9 g，当归尾9 g，白藓皮6 g，白及6 g，僵蚕（炒）

6 g，梅花冰片（另研，后兑）0.9 g。

【功效】清热除湿，解毒散结。

【适应证】唇癌。

【用法】上药共研粗末，水煎，滤去渣，再熬浓汁，搽患处。

【方源】慈禧光绪医选方议

选方24：治唇癌方

【组成】皂角刺10 g，紫花地丁10 g，土贝母10 g，炮穿山甲10 g，生赭石15 g，浙贝母10 g，金银花10 g，蒲公英10 g，重楼10 g，生龙骨15 g，生牡蛎15 g，玄参10 g，生地黄15 g，白晒参10 g，黄芪20 g，陈皮10 g，法半夏10 g，甘草10 g。（编者按：炮穿山甲已禁用，酌情使用替代品。）

【功效】解毒散结，益气养阴。

【适应证】唇癌。

【用法】水煎服，每日1剂。

【方源】湖南中医药导报，1995（4）：50.（方名编者注）

选方25：解毒通络汤

【组成】太子参15 g，沙参10 g，何首乌15 g，生地黄15 g，黄精15 g，牡丹皮10 g，白芍12 g，女贞子15 g，墨旱莲10 g，蒲黄10 g，天葵子10 g，甘草5 g，蛇蜕（炒）5 g，皂角刺炭3 g。

【功效】养阴清热解毒，活血通络化瘀。

【适应证】唇癌。

【用法】水煎服，每日1剂。外用蛞蝓、鼠妇虫各等份烘干，加冰片少量，研细，撒癌灶溃烂处，每日涂4次。

【方源】肿瘤专辑

选方26：紫归油

【组成】紫草30 g，当归30 g，麻油300 mL。

【功效】凉血止血，清热解毒，抑癌。

【适应证】唇癌。

【用法】用麻油敷上药，炸枯去渣，以药棉蘸油，频润唇癌处。

【方源】外科证治全书

选方27：清热解毒抗癌汤

【组成】生石膏20 g，知母10 g，竹叶10 g，黄芩15 g，山豆根15 g，山楂9 g，生甘草9 g，大黄6 g，芒硝少许。

【功效】清热解毒，攻下抗癌。

【适应证】唇癌初起。

【用法】水煎服，每日1剂，早、晚分2次服。

【方源】中医肿瘤学

选方28：扶正消瘤片

【组成】人参、三七、重楼、狼毒、薏苡仁、穿山甲、蜈蚣、黄药子、仙鹤草、牛黄、黄芪、鹿角胶、硼砂、紫河车。（编者按：穿山甲已禁用，酌情使用替代品。）

【功效】软坚散结，扶正消瘤。

【适应证】唇癌。

【用法】上药共研细末，制成片剂，每片含生药0.5 g，每日3次，每次6～8片，连用2个月。

【方源】中医肿瘤防治大全

选方29：红藤八角莲汤

【组成】北沙参、八角莲（研粉分吞）、红藤、白芷、丝瓜络各9 g，半边莲30 g，石膏、白英各30 g，忍冬藤、白茅根、仙鹤草各15 g，甘草6 g。

【功效】清热解毒，化瘀消肿。

【适应证】唇癌。

【用法】水煎服，每日1剂。

【方源】浙江中医学院学报，1985（6）：9.

选方30：白虎汤合调胃承气汤

【组成】生石膏20 g，知母10 g，黄芩15 g，栀子9 g，生甘草9 g，芒硝少量，大黄6 g，竹叶10 g，山豆根15 g。

【功效】清热解毒，养阴泻火。

【适应证】唇癌初起者。

【用法】水煎服，每日1剂。口渴者加天花粉、石斛、玉竹；五心烦热，两颧潮红，唇燥者可加用六味地黄丸。

【方源】中医肿瘤学

选方31：清胃散加减

【组成】黄连6 g，生石膏30 g，生地黄30 g，牡丹皮20 g，升麻10 g，防风10 g，栀子6 g，全蝎3 g，蜈蚣3 g，僵蚕6 g，半枝莲20 g。

【功效】清热和胃，凉血散结。

【适应证】胃热毒聚，结于口唇之唇癌。

【用法】水煎服，每日1剂，分2次服。

【方源】肿瘤病

选方32：小定风珠

【组成】鸡蛋黄1个（生用），阿胶6 g，生龟板18 g，淡菜9 g，童便1杯。

【功效】滋阴潜阳，息风降逆。

【适应证】唇癌。

【用法】上药用水1 L，先煮龟板、淡菜，煎至400 mL，去渣，入阿胶，上火烊化，再入鸡蛋黄搅匀，冲入童便，顿服之。

【方源】温病条辨

四、舌 癌 用 方

舌癌为常见的口腔癌之一，据国内统计资料，其发病率占全身恶性肿瘤的0.8%～1.5%，占头颈部恶性肿瘤的5%～7.8%，占口腔癌的32.3%～50.6%。男性多于女性，平均发病年龄为60岁。其主要临床表现有：①肿瘤早期舌侧缘黏膜组织增厚，发白或出现小硬结，逐渐形成溃疡或肿瘤。②侧舌缘是舌癌最好发部位，舌背、舌腹部也可看到。③溃疡继发感染后可产生剧痛，流涎，口臭，舌运动受限，咀嚼、语言、吞咽等功能障碍。④晚期向附近组织，如口底、牙龈、腭舌弓、下颌骨扩散。⑤早期易发生颌下、颈上深淋巴结转移。舌癌相当于中医学的“舌岩”“舌菌”“舌疳”等疾病范畴。其预后与原发灶大小、肿瘤生长形式、发病部位、病理分级、有无淋巴结转移都有密切关系。5年生存率约为63%。

选方1：二草汤

【组成】白花蛇舌草30 g，夏枯草30 g，连翘24 g，茯苓15 g，苍术、陈皮、半夏、莪术、香附各9 g，赤芍15 g，焦山楂12 g。

【功效】化痰解毒。

【适应证】舌癌。

【用法】水煎服，每日1剂。

【方源】山西中医，1989（1）：24.

选方2：导赤解毒汤

【组成】生地黄、木通、黄连、黄芩、栀子、山慈菇、山豆根、淡竹叶、黄柏、白花蛇舌草、甘草梢。

【功效】清热解毒。

【适应证】舌癌。

【用法】水煎服，每日1剂。

【方源】中国中西医结合杂志，1990，10（4）：214.

选方3：龙蛇点舌汤

【组成】白花蛇舌草30 g，野菊花9 g，蒲公英9 g，海藻9 g，生牡蛎12 g，龙葵15 g，象贝母9 g，车前子9 g，生大黄9 g，梅花点舌丹2粒。

【功效】清热利湿，解毒抗癌。

【适应证】色素基底细胞舌癌。

【用法】水煎服，每日1剂。梅花点舌丹每次1粒，每日2次，随汤药吞服。

【方源】抗癌中草药制剂

选方4：参芪抗癌汤

【组成】黄芪30 g，党参15 g，当归15 g，川芎12 g，丹参20 g，半枝莲15 g，山慈菇10 g，穿山甲10 g，三七6 g，藕节10 g，陈皮15 g，金银花15 g，连翘12 g，蒲公英12 g，黄连10 g，砂仁6 g，鸡内金10 g，菟丝子10 g，枸杞子10 g，甘草6 g。（编者按：穿山甲已禁用，酌情使用替代品。）

【功效】补气活血，解毒消瘤。

【适应证】舌癌。

【用法】水煎服，每日1剂。

【方源】河北中医，1986（1）：9.

选方5：北庭丹

【组成】番硇砂、人中白各1.5 g，瓦上青苔、瓦松、溏鸡矢各3 g，麝香、冰片各0.3 g。

【功效】消炎抑癌。

【适应证】早期舌癌。

【用法】将上药除麝香、冰片外，装于银罐子内，将口封严，外用盐泥封固，以炭火煅红约1小时，候冷开罐，将药取出，入麝香、冰片共研细末，用磁针刺破舌菌（病变部位），以北庭丹少许点之。

【方源】丹溪秘传

选方6：参芪抗癌饮

【组成】党参15 g，黄芪30 g，沙参30 g，茯苓10 g，白术10 g，甘草5 g，当归15 g，生地黄20 g，仙鹤草30 g，知母10 g，淡竹叶10 g，山豆根15 g，重楼15 g，青黛（包煎）12 g。

【功效】补气养阴，解毒抗癌。

【适应证】舌癌晚期。

【用法】水煎服，每日1剂。

【方源】中医肿瘤学

选方7：牛黄含化丸

【组成】牛黄、麝香、冰片、黄连、硼砂、雄黄、绿豆、柿霜。

【功效】清热解毒，祛腐。

【用法】上药制成蜜丸，每丸重1.5 g，每次1丸，每日3～4次，含化。

【方源】中西医肿瘤诊疗大全

选方8：硇砂散

【组成】硇砂3 g，轻粉1 g，雄黄1 g，冰片0.15 g。

【功效】解毒祛腐。

【适应证】舌癌溃烂腐物多者。

【用法】上药研极细末，水调浓，用谷草细梗蘸上涂抹患处。

【方源】中西医肿瘤诊疗大全

选方9：加味二陈汤

【组成】法半夏12 g，茯苓9 g，陈皮9 g，制草乌45 g，川贝母9 g，玄参15 g，生牡蛎15 g。

【功效】行气软坚，祛痰开结。

【适应证】舌癌。

【用法】水煎服，每日1剂。

【方源】民间方

选方10：黄连麦冬汤

【组成】牡丹皮15 g，黄柏15 g，麦冬15 g，栀子15 g，羊蹄草15 g，白花蛇舌草30 g，龙胆草15 g，黄连15 g，赤芍15 g。

【功效】泻火解毒，活血化瘀。

【适应证】舌癌。

【用法】水煎服，每日1剂。

【方源】云南抗癌方

选方11：舌疖灵汤

【组成】半夏9 g，白花蛇舌草30 g，夏枯草、连翘各24 g，茯苓15 g，苍术、陈皮、莪术、香附各9 g，赤芍15 g，焦山楂12 g。

【功效】清热化痰，祛瘀散结。

【适应证】舌癌。

【用法】水煎服，每日1剂。

【方源】山西中医，1989（1）：24.

选方12：豆根龙蛇饮

【组成】山豆根15 g，草河车30 g，夏枯草15 g，土贝母15 g，蒲公英20 g，儿茶9 g，苦参10 g，川黄连粉（冲服）3 g，半枝莲30 g，龙葵30 g。

【功效】清热解毒，抗癌。

【适应证】舌癌中期。

【用法】水煎服，每日1剂。

【方源】中医肿瘤学

选方13：夏枯野菊汤

【组成】夏枯草、野菊花、土茯苓、生薏苡仁、山豆根、生地黄、木通、黄连、生甘草。

【功效】清心泻火，解毒利湿。

【适应证】舌癌。

【用法】水煎服，每日1剂。

【方源】中西医结合常见肿瘤临床手册

选方14：舌癌方

【组成】牡丹皮15 g，黄柏15 g，麦冬15 g，栀子15 g，羊蹄根15 g，白花蛇舌草30 g，龙胆草15 g，马尾黄连15 g，赤芍15 g。

【功效】清热解毒，活血祛瘀。

【适应证】热毒壅滞或气滞血瘀之舌癌。

【用法】水煎服，每日1剂。

【方源】肿瘤效验良方

选方15：舌癌含漱方

【组成】苦参30 g，五倍子30 g，山豆根30 g，龙葵30 g，草河车30 g，白茅根30 g，仙鹤草30 g，冰片少许。

【功效】清热解毒，抗癌止血。

【适应证】适用于舌癌。

【用法】入冰片少许煎汤，代水含漱，每日数次。

【方源】肿瘤效验良方

选方16：田永淑舌癌方

【组成】黄芪30 g，党参15 g，当归15 g，川芎12 g，丹参20 g，半枝莲15 g，山慈菇10 g，穿山甲10 g，三七6 g，藕节10 g，陈皮15 g，金银花15 g，连翘12 g，蒲公英12 g，黄连10 g，砂仁6 g，鸡内金10 g，菟丝子10 g，枸杞子10 g，甘草3 g。（编者按：穿山甲已禁用，酌情使用替代品。）

【功效】补益气血，活血化瘀，清热解毒，抗癌平赘。

【适应证】舌癌。

【用法】水煎服，每日1剂。

【方源】中华名医名方薪传：肿瘤

选方17：口腔癌方

【组成】半枝莲60 g，白花蛇舌草60 g，金银花20 g，玄参20 g，赤芍15 g，桃仁12 g，土茯苓20 g，生地黄30 g，橘络6 g，法半夏10 g，甘草5 g。

【功效】清热解毒，活血通络。

【适应证】口腔癌，舌癌。

【用法】水煎服，每日1剂。

【方源】中华名医名方薪传：肿瘤

选方18：仙方活命饮加减

【组成】炮穿山甲10 g，天花粉15 g，白芷10 g，赤芍10 g，制乳香5 g，制没药5 g，皂角刺10 g，当归尾10 g，陈皮10 g，金银花20 g，夏枯草15 g，大黄6 g，山慈菇30 g，生甘草5 g。（编者按：炮穿山甲已禁用，酌情使用替代品。）

【功效】消肿软坚，活血止痛，清热解毒。

【适应证】舌癌热毒蕴结，肿块日久或颈淋巴结转移而正气未衰者。

【用法】水煎服，每日1剂。热毒炽盛，溃破而成翻花状者加重楼15 g，半枝莲15 g，马勃3 g；热毒蕴结，气滞血瘀，疼痛难忍者，加全蝎3 g，蜂房10 g；热毒阴虚，口干舌红，光剥无苔者，加生地黄15 g，玄参10 g，鲜芦根20 g；颈项结块者，加昆布10 g，海藻10 g。

【方源】外科发挥

选方19：二参仙鹤草汤

【组成】党参15 g，沙参30 g，茯苓10 g，白术10 g，甘草5 g，当归15 g，黄芪30 g，生地黄20 g，仙鹤草30 g，知母10 g，竹叶10 g，山豆根15 g，重楼15 g，青黛（包煎）12 g。

【功效】补气养血育阴，解毒化瘀散结。

【适应证】正虚毒瘀型舌癌。

【用法】水煎服，每日1剂。

【方源】肿瘤防治康复全书

选方20：水澄膏

【组成】水飞朱砂、白及、白蔹、五倍子、郁金、雄黄、乳香。

【适应证】舌癌。

【用法】上药共研细末，以米醋调和后外敷患处。

【方源】医宗金鉴

选方21：四君子合补血汤加味

【组成】党参15 g，沙参30 g，茯苓10 g，白术10 g，甘草5 g，当归15 g，黄芪30 g，生地黄20 g，仙鹤草30 g，知母10 g，竹叶10 g，山豆根15 g，重楼15 g，青黛（包煎）12 g。

【功效】滋阴养血，健脾扶正，清热解毒。

【适应证】舌癌晚期。

【用法】水煎服，每日1剂。

【方源】中医肿瘤学

选方22：导赤散加减

【组成】生地黄20 g，竹叶10 g，木通10 g，甘草10 g，黄连6 g，牡丹皮20 g，山豆根30 g，草河车20 g，丹参30 g，栀子10 g，蒲公英20 g，郁金10 g，藤梨根30 g。

【功效】清热利湿，泻火解毒。

【适应证】心脾郁火之舌癌。

【用法】水煎服，每日1剂，分2次服。

【方源】肿瘤病

选方23：舌草二陈汤

【组成】白花蛇舌草30 g，夏枯草、连翘各24 g，茯苓15 g，苍术、陈皮、半夏、莪术、香附各9 g，赤芍15 g，焦山楂12 g。

【功效】清热解毒，除湿化痰，活血化瘀。

【适应证】舌癌。

【用法】水煎服，每日1剂。

【方源】山西中医，1989（1）：24.

选方24：加味小金丹合六神丸

【组成】加味小金丹、六神丸。

【功效】祛瘀散结，清热解毒。

【适应证】舌癌。

【用法】加味小金丹（《外科证治全生集》之小金丹重用马钱子并配加全蝎而成）每日3次内服，每次5～8 g；六神丸如常法服用。并且以羊尾油加热后，用棉签蘸羊尾油对肿物局部进行熨烫。

【方源】中医药信息，1987（2）：6.

选方25：苦参五倍龙葵煎

【组成】苦参30 g，五倍子30 g，山豆根30 g，龙葵30 g，草河车30 g，白茅根30 g，仙鹤草30 g。

【功效】清热利湿，解毒抗癌。

【适应证】舌癌。

【用法】加入冰片少许煎汤，代水含漱，每日数次。

【方源】中医肿瘤学

选方26：清凉甘露饮

【组成】犀角3 g，茵陈3 g，银柴胡3 g，石斛3 g，枳壳3 g，麦冬3 g，甘草3 g，生地黄3 g，黄芩3 g，知母3 g，枇杷叶3 g，淡竹叶20片，梅心草2根。（编者按：犀角已禁用，可以用水牛角代替。）

【功效】润燥生津，清热解毒。

【适应证】舌癌、唇癌、齿龈癌、喉癌初起。

【用法】水煎服，每日1剂，分2次服。

【方源】经验方

选方27：加减清瘟败毒散

【组成】生石膏30 g，生地黄15 g，犀角（冲服）0.5 g，黄连9 g，栀子12 g，桔梗12 g，黄芩9 g，知母9 g，赤芍15 g，玄参12 g，连翘15 g，土茯苓30 g，苦参15 g，五灵脂15 g，蒲黄12 g。（编者按：犀角已禁用，可以用水牛角代替。）

【功效】清热解毒，化瘀止痛。

【适应证】舌癌痛。

【用法】水煎服，每日1剂，分2次（早、晚）服。大便硬结者加大黄9 g，芒硝9 g；恶心呕吐者加竹茹30 g，半夏12 g；颈部肿块坚硬如石者加僵蚕20 g，石见穿15 g，穿山甲15 g。（编者按：穿山甲已禁用，酌情使用替代品。）

【方源】癌痛的中西医最新疗法

选方28：慈菇穿山甲补血汤

【组成】山慈菇10 g，穿山甲10 g，黄芪30 g，当归15 g，党参15 g，川芎12 g，丹参20 g，半枝莲15 g，三七6 g，藕节10 g，陈皮15 g，金银花15 g，连翘12 g，蒲公英12 g，黄连10 g，砂仁6 g，鸡内金10 g，菟丝子10 g，枸杞子10 g，甘草3 g。（编者按：穿山甲已禁用，酌情使用替代品。）

【功效】益气养血，清热解毒，活血散结。

【适应证】色素基底细胞舌癌。

【用法】水煎服，每日1剂。

【方源】河北中医，1986（1）：9.

选方29：朴炳奎治疗舌癌之验方1

【组成】生地黄15 g，川黄连6 g，川木通10 g，淡竹叶12 g，生石膏20 g，炒栀子6 g，赤芍10 g，牡丹皮12 g，三七粉（冲服）3 g，茯神10 g，知母12 g，防风6 g，莪术10 g，白花蛇舌草15 g，生甘草10 g。

【功效】清心火，泻胃火，化瘀凉血，解毒散结。

【适应证】舌癌之心脾火毒证或胃火上攻证。

【用法】水煎服。

【方源】世界中医药，2013，9（8）：1076–1078.

选方30：朴炳奎治疗舌癌之验方2

【组成】生石膏20 g，升麻8 g，川黄连 6 g，当归10 g，生地黄15 g，牡丹皮10 g，黄芩8 g，炒栀子10 g，连翘8 g，石斛15 g，玄参10 g，半枝莲 15 g，蒲公英 15 g。

【功效】清胃泻火，凉血解毒，散结。

【适应证】舌癌之胃火上攻证。

【用法】水煎服。

【方源】世界中医药，2013，9（8）：1076–1078.

选方31：朴炳奎治疗舌癌之验方3

【组成】柴胡10 g，赤芍12 g，牡丹皮10 g，炒栀子8 g，黄芩10 g，茵陈 6 g，酒龙胆草5 g，生地黄10 g，车前子（包煎）10 g，生薏苡仁20 g，合欢皮10 g，陈皮10 g，土茯苓20 g，白英15 g。

【功效】清肝利胆，泻热，祛湿，解毒。

【适应证】舌癌之肝胆湿热证。

【用法】水煎服。

【方源】世界中医药，2013，9（8）：1076–1078.

选方32：朴炳奎治疗舌癌之验方4

【组成】生地黄15 g，山药15 g，山茱萸10 g，茯苓10 g，泽泻10 g，牡丹皮10 g，知母15 g，黄柏6 g，砂仁6 g，石斛10 g，茯神10 g，灯心草6 g，龙葵15 g，生甘草 6 g。

【功效】滋阴降火，清热解毒，散结。

【适应证】舌癌之阴虚火炎证。

【用法】水煎服。

【方源】世界中医药，2013，9（8）：1076–1078.

选方33：朴炳奎治疗舌癌之验方5

【组成】党参15 g，炒白术10 g，茯苓15 g，生地黄10 g，女贞子15 g，当归12 g，白芍10 g，草河车15 g，炒枣仁15 g，太子参 8 g，远志 10 g，川贝母 6 g，山慈菇 15 g，炒三仙各10 g，炙甘草 6 g。

【功效】补气养血，扶正解毒，散结。

【适应证】舌癌之气血亏虚证。

【用法】水煎服。

【方源】世界中医药，2013，9（8）：1076–1078.

选方34：贞芪扶正胶囊治疗舌癌之验方

【组成】主要成分为黄芪、女贞子。

【功效】益气养阴，健脾升阳。

【适应证】舌癌中晚期放疗。

【用法】每次4粒，每日3次。

【方源】中原医刊，2006，33（19）：24-25.

选方35：刘展华治疗舌癌之验方1

【组成】生地黄20 g，车前子（包煎）、夏枯草、玄参、黄连、龙葵、石上柏各15 g，淡竹叶、升麻、当归、牡丹皮各10 g，半枝莲30 g，生甘草6 g。

【功效】清热泻火，解毒散结。

【适应证】热毒蕴结之舌癌。

【用法】水煎，含咽后服，每日1 剂，7剂为1个疗程。心烦失眠者，加珍珠母20 g，远志15 g；大便燥结者，加厚朴15 g。

【方源】河北中医，2017，39（6）：812-814.

选方36：刘展华治疗舌癌之验方2

【组成】茯苓30 g，陈皮6 g，法半夏、黄芩、枳实、牛膝、桃仁各15 g，栀子、黄连各10 g，蒲公英、白花蛇舌草各 20 g，土鳖虫6 g。

【功效】清热解毒，滋阴降火，化痰散结。

【适应证】痰热上扰或阴虚毒蕴之舌癌。

【用法】水煎，含咽后服，每日1 剂，7剂为1个疗程。触及颌下、颈部淋巴结者，加猫爪草20 g，夏枯草15 g；颈部淋巴结肿痛者，加夏枯草15 g，海藻15 g；头痛者，加天麻15 g，钩藤10 g；出血多者，加地榆15 g，白及粉（冲服）20 g。

【方源】河北中医，2017，39（6）：812-814.

选方37：加味黄连解毒汤

【组成】黄连、黄芩、木通各12 g，山豆根、山慈菇、僵蚕各15 g，生地黄20 g，淡竹叶10 g，白花蛇舌草30 g，壁虎5条，冰片6 g，甘草9 g。

【功效】清心化痰、泻火解毒、软坚散结。

【适应证】舌癌。

【用法】每日1剂，水煎2次，饭后服，坚持连续服药半年以上。舌体肿痛者，选加蜂房、土鳖虫各12 g；舌体溃烂、痰多者，选加浙贝母、瓜蒌皮、天花粉各15 g；体虚纳少者，选加黄芪、党参各30 g；肝肾阴虚者，选加女贞子15 g，墨旱莲30 g；气滞血瘀者，选加三七10 g，丹参30 g，赤芍12 g；瘀毒化热明显者，选加蒲公英30 g，蜈蚣5条，栀子12 g，犀角（先煎）2 g或水牛角（先煎）50 g。（编者按：犀角已禁用，可以用水牛角代替。）

【方源】陕西中医，2002，23（12）：1078–1079.

五、喉癌用方

喉癌占全身恶性肿瘤的1%～5%，居耳鼻喉科恶性肿瘤的首位。近年来其发病率在世界大多数地区均有上升。发病年龄以40～60岁为多，男女之比为8∶1。临床表现主要为：①声音嘶哑；②吞咽困难；③咳嗽、痰中带血；④吞咽疼痛；⑤气急；⑥颈部肿块；⑦肺部感染。喉癌相当于中医学的“喉菌”“喉百叶”“喉疳”“烂喉风”“缠喉风”等疾病范畴。早期病例经治疗5年生存率可达80%～100%，无颈淋巴结转移者可达70%～80%，有颈淋巴结转移者预后较差。

选方1：龙葵喉癌饮

【组成】龙葵30 g，蛇莓15 g，蜀羊泉30 g，重楼15 g，开金锁15 g，灯笼草10 g，半枝莲10 g。

【功效】清热解毒，开郁散结。

【适应证】喉癌。

【用法】水煎服，每日1剂。

【方源】癌症家庭防治大全

选方2：老月石丸

【组成】硼砂（老月石）30 g，乌梅肉15 g，桔梗15 g，海浮石15 g，胆南星23 g，赤链蛇粉30 g，薄荷15 g，饴糖120 g。

【功效】理气化痰，散结开窍。

【适应证】喉癌。

【用法】上药共研细粉，蜜炼为丸，每丸3 g，口含化，每日3次。

【方源】癌症家庭防治大全

选方3：养阴润喉饮

【组成】太子参15 g，沙参10 g，生地黄15 g，牡丹皮10 g，女贞子15 g，墨旱莲10 g，白芍10 g，甘草5 g，冬虫夏草5 g，川贝母5 g，木蝴蝶3 g，橄榄（另含咽）。

【功效】滋阴降火，利咽散结。

【适应证】喉癌。

【用法】水煎，每日1剂，频服。

【方源】黑龙江中医药，1983（3）：28–30.

选方4：壁虎舒喉方

【组成】壁虎25条，蛤粉25 g，僵蚕15 g，全蝎15 g，蜈蚣10 g，蜂房（烧存性）30 g，硼砂15 g，粳米60 g。

【功效】益气扶正，化痰散结。

【适应证】喉癌。

【用法】将壁虎、蛤粉与粳米炒至焦黄，再与各药共研末装入胶囊，每次4粒，每日3次。临床使用时应配合应用软坚散结汤剂：夏枯草15 g，山慈菇15 g，重楼15 g，威灵仙15 g，猫爪草25 g，鸡内金15 g，生牡蛎30 g，太子参15 g，焦山楂10 g，神曲10 g，麦芽10 g，米醋20 mL。

【疗效】本方治疗1例晚期喉癌（Ⅰ级鳞状上皮细胞癌），治疗120日后症状全消，喉镜检查肿块已消。声带运动闭合良好，随访7年未见复发。

【方源】甘肃中医学院华良才方

选方5：金马丸

【组成】郁金120 g，制马钱子60 g，山豆根60 g，火硝30 g，白矾30 g，料姜石60 g。

【功效】化瘀解毒，消坚散结。

【适应证】喉癌。

【用法】上药共研为末，水泛为丸，如绿豆大小，每次服2 g，每日2～3次。

选方6：蟛蜞菊汤

【组成】蟛蜞菊60 g，马勃3 g，射干、山豆根、挂金灯各9 g，木蝴蝶4.5 g，诃子、桔梗各6 g，生甘草5 g。

【功效】清热解毒，化瘀散结。

【适应证】喉癌。

【用法】水煎服，每日1剂。

【方源】中医肿瘤的防治

选方7：喉正异功散

【组成】麝香、冰片各1 g，斑蝥、乳香、没药、全蝎、玄参、血竭各2 g。

【功效】活血化瘀，开窍散结。

【适应证】喉癌。

【用法】上药共研细末，每次取少许撒在解毒膏上，贴在颈部或颈下，须对准肿物，半日揭去，连用10日为1个疗程。

【方源】癌症独特秘方绝招

选方8：射干饮

【组成】射干、炒天虫、胖大海各9 g，蝉蜕、凤凰衣、板蓝根各6 g，地龙、桔梗各4.5 g，土贝母9 g，败酱草、凤尾草各12 g。

【功效】清热解毒，化瘀散结。

【适应证】喉癌。

【用法】水煎服，每日1剂。

【方源】癌症独特秘方绝招

选方9：龙蛇白英汤

【组成】龙葵30 g，白英30 g，蛇莓15 g，麦冬12 g，开金锁15 g，石见穿15 g，金杯茶匙12 g。

【功效】清热解毒，利咽散结。

【适应证】喉癌。

【用法】水煎服，每日1剂。

【方源】千家妙方

选方10：银硼丸

【组成】金银花、硼砂、蜂房、蛇蜕、山豆根、土茯苓、全蝎各等份。

【功效】解毒消肿，化瘀散结。

【适应证】喉癌。

【用法】水煎服，每日1剂。

【方源】癌瘤中医防治研究

选方11：解毒丹

【组成】明矾15 g，石菖蒲30 g，雄黄24 g，琥珀15 g，冰片3 g，硼砂15 g，穿山甲（醋炙）30 g，郁金15 g，血竭15 g，生甘草15 g，滑石15 g。（编者按：穿山甲已禁用，酌情使用替代品。）

【功效】解毒化浊，活血散结。

【适应证】喉癌。

【用法】上药共研细末，装入空心胶囊，每次服6粒，约4.5 g，每日服1～2次。

【方源】癌症的治疗与预防

选方12：豆干汤

【组成】蜂房、全蝎、蛇蜕、射干、山豆根、桔梗、石斛各

9 g，北沙参30 g，麦冬15 g，玄参18 g，生甘草3 g。

【功效】滋阴润喉，软坚散结。

【适应证】喉癌。

【用法】水煎服，每日1剂。

【方源】癌瘤中医防治研究

选方13：千金喉癌散

【组成】千金子末30 g，大戟、草河车、雄黄各15 g，麝香0.9 g，五倍子、山慈菇各60 g。

【功效】行瘀破结，解毒通窍。

【适应证】喉癌。

【用法】上药共研细末，与米调和，捣烂，每次服1.5～3 g，热汤调下。

【方源】验方新编

选方14：花粉桔梗汤

【组成】天花粉9 g，桔梗9 g，胖大海30 g，玄参15 g，石斛30 g，麦冬15 g，天冬15 g，甘草1.5 g。

【功效】养阴润喉，解毒利咽。

【适应证】喉癌。

【用法】水煎服，每日1剂。

【方源】江苏中医，1964（3）：24.

选方15：葵蚤黄白丸

【组成】天葵子120 g，重楼120 g，黄药子120 g，白药子120 g，土贝母120 g，三棱120 g，莪术120 g，炒橘核120 g，焦山楂120 g，蒲公英120 g，海藻120 g，昆布120 g，青黛60 g，鸡内金60 g。

【功效】清热解毒，化痰行瘀。

【适应证】喉癌。

【用法】上药共研细末，蜜炼为丸，如梧桐子大小，口服。

【方源】新中医，1977（2）：14.

选方16：蚤休白及散

【组成】重楼60 g，白及60 g，海藻60 g，天葵子60 g，野菊花60 g，卤碱30 g。

【功效】清热解毒，化瘀消肿。

【适应证】喉癌。

【用法】上药共研细末，以水调和，外用。

【方源】新中医，1977（2）：14.

选方17：岩珠玄参汤

【组成】岩珠9 g，玄参9 g，灯笼草9 g，石韦9 g，鱼鳖草18 g。

【功效】清热解毒，利咽化浊。

【适应证】喉癌。

【用法】水煎服，每日1剂。

【方源】新医学，1978，9（7）：27.

选方18：蛰甲地龙汤

【组成】土鳖虫10 g，穿山甲15 g，地龙10 g，生蒲黄10 g，五灵脂10 g，当归10 g，乳香10 g，没药10 g，瓜蒌25 g，川贝母10 g，皂角刺10 g。（编者按：穿山甲已禁用，酌情使用替代品。）

【功效】活血破瘀，散结消痈。

【适应证】喉癌。

【用法】水煎服，每日1剂。

【方源】抗癌良方

选方19：蛇莓豆根汤

【组成】蛇莓15 g，山豆根15 g，白石英20 g，川贝母10 g，射干10 g，全蝎10 g，僵蚕12 g，法半夏12 g，半枝莲30 g，黄连6 g，沙参15 g，天花粉15 g。

【功效】清热化痰，养阴利喉。

【适应证】喉癌。

【用法】水煎服，每日1剂。

【方源】新中医，1982（11）：24.

选方20：牛马散

【组成】牛蒡子1.8 g，马蔺子2.4 g。

【功效】清热解毒，利咽散结。

【适应证】喉癌。

【用法】上药研成散剂，空腹温水送下。另以牛蒡子90 g，盐60 g，研匀炒热，包熨喉部。

【方源】中华肿瘤治疗大成

选方21：佛甲草汁

【组成】佛甲草磨成汁，陈京墨磨成汁。

【功效】清热解毒，利咽散结。

【适应证】喉癌。

【用法】二汁和匀，漱喉，每日4～5次。

【方源】中华肿瘤治疗大成

选方22：喉癌内服方1

【组成】龙葵、蜀羊泉各30 g，蛇莓、重楼、开金锁各15 g，灯笼草10 g。

【功效】清热解毒，利咽抗癌。

【适应证】适用于喉癌。

【用法】水煎服，每日1剂。随证加减，肿瘤溃烂者加蒲公英30 g，半枝莲10 g。

【方源】肿瘤效验良方

选方23：喉癌内服方2

【组成】黄连、黄芩、赤芍各6 g，天花粉、连翘、玄参各10 g，金银花15 g，羚羊角粉（另吞服）3 g。

【功效】清热解毒，利咽消肿。

【适应证】喉癌。

【用法】水煎服，每日1剂。随证加减，声音嘶哑者加射干6 g，胖大海6 g。

【方源】肿瘤效验良方

选方24：喉癌内服方3

【组成】壁虎25条，蛤粉50 g，粳米60 g，僵蚕15 g，全蝎15 g，蜈蚣10条，硼砂15 g，蜂房（烧存性）30 g。

【功效】软坚散结。

【适应证】喉癌。

【用法】先将壁虎、蛤粉与粳米同炒至泛焦黄，然后与诸药共研为细末，装入胶囊，每次服4粒，每日3次。

【方源】肿瘤效验良方

选方25：声带鳞状上皮癌方

【组成】蟾蜍1只，青壳鸭蛋1个。

【功效】解毒散结。

【适应证】声带鳞状上皮癌。

【用法】将蟾蜍处死后去肠杂，与青壳鸭蛋1个共放砂罐内，加水适量，置火上炖熟，估计鸭蛋炖熟时，将鸭蛋去壳再炖，待蟾蜍药性进入鸭蛋后，去蟾蜍及汤，吃鸭蛋，每日1个。配合中药煎剂（墨旱莲30 g，沙参、党参、诃子、夏枯草、女贞子、天冬、黄芩各15 g，蝉蜕、地龙、麦冬各10 g，山豆根6 g），每日1剂，水煎服。

【方源】肿瘤效验良方

选方26：巴枣汤

【组成】巴豆2粒（去油）研末，大枣肉3枚，葱白2根。大梨1个。

【功效】以毒攻毒。

【适应证】喉癌。

【用法】巴豆、大枣肉、葱白共捣如泥，大梨去皮，在上1/4与下3/4交界处切开，下3/4中心挖空，装入药泥后盖好上1/4，置碗内蒸熟，去药嚼梨喝汤。

【方源】中华名医名方薪传：肿瘤

选方27：喉癌丸

【组成】雄黄、全蝎各15 g，乳香、没药、穿山甲各7.5 g，石膏、白芷各5 g，蜗牛、血竭、朱砂、冰片、蟾酥、硼砂、大黄各10 g，轻粉2.5 g，麝香0.5 g，蜈蚣3大条，白面。（编者按：穿山甲已禁用，酌情使用替代品。）

【功效】化毒消肿，散瘀定痛。

【适应证】喉癌。

【用法】先将朱砂、轻粉、冰片、麝香共研细末，再将余药另行研细末，二者混合后搅拌均匀。以白面打成糨糊作黏合剂，加入上药末后，用手反复揉匀，调成火柴头之小粒，阴干备用，每日服5～8粒，每日1次，先从5粒开始，无副作用可增加至8粒，恶心呕吐则减半量。反应严重者暂停用药，病情较重则加服1次，即早、晚饭后各服1次。

【方源】中华名医名方薪传：肿瘤

选方28：白英清喉汤

【组成】白英30 g，龙葵30 g，蛇莓24 g，半枝莲24 g，猕猴桃根30 g。

【功效】清热解毒。

【适应证】喉癌。

【用法】水煎服，每日1剂，分2次服。热毒旺盛者加一枝黄花9 g，蒲公英15 g，夏枯草15 g；热盛津伤者加鱼腥草9 g，石韦9 g，岩珠9 g，灯笼草9 g，玄参15 g，麦冬15 g；气血亏虚者加党参15 g，黄芪15 g，太子参9 g，大枣30 g。

【方源】上海大隆机器厂职工疗养所裘渊英方

选方29：漏芦升麻汤

【组成】漏芦10 g，大青叶10 g，升麻8 g，黄芩5 g，生甘草5 g，玄参5 g，牛蒡子（炒）5 g，苦桔梗5 g，连翘5 g。

【功效】清热解毒。

【适应证】喉癌。

【用法】水煎服，每日1剂，分2次服。

【方源】景岳全书

选方30：黄连清喉饮

【组成】黄连12 g，黄芩12 g，连翘12 g，桔梗10 g，牛蒡子10 g，甘草6 g，射干12 g，玄参15 g，赤芍15 g，荆芥10 g，防风10 g。

【功效】清肺泻热，化痰散结。

【适应证】喉癌。

【用法】水煎服，每日1剂，分2次服。可选加生天南星、生半夏、猫爪草、海浮石等解毒祛痰散结的药物。

【方源】外科证治全书

选方31：黄连解毒汤

【组成】黄连12 g，黄芩12 g，黄柏12 g，栀子12 g。

【功效】泻火解毒，活血散结。

【适应证】喉癌。

【用法】水煎服，每日1剂，分2次服。可加桃仁、红花、泽兰、三棱、莪术、猫爪草等活血祛瘀，攻坚散结之品；热甚者，选加龙胆草、山豆根、板蓝根、夏枯草；头痛剧烈者，加蜂房、三七、五灵脂等，亦可服云南白药；痰多者加天竹黄、瓜蒌仁、浙贝母等。

【方源】外台秘要

选方32：会厌逐瘀汤

【组成】桃仁10 g，红花10 g，桔梗10 g，甘草6 g，生地黄15 g，当归10 g，玄参15 g，柴胡12 g，枳壳10 g，赤芍15 g。

【功效】活血祛瘀，行气散结。

【适应证】喉癌。

【用法】水煎服，每日1剂，分2次服。宜加青皮、香附、郁金等行气通经，解郁散结之品；若肝郁化火，口干口苦者，加龙胆草、夏枯草、栀子。

【方源】医林改错

选方33：利咽清金汤加减

【组成】桔梗10 g，黄芩10 g，浙贝母10 g，麦冬15 g，生栀子10 g，薄荷6 g，山豆根10 g，紫河车15 g，牛蒡子12 g。

【功效】清肺利咽，解毒化痰。

【适应证】喉癌（早期）。

【用法】水煎服，每日1剂。另服知柏地黄丸1粒，每日2次。

【方源】中医肿瘤学

选方34：山豆根汤

【组成】山豆根15 g，玄参15 g，大青叶15 g，开金锁30 g。

【功效】清热解毒，利咽。

【适应证】喉癌。

【用法】水煎服，每日1剂。

【方源】抗癌本草

选方35：豆根龙葵饮

【组成】山豆根30 g，龙葵30 g，夏枯草30 g，嫩薄荷30 g。

【功效】清热解毒，利咽软坚。

【适应证】喉癌热毒炽盛者。

【用法】水煎服，每日1剂，分2次（早、晚）服。

【方源】中医肿瘤防治大全

选方36：清咽利膈汤加减1

【组成】荆芥10 g，防风10 g，栀子10 g，连翘10 g，薄荷6 g，桔梗6 g，金银花12 g，竹叶12 g，牛蒡子15 g，生地黄15 g，麦冬15 g，五味子15 g，甘草5 g。

【功效】清热降火，散结利咽。

【适应证】喉癌肺虚有热者。

【用法】水煎服，每日1剂，分2次（早、晚）服。

【方源】中医肿瘤防治大全

选方37：清咽利膈汤加减2

【组成】连翘10 g，栀子10 g，黄芩10 g，黄连10 g，玄参15 g，桔梗10 g，大黄6 g，玄明粉10 g，金银花15 g，山豆根10 g，锦灯笼15 g，甘草10 g，重楼20 g。

【功效】降火化痰，清咽利喉。

【适应证】喉癌。

【用法】水煎服，每日1剂。

【方源】肿瘤临证备要

选方38：牛蒡解毒汤

【组成】白矾15 g，石菖蒲30 g，雄黄24 g，琥珀15 g，穿山甲（粗炙）30 g，冰片3 g，硼砂15 g，郁金15 g，血竭15 g，生甘草15 g，滑石15 g。（编者按：穿山甲已禁用，酌情使用替代品。）

【功效】软坚散结，清热利湿。

【适应证】喉癌、子宫癌、胃癌。

【用法】以上十一味共研细末，装入空心胶囊，每次服6粒，约4.5 g，每日1～2次。

【方源】癌症的治疗与防治

选方39：二冬龙蛇汤

【组成】天冬10 g，麦冬10 g，龙葵15 g，蛇莓15 g，五味子10 g，党参10 g，广豆根10 g，射干10 g，天花粉10 g，夏枯草15 g，川贝母10 g，黄芪30 g，枸杞子15 g，女贞子15 g，六神曲15 g，焦山楂15 g，白英15 g。

【功效】滋肾健脾，清热软坚。

【适应证】喉癌。

【用法】水煎服，每日1剂，分2次（早、晚）服。1个月为1个疗程。

【方源】肿瘤积验方

选方40：马勃射干煎

【组成】马勃（包煎）9 g，射干15 g，开金锁30 g，重楼30 g。

【功效】清肺利咽，解毒抗癌。

【适应证】咽喉癌。

【用法】水煎服，每日1剂，分2次（早、晚）服。

【方源】抗癌中药

选方41：益气养阴中药治疗喉癌验方

【组成】太子参15 g，黄芪15 g，北沙参12 g，天冬9 g，麦冬9 g，白术9 g，枸杞子9 g，天花粉6 g。

【功效】益气养阴。

【适应证】晚期喉癌。

【用法】每日1剂，水煎取汁，分早、晚2次温服，连续服用 4周。

【方源】国际中医中药杂志，2009，31（4）：335.

选方42：薛丽华治疗喉癌验方1

【组成】赤芍6 g，丹参、半枝莲、山慈菇各15 g，川贝母、瓜蒌仁、木香、郁金、黄药子、生大黄、白花蛇舌草各10 g。

【功效】利气，活血，祛瘀。

【适应证】气滞血瘀型之晚期喉癌。

【用法】水煎服，每剂煎汁400 mL，分2次服，15剂为1个疗程，连续服药半年后，改为单独服用黄药子10 g，每日1剂，巩固半年。每疗程复查1次。脾虚腹泻者，加砂仁、薏苡仁、山药、升麻各10 g；痰多不易咳出者，加橘红、竹沥各15 g；呕吐黏痰者，加青礞石、海浮石各30 g；痰中带血者，加三七、云南白药各10 g；口干舌燥者，加北沙参、女贞子、玉竹各10 g；疼痛难忍者，加乳香、没药各6 g；失眠多梦者，加远志、酸枣仁各10 g。

【方源】实用中医药杂志，2002，18（8）：12–13.

选方43：薛丽华治疗喉癌验方2

【组成】瓜蒌、浙贝母、清半夏、龙葵、黄芩、生大黄各15 g，橘红、半枝莲、重楼、生薏苡仁、蜂房、黄药子各10 g，白术20 g。

【功效】清热，燥湿，化痰。

【适应证】痰湿内阻型晚期喉癌。

【用法】水煎服，每剂煎汁400 mL，分2次服，15剂为1个疗程，连续服药半年后，改为单独服用黄药子10 g，每日1剂，巩固半年。每疗程复查1次。脾虚腹泻者，加薏苡仁、山药、升麻各10 g；痰多不易咳出者，加橘红、竹沥各15 g；呕吐黏痰者，加青礞石、海浮石各30 g；痰中带血者，加三七、云南白药各10 g；口干舌燥者，加北沙参、女贞子、玉竹各10 g；疼痛难忍者，加乳香、没药各6 g；失眠多梦者，加远志、酸枣仁各10 g。

【方源】实用中医药杂志，2002，18（8）：12-13.

选方44：薛丽华治疗喉癌验方3

【组成】当归、党参、黄芪各30 g，白术、白芍、龙眼肉各15 g，鳖甲、蜂房、延胡索、黄药子、重楼各10 g。

【功效】益气养血，扶正固本。

【适应证】气血两虚型晚期喉癌。

【用法】水煎服，每剂煎汁400 mL，分2次服，15剂为1个疗程，连续服药半年后，改为单独服用黄药子10 g，每日1剂巩固半年。每疗程复查1次。脾虚腹泻者，加薏苡仁、山药、升麻各10 g；痰多不易咳出者，加橘红、竹沥各15 g；呕吐黏痰者，加青礞石、海浮石各30 g；痰中带血者，加三七、云南白药各10 g；口干舌燥者，加北沙参、女贞子、玉竹各10 g；疼痛难忍者，加乳香、没药各6 g；失眠多梦者，加远志、酸枣仁各10 g。

【方源】实用中医药杂志，2002，18（8）：12-13.

选方45：张宪宏治疗喉癌验方

【组成】白花蛇舌草60 g，山豆根30 g，黄芩30 g，生地黄30 g，连翘30 g，北沙参30 g，生大黄（后下）30 g，玄参20 g，天花粉25 g，金银花25 g，白术10 g，栀子15 g，桔梗15 g，昆布15 g，海藻15 g，玄明粉15 g，肉桂（后下）5 g，核桃树枝60 g，柳树枝60 g。

【功效】清肺泄热，养阴生津，健脾润肺。

【适应证】喉癌。

【用法】水煎服，每日1剂。

【方源】中外健康文摘，2009，6（34）：264.

选方46：朴炳奎治疗喉癌验方1

【组成】僵蚕6 g，蝉蜕6 g，姜黄10 g，桑白皮15 g，地骨皮10 g，桑叶10 g，连翘10 g，桔梗6 g，枳壳10 g，牛蒡子15 g，胆南星6 g，山豆根12 g，板蓝根15 g，白花蛇舌草15 g。

【功效】疏风清热，宣肺利咽，解毒。

【适应证】风火郁肺之喉癌。

【用法】水煎服，每日1剂。

【方源】2013年全国中医肿瘤学术年会论文集，2013：783–787.

选方47：朴炳奎治疗喉癌验方2

【组成】陈皮10 g，半夏8 g，茯苓15 g，生白术10 g，黄芩10 g，连翘10 g，桔梗12 g，枳壳8 g，川贝母6 g，板蓝根15 g，锦灯笼10 g，半枝莲15 g，山慈菇15 g。

【功效】健脾化痰，祛湿清热，利咽。

【适应证】痰湿化火之喉癌。

【用法】水煎服，每日1剂。

【方源】2013年全国中医肿瘤学术年会论文集，2013：783–787.

选方48：朴炳奎治疗喉癌验方3

【组成】柴胡10 g，赤芍15 g，白芍10 g，炒白术10 g，茯苓10 g，黄芩8 g，枳壳12 g，炒栀子12 g，淡豆豉6 g，郁金8 g，牡丹皮8 g，薄荷5 g，蜂房3 g，山豆根12 g，龙葵15 g。

【功效】疏肝解郁，泻火解毒，散结。

【适应证】肝郁火盛之喉癌。

【用法】水煎服，每日1剂。

【方源】2013年全国中医肿瘤学术年会论文集，2013：783–787.

选方49：朴炳奎治疗喉癌验方4

【组成】半夏10 g，陈皮6 g，茯苓10 g，桔梗8 g，桃仁8 g，红花6 g，丹参10 g，苏木6 g，赤芍12 g，马勃8 g，莪术10 g，龙葵15 g，生甘草6 g。

【功效】化痰祛瘀活血，散结利咽。

【适应证】痰瘀互结之喉癌。

【用法】水煎服，每日1剂。

【方源】2013年全国中医肿瘤学术年会论文集，2013：783–787.

选方50：朴炳奎治疗喉癌验方5

【组成】百合30 g，生地黄15 g，熟地黄10 g，天冬10 g，麦冬6 g，炒栀子8 g，金银花12 g，黄芩6 g，黄柏6 g，肉桂3 g，黄精12 g，石斛8 g，山豆根10 g，白花蛇舌草15 g。

【功效】润肺滋肾，除热养阴，解毒。

【适应证】阴虚毒热之喉癌。

【用法】水煎服，每日1剂。

【方源】2013年全国中医肿瘤学术年会论文集，2013：783–787.

选方51：朴炳奎治疗喉癌验方6

【组成】芦根30 g，桃仁10 g，冬瓜仁15 g，生薏苡仁20 g，桔梗6 g，枳壳12 g，炒杏仁6 g，川贝母6 g，威灵仙12 g，鱼腥草15 g。

【功效】豁痰宣肺。

【适应证】喉癌。

【用法】水煎服，每日1剂。

【方源】2013年全国中医肿瘤学术年会论文集，2013：783–787.

六、扁桃体癌用方

扁桃体癌占口腔恶性肿瘤的多数，国外报道占全身各种肿瘤的1.5%～3.0%，而国内报道仅占0.3%，男女发病率之比约为2∶1，多见于40岁以上的人群。临床表现为：①早期症状轻微，咽部不适或吞咽异物感；②咽痛；③吞咽障碍，呼吸不畅及语言不清；④出血、口臭及消瘦；⑤扁桃体有溃疡或肿块；⑥同侧颈淋巴结肿大；⑦可有肺、肝及骨的转移。扁桃体癌相当于中医学的“乳蛾”，经治5年生存率可达60%左右。

选方1：扁桃体癌方

【组成】忍冬藤15 g，京玄参12 g，人中黄10 g，蒲公英15 g，桔梗10 g，荆芥穗6 g，土茯苓15 g，象贝母10 g，牛蒡子6 g，天花粉6 g，生地黄10 g。

【功效】清热解毒。

【适应证】扁桃体癌。

【用法】水煎服，每日1剂。

【方源】癌症家庭防治大全

选方2：五鳖化结汤

【组成】生蒲黄10 g，五灵脂10 g，土鳖虫10 g，穿山甲15 g，当归15 g，乳香10 g，没药10 g，全瓜蒌25 g，川贝母10 g，皂角刺10 g，莪术10 g，地龙10 g（或用血竭5 g，夏枯草10 g）。（编者按：穿山甲已禁用，酌情使用替代品。）

【功效】活血化瘀，软坚散结。

【适应证】扁桃体癌。

【用法】水煎服，每日1剂。

【方源】甘肃中医学院华良才方

选方3：豆根慈菇丸

【组成】山豆根120 g，山慈菇120 g，杏仁150 g，急性子50 g，孩儿茶150 g。

【功效】活血解毒。

【适应证】扁桃体癌。

【用法】上药研末为丸，每丸重3 g，含化。

【方源】甘肃中医学院华良才方

选方4：四草汤

【组成】扛板归30 g，虎掌草15 g，鱼腥草30 g，金丝桃30 g，虎杖30 g，赤芍15 g，夏枯草15 g。

【功效】解毒活血化痰。

【适应证】扁桃体癌。

【用法】水煎服，每日1剂。

【方源】癌症家庭防治大全

选方5：马勃朝天丸

【组成】马勃3 g，朝天子、金果榄各4.5 g，生甘草、挂金灯、射干各6 g，白僵蚕、麦冬各9 g，玄参、山豆根各12 g，熟地黄15 g。

【功效】清热解毒，滋阴散结。

【适应证】扁桃体癌。

【用法】水煎服，每日1剂。同时以六神丸6粒吞服，每日2次；锡类散外吹，每日5～6次。

【方源】浙江中医学院学报（增刊号），1982.

选方6：千金藤汤

【组成】千金藤全草鲜品25 g、干品10 g。

【功效】清热解毒。

【适应证】扁桃体癌。

【用法】水煎服，每日1剂。

【方源】日本民间方

选方7：枝莲慈菇丸

【组成】半枝莲200 g，山豆根、蜂房、山慈菇各100 g。

【功效】清热解毒。

【适应证】扁桃体癌。

【用法】上药共研细粉，制成绿豆大小丸剂。每次服15丸，每日2～3次，饭后服。

【方源】全国中草药汇编

选方8：豆干汤

【组成】蜂房9 g，蛇蜕9 g，全蝎9 g，射干9 g，山豆根9 g，桔梗9 g，石斛9 g，麦冬15 g，沙参30 g，玄参18 g，生甘草3 g。

【功效】清热解毒，化瘀祛痰，滋阴润燥。

【适应证】喉癌、扁桃体腺癌。

【用法】水煎服，每日1剂，分2次服。

【方源】中华名医名方薪传：肿瘤

选方9：美登木汤

【组成】美登木60 g，半枝莲、白花蛇舌草、白毛藤各30 g。

【功效】清热解毒。

【适应证】扁桃体癌。

【用法】水煎服，每日1剂。

【方源】浙江中医学院学报（增刊号），1982.

选方10：翁根汤

【组成】白头翁根2～5 g，加水200 mL。

【功效】清热解毒。

【用法】水煎，分3次服。

【方源】日本方

选方11：扁桃体癌含漱方

【组成】荆芥6 g，防风6 g，薄荷6 g，连翘6 g，硼砂（冲兑）15 g，金银花15 g，甘草3 g。

【功效】清热解毒，祛腐生肌。

【适应证】扁桃体癌及其他口腔疾病。

【用法】上药煎水待凉，含漱或洗涤患处。

【方源】中医药验方偏方

选方12：二山丸

【组成】山豆根120 g，山慈菇120 g，杏仁150 g，急性子50 g，孩儿茶150 g。

【功效】活血化瘀，祛痰散结。

【适应证】扁桃体癌。

【用法】将上药制成药丸，每丸3 g，每日2次，含化。

【方源】中医药验方偏方

选方13：五鳖化结汤

【组成】方一：生蒲黄10 g，五灵脂10 g，土鳖虫10 g，穿山甲15 g，当归15 g，乳香10 g，没药10 g，全瓜蒌25 g，川贝母10 g，皂角刺10 g，莪术10 g，地龙10 g（或加血竭5 g，夏枯草10 g）。（编者按：穿山甲已禁用，酌情使用替代品。）

方二：山豆根120 g，山慈菇120 g，杏仁150 g，急性子50 g，孩儿茶150 g。

【功效】活血化瘀，祛痰散结。

【适应证】扁桃体鳞状细胞癌。

【用法】方一每日1剂，水煎服，分2次服。方二研细末为丸，每丸重3 g，每次取1丸含化。

【方源】中国中医秘方大全

选方14：瓜蒌蒲黄汤

【组成】生蒲黄10 g，五灵脂10 g，土鳖虫10 g，穿山甲15 g，当归15 g，乳香、没药各10 g，全瓜蒌25 g，川贝母10 g，皂角刺10 g，莪术10 g，地龙10 g。（编者按：穿山甲已禁用，酌情使用替代品。）

副方：山豆根120 g，山慈菇120 g，杏仁150 g，急性子50 g，孩儿茶150 g。

【功效】活血祛痰，化瘀散结，解毒。

【适应证】扁桃体鳞状细胞癌。

【用法】水煎服，每日1剂。副方各药共研细末，蜜炼为丸，每丸重3 g，含化，徐徐咽下，每日6丸。

【方源】中医杂志，1986（4）：45.

选方15：黄芩解毒汤

【组成】黄芩6 g，黄柏6 g，黄连6 g，栀子9 g。

【功效】泻火解毒。

【适应证】恶性扁桃体癌属心胃伏火所致者。

【用法】水煎服，每日1剂，分2次（早、晚）服。

【方源】肿瘤积验方

七、甲状腺癌用方

甲状腺癌在全部恶性肿瘤中所占比例不到1%，在头颈部恶性肿瘤中其发病却占首位，女性略高于男性，30～40岁为发病高峰年龄，50岁以后发病率明显下降。有局部放射接触史或生活在缺碘区的人群是甲状腺癌的高危人群。临床表现为：①颈部正中喉结下部，一侧或双侧有肿块，且其生长速度较快；②发音嘶哑，进食呛噎；③伴有阵发性面部潮红，频繁腹泻，或有阵发性高血压。本病相当于中医学的“石瘿”。其预后与病理类型、年龄、性别、病期以及病变范围大小有关。

选方1：补藤汤

【组成】女贞子30 g，墨旱莲30 g，骨碎补30 g，补骨脂30 g，鸡血藤30 g，海藻30 g，络石藤30 g，透骨草30 g，肉苁蓉30 g，山药15 g，牛膝15 g，木瓜15 g。

【功效】滋阴益气，化瘀散结。

【适应证】甲状腺癌。

【用法】水煎服，每日1剂。

【方源】北京中医药大学方

选方2：黄蒌汤

【组成】夏枯草、黄药子、全瓜蒌、海藻、牡蛎、望江南、白花蛇舌草、野菊花、白毛藤、丹参各30 g，昆布、山药各15 g，桃仁10 g，南沙参、王不留行、蜂房各12 g。另加小金丹10片，壁虎丹15片。

【功效】清热解毒，行血散结。

【适应证】甲状腺癌。

【用法】水煎服，每日1剂。小金丹分2次，壁虎丹分3次，随汤药吞服。

【方源】上海中医药大学方

选方3：解毒消瘿饮

【组成】升麻10 g，天葵子10 g，重楼10 g，玄参12 g，连翘12 g，野荞麦12 g，浙贝母15 g，黄药子15 g，蒲公英15 g，香茶菜15 g，昆布15 g，生牡蛎20 g。

【功效】清热解毒，软坚消瘿。

【适应证】甲状腺癌。

【用法】水煎服，每日1剂。

【方源】中医成功治疗肿瘤100例

选方4：二虫合剂

【组成】蜈蚣5条，全蝎4.5 g，海藻9 g，昆布9 g，三棱、莪术各10 g，生牡蛎、生鳖甲、金银花各60 g，蒲公英、白花蛇舌草、天花粉各30 g。

【功效】养阴清热，化瘀清瘿。

【适应证】甲状腺癌。

【用法】水煎服，每日1剂。

【方源】中西医临床肿瘤学

选方5：五海丸

【组成】海藻15 g，海蛤壳20 g，山海螺20 g，海螵蛸15 g，龙胆草、昆布、木香、青皮各10 g。

【功效】清热散结，化瘀消瘿。

【适应证】甲状腺癌。

【用法】水煎服，每日1剂。

选方6：海元汤

【组成】海藻15 g，昆布15 g，山豆根6 g，瓦楞子30 g，土鳖虫9 g，全蝎6 g，料姜石60 g，益母草20 g。

【功效】活血化瘀，软坚散结。

【适应证】甲状腺癌。

【用法】水煎服，每日1剂。

【方源】陕西中医研究院

选方7：海莲汤

【组成】海藻、昆布各10 g，土贝母12 g，黄药子10 g，牡蛎30 g，夏枯草15 g，半枝莲60 g，半夏10 g，料姜石60 g，陈皮9 g。

【功效】解毒散结，化瘀消瘿。

【适应证】甲状腺癌。

【用法】水煎服，每日1剂。

【方源】陕西中医研究院

选方8：海藻玉壶汤加减

【组成】柴胡12 g，郁金12 g，半夏10 g，川贝母12 g，海藻15 g，昆布15 g，陈皮12 g，青皮12 g，黄药子15 g，生牡蛎30 g，猫爪草15 g。

【功效】理气散结，解毒消瘿。

【适应证】甲状腺癌，气郁痰凝毒聚。

【用法】水煎服，每日1剂。

【方源】中西医肿瘤诊疗大全

选方9：通气散坚丸

【组成】丹参30 g，川芎10 g，当归12 g，海藻15 g，莪术10 g，白英30 g，胆南星9 g，穿山甲10 g，夏枯草15 g，干蟾皮3 g，龙葵15 g。（编者按：穿山甲已禁用，酌情使用替代品。）

【功效】行气散结，化瘀除痰。

【适应证】甲状腺癌及气滞血瘀者。

【用法】水煎服，每日1剂。

【方源】中西医肿瘤诊疗大全

选方10：一枝黄花汤

【组成】一枝黄花15 g，星宿菜24 g，韩信草12 g，马兰12 g。

【功效】清热解毒，化瘀消瘿。

【适应证】甲状腺肿瘤。

【用法】水煎服，每日1剂。

【方源】福建药物志

选方11：金锁银开汤

【组成】金锁银开9 g，黄药子9 g，土茯苓15 g，白毛藤15 g，乌蔹莓根12 g，蒲公英12 g，金银花6 g，甘草6 g。

【功效】解毒化浊，散结消瘿。

【适应证】甲状腺癌。

【用法】水煎服，每日1剂。

【方源】浙江民间中药

选方12：天仙散

【组成】天仙藤（炒）30 g，乳香、没药、延胡索（醋制）、吴茱萸、干姜各6 g，小茴香15 g。

【功效】活血散结，温阳理中。

【适应证】甲状腺癌骨转移。

【用法】上药共研细末，每次6～9 g，好酒调服，每日2次。

【方源】仁斋直指方

选方13：海螺消瘿汤

【组成】山海螺30 g，夏枯草、海藻、昆布、皂角刺、炮穿山甲各9 g，牡丹皮、山慈菇各6 g，白芥子2.4 g。（编者按：穿山甲已禁用，酌情使用替代品。）

【功效】行瘀化痰，散结消瘿。

【适应证】甲状腺癌。

【用法】水煎服，每日1剂。

【方源】中草药防治肿瘤手册

选方14：海藻汤

【组成】蒟蒻（先煎2小时）30 g，海藻、蒲黄根、玄参各15 g，苍耳草、贯众各30 g。

【功效】清热解毒，化瘀散结。

【适应证】甲状腺癌。

【用法】水煎服，每日1剂。

【方源】肿瘤的诊断与防治

选方15：夏枯草汤

【组成】夏枯草50 g，香附、昆布、射干、海藻、连翘各20 g，海浮石30 g，牡蛎35 g，龙胆草15 g，黄药子25 g。

【功效】清热化痰，开郁散结。

【适应证】甲状腺腺瘤。

【用法】水煎服，每日1剂。

【方源】千家妙方

选方16：夜鹰全虫散

【组成】猫头鹰1只（用黄泥固封，文火煅存性），全蝎60 g。（编者按：猫头鹰已禁用，酌情使用替代品。）

【功效】活血化瘀，消瘿散结。

【适应证】晚期甲状腺癌。

【用法】共研细末，每次服6 g，每日1次。

【方源】山东医药，1978（7）：24.

选方17：枯草毛藤煎

【组成】夏枯草、白毛藤各30 g，金银花、柴草根、鱼腥草、薏苡仁、丹参各20 g，山豆根15 g，黄芪15 g，土贝母、重楼各12 g。

【功效】解毒化瘀，清热散结。

【适应证】甲状腺癌。

【用法】水煎服，每日1剂。

【方源】抗癌中草药制剂

选方18：牡蛎消瘿散结丸

【组成】生牡蛎、蒲公英、莪术各150 g，三棱、郁金、当归、牡丹皮、枳壳、青陈皮、白芥子、粉白芍、炮穿山甲各50 g，昆布、海藻、夏枯草各100 g，红花25 g。（编者按：穿山甲已禁用，酌情使用替代品。）

【功效】理气活血，化痰散结。

【适应证】甲状腺腺瘤。

【用法】上药共研细末，水泛为丸如绿豆大小，每日服2次，每次9 g。

【方源】江苏中医杂志，1984（5）：30.

选方19：大黄樟脑膏

【组成】红花6 g，三七6 g，桃仁15 g，栀子15 g，大黄30 g，天花粉18 g，乳香12 g，没药12 g，黄芩12 g，樟脑12 g，姜黄20 g。

【功效】活血化瘀，清热散结。

【适应证】甲状腺癌。

【用法】上药研末，以酒醋各半调敷颈部。

【方源】中华肿瘤治疗大成

选方20：紫苏梗马勃汤

【组成】紫苏梗10 g，马勃9 g，山豆根10 g，黄药子15 g，白药子15 g，王不留行10 g，昆布30 g，穿山甲10 g，橘核12 g。（编者按：穿山甲已禁用，酌情使用替代品。）

【功效】清热解毒，化痰散结。

【适应证】甲状腺癌。

【用法】水煎服，每日1剂。

【方源】抗癌中草药制剂

选方21：平消丹

【组成】枳壳30 g，郁金18 g，火硝18 g，仙鹤草20 g，干漆4.5 g，五灵脂15 g，制马钱子10 g。

【功效】理气活血，化瘀消肿。

【适应证】甲状腺癌。

【用法】上药共研细末，水泛为丸，每次服1.5 ~ 6 g，每日3次。

【方源】陕西中医，1982（2）：24.

选方22：甲状腺癌方

【组成】猫人参15 g，凤尾草20 g，黄药子10 g，金银花20 g，蕺菜15 g，急性子10 g，威灵仙15 g，夏枯草20 g，蒲公英20 g，穿山甲15 g，柴胡10 g。（编者按：穿山甲已禁用，酌情使用替代品。）

【功效】化痰软坚，清热解毒。

【适应证】甲状腺癌。

【用法】水煎服，每日1剂。

【方源】中华名医名方薪传：肿瘤

选方23：甲状腺乳头癌方

【组成】白花蛇舌草30 g，半枝莲30 g，生牡蛎30 g，丹参30 g，海藻15 g，夏枯草15 g，玄参15 g，牡丹皮15 g，赤芍15 g，半夏15 g，柴胡9 g，桔梗9 g，厚朴9 g，挂金灯9 g。

【功效】消肿散结，解毒活血。

【适应证】甲状腺乳头癌。

【用法】水煎服，每日1剂。

【方源】中华名医名方薪传：肿瘤

选方24：甲状腺癌头顶转移方

【组成】金银花62 g，连翘15 g，三棱9 g，莪术9 g，生鳖甲（打碎）62 g，海藻9 g，昆布9 g，生牡蛎31 g，天花粉31 g，蜈蚣5条，全蝎4.5 g，壁虎粉（冲兑）3 g，白花蛇舌草31 g，生大黄3 g，蒲公英30 g。

【功效】疏郁清热，化瘀消结。

【适应证】甲状腺癌头顶转移。

【用法】每剂药煎4次，每次煎药汁500 mL，共2 000 mL，每次666 mL，每日3次，分2日服。

【方源】中华名医名方薪传：肿瘤

选方25：甲状腺囊肿恶变方

【组成】夏枯草、昆布、海藻、橘核、生牡蛎各12 g，赤芍、穿山甲、泽兰各9 g，桃仁、王不留行各12 g，薏苡仁30 g。（编者按：穿山甲已禁用，酌情使用替代品。）

【功效】活血化瘀，化痰软坚散结。

【适应证】甲状腺囊肿恶性病变。

【用法】水煎服，每日1剂。

【方源】肿瘤效验良方

选方26：甲状腺腺瘤方

【组成】夏枯草50 g，香附、昆布、海藻、射干、连翘各20 g，牡蛎35 g，黄药子25 g，龙胆草15 g，海浮石30 g。

【功效】散郁软坚，清热化痰。

【适应证】甲状腺腺瘤。

【用法】水煎服，每日1剂。

【方源】肿瘤效验良方

选方27：活血散瘿汤

【组成】川芎、白芍、当归、熟地黄、陈皮、半夏、茯苓、人参、牡丹皮各5 g，红花、甘草、木香、昆布各2.5 g，青皮、肉桂各1.5 g。

【功效】益气活血，化痰消瘿。

【适应证】甲状腺肿瘤。

【用法】水煎服，每日1剂。

【方源】外科大成

选方28：儿茶蟾酥散

【组成】炙蜈蚣3条，炙全蝎3 g，炙壁虎尾3 g，儿茶3 g，蟾酥3 g，铅丹1.5 g。

【功效】活血解毒，散结消肿。

【适应证】甲状腺癌。

【用法】上药共研细末，以凡士林20 g调和备用。每次以适量涂于纱布贴肿块处。

【方源】中华肿瘤治疗大成

选方29：黄白汤

【组成】夏枯草、山豆根、生牡蛎、黄药子、白药子各15 g，橘核、王不留行、天葵子各12 g，穿山甲、紫苏梗、射干、马勃各9 g，昆布30 g。（编者按：穿山甲已禁用，酌情使用替代品。）

【功效】化痰软坚，解毒消核。

【适应证】甲状腺癌。

【用法】水煎服，每日1剂，每日3次。

【方源】中国中医秘方大全

选方30：橘核二仁汤

【组成】夏枯草、昆布、海藻、橘核、生牡蛎各15 g，赤芍、穿山甲、泽兰各9 g，桃仁、王不留行各12 g，薏苡仁30 g。（编者按：穿山甲已禁用，酌情使用替代品。）

【功效】活血化瘀，化痰软坚。

【适应证】甲状腺囊肿恶性病变。

【用法】水煎服，每日1剂，每日2次。

【疗效】用此方治疗3例，获近期治愈2例，显效1例。笔者临床验证有效。

【方源】中国中医秘方大全

选方31：清肺汤化裁方加育阴汤

【组成】清肺汤化裁方：玄参15 g，生地黄15 g，白芍15 g，麦冬15 g，甘草6 g，薄荷6 g，川贝母9 g，桑白皮9 g，牡丹皮9 g，金银花20 g，连翘15 g，橘红9 g，杏仁6 g，紫河车15 g，板蓝根9 g，炙百部9 g。

育阴汤：龟板20 g，鳖甲15 g，生龙骨15 g，生牡蛎15 g，天冬9 g，麦冬15 g，炙百部9 g，川贝母9 g，北沙参15 g，生地黄15 g，玄参12 g，山楂15 g，柏子仁15 g，全瓜蒌15 g，橘红9 g，夏枯草15 g，紫河车15 g。

【功效】清肺汤化裁方清热解毒，化痰软坚。育阴汤滋阴潜阳，软坚散结。

【适应证】甲状腺腺瘤。

【用法】水煎服，每日1剂。根据舌症选用上方。

【方源】千家妙方

选方32：加减香附清查饮

【组成】制香附9 g，青皮6 g，广郁金9 g，夏枯草15 g，制天南星9 g，海浮石1 g，橘核9 g，山海螺15 g，千里光9 g，生牡蛎30 g，海藻9 g，海带9 g，赤芍9 g。

【功效】疏肝理气，化痰散结。

【适应证】甲状腺癌。

【用法】水煎服，每日1剂，早、晚分服。阴虚者加生地黄12 g，玄参9 g；便秘者加大黄9 g，瓜蒌仁12 g。

【方源】中国中西医信息杂志，1996（3）：10.

选方33：甲瘤汤

【组成】柴胡10 g，青皮6 g，穿山甲10 g，当归12 g，夏枯草12 g，皂角刺10 g，僵蚕6 g，海藻12 g，浙贝母10 g，法半夏6 g。（编者按：穿山甲已禁用，酌情使用替代品。）

【功效】疏肝理气，和血散结。

【适应证】甲状腺瘤。

【用法】水煎服，每日1次。

【方源】千家妙方

选方34：蛇舌解毒汤合消瘰丸加减

【组成】白花蛇舌草、半枝莲、牡蛎、丹参各30 g，海藻、夏枯草、玄参、牡丹皮、赤芍、半夏各15 g，柴胡、桔梗、川贝母、厚朴、挂金灯各9 g。

【功效】清热解毒，疏郁散结。

【适应证】甲状腺癌。

【用法】水煎服，每日1剂。

【方源】湖北中医杂志，1988（3）：39.

选方35：六军丸

【组成】蝉蜕、蜈蚣、全蝎、夜明珠、穿山甲各等份，黄酒适量。（编者按：穿山甲已禁用，酌情使用替代品。）

【功效】活血通络。

【适应证】瘿瘤已成未溃者（甲状腺癌）。

【用法】将上药均研细末，神曲糊为丸，粟米大小，每日2次，每次3～4 g，空腹黄酒送下。

【方源】外科正宗

选方36：清热软坚抗癌汤

【组成】土贝母12 g，重楼12 g，金银花30 g，紫草根30 g，生薏苡仁30 g，山豆根30 g，白毛藤30 g，丹参30 g，鱼腥草30 g，夏枯草30 g，黄芪15 g。

【功效】清热解毒，软坚散结，活血化瘀，扶正抗癌。

【适应证】甲状腺癌。

【用法】水煎服，每日1剂，分2次（早、晚）服。

【方源】抗癌中药

选方37：夏枯三棱莪术汤

【组成】夏枯草20 g，首乌藤20 g，生牡蛎30 g，黄药子9 g，郁金15 g，石菖蒲15 g，沙参15 g，柴胡10 g，三棱10 g，莪术10 g。

【功效】疏肝理气，软坚散结。

【适应证】甲状腺癌。

【用法】水煎服，每日1剂，分2次（早、晚）服。

【方源】抗癌中药

选方38：蛇皮鸡蛋

【组成】蛇皮2 g，鸡蛋1枚。

【功效】消肿，解毒，化瘀。

【适应证】甲状腺癌。

【用法】将鸡蛋破1个小孔，装入蛇皮末，封口煮食，每次1枚，每日2次，连服60日为1个疗程。

【方源】民间方

选方39：三海昆布汤

【组成】海浮石10 g，海藻10 g，海螵蛸10 g，昆布10 g，黄药子10 g，生牡蛎15 g，玄参10 g，黄芪30 g，枸杞子30 g，女贞子30 g，焦山楂30 g，夏枯草15 g。

【功效】健脾益肾，软坚散结。

【适应证】甲状腺癌。

【用法】水煎服，每日1剂，分2次（早、晚）服。

【方源】经验方

选方40：金银花鳖甲汤

【组成】金银花60 g，生鳖甲（打碎）60 g，连翘15 g，三棱9 g，莪术9 g，海藻9 g，生牡蛎30 g，天花粉30 g，蜈蚣5条，全蝎4.5 g，天花粉（冲兑）3 g，白花蛇舌草30 g，生大黄3 g，蒲公英30 g。

【功效】清热解毒，活血化瘀，软坚散结。

【适应证】转移性甲状腺癌。

【用法】每剂药煎4次，每次煎药汁500 mL，计2日6次服完。同时用农吉利注射液肌内注射，每日2次，每次注射2 mL。

【方源】新中医，1976，增刊（二）：21.

选方41：加减丹栀逍遥散

【组成】牡丹皮10 g，栀子9 g，赤芍、白芍各15 g，柴胡15 g，生白术12 g，茯苓15 g，薄荷9 g，夏枯草30 g，浙贝母30 g，昆布15 g，黄药子15 g。

【功效】疏肝理气，散结止痛。

【适应证】甲状腺癌疼痛。

【用法】水煎服，每日1剂，分早、晚2次服。若肿块坚硬如石者，加穿山甲15 g，生山楂15 g；若纳食减少，食后腹胀者，加鸡内金10 g；若心烦失眠者，加酸枣仁15 g，黄连9 g。（编者按：穿山甲已禁用，酌情使用替代品。）

【方源】癌痛的中西医最新疗法

选方42：丹参丹皮葎草花汤

【组成】丹参10 g，牡丹皮10 g，葎草花10 g，半枝莲15 g，垂盆草15 g，玄参10 g，牡蛎粉10 g，半边莲15 g，白花蛇舌草15 g，铁菱角15 g，葵树子15 g，石见穿15 g，石上柏15 g，猪笼草15 g。

【功效】补水抑火，导滞软坚。

【适应证】胃热蒸熏、气滞瘀滞之甲状腺癌。

【用法】水煎服，每日1剂。

【方源】民间方

选方43：海藻玉壶汤加消瘿母气瘰丸

【组成】海藻15 g，海带15 g，川贝母10 g，陈皮10 g，半夏12 g，青皮12 g，川芎10 g，猫爪草15 g，夏枯草20 g，葎草30 g，黄药子15 g，昆布15 g。

【功效】理气化痰，软坚散结。

【适应证】痰凝毒聚之甲状腺癌。

【用法】水煎服，每日1剂，分2次服。

【方源】肿瘤病

选方44：王斌治疗甲状腺癌验方1

【组成】补骨脂15 g，骨碎补15 g，黄芪15 g，女贞子12 g，淫羊藿10 g，熟地黄10 g，陈皮15 g，穿山甲12 g，牡蛎12 g，石见穿12 g，甘草6 g。（编者按：穿山甲已禁用，酌情使用替代品。）

【功效】益肾壮骨，祛瘀解毒。

【适应证】甲状腺癌骨转移。

【用法】水煎，每日1剂，分2次服。

【方源】北京中医药，2011，30（5）：354-356.

选方45：王斌治疗甲状腺癌验方2

【组成】人参10 g，旋覆花10 g，生赭石（先煎）30 g，姜半夏10 g，厚朴10 g，陈皮10 g，苍术10 g，茯苓15 g，白术10 g，黄连6 g，吴茱萸10 g，生姜10 g，大枣5枚，炙甘草10 g。

【功效】益气补虚，健脾和胃，降逆止呕。

【适应证】甲状腺癌化疗后恶心。

【用法】水煎，每日1剂，分2次服。

【方源】北京中医药，2011，30（5）：354-356.

选方46：益气养阴中药治疗甲状腺癌验方

【组成】生地黄20 g，胖大海6 g，黄芪30 g，山豆根5 g，玄参15 g。

【功效】益气补虚，健脾和胃，降逆止呕。

【适应证】甲状腺癌。

【用法】水煎，每日1剂，分早、晚2次服。声嘶者，加诃子9 g，山药20 g，莪术10 g，黄精15 g，大枣10 g，夏枯草15 g，山慈菇15 g，女贞子15 g，桔梗10 g；大便干结者，加桑椹12 g，火麻仁15 g，柏子仁10 g；心悸者，加龙骨20 g，五味子12 g，煅牡蛎20 g；合并口腔溃疡者，加知母、牡丹皮、金银花各10 g；合并乏力者，加白术12 g，太子参15 g；口干者，加天冬、麦冬各12 g；手术瘢痕疼痛者，加川楝子6 g，延胡索10 g。

【方源】中国肿瘤临床与康复，2019，26（5）：555-558.

选方47：小柴胡汤颗粒治疗甲状腺癌验方

【组成】小柴胡汤颗粒主要成分为柴胡、黄芩、人参、半夏、炙甘草、生姜、大枣。

【功效】和解表里，疏肝化痰。

【适应证】甲状腺癌。

【用法】每次1包，每日1次，3个月为1个疗程，连用4个疗程。

【方源】浙江中西医结合杂志，2012，22（8）：628-630.

选方48：倪森邦治疗甲状腺癌验方

【组成】沙参30 g，麦冬15 g，生地黄15 g，玄参15 g，白芍10 g，生牡蛎30 g，当归10 g，夜交藤30 g，酸枣仁15 g，炙远志6 g，太子参15 g，黄芪30 g，制何首乌15 g，茯苓15 g，莲子心6 g。

【功效】沙参、麦冬、生地黄、玄参可滋阴，生津，平肝；当归、夜交藤、酸枣仁、炙远志、太子参、黄芪、制何首乌可补气益血；茯苓、莲子心可养心宁神。

【适应证】甲状腺癌。

【用法】水煎，每日1剂，分早、晚2次服。

【方源】深圳中西医结合杂志，2002，12（5）：294-295.

选方49：柴芍六君子汤治疗甲状腺癌验方

【组成】白芍15 g，陈皮6 g，柴胡9 g，党参15 g，茯苓15 g，法半夏6 g，甘草6 g。

【功效】疏肝理气，滋阴清热。

【适应证】甲状腺癌。

【用法】水煎至150 mL，每日早餐、午餐后1小时内服用，持续服用3个月。失眠患者，加用酸枣仁15 g，夜交藤30 g。

【方源】东方药膳，2019（20）：244.

选方50：鸦胆子油乳注射剂治疗甲状腺癌验方

【组成】主要成分为鸦胆子油。

【功效】清热解毒，腐蚀赘疣，软坚散结，止痢截疟。

【适应证】晚期甲状腺癌。

【用法】鸦胆子油乳注射剂50 mL，加入生理盐水500 mL，静脉滴注，每日1次，10日为1个疗程。

【方源】第二军医大学学报，2005，26（5）：557.

选方51：李广诚治疗甲状腺癌验方

【组成】菟丝子20 g，淫羊藿15 g，熟地黄20 g，黄精30 g，补骨脂20 g，骨碎补20 g，川续断15 g，杜仲15 g，狗脊20 g，透骨草20 g，鸡血藤15 g，白花蛇舌草20 g。

【功效】温阳补肾，益精壮骨。

【适应证】晚期甲状腺癌。

【用法】每日1剂，加水600 mL，武火煮开，文火煎至200 mL，滤出药汁后，再同法二煎滤出200 mL药汁。两次药汁混合后，上午、下午各服200 mL（均温服为宜），连续服用4周为1个疗程。

【方源】湖南中医杂志，2007，23（2）：52.

选方52：张宪宏治疗甲状腺癌验方1

【组成】青皮10 g，陈皮10 g，莪术10 g，枳壳10 g，枳实10 g，黄药子10 g，海藻15 g，昆布15 g，夏枯草15 g，三棱15 g，金银花15 g，甘草10 g。

【功效】通经络，开脾郁，宣肺理气。

【适应证】焦虑忧悲郁结之甲状腺癌。

【用法】水煎服，隔日1剂，连续服药3个月，肿瘤迅速缩小，服药半年消尽，共服90剂。用药期间忌食辛辣刺激食物。

【方源】中外健康文摘，2010，7（5）：265-266.

选方53：张宪宏治疗甲状腺癌验方2

【组成】升麻10 g，天葵子10 g，重楼10 g，玄参15 g，连翘15 g，野荞麦15 g，浙贝母15 g，黄药子15 g，蒲公英15 g，香茶菜15 g，海藻15 g，昆布15 g，生牡蛎20 g。

【功效】解毒化痰，软坚消结。

【适应证】郁痰化毒之甲状腺癌。

【用法】水煎服，隔日1剂，共服80剂，肿块消失。

【方源】中外健康文摘，2010，7（5）：265-266.

选方54：养阴散结汤治疗甲状腺癌验方

【组成】玄参、生地黄各20 g，山慈菇、夏枯草各15 g，天花粉、大枣各10 g，甘草5 g。

【功效】养阴散结。

【适应证】甲状腺癌。

【用法】水煎服，每次150 mL，每日2 次，3个月为1个疗程。

【方源】世界最新医学信息文摘，2015（a5）：139.

选方55：自拟消瘿瘤方

【组成】夏枯草、玄参、海藻、浙贝母、连翘、枳壳、蝉衣、僵蚕、姜黄、薄荷各适量。

【功效】气血调和，软坚散结，解毒抗癌。

【适应证】甲状腺肿瘤。

【用法】每周至少服用6剂，每日2次，每次150 mL。

【方源】河北医科大学方

选方56：周仲瑛教授治甲状腺癌经验方

【组成】银花15 g，菊花10 g，夏枯草10 g，连翘15 g，浙贝母10 g，玄参10 g，全蝎3 g，生地黄10 g，白芍15 g，延胡索

15 g，石见穿15 g，百合30 g。

【功效】清热解毒，凉血化瘀，化痰散结。

【适应证】甲状腺癌术后声嘶。

【用法】每日1剂，水煎，分2次早、晚服。

【方源】南京中医药大学学报，2018，34（1）：35-38.

八、乳腺癌用方

乳腺癌是指发生于乳腺的小叶和导管上皮的恶性肿瘤，是女性最常见的癌症之一。现代医学认为本病的病因尚未完全清楚，可能与遗传、内分泌失调、慢性刺激等因素有关。其他可能还和高脂肪饮食、甲状腺功能减退、哺乳少、婚后未育等因素有关。本病的主要症状表现为乳房肿块，肿块部位以乳房外上方较常见，质地坚韧，边界不清楚，呈不规则圆形或椭圆形包块，绝大多数为单发。如侵入皮肤，乳头呈现内缩、固定或乳头血性渗出液、癌性湿疹等改变。晚期皮肤溃破可呈翻花状。早期无疼痛，晚期疼痛较剧，腋下及锁骨上下淋巴结因转移而肿大。全身症状有消瘦、贫血、恶病质等。血行播散可发生肺、胸膜、肝、脑、肾、骨转移而引起死亡。根据其临床表现，一般属于中医学的“乳癌”“乳症”“乳石痈”“石奶”等范畴，中医认为本病多由情志失调、肝气郁结或因冲任失调、气血运行不畅、气滞血凝、经络阻塞、结滞于乳中所致。本病的治疗应采取以手术为主的综合措施，包括手术、放疗、化疗及免疫疗法。中药治疗亦有较好疗效，尤其是在早期，其原则一般以疏肝解郁、化痰软坚、清热解毒、活血祛瘀、通络散结为主。

选方1：化岩方

【组成】人参30 g，黄芪30 g，当归30 g，忍冬藤30 g，茜草6 g，白芥子6 g，茯苓6 g。

【功效】益气养血、化痰散结。

【适应证】乳腺癌。

【用法】水煎服，每日1剂。

【方源】外科三字经

选方2：季芝鲫鱼膏

【组成】活鲫鱼肉、鲜山药（去皮）各等份，麝香少许。

【功效】除恶核肿毒。

【适应证】乳腺癌早期。

【用法】上药共捣如泥涂患处，7日1换。

【方源】医宗金鉴

选方3：海甲散

【组成】海马1只，蜈蚣6条，穿山甲4.5 g。（编者按：穿山甲已禁用，酌情使用替代品。）

【功效】温肾，散结，消肿。

【适应证】乳腺癌。

【用法】焙干研末，每次1 g，每日2次，黄酒冲服。

【方源】广西药用动物

选方4：消核丹

【组成】白芥子、王不留行、重楼各12 g，八角金盘6 g，薏苡仁40 g，全瓜蒌、香附各12 g，淫羊藿30 g，炮穿山甲9 g，黄芪30 g，当归12 g。（编者按：穿山甲已禁用，酌情使用替代品。）

【功效】疏肝散结，清热解毒，扶正固本。

【适应证】乳腺癌。

【用法】水煎服，每日1剂。局部疼痛者加延胡索、郁金；伴淋巴结转移者加天葵子、海藻、昆布、浙贝母；伴骨转移者加补骨脂、透骨草；伴肺转移者加南北沙参、云雾草；乳头流水者加金樱子、蒲公英、乌梅；胁肋胀痛不舒服者加伸筋草、威灵仙。

【方源】江苏中医，2000（9）：24.

选方5：紫草薏米粥

【组成】紫草根、白果、菱角各15 g，薏苡仁30 g。

【功效】解毒祛湿，扶正抗癌。

【适应证】乳腺癌属热毒蕴结者。

【用法】紫草根煎汤去渣后与菱角、薏苡仁、白果煮粥，以蜂蜜调服，每日1剂，常服。

【方源】中华民间秘方大全

选方6：乳宁2号方

【组成】黄芪、南沙参、淫羊藿、莪术、蜂房。

【功效】扶正，解毒，散瘀。

【适应证】乳腺癌。

【用法】水煎服，每日1剂。骨转移骨痛明显者加杜仲、续断、徐长卿、延胡索等补骨壮骨，理气止痛；软组织转移者加山慈菇、象贝母等软坚散结；肺转移伴胸腔积液者加葶苈子、白芥子等泻肺利水；干咳胸痛者加北沙参、天冬等润肺止咳；肝转移伴胁肋胀痛、黄疸疼者加茵陈、虎杖、垂盆草等清肝利湿；脑转移伴头痛、视力障碍者加钩藤、青葙子等清肝明目；阵阵欣热汗出等内分泌紊乱者加巴戟天、当归、知母等调摄冲任；神疲乏力、下肢痿软等白细胞减少者重用黄芪加鹿角胶、制黄精、苦参、补骨脂等。

【方源】上海中医药大学学报，2000（1）：24-26.

选方7：壁虎蛋

【组成】活壁虎1条，新鲜青壳鸭蛋1只，糊状黄泥适量。

【功效】破积消结。

【适应证】乳腺癌。

【用法】先在鸭蛋顶端开孔（大小以能纳入壁虎为宜），再将壁虎塞进蛋中，然后迅速将黄泥巴裹住整个鸭蛋，放置瓦片上煅烧存性，去黄泥，杵成粉。在1日内分4～5次用白开水冲服。如法炮制，连服40日。

【方源】江苏中医，1990（12）：26.

选方8：蟾蜍散

【组成】活蟾蜍40只，面粉2 000 g，白糖适量。

【功效】解毒散结。

【适应证】乳腺癌。

【用法】将蟾蜍洗净，置大铁锅内，加水适量，猛火煮烂，冷却后以纱布反复过滤取汁，倒入面粉中，加适量白糖，充分搅拌后捏成玉米粒大小的小球，再在铁锅内炒熟。每次15 g，每日服3～4次。

【疗效】与选方7同时服用，治疗一例乳腺癌晚期广泛转移患者，2个月后症状全部消失，半年后乳头形态恢复原状。

【方源】江苏中医，1990（12）：26.

选方9：雄黄散

【组成】雄黄、老生姜各等份。

【功效】散寒消结。

【适应证】用于未溃破之寒瘀聚块。

【用法】将雄黄置于老姜内，放陈瓦上文火焙至金黄色，研末备用。用时撒于膏药上外贴，2～3日更换1次。

【方源】浙江中医杂志，1987（9）：399.

选方10：八角金盘汤

【组成】八角金盘12 g，蜂房12 g，山慈菇30 g，八月札30 g，皂角刺30 g，黄芪15 g，丹参15 g，赤芍15 g。

【功效】疏肝健脾，活血软坚。

【适应证】乳腺癌。

【用法】水煎，每日1剂，分早、晚2次服。肝气郁结重者加柴胡12 g，生山楂12 g，郁金10 g，青皮10 g；血气亏虚者加党参15 g，当归15 g，鸡血藤15 g，生山楂12 g。

【方源】浙江中医杂志，1987（9）：399.

选方11：奇效丸

【组成】牛黄3 g，乳香180 g，没药180 g，雄黄180 g，蟾酥180 g，胆矾6 g，朱砂9 g，血竭9 g，寒水石6 g，轻粉6 g，蜈蚣30条，蜗牛60条，冰片3 g，麝香3 g。

【功效】清热解毒，活血散瘀。

【适应证】乳腺癌。

【用法】上药共研细末，水泛为丸，如芥子大小，口服每次5～6丸，每日1～2次。

【方源】抗癌中药一千方

选方12：蜂穿不留汤

【组成】蜂房9 g，穿山甲9 g，石见穿15 g，王不留行15 g，莪术15 g，黄芪15 g，当归15 g，三七粉（分2次吞服）3 g。（编者按：穿山甲已禁用，酌情使用替代品。）

【功效】益气活血，解毒散结。

【适应证】乳腺癌。

【用法】水煎服，每日1剂。癌块直径超过3 cm者加水红花子15 g，桃仁9 g，蛇六谷（先煎1.5小时）30 g；已溃破者加人参10 g（或太子参30 g），土茯苓30 g；偏阳虚者加人参养荣丸1丸，每日服2次；偏寒者加桂枝3 g，细辛3 g；偏热者加夏枯草15～30 g，蒲公英30 g，已溃者药渣再煎熏洗，外敷三七、云南白药等量混合粉末。

【方源】辽宁中医杂志，1987（5）：28.

选方13：芪甲蠲癌汤

【组成】黄芪60 g，茯苓、延胡索各15 g，当归、肉苁蓉各

30 g，穿山甲、蜂房、乳香、重楼、蛇蜕各9 g，蜈蚣2条，三七3 g，五灵脂12 g。（编者按：穿山甲已禁用，酌情使用替代品。）

【功效】行气活血，解毒散结。

【适应证】乳腺癌。

【用法】水煎温服，每日1剂。

【方源】中华名医名方薪传：肿瘤

选方14：斑蝥穿山甲丸

【组成】斑蝥（去头足，炙）30 g，蜈蚣60 g，全蝎（漂）120 g，穿山甲（炙）240 g。（编者按：穿山甲已禁用，酌情使用替代品。）

【功效】攻毒散结。

【适应证】乳腺癌。

【用法】研末，拌以糯米饭为丸，如黄豆大小。每日1粒，吞服。以起病日计算，已起几日，照服几日。本方有剧毒，使用时要注意观察患者反应。

【方源】肿瘤效验良方

选方15：螃蟹散

【组成】螃蟹500 g。

【功效】散瘀消积。

【适应证】乳腺癌。

【用法】螃蟹洗净，捣烂，焙干，研成细末。每日3次，每次15～30 g，用黄酒冲服。

【方源】中国民间偏方大全

选方16：花椒蛤蟆膏

【组成】癞蛤蟆1只，花椒200 g，醋1 000 mL。

【功效】解毒开窍，止痛消肿。

【适应证】乳腺癌。

【用法】将3味药共熬成膏，取膏敷于患处，中间留出乳头。

【方源】中国民间偏方大全

选方17：青橘核汤

【组成】青橘核20 g。

【功效】消坚破滞。

【适应证】乳腺癌初起者。

【方源】中国名老中医偏方大全

选方18：加味逍遥散

【组成】甘草3 g，当归3 g，白芍3 g，白术3 g，茯苓3 g，柴胡3 g，桂皮2.1 g，栀子2.1 g。

【功效】疏肝解郁，清热散结。

【适应证】肝郁脾虚之乳腺癌。

【用法】上药研为粗末，水煎服。

【方源】杂病源流犀烛

选方19：紫根牡蛎汤

【组成】紫草根15 g，牡蛎粉（包煎）15 g，当归15 g，赤芍9 g，川芎6 g，金银花6 g，升麻6 g，黄芪6 g，甘草3 g，大黄适量（后下）。

【功效】清热凉血，解毒泻火。

【适应证】血热炽盛，火毒伤阴之乳腺癌。

【用法】水煎服，每日1剂，分2次服。

【方源】简明中医妇科学

选方20：芪苡汤

【组成】黄芪60 g，党参30 g，郁金15 g，当归15 g，墨旱莲

30 g，白术20 g，白芍15 g，重楼10 g，丹参30 g，薏苡仁10 g，料姜石60 g。

【功效】补气养血，健脾疏肝，化瘀解毒。

【适应证】正气不足之乳腺癌。

【用法】水煎服，每日1剂，分2次服。

【方源】中医癌瘤证治学

选方21：乳癌灵

【组成】瓜蒌1个，当归、甘草各15 g，乳香3 g，没药8 g。

【功效】活血化瘀。

【适应证】乳腺癌。

【用法】水煎服，每日1剂。

【方源】中医肿瘤学（方名编者注）

选方22：逍遥散

【组成】柴胡3～9 g，当归9 g，白芍9 g，白术4.5～9 g，茯苓9 g，甘草3 g，薄荷3 g，煨生姜3片。

【功效】疏肝解郁，理气化痰。

【适应证】肝郁痰凝之乳腺癌。

【用法】水煎服，每日1剂。

【方源】和剂局方

选方23：香贝养荣汤

【组成】白术（土炒）18 g，人参9 g，茯苓9 g，陈皮9 g，熟地黄9 g，川芎9 g，当归9 g，川贝母（去心）9 g，香附（酒炒）9 g，白芍（酒炒）9 g，桔梗4.5 g，甘草4.5 g。

【功效】调补气血，解毒化痰。

【适应证】正虚毒炽之乳腺癌。

【用法】水煎服，每日1剂。疼痛剧烈者加乳香、没药、徐长卿、延胡索；出血不止者加阿胶、地榆炭、生蒲黄、莲房炭；冲任失调者加淫羊藿、菟丝子、肉苁蓉；心烦不寐者加柏子仁、远志、酸枣仁。

【方源】医宗金鉴

选方24：乳康方1

【组成】全蝎、蜈蚣各12 g，生穿山甲15 g，僵蚕24 g，大黄30 g，柴胡12 g，白芍、木香各9 g，乳香、没药、栀子各12 g，青皮、陈皮各9 g，连翘12 g，橘红9 g，川贝母、赤芍各12 g，牡丹皮6 g，蒲公英30 g，金银花15 g，生甘草5 g。（编者按：穿山甲已禁用，酌情使用替代品。）

【功效】理气活血、解毒散结。

【适应证】乳腺癌。

【用法】水煎服，每日1剂。

【方源】江苏省靖江卫生学校方（方名编者注）

选方25：乳康方2

【组成】王不留行、八月札各30 g，穿山甲12 g。（编者按：穿山甲已禁用，酌情使用替代品。）

【功效】活血解毒。

【适应证】乳腺癌。

【用法】水煎服，每日1剂。

【方源】抗癌中草药制剂（方名编者注）

选方26：乳康方3

【组成】狼毒、大枣各500 g。

【功效】益气解毒。

【适应证】乳腺癌。

【用法】将二者共煮，去狼毒，吃大枣，每次5枚，每日2～3次。

【方源】抗癌中药（方名编者注）

选方27：乳康方4

【组成】蜈蚣、全蝎各10 g，穿山甲12 g，海马10 g。（编者按：穿山甲已禁用，酌情使用替代品。）

【功效】活血解毒。

【适应证】乳腺癌。

【用法】上药焙干研末，每日2次，每次1 g，黄酒送下。

【方源】肿瘤的辨证论治（方名编者注）

选方28：乳康方5

【组成】天葵4.5 g，川贝母9 g，煅牡蛎12 g，甘草3 g。

【功效】化痰软坚。

【适应证】乳腺癌。

【用法】水煎服，每日1剂。

【方源】浙江民间草药（方名编者注）

选方29：乳康方6

【组成】王不留行、天花粉、金银花各9 g。

【功效】活血解毒。

【适应证】乳腺癌初起未溃者。

【用法】水煎服，每日1剂。

【方源】中医肿瘤的防治（方名编者注）

选方30：乳康方7

【组成】蛇蜕、蜂房、全蝎各等份。

【功效】活血解毒。

【适应证】乳腺癌。

【用法】上药共研细末，每日服3次，每次5.5 g，开水送下，1个月为1个疗程。

【方源】肿瘤的防治（方名编者注）

选方31：乳康方8

【组成】瓜蒌1个，当归、甘草各15 g，乳香3 g，没药8 g。
【功效】活血化瘀。
【适应证】乳腺癌。
【用法】水煎服，每日1剂。
【方源】中医肿瘤学（方名编者注）

选方32：乳康方9

【组成】五倍子、乳香、没药各60 g，鸦胆子（去壳）20 g。
【功效】活血解毒。
【适应证】乳腺癌。
【用法】上药共捣烂，加米醋1 250 g，慢火熬成膏，摊于布上外敷，每2日换药1次。
【方源】肿瘤临证备要（方名编者注）

选方33：乳康方10

【组成】白花蛇舌草、仙茅各120 g。
【功效】解毒助阳。
【适应证】乳腺癌。
【用法】水煎服，每日1剂。
【方源】新医药资料（方名编者注）

选方34：乳康方11

【组成】扛板归、土牛膝、白花蛇舌草各30 g。
【功效】解毒活血。
【适应证】乳腺癌。
【用法】水煎服，每日1剂。
【方源】肿瘤示略（方名编者注）

选方35：乳康方12

【组成】猕猴桃根、野葡萄根各30 g，八角莲、生天南星各3 g。

【功效】解毒化痰。

【适应证】乳腺癌。

【用法】水煎服，每日1剂。

【方源】肿瘤的诊断与防治（方名编者注）

选方36：乳康方13

【组成】柴胡、黄芩各15 g，王不留行80 g，紫苏子、党参、夏枯草各30 g，牡蛎、瓜蒌、石膏、陈皮、白芍各30 g，川椒5 g，甘草6 g，大枣10枚。

【功效】清热解毒，化痰散结。

【适应证】乳腺癌。

【用法】水煎服，每日1剂。

【方源】千家妙方（方名编者注）

选方37：乳康方14

【组成】莪术、穿山甲各15 g，鳖甲24 g，昆布、海藻各30 g，瓜蒌24 g，丹参30 g，漏芦、王不留行、皂角刺各12 g，土茯苓30 g。（编者按：穿山甲已禁用，酌情使用替代品。）

【功效】活血解毒，化痰散结。

【适应证】乳腺痛，血瘀毒凝证。

【用法】水煎服，每日1剂。

【方源】中医外科治疗大成（方名编者注）

选方38：乳康方15

【组成】蒲公英、紫花地丁各9 g，炮穿山甲6 g，瓜蒌60 g，金银花15 g，当归30 g，黄芪15 g，天花粉6 g，白芷、桔梗各

15 g，赤芍6 g，薤白15 g，远志、桂皮各9 g，甘草6 g。（编者按：穿山甲已禁用，酌情使用替代品。）

【功效】清热解毒，活血化瘀。

【适应证】乳腺癌。

【用法】水煎服，每日1剂，分3次（早、中、晚饭前2小时）服用。

【方源】辽宁抚顺新宾县医院方（方名编者注）

选方39：乳康方16

【组成】党参、天冬、桃仁各9 g，夏枯草、海藻、昆布各12 g，王不留行、石见穿、黄药子各30 g，漏芦、赤芍各15 g，葶苈子、牡蛎、车前子各30 g，大枣10枚。

【功效】益气活血，软坚散结。

【适应证】乳腺癌。

【用法】水煎服，每日1剂。

【方源】上海龙华医院方（方名编者注）

选方40：乳康方17

【组成】乳香、没药各30 g，雄黄15 g，麝香4.5 g。

【功效】消肿，散结，止痛。

【适应证】乳腺癌。

【用法】陈酒送下。

【方源】外科证治全生集（方名编者注）

选方41：乳康方18

【组成】土贝母、核桃隔、金银花、连翘各15 g。

【功效】清热解毒。

【适应证】乳腺癌已溃。

【用法】每日1剂，酒水煎服。

【方源】姚希周济世经验方（方名编者注）

选方42：乳康方19

【组成】鲜小檗根30 g，猪瘦肉适量。

【功效】泻火解毒。

【适应证】乳房肿瘤。

【用法】水煎服，每日1剂。

【方源】福建中草药（方名编者注）

选方43：乳康方20

【组成】赤芍、白术、土鳖虫、川楝子各9 g，当归、橘核、川断各12 g，丝瓜络、白薇、丹参各15 g，柴胡6 g，生牡蛎30 g。

【功效】化痰散结。

【适应证】乳腺癌。

【用法】水煎服，每日1剂。

【方源】湖北宜昌地区医院方（方名编者注）

选方44：乳康方21

【组成】方一：当归、川贝母、香附、瓜蒌各15 g，生地黄、赤芍、栀子、穿山甲各10 g，桔梗、青皮各6 g。（编者按：穿山甲已禁用，酌情使用替代品。）

方二：青核桃枝、三七各1 500 g，甘遂2 500 g，生甘草1 500 g。

【功效】理气活血，软坚散结。

【适应证】乳腺癌。

【用法】方一水煎服，每日1剂。方二加水500 mL，中火煎熬，煎至药渣无味，滤液去渣，用铜锅浓缩收膏，盛瓷器内，加冰片少许，密封，用时涂膏贴于患处，胶布固定，48小时换药1次。

【方源】山西运城中医肿瘤医院崔扣狮方（方名编者注）

选方45：蒲公英汤

【组成】蒲公英10 g，瓜蒌60 g，穿山甲6 g，紫花地丁10 g，夏枯草15 g，金银花15 g，当归30 g，黄芪15 g，天花粉6 g，白芷15 g，桔梗15 g，赤芍6 g，薤白15 g，远志10 g，肉桂10 g，甘草6 g。（编者按：穿山甲已禁用，酌情使用替代品。）

【功效】益气活血，清热解毒。

【适应证】乳腺癌。

【用法】水煎服。淋巴结转移者加薏苡仁30 g，海藻15 g，牡蛎24 g，玄参24 g；肿瘤已溃烂者去蒲公英、紫花地丁，倍用黄芪；体虚易汗，面色苍白者加黄芪30 g；口干、便秘者加枳实10 g，青皮10 g；怕冷，带下色白，腰酸，四肢不温者肉桂用18 g；面赤发热，口干心烦者加黄芩10 g，黄连10 g，柴胡15 g。外敷药：五灵脂、雄黄、马钱子、阿胶各等份，研细末，用麻油调敷肿块上。

【疗效】本方治疗乳腺癌18例，结果6例痊愈（肿块消失）；6例显效（肿块体积缩小1/2以上）。

【方源】辽宁省抚顺新宾人民医院方

选方46：牛黄消肿方

【组成】人工牛黄10 g，制乳香15 g，制没药15 g，海龙15 g，黄芪30 g，山慈菇30 g，香橼30 g，炒三仙各10 g，夏枯草60 g，三七粉60 g，何首乌60 g，薏苡仁60 g，紫花地丁60 g，莪术60 g，淫羊藿60 g。

【功效】清热解毒，化瘀散结。

【适应证】乳腺癌。

【用法】上药共研细末，水泛为丸，每次3 g，每日2次。

【疗效】本方治疗乳腺癌134例（16例手术切除，部分患者配合化疗、放疗），结果治后5年生存率为88.8%。

【方源】北京中医研究院广安门医院肿瘤科方

选方47：核桃三七方

【组成】青核桃枝1 500 g，三七1 500 g，甘遂2 500 g，生甘草1 500 g。

【功效】消肿散结，拔毒止痛。

【适应证】乳腺癌。

【用法】加水15 L，中火煎熬，煎至药渣无味，滤液去渣，用钢锅浓缩成膏，盛瓷器内，加冰片少许，密封高压消毒。用时以布剪成圆形，涂膏贴于患处，胶布固定，48小时换药1次。肝部气滞者服清肝解郁汤，当归15 g，川贝母15 g，香附15 g，瓜蒌15 g，生地黄10 g，赤芍10 g，栀子10 g，穿山甲10 g，桔梗6 g，青皮9 g；痰瘀互结者用当归15 g，川贝母15 g，生地黄15 g，赤芍10 g，莪术10 g，香附10 g，穿山甲10 g，王不留行10 g，川芎6 g，川牛膝6 g，桔梗9 g，郁金9 g，红花9 g；瘀毒交结者用当归15 g，赤芍15 g，川贝母15 g，香附15 g，瓜蒌15 g，生地黄10 g，栀子10 g，穿山甲10 g，莪术10 g，王不留行10 g，制乳香10 g，桔梗6 g，青皮6 g，红花9 g，黄芪30 g；气血两虚者用太子参30 g，黄芪40 g，当归20 g，黄精15 g，白花蛇舌草15 g，土茯苓15 g，山药15 g，炙鳖甲15 g，蜈蚣3条，白芍10 g，制乳香9 g。（编者按：穿山甲已禁用，酌情使用替代品。）

【方源】山西省运城中医肿瘤医院崔扣狮方

选方48：海藻贞银汤

【组成】海藻30 g，海带30 g，女贞子15 g，金银花15 g，茯苓12 g，太子参9 g，枸杞子12 g，决明子30 g，丹参15 g，川石斛12 g，陈皮15 g，熟地黄15 g。

【功效】益气养阴，消肿散结。

【适应证】晚期乳腺癌。

【用法】水煎服。

【疗效】本方治疗乳腺癌6例，治后肿块消失或缩小，存活3年以上。

【方源】上海医科大学肿瘤医院方

选方49：王猫软化方

【组成】王不留行30 g，猫眼草30 g，金银花30 g，玉枢丹12 g，冰片0.6 g。

【功效】活血化瘀，清热解毒。

【适应证】乳腺癌。

【用法】制成浸膏，每日服4次。

【方源】安徽省人民医院方

选方50：芪甲蠲岩汤

【组成】黄芪60 g，茯苓15 g，延胡索15 g，当归30 g，肉苁蓉30 g，穿山甲9 g，乳香9 g，蜂房9 g，重楼9 g，蛇蜕9 g，蜈蚣5 g，三七3 g，五灵脂12 g，生牡蛎30 g，夏枯草10 g，金果榄9 g。（编者按：穿山甲已禁用，酌情使用替代品。）

【功效】行气活血，清热解毒。

【适应证】乳腺癌。

【用法】水煎服。

【疗效】本方治疗1例51岁女性乳腺癌患者，获愈，随访6年未复发。

【方源】陕西省军区门诊部胡荣景方

选方51：乳疡无忧方

【组成】全瓜蒌150 g，生地黄150 g，土贝母120 g，生香附120 g，煅牡蛎120 g，漏芦90 g，白芥子90 g，野茯苓90 g，炒麦芽99 g，王不留行60 g，法半夏60 g，全当归60 g，福橘叶60 g，炒白芍60 g，小青皮60 g，炮穿山甲30 g，广陈皮60 g，鱼脑石

30 g，川抚芎30 g，甘草30 g，蒲公英60 g，连翘60 g。（编者按：穿山甲已禁用，酌情使用替代品。）

【功效】活血理气，软坚散结。

【适应证】乳腺癌。

【用法】煎汤代水泛为丸。每日服3次，每次6 g。

【疗效】本方结合辨证治疗5例乳腺癌，结果4例近期治愈，肿块消失；1例好转。

【方源】上海市嘉定县萧汉江方

选方52：马钱蜂房方

【组成】马钱子0.1 g，活蜗牛0.5 g，蜈蚣1.5 g，蜂房0.5 g，全蝎0.3 g，乳香0.1 g。（以上为1日量。）

【功效】活血化瘀，通经散结。

【适应证】乳腺癌。

【用法】上药共研细末，水泛为丸，分3次口服。

【疗效】本方治疗乳腺癌44例，治后存活3年以上有7例，占15.9%。

【方源】上海中医学院附属曙光医院雷永仲方

选方53：五虎下川汤

【组成】全蝎12 g，蜈蚣12 g，生穿山甲15 g，净僵蚕24 g，大黄30 g，柴胡12 g，白芍9 g，木香9 g，乳香12 g，没药12 g，栀子12 g，青皮9 g，陈皮9 g，连翘12 g，橘红9 g，川贝母12 g，赤芍12 g，牡丹皮6 g，蒲公英30 g，金银花15 g，生甘草5 g。配合服用蜡蛋散（大蟾蜍1只、小黑蛋1枚，火烤研末即成）。（编者按：穿山甲已禁用，酌情使用替代品。）

【功效】活血祛瘀，消肿止痛。

【适应证】乳腺癌。

【用法】水煎服。阴虚者加玄参、生牡蛎、鲜生地黄、地骨皮、昆布、海藻、乌梅；大便秘结者加玄明粉；气血两虚者加黄芪、党参、白术、当归、阿胶。

【疗效】本方治疗1例乳房癌患者，随访30年未复发。

【方源】江苏省靖江卫生学校潘金邦方

选方54：双甲二白汤

【组成】穿山甲12 g，制鳖甲12 g，夏枯草30 g，海藻30 g，望江南30 g，野菊花30 g，白花蛇舌草30 g，白毛藤30 g，丹参30 g，全瓜蒌30 g，牡蛎30 g，昆布15 g，山药15 g，南沙参12 g，王不留行12 g，蜂房12 g，桃仁9 g。（编者按：穿山甲已禁用，酌情使用替代品。）

【功效】化痰软坚，活血通络，解毒消肿。

【适应证】乳腺癌。

【用法】水煎服。同时吞服小金丸10粒。

【疗效】本方治疗11例乳腺癌，临床治愈1例，显效2例，有效6例，无效2例，总有效率81.8%。治后生存5年、6年、8年以上各1例。

【方源】上海中医学院附属龙华医院刘嘉湘方

选方55：天漏汤

【组成】漏芦15 g，天葵子30 g，八角莲9 g，芸苔子30 g，土鳖虫9 g，白蔹9 g，金雀花9 g，木莲30 g。

【功效】解毒清热，止痛消瘤。

【适应证】乳腺癌。

【用法】水煎服。疼痛者加蜂房9 g。

【疗效】本方配合化疗小剂量穴位注射治疗乳腺癌42例，有效25例，无效17例，总有效率为59.9%。

【方源】上海市徐汇区天平路地段医院方

选方56：慈菇金盘汤

【组成】八角金盘12 g，蜂房12 g，山慈菇30 g，石见穿

30 g，八月札30 g，皂角刺30 g，黄芪15 g，丹参15 g，赤芍15 g。

【功效】益气活血，软坚散结。

【适应证】乳腺癌。

【用法】水煎服。可加外敷方：雄黄、老生姜各等份，将雄黄置于等量老生姜内，放在陈瓦上文火焙干至金黄色，研末，外敷于肿瘤组织表面，每2～3日换药1次。

【疗效】本方治疗2例乳腺癌，结果均治愈，分别存活5年及7年，均未见复发。

【方源】浙江中医学院马吉福方

选方57：高三妮治疗乳腺癌验方

【组成】柴胡9 g，当归12 g，白芍15 g，茯苓20 g，炒白术15 g，蒲公英20 g，荔枝核15 g，山慈菇15 g，壁虎6 g，黄芪10 g，莪术15 g，牡丹皮15 g，生牡蛎30 g，夏枯草5 g，焦三仙各10 g。

【功效】疏肝健脾，扶正消瘀。

【适应证】乳腺癌。

【用法】水煎服，每日1剂，分早、晚2次服用，实施化疗前3日服用，连续服用15日为1个疗程。呕吐严重者，可加竹茹、生姜；不寐者，可加远志、夜交藤、炒酸枣仁；腹胀者，可加豆蔻、砂仁；便秘者，可加火麻仁、郁李仁，并酌情予以大黄。

【方源】中国药物与临床，2021，21（7）：1114–1115.

选方58：项宇峰等用乳岩饮治疗乳腺癌验方

【组成】川贝母6 g，当归6 g，白芷12 g，丹参18 g，金银花18 g，陈皮6 g，瓜蒌15 g，蒲公英15 g，海藻15 g，紫花地丁12 g，牡蛎15 g，生麦芽20 g。

【功效】软坚散结，活血化瘀，清热解毒。

【适应证】乳腺癌。

【用法】水煎服，每日1剂，分早、晚2次服用。

【方源】乳腺病名医秘验绝技

选方59：张云杰等用散结汤治疗乳腺癌验方

【组成】柴胡、橘叶、橘核、三棱、莪术、土贝母各9 g，香附、夏枯草、天冬各12 g，生牡蛎、瓜蒌各30 g，甘草6 g。

【功效】疏肝行气，散结解郁。

【适应证】乳腺癌。

【用法】水煎服，每日1剂，分早、晚2次服用。

【方源】乳腺病名医秘验绝技

选方60：海藻贞银汤治疗乳腺癌验方

【组成】海藻30 g，海带30 g，女贞子15 g，金银花15 g，茯苓12 g，太子参15 g，枸杞子12 g，决明子30 g，丹参15 g，川石斛12 g，陈皮15 g，熟地黄15 g。

【功效】益气养阴，消肿散结。

【适应证】乳腺癌。

【用法】水煎服，每日1剂，分早、晚2次服用。

【方源】恶性肿瘤良方大全

选方61：夏枯甲珠汤治疗乳腺癌验方

【组成】蒲公英10 g，紫花地丁10 g，远志10 g，肉桂10 g，瓜蒌60 g，穿山甲6 g，天花粉6 g，甘草6 g，夏枯草15 g，金银花6 g，当归30 g，桔梗15 g，黄芪15 g，白芷15 g，赤芍6 g，薤白15 g。（编者按：穿山甲已禁用，酌情使用替代品。）

【功效】疏肝理气，和血散结，消肿软坚。

【适应证】乳腺癌。

【用法】水煎服，每日1剂，分早、晚2次服用。

【方源】中医肿瘤科处方手册

选方62：鹿仙散结汤治疗乳腺癌验方

【组成】鹿角霜、生牡蛎、瓦楞子各30 g，仙茅、淫羊藿、土贝母、郁金各15 g，山慈菇、全蝎、蜂房、炙甘草各10 g。

【功效】温阳散结，化瘀解毒。

【适应证】晚期乳腺癌。

【用法】水煎服，每日1剂，分早、晚2次服用。伴上肢肿胀疼痛者，加半边莲20 g，没药10 g，赤芍、桂枝各15 g；恶心呕吐者，加竹茹、生姜、半夏各10 g；神疲乏力者，加黄芪30 g；腹胀甚者，加枳壳30 g，厚朴15 g；食少纳差者，加神曲10 g，炒麦芽30 g。

【方源】陕西中医，2007，28（5）：526–527.

选方63：朱世杰治疗乳腺癌验方1

【组成】黄芪15 g，甘草5 g，党参10 g，当归10 g，白术10 g，橘皮10 g，升麻10 g，柴胡10 g。

【功效】温补气血。

【适应证】气血亏虚之乳腺癌。

【用法】水煎服，每日1剂，分早、晚2次服用。

【方源】北京中医药，2008，27（3）：173–175.

选方64：朱世杰治疗乳腺癌验方2

【组成】生地黄20 g，醋柴胡10 g，五味子10 g，玫瑰花10 g，青皮10 g，陈皮10 g，木香10 g，鸡内金20 g，焦三仙各10 g，菊花10 g，白花蛇舌草20 g，生薏苡仁20 g。

【功效】清肝利湿，健脾助运。

【适应证】肝经湿热、脾失健运之乳腺癌。

【用法】水煎服，每日1剂，分早、晚2次服用。

【方源】北京中医药，2008，27（3）：173–175.

选方65：朱世杰治疗乳腺癌验方3

【组成】郁金10 g，香附10 g，玫瑰花10 g，茯苓10 g，五味子10 g，浮小麦20 g，酸枣仁20 g，知母10 g，百合10 g，白花蛇舌草20 g。

【功效】疏肝理气。

【适应证】肝郁气滞之乳腺癌。

【用法】水煎服，每日1剂，分早、晚2次服用。

失眠者，加合欢皮10 g。

【方源】北京中医药，2008，27（3）：173–175.

选方66：朱世杰治疗乳腺癌验方4

【组成】熟地黄15 g，山药10 g，枸杞子10 g，山茱萸10 g，川牛膝10 g，菟丝子10 g，鹿角胶10 g，透骨草10 g，骨碎补10 g，补骨脂10 g，鹿含草10 g，马鞭草10 g。

【功效】补肾壮骨。

【适应证】肾虚之乳腺癌。

【用法】水煎服，每日1剂，分早、晚2次服用。

【方源】北京中医药，2008，27（3）：173–175.

选方67：朱世杰治疗乳腺癌验方5

【组成】野菊花10 g，生地黄10 g，郁金10 g，香附10 g，茯苓10 g，石菖蒲10 g，莪术10 g，炙鳖甲10 g，绿萼梅10 g，藁本10 g，蔓荆子10 g，石见穿10 g，木瓜10 g，牛膝10 g，桑寄生10 g，葛根10 g，白花蛇舌草20 g。

【功效】疏肝解郁，补肾壮骨。

【适应证】肝郁肾虚之乳腺癌。

【用法】水煎服，每日1剂，分早、晚2次服用。

【方源】北京中医药，2008，27（3）：173–175.

选方68：陈前军治疗乳腺癌验方（乳宁1号）

【组成】该方由黄芪、党参、白术、茯苓、南沙参、枸杞子、淫羊藿、肉苁蓉、山茱萸、石见穿、蜂房等组成。

【功效】健脾补肾，补气生血。

【适应证】肾虚之乳腺癌。

【用法】水煎服，每日2次。

【方源】现代中西医结合杂志，2002，11（16）：1546-1548.

选方69：蔡昂治疗乳腺癌验方

【组成】柴胡10 g，薄荷（后下）5 g，当归10 g，茯苓10 g，炒白术10 g，白芍15 g，牡丹皮10 g，蒲公英20 g，白花蛇舌草20 g，半枝莲20 g，夏枯草20 g，淫羊藿10 g，白茅根10 g，鸡内金10 g，炒建曲10 g，炒山楂10 g，川楝子10 g，延胡索10 g，威灵仙20 g，蒲黄（包煎、后下）10 g，五灵脂10 g，车前子（包煎）12 g，滑石粉（包煎、后下）30 g，白芷10 g，陈皮10 g，黄芩10 g，紫苏梗10 g，厚朴12 g，炙甘草6 g，忍冬藤20 g。

【功效】养血疏肝，健脾益气，软坚散结。

【适应证】肝郁血虚脾弱之乳腺癌。

【用法】每日1剂，连服10剂，配合活血化瘀散温水送服，每日3次，每次1袋。

【方源】湖北中医药大学学报，2021，23（2）：112-114.

选方70：李秀荣治疗乳腺癌验方

【组成】黄芪30 g，白术15 g，茯苓20 g，炒王不留行15 g，重楼15 g，漏芦30 g，山慈菇12 g，木瓜24 g，威灵仙30 g，浙贝母20 g，柴胡15 g，白芍20 g，甘草6 g。

【功效】补脾益气，化痰祛瘀，通络。

【适应证】脾胃虚弱，痰瘀互结之乳腺癌。

【用法】水煎服，每日1剂。

【方源】中国中西医结合影像学杂志，2021，19（1）：34-36.

选方71：周海华治疗乳腺癌验方（乳复康冲剂）

【组成】冲剂主要成分有西洋参、川楝子、黄芪、炒白术、夏枯草、茯苓、山慈菇、玄参、石菖蒲。

【功效】疏肝理气，化瘀散结。

【适应证】乳腺癌。

【用法】冲服，每次20 g，每日3次，连续服用3个月。

【方源】浙江临床医学，2019，21（12）：1631-1632.

选方72：周丽治疗乳腺癌验方

【组成】陈皮6 g，鸡血藤30 g，白术15 g，淫羊藿15 g，黄芪30 g，党参30 g，补骨脂15 g，茯苓15 g，益智仁15 g，鸡内金（炒熟）10 g，当归15 g，龟甲20 g。

【功效】益气扶正，活血祛瘀。

【适应证】乳腺癌。

【用法】每日1剂，水煎，于每日早、晚餐后半小时服用，连续服用1个月为1个疗程。

【方源】光明中医，2017，32（7）：975-977.

选方73：柴胡疏肝散加减治疗乳腺癌验方

【组成】云芝、川芎各20 g，陈皮、白芍、柴胡、枳壳、白英、白花蛇舌草各15 g，甘草、香附各10 g。

【功效】疏肝行气，活血止痛。

【适应证】三阴性乳腺癌。

【用法】水煎，每日1剂，分2次服用，连续服用1年为1个疗程。阴虚盗汗者，加知母、墨旱莲；乳房胀痛者，加荔枝核、青皮、橘核；偏寒者，加桂枝；偏热者，加夏枯草；痰湿者，加鱼腥草、黄芩和生薏苡仁；疼痛者，加香附、三棱、莪术、牵牛子；肝火旺盛者，加山栀、牡丹皮。

【方源】实用中西医结合临床，2017，17（2）：47–48.

选方74：疏肝健脾益肾中药治疗乳腺癌验方

【组成】柴胡15 g，当归15 g，白芍15 g，白术15 g，茯苓15 g，生姜15 g，薄荷6 g，炙甘草9 g，穿山甲10 g，红参12 g，鸡内金15 g，熟地黄30 g，山茱萸15 g，山药15 g，鹿角胶20 g，黄芪30 g。（编者按：穿山甲已禁用，酌情使用替代品。）

【功效】疏肝解郁，健脾益肾，调畅气机。

【适应证】肝郁型转移性乳腺癌。

【用法】水煎，每日1剂，分2次餐后半小时服用。

【方源】中国全科医学，2015，18（6）：620–624.

选方75：小柴胡汤治疗乳腺癌验方

【组成】柴胡、泽泻、黄芩、白术各10 g，党参15 g，茯苓20 g，桂枝5 g，大枣5枚。

【功效】和解少阳，和胃降逆，扶正祛邪。

【适应证】晚期乳腺癌。

【用法】每日1剂，加水，文火煎至200 ~ 300 mL，分早、晚2次服用，连续服用3个月为1个疗程。

【方源】海南医学院学报，2017，23（5）：669–672.

选方76：益气扶正法治疗三阴性乳腺癌验方

【组成】黄芪15 g，党参12 g，茯苓9 g，白术9 g，淫羊藿15 g，莪术15 g，肉苁蓉9 g，巴戟天15 g，山茱萸9 g，石见穿30 g，南沙参15 g，蜂房9 g。

【功效】益气扶正，滋肝补肾，活血化瘀，散结消肿。

【适应证】三阴性乳腺癌。

【用法】水煎，每日1剂，分2次服用。有神疲倦怠、形体肥胖、困重多痰等脾失健运、痰湿阻滞症状者，当运脾化湿，常加用苍术、砂仁、藿香、佩兰、厚朴、薏苡仁、豆蔻等；有多思多虑、易焦虑、胃脘痞闷、食欲不振、恶心呕吐等脾虚气滞症状者，当开郁醒脾，常加用九香虫、刺猬皮、青皮、木香、香附、香橼、佛手、佩兰等；有腹胀、腹痛、喜温喜按、畏寒怕冷、大便稀溏甚至完谷不化等脾阳虚症状者，当温阳升脾，常加用干姜、附子、肉桂、吴茱萸、木香等。

【方源】河北中医，2021，43（1）：61-64.

选方77：黄连党参汤治疗乳腺癌验方

【组成】黄连8 g，党参10 g，法半夏10 g，全瓜蒌10 g，白术10 g，淫羊藿8 g。

【功效】化痰健脾，消结散瘀。

【适应证】乳腺癌。

【用法】水煎，每日1剂，早、晚分服。随证加减。

【方源】湖北中医杂志，2012，34（5）：50-51.

选方78：降逆补气汤治疗乳腺癌验方

【组成】半夏、生赭石、白术、炙甘草各10 g，砂仁6 g，党参15 g，天冬、麦冬各20 g。

【功效】降逆补气，化瘀散结。

【适应证】乳腺癌。

【用法】大火煮沸后用温火熬煮，每次服用大约200 mL，每日2次，连续服用3周为1个疗程。

【方源】光明中医，2020，35（1）：106-108.

选方79：西黄丸治疗乳腺癌验方

【组成】西黄丸主要成分为牛黄、麝香、醋制乳香、没药。

【功效】清热解毒，化痰散结，活血化瘀。

【适应证】乳腺癌。

【用法】辅以黄米饭为丸，以陈酒送服，每次3 g，每日2次。

【方源】中日友好医院学报，2020，34（3）：170-172.

选方80：温肾益气颗粒治疗乳腺癌验方

【组成】温肾益气颗粒主要成分有黄芪、菟丝子、紫石英、重楼、莪术。

【功效】温肾益气，化痰散结。

【适应证】乳腺癌。

【用法】颗粒剂每包15 g，温水冲服，每次1包，每日2次，连续服用4周。

【方源】饮食保健，2019，6（47）：91.

选方81：疏肝健脾益肾汤治疗转移性三阴性乳腺癌验方

【组成】柴胡12 g，当归12 g，白术12 g，白芍12 g，熟地黄25 g，黄芪25 g，鹿角胶15 g，茯苓12 g，山茱萸12 g，鸡内金12 g，穿山甲9 g，生姜12 g，薄荷6 g，炙甘草6 g。（编者按：穿山甲已禁用，酌情使用替代品。）

【功效】疏肝，健脾，益肾。

【适应证】转移性三阴性乳腺癌。

【用法】化疗前3日服用疏肝健脾益肾汤，并在治疗第1～3日暂停，随后于治疗第4日继续服用，直至治疗第15日，每日中餐、晚餐1小时后服用，治疗21日为1个周期。

【方源】实用中医药杂志，2016，32（11）：1096-1097.

选方82：牛领锋扶正中药治疗乳腺癌验方

【组成】黄芪30 g，党参20 g，女贞子15 g，枸杞子15 g，丹参15 g，生地黄10 g，当归10 g，桃仁10 g，茯苓10 g，陈皮10 g，赤芍10 g，红花10 g，白术10 g，甘草6 g。

【功效】扶正固本，活血化瘀。

【适应证】乳腺癌。

【用法】每日1剂，水煎服，早、晚分2次服，术后次日服用，直至化疗结束。

【方源】北方药学，2017，14（4）：34-35.

选方83：郝淑芳中药治疗乳腺癌验方

【组成】太子参20 g，炒白术12 g，炒薏苡仁30 g，醋柴胡6 g，白花蛇舌草30 g，蜀羊泉30 g，山茱萸10 g，枸杞子15 g，淫羊藿15 g，何首乌30 g，炒白芍15 g，莪术15 g，肉苁蓉20 g，生甘草5 g。

【功效】温肾健脾，疏肝解毒。

【适应证】乳腺癌。

【用法】水煎，每日1剂，早、晚分服。随证加减。

【方源】中医药学刊，2004，22（11）：2089.

选方84：健脾消积汤治疗乳腺癌验方

【组成】黄芪25 g，薏苡仁30 g，太子参30 g，茯苓15 g，白术15 g，郁金10 g，白花蛇舌草12 g，陈皮8 g，枳壳15 g，甘草10 g。

【功效】健脾消积。

【适应证】晚期乳腺癌。

【用法】水煎，每日1剂，早、晚分服。

【方源】饮食保健，2018，5（9）：100.

选方85：扶正消瘤汤治疗乳腺癌术后验方

【组成】西洋参10 g，灵芝15 g，黄芪30 g，猪苓30 g，仙鹤草15 g，百合30 g，薏苡仁30 g，半枝莲10 g，法半夏10 g，陈皮10 g，白花蛇舌草15 g，三棱15 g，山慈菇10 g，莪术15 g，生甘草10 g。

【功效】改善乳腺癌患者的细胞免疫功能。

【适应证】晚期乳腺癌。

【用法】水煎，每日1剂，早、晚分服。

【方源】现代中西医结合杂志，2012，21（3）：229-230.

选方86：加味归脾汤治疗乳腺癌验方

【组成】人参12 g，黄芪12 g，白术12 g，茯苓12 g，酸枣仁12 g，远志6 g，当归6 g，柴胡6 g，山栀子6 g，木香3 g，炙甘草3 g。

【功效】补益心脾，养血安神，解毒散结。

【适应证】乳腺癌。

【用法】水煎，每日1剂，早、晚分服。

【方源】中华中医药杂志，2012，27（2）：471–474.

选方87：逍遥散加减治疗乳腺癌验方

【组成】当归10 g，白芍10 g，柴胡10 g，陈皮6 g，党参10 g，猪苓10 g，茯苓10 g，薏苡仁10 g，石斛10 g，莪术10 g，全瓜蒌10 g，薤白10 g，八月札10 g，鸡内金10 g，蜀羊泉10 g，半枝莲10 g，白花蛇舌草15 g，炙甘草10 g，白术10 g。

【功效】疏肝健脾，解毒散结。

【适应证】乳腺癌。

【用法】水煎，每日1剂，早、晚分服。

【方源】云南中医学院学报，2013，36（1）：52–53.

选方88：中药八珍汤加味治疗乳腺癌验方

【组成】黄芪30 g，丹参30 g，女贞子15 g，枸杞子15 g，木瓜15 g，茯苓12 g，生地黄12 g，川芎10 g，阿胶10 g，赤芍10 g，白术10 g，当归10 g，党参10 g，甘草6 g，地龙6 g。

【功效】清热解毒，滋阴补肾，健脾利胃。

【适应证】中晚期乳腺癌。

【用法】水煎，每日1剂，分上下午服用，连续服用4周为1个疗程。

【方源】云南中医学院学报，2013，36（1）：52–53.

选方89：初展中药治疗乳腺癌验方

【组成】黄芪、党参、生地黄、莪术、山慈菇各15 g，当归、香附、麦冬、赤芍、浙贝母、川牛膝、川芎各10 g，陈皮、郁金、枳壳各6 g。

【功效】清热解毒，滋阴补肾，健脾利胃。

【适应证】中晚期乳腺癌。

【用法】水煎，每日1剂，早、晚分服，疗程与化疗同步。

【方源】继续医学教育，2017，31（9）：157–158.

选方90：王兰英治疗乳腺癌的专方

【组成】木芙蓉叶15 g，猫爪草30 g，石上柏30 g，龙葵15 g，菝葜30 g，石见穿30 g，白英30 g，蛇莓15 g，红豆杉5 g。

【功效】化痰散结，解毒消肿。

【适应证】乳腺癌。

【用法】水煎服。

【方源】中医临床研究，2021（13）：108–110.

选方91：黄金昶治疗乳腺癌专方

【组成】当归15 g，白芍15 g，赤芍15 g，柴胡5 g，茯苓20 g，炒白术15 g，薄荷10 g，青皮6 g，荔枝核15 g，橘核15 g，蒲公英20 g，小白花蛇（单煎）1条，壁虎30 g。

【功效】疏肝解郁，健脾化湿，扶正祛邪兼顾。

【适应证】乳腺癌。

【用法】水煎服。有肿物者，加红豆杉6～12 g；胸痛者，加乳香10 g，没药10 g，姜黄10 g；胸闷者，加宽胸理气之檀香15 g，丹参15 g；痰多者，加清化顽痰之青礞石（先煎）30 g，炒黄芩10 g；便秘者，加酒大黄10 g，焦槟榔30 g；乳腺癌术后或内分泌治疗后，加墨旱莲30 g，浮小麦50 g；淋巴结转移者，加海藻30 g，猫爪草30 g，烧干蟾皮5 g；肝转移者，当归加至

30 g，白芍加至30 g，加山茱萸30 g；肺转移者，补肺之气阴，化痰清热，加黄芪50 g，知母20 g，升麻3 g，海浮石（先下）50 g，白英20 g，烧干蟾皮5 g；骨转移者，加土鳖虫6 g，补骨脂30 g，牡丹皮15 g；脑转移者，加僵蚕10 g，蜈蚣6条，全蝎6 g，大黄10 g，生赭石（先煎）60 g，白蒺藜15 g，川芎40 g；皮肤转移者，加干蟾皮10 g，复方木鸡合剂；多个脏器转移提示应大补元气，加人参10 g，黄芪30 g等。

【方源】中华中医药杂志，2020（35）：3986-3987.

选方92：湖北中医学院柴甲合剂治乳腺癌验方

【组成】全瓜蒌15 g，郁金15 g，佛手15 g，柴胡10 g，黄芩10 g，蒲公英20 g，石见穿15 g，猫爪草15 g，半枝莲15 g，陈皮15 g，法半夏10 g，穿山甲10 g，甘草6 g。（编者按：穿山甲已禁用，酌情使用替代品。）

【功效】益气养血，扶正祛邪。

【适应证】乳腺癌。

【用法】水煎2次，分上下午温服，每日1剂。气虚者，加党参、黄芪；阴虚者，加天冬、石斛；血虚者，加熟地黄、阿胶、三七；血瘀重者，加三棱、莪术、王不留行；热毒者，加重楼、白花蛇舌草；湿热者，加薏苡仁、豆蔻；便秘者，加火麻仁、大黄；上肢浮肿者，加车前草、茯苓、桑枝、桃仁、红花、益母草、丝瓜络；食欲不振者，加炭山楂、炒麦芽。

【方源】湖北中医学院方

选方93：李学化瘀丸合五味消毒饮加减治乳腺癌验方

【组成】香附（醋制）20 g，艾叶炭5 g，当归20 g，地黄20 g，川芎10 g，赤芍10 g，桃仁10 g，红花10 g，三棱（醋制）10 g，莪术（醋制）10 g，干漆炭10 g，金银花15 g，野菊花10 g，蒲公英10 g，紫花地丁10 g，紫背天葵10 g。

【功效】清热化瘀，祛邪抗癌。

【适应证】乳腺癌，症见身微热，乳房结块增大快，已溃破，状如山岩，形似莲蓬，乳头内陷，舌红绛，苔中剥，脉濡数。

【用法】水煎2次，分上下午温服，每日1剂。

【方源】中日友好医院肿瘤科主任医师李学经验方

选方94：李学滋补肝肾丸治乳腺癌验方

【组成】滋补肝肾丸的主要成分为当归、熟地黄、何首乌（黑豆酒炙）、女贞子（酒炙）、墨旱莲、五味子（醋炙）、北沙参、麦冬、续断、陈皮、浮小麦。

【功效】滋补肝肾，养血柔肝。

【适应证】肝肾阴虚型乳腺癌。

【用法】口服，每次1～2丸，每日2次。

【方源】中日友好医院肿瘤科主任医师李学经验方

选方95：李学消癌海藻汤治乳腺癌验方

【组成】山慈菇9 g，海藻、蒲公英各30 g。

【功效】化痰软坚，清热解毒。

【适应证】毒热互结之乳腺癌。

【用法】水煎服，每日1剂。

【方源】中日友好医院肿瘤科主任医师李学经验方

选方96：李学桃红茯苓煎治乳腺癌验方

【组成】土茯苓、板蓝根各15 g，丹参12 g，桃仁、红花各9 g。

【功效】清热解毒，活血化瘀。

【适应证】毒热血瘀。

【用法】水煎服，每日1剂。

【方源】中日友好医院肿瘤科主任医师李学经验方

选方97：李学夏全虫散治乳腺癌验方

【组成】生半夏15 g，全蝎3 g。

【功效】解毒散结。

【适应证】乳腺癌。

【用法】上药共研末，醋调敷，每日1次。

【方源】中日友好医院肿瘤科主任医师李学经验方

选方98：刘绍武攻坚汤治乳腺癌验方

【组成】王不留行30 g，夏枯草30 g，紫苏子30 g，牡蛎30 g。

【功效】祛瘀通经，消肿散结，清热化痰。

【适应证】乳腺癌之痰火郁结，瘀血阻络，能起到缩小肿瘤，消除病灶之功。

【用法】水煎，每日1剂，分2次服。

【方源】山西名医刘绍武经验方

选方99：刘绍武鸡甲散治乳腺癌验方

【组成】鸡内金30 g，炮穿山甲30 g，鳖甲30 g。（编者按：穿山甲已禁用，酌情使用替代品。）

【功效】攻坚散结。

【适应证】乳腺癌。

【用法】上方为散剂，每次服3～5 g。

【方源】山西名医刘绍武经验方

选方100：散结消瘤方

【组成】生牡蛎、黄芪各15 g，党参、蒲公英、当归、八月札、灵芝、郁金、王不留行、土贝母、夏枯草各10 g，甘草6 g。

【功效】健脾益气，解热祛瘀，消肿止痛，行气活血。

【适应证】乳腺癌。

【用法】将上述药物放于500 mL清水中进行熬煮，取汁200 mL，每日1剂，分为早、晚2次温服。上肢水肿者，加茯苓、冬瓜皮各10 g；阴津亏损者，加玉竹、石斛各10 g；食欲不佳者，加神曲、焦山楂各10 g；呃逆反酸者，加竹茹10 g；失眠多梦者，加远志、龙骨各10 g；盗汗者，加五味子10 g，浮小麦5 g；咳嗽、咳痰者，加枇杷叶15 g。

【方源】深圳中西医结合杂志，2021，31（10）：86–87.

选方101：补血养心抗癌汤

【组成】黄芪、丹参、苦参各30 g，茯苓、当归、鸡血藤、香附各15 g，人参、白芍、炙甘草各9 g，黄精、熟地黄各25 g，山药、牡蛎各20 g。

【功效】补血，养心，抗癌。

【适应证】乳腺癌。

【用法】每日1剂，水煎，分3次口服。

【方源】中医研究，2021，34（5）：48–51.

选方102：消肿散结汤

【组成】瞿麦30 g，生麦芽30 g，蒲公英30 g，土茯苓20 g，熟地黄10 g，鹿角片10 g，白芥子10 g，醋柴胡10 g，夏枯草10 g，川芎10 g，肉桂5 g，炮姜5 g。

【功效】清热解毒，活血化瘀，疏经通络，疏肝解郁，理气化痰，消肿止痛散结。

【适应证】乳腺癌。

【用法】水煎煮，取汁300 mL，分早、晚服用。

【方源】辽宁中医杂志，2021，48（8）：133–136.

选方103：乳腺癌知柏地黄汤加减验方

【组成】熟地黄24 g，山茱萸12 g，知母12 g，山药30 g，鳖甲12 g，土贝母10 g，白花蛇舌草30 g，山慈菇15 g，蛇六谷

15 g，莪术6 g，蜂房6 g，牛膝10 g。

【功效】调理冲任，滋阴软坚。

【适应证】冲任失调型乳腺癌，症见乳房内肿块，质地硬韧，粘连，表面不光滑，五心烦热，午后潮热，盗汗，口干，腰膝酸软，兼有月经不调，舌质红，苔少有裂纹，脉细或细数无力。

【用法】每天1剂，水煎至200 mL，分早、晚2次服用。

【方源】光明中医，2018，33（12）：1711–1713.

选方104：乳腺癌逍遥散加减验方1

【组成】当归15 g，炒白芍15 g，赤芍15 g，柴胡5 g，茯苓20 g，炒白术15 g，薄荷（后下）10 g，蒲公英20 g，荔枝核15 g，橘核15 g，山慈菇15 g，青皮6 g，壁虎10 g，焦山楂30 g，红豆杉6 g。

【功效】疏肝散结，活血化瘀，攻毒抗癌。

【适应证】乳腺癌，气滞血瘀，毒结内蕴。

【用法】每日1剂，水煎服。

【方源】中日友好医院黄金昶经验方

选方105：乳腺癌逍遥散加减验方2

【组成】柴胡10 g，川楝子15 g，当归15 g，白芍15 g，白术15 g，茯苓20 g，瓜蒌15 g，夏枯草15 g，浙贝母15 g，山慈菇15 g，郁金10 g，甘草6 g。

【功效】疏肝理气，化痰散结。

【适应证】肝气郁滞型乳腺癌，症见乳房结块，皮色不变，两胁胀痛，或经前乳房作胀，经来不畅，郁闷寡言，心烦易怒，口苦咽干，舌苔薄白或微黄，或舌边瘀点，脉弦或脉弦滑。

【用法】每天1剂，水煎至200 mL，分早、晚2次服用。

【方源】光明中医，2018，33（12）：1711–1713.

选方106：乳腺癌五味消毒饮加减验方

【组成】金银花30 g，蒲公英15 g，紫花地丁15 g，紫背天葵15 g，桃仁10 g，红花10 g，蜂房6 g，皂角刺10 g。

【功效】清热解毒，化瘀消肿。

【适应证】热毒蕴结型乳腺癌，症见乳房结块迅速肿大，隐隐作痛，或结肿溃破，甚者溃烂翻花，流水臭秽，痛引胸胁，烦热眠差，口干苦，大便干结，苔黄白或厚腻，舌质红，脉弦数或脉滑数。

【用法】每天1剂，水煎至200 mL，分早、晚2次服用。

【方源】光明中医，2018，33（12）：1711–1713.

选方107：乳腺癌人参养荣汤加减验方

【组成】黄芪20 g，人参30 g，白术15 g，茯苓15 g，熟地黄15 g，当归15 g，川芎10 g，远志10 g，陈皮10 g，白芍15 g，炙甘草6 g。

【功效】健脾益气，化痰软坚。

【适应证】症见乳中结块，与胸壁粘连，推之不动，乳房遍生疙瘩，头晕目眩，面色白，神疲气短。舌苔少，舌质淡或淡胖，脉虚弱。治宜健脾益气，化痰软坚。

【用法】每日1剂，水煎至200 mL，分早、晚2次服用。失眠者，加酸枣仁、柏子仁、夜交藤，以养心安神；盗汗者，加煅龙骨、煅牡蛎、浮小麦，以收敛止汗；乳房胀痛明显者，加王不留行、延胡索，以化瘀止痛；火盛便秘者，加牡丹皮、栀子、大黄，以清泻肝胆；火结便秘者，加大黄、厚朴、枳实，以通腑泻热；晚期乳癌见消瘦乏力，面色不华，脉虚数者，可适当增加黄芪、白术、当归用量；脾虚湿盛便溏者，当归减量，加薏苡仁、炒扁豆，以健脾祛湿。

【方源】光明中医，2018，33（12）：1711–1713.

方选108：乳腺癌六味地黄丸加减验方

【组成】熟地黄24 g，山茱萸12 g，山药12 g，茯苓9 g，牡丹皮9 g，泽泻9 g，女贞子15 g，墨旱莲15 g，生龟板30 g，生牡蛎30 g，石决明12 g。

【功效】滋阴补肾，清退虚热。

【适应证】乳腺癌合并围绝经期综合征。

【用法】每日1剂，水煎，分2次早、晚服。

【方源】湖北中医杂志，2011，33（4）：25-26.

九、肺 癌 用 方

原发性支气管肺癌系指发生于支气管黏膜和肺泡的癌肿，是最常见的恶性肿瘤之一。近半个世纪以来许多国家和地区肺癌的发病率和死亡率都在逐年增加，目前世界上至少在35个国家中肺癌已居男性恶性肿瘤死亡原因之首，我国近20年来肺癌的发病率明显上升。目前对肺癌的发病原因尚未完全明确，但是流行病学资料表明，肺癌的发生与吸烟，大气污染，某些职业性因素如石棉、砷、铬、沥青及某些放射性物质有密切的关系。慢性肺病、遗传因素、免疫功能不全、内分泌紊乱可能起综合作用。肺癌的常见症状为咳嗽、胸痛、咯血、发热、气急等，以咳嗽和血痰为常见早期症状。咳嗽多为阵发性刺激性呛咳，无痰或有少量黏液痰；咯血常见持续性或间断性的反复少量血痰，偶尔有大咯血；胸痛一般多为隐痛不适，如在病程中出现持续性剧痛，常提示胸膜或胸壁转移；胸闷气急为癌肿阻塞或压迫较大支气管；病变广泛，较大量胸水或气胸时均可出现气急。常见的全身症状有发热、疲倦、乏力、消瘦、贫血、食欲不振等。在病程中可因肿瘤压迫或侵犯邻近组织而出现声音嘶哑，头面部及上肢水肿，锁骨上窝淋巴结肿大，晚期可出现脑转移、肝转移、骨转移等引起的相应临床表现。

肺癌的诊断依据包括病史、症状、X线检查、细胞学检查、纤维支气管镜检查、活体组织检查、CT断层扫描等。其中X线检查对肺癌诊断价值很大。

本病在中医临床属于“肺积”“咳嗽”“息贲”等范畴，中医认为肺癌主要是由于正气虚损，阴阳失调，六淫之邪乘虚入肺，导致肺脏功能失调，气机不利，血行不畅，津液失布，造成痰气瘀毒胶结，日久形成肺部肿块。治法以清热解毒，培土生金，金水同调，益气温阳，健脾祛湿，滋养肺金，活血化瘀等为主，并酌用有针对性的抗癌药物。

选方1：肺鳞癌方

【组成】紫草根30 g，山豆根15 g，拳参15 g，重楼15 g，前胡1 g，夏枯草15 g，海藻15 g，山海螺30 g，土贝母20 g。

【功效】益气解毒、软坚散结。

【适应证】肺鳞状细胞癌。

【用法】水煎服。随证加减。

【方源】吉林中医药，2002（5）：5.

选方2：肺腺癌方

【组成】蜀羊泉（又称白英）30 g，龙葵、山海螺、薏苡仁、牡蛎各30 g，蛇莓、山慈菇、夏枯草各15 g，浙贝母10 g。

【功效】清热解毒，软坚散结。

【适应证】肺腺癌。

【用法】水煎服，每日1剂。随证加减。

【方源】吉林中医药，2002（5）：5.

选方3：肺未分化癌方

【组成】徐长卿、半枝莲、白花蛇舌草、龙葵、土茯苓、仙鹤草、黄药子各30 g，重楼、野菊花各15 g，前胡、桔梗各10 g。

【功效】清热解毒。

【适应证】肺未分化癌。

【用法】水煎服，每日1剂。随证加减。

【方源】吉林中医药，2002（5）：5.

选方4：抗癌Ⅰ号散

【组成】一枝黄花、鸡骨癀、茶匙癀、九节茶、人工牛黄、血竭、珍珠、冰片。

【功效】清热解毒，消瘀散结。

【适应证】胃癌、肺癌。

【用法】各药研细末，混匀，每次服15 g，每日3次。

【方源】福建中医药，1987（5）：35.

选方5：抗癌Ⅱ号散

【组成】紫珠草，鲜射干，重楼。

【功效】清热解毒，凉血生血。

【适应证】胃癌、肺癌。

【用法】煎剂，口服。

【方源】福建中医药，1988，19（5）：71.

选方6：肺复方

【组成】百合、熟地黄、生地黄、当归、麦冬、玄参、白芍、沙参、桑白皮、黄芩、臭牡丹、重楼、白花蛇舌草等。

【功效】养阴润肺，清热解毒。

【适应证】肺癌。

【用法】水煎服，每日1剂，连服2个月为1个疗程。气短乏力者加黄芪、党参；胸痛，舌质紫暗有瘀斑者加红花、桃仁、川芎；痰血者加蒲黄炭、藕节炭、仙鹤草；胸水者加葶苈子、芫花；痰多者加生天南星、生法半夏；低热者加银柴胡、地骨皮；高热者加石膏。

【疗效】经治78例原发性支气管肺癌，结果症状改善、病灶稳定55例，瘤体稳定率为70%。

【方源】北京中医杂志，1988（1）：22.

选方7：养阴抗癌方

【组成】南沙参15 g，北沙参15 g，麦冬12 g，白薇12 g，白花蛇舌草30 g，半边莲15 g，鱼腥草30 g，海蛤壳15 g，生甘草6 g，竹沥20 g。

【功效】养阴，清肺，化痰。

【适应证】肺癌。

【用法】水煎服，每日1剂。酌加桑白皮12 g，鲜芦根30 g，太子参15 g，野荞麦20 g，炙款冬花12 g，黄芩9 g，鲜石斛12 g。

【方源】福建中医药，1992（4）：6.

选方8：敌癌回生汤

【组成】丹参、黄芪、薏苡仁、芦根、白花蛇舌草各30 g，当归、茯苓、冬瓜仁、生地黄、桔梗、半枝莲、卷柏各15 g，白术20 g，砂仁、灵芝、黄芩、白果、枳壳、重楼、生甘草各10 g，胆南星6 g。

【功效】宣肺理气，化瘀除痰。

【适应证】肺癌。

【用法】水煎服，2日1剂。如白细胞下降，低于4×10^9/L，则加用红参、鹿角胶、三七各10 g，蒸肉饼食。

【方源】四川中医，1988（10）：16.

选方9：五生涤痰饮

【组成】生草乌、生附子、生半夏、生天南星、生一枝蒿各3 g，昆布、冰片、肉桂各6 g，生甘草10 g，轻粉1 g，蜈蚣10条，蜘蛛10只，斑蝥4 g。

【功效】化痰散结。

【适应证】肺癌。

【用法】以白酒500 mL浸泡1个月，每日早、晚各服1次，每次1～3 mL，加10倍开水稀释调服。

【方源】四川中医，1988（10）：16.

选方10：肺癌外治方

【组成】白砒60 g，珍珠4粒，轻粉3 g。

【功效】清热攻毒，化痰止咳。

【适应证】肺癌。

【用法】上药共研细末，分匀装入14个去核大枣内，外用棉线和石棉线扎紧，放入豆秸炭火内煨热。先将煨热的7个大枣放入一只手心内握住，并不断转动，待有烫感后，急转放入另一只手心内，仍不断转动，如大枣已不热，再换另7个大枣如此反复约45分钟。以患者全身微微汗出为度，治疗即可结束，隔日进行第2次治疗。

【疗效】曾治1例，用此法治疗5次后症状好转，15次后拍胸片已无异常，再治疗5次，患者健如常人。

【方源】吉林中医药，1993（6）：11.

选方11：固金抗癌汤

【组成】紫河车20 g，瓜蒌20 g，夏枯草30 g，陈皮20 g，薏苡仁20 g，莪术20 g，山豆根15 g，百合15 g。

【功效】养肺，解毒，散结。

【适应证】肺癌。

【用法】水煎服，每日1剂。

【疗效】治疗33例，显效1例，有效30例，无效2例。

【方源】河北中医，1991（5）：19.

选方12：山龙露蜂丸

【组成】山豆根、山慈菇、龙骨、蜂房、蟾酥、川贝母、灵芝、白花蛇舌草。

【功效】清热解毒。

【适应证】非小细胞肺癌。

【用法】按传统工艺加工成蜜丸，每丸10 g，每日服3次，每次2丸，2个月为1个疗程。

【方源】安徽中医学院学报，1996（3）：13.

选方13：牛黄紫草根粉

【组成】紫草根60 g，人工牛黄10 g，重楼60 g，前胡30 g，鱼腥草60 g。

【功效】清热解毒。

【适应证】肺癌。

【用法】将紫草根、重楼、鱼腥草、前胡制成浸膏，干燥后粉碎，加入人工牛黄和匀，每次15 g，每日服3次。

【方源】肿瘤病良方1 500首

选方14：托里消毒散

【组成】人参、当归、川芎、白芍、白术、茯苓、黄芪、金银花各10 g，皂角刺、桔梗、炙甘草、白芷各 6 g。

【功效】补益气血，托毒消肿。

【适应证】肺癌、食管癌、贲门癌、直肠癌等晚期癌症。

【用法】水煎服，每日1剂。

【方源】医宗金鉴

选方15：核子汤

【组成】核桃树枝60 g，草河车30 g，女贞子30 g，白花蛇舌草30 g，淡竹叶30 g。

【功效】解毒抗癌。

【适应证】肺癌。

【用法】水煎服，每日1剂。

【方源】武汉医学院第二附属医院方

选方16：鹤蟾方

【组成】仙鹤草、蟾蜍、人参。

【功效】补气扶正，解毒消癌。

【适应证】肺癌。

【用法】上药制成片剂，每片含生药0.4 g，每次6片，每日3次，可连服数月至1年。

【方源】广州中医药大学附属医院方

选方17：蟾鸡煎

【组成】老母鸡1只，蟾蜍4只。

【功效】扶正解毒。

【适应证】肺癌。

【用法】把蟾蜍切碎喂鸡，如鸡不吃就用手往鸡嘴里填食。4～5日后鸡呈嗜睡状即杀鸡，去五脏加食盐炖熟，吃肉喝汤。

【方源】山东中医杂志，1991（47）：4.

选方18：胜利丹

【组成】雄黄15 g，乳香7.5 g，没药7.5 g，石膏5 g，穿山甲7.5 g，蜈蚣3条，蜗牛10 g，全蝎15 g，血竭2.5 g，轻粉2.5 g，朱砂10 g，冰片10 g，蟾蜍10 g，硼砂10 g，大黄15 g，白芷5 g，麝香0.5 g，面粉适量。（编者按：穿山甲已禁用，酌情使用替代品。）

【功效】化痰解毒，软坚散结。

【适应证】肺癌。

【用法】先将朱砂、冰片、轻粉及麝香共研细末，再将其他药物研成细末混合，用面粉作黏合剂，调制成丹。口服每次2～3 g，每日1次，饭后服用。先从小剂量开始，渐加至常用量。服药期间忌葱、蒜、韭菜、辣椒等。

【方源】常见肿瘤的良方妙法

选方19：草梨煎

【组成】雪梨250 g，鱼腥草60 g，糖适量。

【功效】润肺清心，清热解毒。

【适应证】肺癌。

【用法】生雪梨洗净，连皮切碎，去核。用冷水800 mL将鱼腥草浸透，先用旺火烧开，再用文火煮30分钟，去渣取上清液500 mL，将雪梨置入药液内，加入适量糖后用文火烧煮，待雪梨完全煮烂即可食用。

【方源】中医外科治疗大成

选方20：百合肚肺汤

【组成】猪肚150 g，猪肺1只，百合50 g。

【功效】益肺补脾。

【适应证】肺癌手术、化疗前后。

【用法】将猪肺、猪肚按常法洗净切成块，加水共煮，至半烂时加入洗净之百合，再煮至烂后食用。

【方源】中医外科治疗大成

选方21：化瘀解毒汤

【组成】天麻10 g，白术15 g，土茯苓15 g，白花蛇舌草30 g，清半夏15 g，车前子20 g，羚羊粉（冲兑）2 g，鸡内金15 g，薏苡仁30 g，山慈菇25 g。

【功效】化瘀解毒，软坚散结。

【适应证】肺癌脑转移。

【用法】水煎服，每日1剂。

【方源】中西医临床肿瘤学

选方22：十蛇汤

【组成】十大功劳叶15 g，蛇六谷（先煎）、猪殃殃、石决明各30 g，僵蚕、钩藤各9 g，全蝎6 g。

【功效】解毒抗癌。

【适应证】肺癌脑转移。

【用法】水煎服，每日1剂。

【方源】抗癌本草

选方23：复方小金丹

【组成】小金丹（成药），夏枯草50 g，猫爪草50 g。

【功效】解毒散结。

【适应证】肺腺癌合并淋巴结转移。

【用法】小金丹每日2次，每次60粒，夏枯草、猫爪草水煎送服，每日1剂。

【方源】江西中医药，1986（2）：34.

选方24：百部白花蛇舌草方

【组成】百部20～30 g，皂角6～10 g，白花蛇舌草30～60 g，白芥子6～10 g，天葵子15 g，牡蛎15 g，海藻15 g，鱼腥草30 g，荆芥10 g。

【功效】宣肺涤痰，解毒散结。

【适应证】肺癌合并肺部感染。

【用法】水煎服，每日1剂，一般3～9剂即可控制病情。素体虚寒，体温不升，咯痰色白或虽发热而口不渴，可调补肾阳，加干姜、附子、肉桂；若患者胸闷、气短乏力、多汗、咯痰不爽，可益气健脾，宽胸理气，加党参、黄芪、瓜蒌、薤白、半夏、陈皮；若患者胸胁胀满，心烦易怒，咯痰带血，可理肝解郁，凉肝泻火，加柴胡、白芍、郁金、大蓟炭、小蓟炭、仙鹤草、三七粉等。

【方源】中医研究，1996（2）：9.

选方25：千里公英汤

【组成】千里光、蒲公英各30 g，白花蛇舌草、叶下珠各15 g。

【功效】清热，解毒，抗癌。

【适应证】肺癌合并感染。

【用法】水煎服，每日1剂。

【方源】浙江永嘉县民间方

选方26：千金行水方

【组成】千金子（去油）60 g，大黄30 g。

【功效】逐水抗癌。

【适应证】癌性胸腹水。

【用法】上药共研细末，酒水为丸，每次服3 g，服后可排出恶滞物及泄泻。

【方源】中医肿瘤的防治

选方27：大蒜艾叶汤

【组成】大蒜20瓣，木瓜、百部各9 g，艾叶18 g，陈皮、生姜、甘草各9 g。

【功效】祛痰止咳，健胃止呕。

【适应证】肺癌咳嗽剧烈、胸痛气短、咳脓样痰者。

【用法】水煎服，每日1剂。

【方源】中国民间偏方大全

选方28：蘑菇汤

【组成】蘑菇30 g，野葡萄根60 g。

【功效】解毒抗癌。

【适应证】肺癌属痰热阻肺型者。

【用法】煎汤，以蜂蜜调味服，每日1剂，常服。

【方源】中华民间秘方大全

选方29：核桃蛋

【组成】核桃枝梢120 g，鸡蛋4个，百合30 g，银耳15 g，大枣10枚，山药20 g。

【功效】清热解毒，润肺。

【适应证】肺癌。

【用法】核桃枝梢、鸡蛋共炖1小时，去渣、剥壳后与其他数味煮熟，用红糖调食，每日1剂，常食。

【方源】中华民间秘方大全

选方30：鹅血酒

【组成】鲜鹅血5～10 mL，米酒适量。

【功效】补中益气。

【适应证】肺癌属于脾胃气虚者。

【用法】用10 mL消毒注射器，从鹅翅下血管抽取鲜血5～10 mL，趁热用米酒冲服，每日2次，连续服用。

【方源】中华民间秘方大全

选方31：益肺消积汤

【组成】黄芪30 g，生白术12 g，北沙参30 g，天冬12 g，石上柏30 g，石见穿30 g，白花蛇舌草30 g，金银花15 g，山豆根15 g，夏枯草15 g，海藻15 g，昆布12 g，生天南星30 g，瓜蒌皮15 g，生牡蛎30 g。

【功效】益气养阴，清热解毒，软坚化痰。

【适应证】肺癌。

【用法】水煎服，3个月为1个疗程。阴虚者去黄芪、白术，加南沙参、麦冬、玄参、百合、生地黄；气虚者去北沙参、天冬，加党参、人参、茯苓；肾阳虚者加补骨脂、淫羊藿、菟丝子、肉苁蓉、锁阳。

【方源】上海中医学院附属龙华医院刘嘉湘方

选方32：破瘀散结汤

【组成】三棱15～30 g，莪术15～30 g，王不留行15～30 g，大黄䗪虫丸（包煎）12 g，桃仁12 g，丹参15 g，海藻30 g。

【功效】破瘀散结。

【适应证】肺癌。

【用法】水煎服。阴虚者加南沙参、北沙参、天冬、麦冬各12 g，天花粉15 ~ 30 g，百合15 ~ 30 g；气虚者加黄芪12 g，党参12 g，白术15 g，茯苓12 g；阳虚者加附子9 g，肉桂9 g，补骨脂15 g；痰湿者加半夏30 g，生天南星30 g，薏苡仁30 g，杏仁12 g，瓜蒌30 g，马钱子3 g；内热者加肺形草30 g，石豆兰30 g，重楼30 g，苦参30 g，草河车30 g，黛蛤散（包煎）30 g。

【方源】上海市中医医院沈丕安方

选方33：百合沙参汤

【组成】百合9 g，熟地黄12 g，生地黄15 g，玄参15 g，当归9 g，麦冬9 g，白芍9 g，沙参15 g，桑白皮12 g，黄芩9 g，臭牡丹15 g，重楼15 g，白花蛇舌草30 g。

【功效】养阴润肺，清热解毒。

【适应证】阴虚型肺癌。

【用法】水煎服。气短乏力者加黄芪、党参；胸痛、舌质紫黯有瘀斑者加红花、桃仁、川芎；痰血者加蒲黄炭、藕节炭、仙鹤草；胸水者加葶苈子、芫花；痰多者加生天南星、生半夏；低热者加银柴胡、地骨皮；高热者加石膏。

【方源】湖南省肿瘤医院黎月恒方

选方34：参冬白莲汤

【组成】沙参30 g，天冬9 g，麦冬9 g，茯苓12 g，生地黄15 g，山药30 g，川贝母9 g，知母9 g，桑叶9 g，三七3 g，阿胶（烊冲）9 g，甘草3 g，鱼腥草30 g，半枝莲30 g，白花蛇舌草50 g。

【功效】滋阴润肺，消瘤散结。

【适应证】气阴两虚型肺癌。

【用法】水煎服。胸痛者加赤芍、丹参、郁金、瓜蒌；胸水者加龙葵、葶苈子、薏苡仁；咯血者加藕节、白茅根、仙鹤草。

【方源】黑龙江省哈尔滨医科大学附属医院王帼珍方

选方35：养阴清肺消积汤

【组成】南沙参、北沙参各30 g，天冬12 g，玄参15 g，百部12 g，鱼腥草、山海螺各30 g，葶苈子12 g，生薏苡仁30 g，八月札、瓜蒌皮各15 g，赤芍、苦参各12 g，干蟾皮9 g，夏枯草、海藻各12 g，石上柏、芙蓉叶、白花蛇舌草、白毛藤各30 g。

【功效】养阴清肺，解毒散结。

【适应证】阴虚型肺癌。

【用法】水煎服，每日1剂，每日2次。咳嗽者加前胡、杏仁、川贝母、紫菀、款冬花；痰多者加生天南星、生半夏、青礞石；黄痰者加桑白皮、黄芩、开金锁、海蛤壳、竹沥；痰血者加黛蛤散、白及、生地榆、藕节炭、三七；喘咳者加蚕蛹、炙紫苏子；胸痛者加望江南、徐长卿、延胡索、全蝎、蜈蚣；胸水者加龙葵、桑白皮、薏苡仁根、控涎丹；低热者加银柴胡、青蒿、地骨皮、淡竹叶；高热者加生石膏、寒水石、牛黄、金银花。

【方源】中国中医秘方大全

选方36：温化汤

【组成】熟附子120 g（先煎4小时），黄芪60 g，桂枝、王不留行各30 g，大枣12枚，干姜6 g，炙甘草、丹参、莪术各15 g。

【功效】温补脾肾，活血化瘀。

【适应证】阳虚型肺癌。

【用法】水煎服，每日1剂，每日2次。咯血者加茅根、地榆、儿茶、三七粉、白及粉、仙鹤草、花蕊石、侧柏叶；咳嗽者加枇杷叶、百部、马兜铃、制天南星；气虚者加党参。

【方源】中国中医秘方大全

选方37：新症汤

【组成】生地黄12 g，五味子6 g，王不留行、北沙参、麦冬各12 g，蒲公英、石见穿各30 g，百部9 g，徐长卿、地骨皮各30 g，南沙参12 g，望江南、野菊花、山药、白花蛇舌草、煅牡蛎各30 g，夏枯草15 g，海藻、海带各12 g，玄参15 g，天花粉12 g，川贝母9 g，丹参、炙穿山甲、炙鳖甲各12 g，象贝母9 g，蜀羊泉30 g，牡丹皮9 g，鱼腥草、紫花地丁各30 g。（编者按：穿山甲已禁用，酌情使用替代品。）

【功效】养阴清热，化痰软坚，活血化瘀。

【适应证】肺癌。

【用法】水煎服，每日1剂，每日2次。咳嗽痰黏者加紫菀、款冬花、枇杷叶、竹沥；痰中带血者加仙鹤草、白及、蒲黄、生地榆、紫草根、三七；低热起伏者加板蓝根、红藤、败酱草、金银花、连翘；胸胁疼痛者加全瓜蒌、郁金、川楝子、延胡索、赤芍、桃仁；肢节酸楚者加寻骨风、炙乳香、炙没药、防己、桑寄生、怀牛膝、全蝎、地龙、蜈蚣；气虚者加太子参、黄芪。

【方源】中国中医秘方大全

选方38：肺瘤方

【组成】方一：党参、黄芪、白术各9 g，茯苓、猪苓、生薏苡仁各15 g，陈皮9 g，白花蛇舌草、鱼腥草、铁树叶各30 g。

方二：南沙参、北沙参各12 g，天冬、麦冬各9 g，百合、生地黄、金银花各15 g，黄芩9 g，白茅根、白花蛇舌草、鱼腥草、铁树叶各30 g，生薏苡仁15 g，陈皮9 g。

【功效】方一补脾益气化痰湿，佐以抗癌。方二滋阴降火，清金保肺，佐以抗癌。

【适应证】肺癌（证属脾虚气弱型用方一；肺阴不足，虚火上炎型选方二）。

【用法】随证选方。水煎服，每日1剂，每日3次。方一加减法：如有怕冷，四肢不温，夜间多尿，腰肢酸软，舌质淡，脉沉细迟者为肾阳衰微、命门火衰，宜加淫羊藿12 g，补骨脂15 g，巴戟天12 g或肉桂3 g，附子、鹿角片各9 g，以温补肾阳。方二加减法：如见舌红而干，苔光如镜面者，属肝肾阴枯，肺津枯竭之象，宜加玄参15 g，知母12 g，鳖甲（先煎）30 g、龟板（先煎）30 g，以填补肝肾之阴。（临床凡经化疗冲击后或放疗后的患者，因多伤津，常有如此表现。）

【方源】千家妙方

选方39：治肺癌方

【组成】芦根、杏仁各10 g，生薏苡仁30 g，冬瓜仁、浙贝母、桔梗各10 g，沙参15 g，百部10 g，黄芪、枸杞子各30 g，夏枯草15 g，六曲、焦山楂、半枝莲、白花蛇舌草各30 g，广郁金、延胡索、车前草各10 g。

【功效】宣肺理气，化痰利湿，益气养阴，清热解毒。

【适应证】肺癌，症见胸闷、胸痛、憋胀、咳嗽、吐痰不利。

【用法】水煎服，每日1剂，每日3次。咯血者加仙鹤草、小蓟、白茅根各30 g，五味子10 g；口干明显者加麦冬、天花粉各15 g，玉竹10 g；胸痛剧烈者加瓜蒌15 g，花椒、荜澄茄各10 g，细辛3 g；咳嗽较重者加麻黄3 g，紫苏子7 g，莱菔子10 g。

【方源】中国当代中医名人志

选方40：沙参麦冬汤加减

【组成】南沙参、北沙参、天花粉、海蛤壳各15 g，麦冬、白薇各12 g，白花蛇舌草、半枝莲各30 g，川贝母粉（吞服）3 g，生甘草6 g。

【功效】养阴清肺，解毒化痰。

【适应证】肺癌。

【用法】水煎服，每日1剂。气虚者加党参、黄芪各12 g；咯血者加仙鹤草20 g，墨旱莲9 g，白茅根30 g；咯血量多者再加生石膏30 g；发热者加生石膏、鲜芦根各30 g，知母9 g；持续不退者加安宫牛黄丸（吞服）；胸痛者加丹参12 g，赤芍9 g，蜈蚣3条，三七粉（吞服）3 g。

【方源】浙江中医杂志，1986（11）：489.

选方41：加减黄芪桔梗汤

【组成】黄芪60 g，桔梗10 g，沙参25 g，鸡血藤30 g，白花蛇舌草30 g，黄精10 g，杏仁10 g，紫菀9 g，茯苓10 g，百合10 g，半夏12 g，甘草9 g。

【功效】祛痰平喘，补肾，扶正抗癌。

【适应证】肺腺癌放疗后。

【用法】水煎服，每日1剂，分2次服。配合放疗及高压氧治疗。

【方源】实用中西医结合杂志，1994，7（5）：267.

选方42：解毒泻火汤

【组成】鱼腥草30 g，蒲公英30 g，重楼15 g，徐长卿30 g，蜀羊泉30 g，铁树叶30 g，石见穿30 g，白花蛇舌草30 g，川贝母9 g，象贝母12 g，王不留行12 g，牡丹皮6 g，猫人参60 g，泽泻15 g，猪苓15 g，茯苓15 g，葶苈子15 g，桑白皮15 g。

【功效】清热解毒，利血利水。

【适应证】肺癌合并胸水。

【用法】水煎服，每日1剂。胸胁胀满、气急者加五味子、炙紫苏子、莱菔子、郁金、全瓜蒌；胸胁疼痛者加丹参、赤芍、桃仁、延胡索；口干乏力者加石斛、生地黄、芦根、太子参、黄芪；咳嗽痰黏者加麻黄、紫菀、款冬花、枇杷叶、竹沥；低热起伏者加败酱草、红藤、金银花、连翘。

【方源】民间方

选方43：软坚散结方

【组成】蛇六谷、生半夏、生天南星、黄药子、夏枯草、海藻、昆布各30 g。

【功效】软坚散结。

【适应证】肺癌肿块较大或转移坚硬不能推移。

【用法】先将蛇六谷纳水中，煎1小时，入诸药共煎，分2次温服。

【方源】福建中医药，1983（6）：16.

选方44：化瘀消滞方

【组成】石见穿30 g，赤芍、荆三棱、莪术各9 g，王不留行、丹参、延胡索各12 g，蜈蚣粉（分吞）、土鳖虫粉（分吞）、壁虎粉（分吞）各1.5 g。

【功效】化瘀消滞。

【适应证】肺癌胸肋痛、肩痛及骨疼痛，面紫黯，舌有瘀斑，脉细弦者。

【用法】水煎服，每日2次。

【方源】福建中医药，1983（6）：16.

选方45：消肿解毒方

【组成】鱼腥草、漏芦、土茯苓、升麻、重楼、芙蓉叶、羊蹄根、白花蛇舌草、山豆根各30 g，苦参片12 g。

【功效】消肿解毒。

【适应证】肺癌发热起伏，便结溲赤，苔黄脉数。

【用法】水煎服，每日2次。

【方源】福建中医药，1983（6）：16.

选方46：三参芪地饮

【组成】西洋参6 g，沙参30 g，丹参30 g，黄芪30 g，生地黄20 g。

【功效】凉血补气，佐以活血清热。

【适应证】肺癌放化疗后气血虚弱偏热者。

【用法】水煎服，每日1剂，早、晚分服。

【方源】中医杂志，1993，34（2）：110.

选方47：张氏肺癌方

【组成】鱼腥草30 g，仙鹤草30 g，猫爪草30 g，重楼30 g，山海螺30 g，天冬20 g，葶苈子12 g，生半夏15 g，浙贝母9 g。

【功效】清热化痰，宣肺止咳。

【适应证】肺癌。

【用法】水煎服，每日1剂。肺郁痰结型，合异功散或六君子汤加减；肺虚痰热型，合泻白散、百合固金汤加减；痰毒瘀滞型，合千金苇茎汤；气阴两虚型，合生脉散去党参加西洋参；咳嗽气促者加白果、海蛤壳、桔梗、百部、杏仁、马兜铃；咯血者加侧柏叶、白及、诃子、墨旱莲；胸痛剧烈者加熊胆、三七、郁金、延胡索、七叶莲、枳壳；高热不退者加羚羊角、生石膏、板蓝根、牡丹皮。此外部分患者还并用五虫散（蜈蚣20条，全蝎、干蟾皮各30 g，水蛭20 g，壁虎30条，烤干研末，分7日服）。

【方源】新中医，1985（12）：24-27.

选方48：仙鱼汤

【组成】鱼腥草30 g，仙鹤草30 g，猫爪草30 g，重楼30 g，山海螺12 g，天冬20 g，生半夏15 g，浙贝母15 g，葶苈子12 g。

【功效】清肺除痰，解毒散结。

【适应证】肺癌。

【用法】水煎服，每日1剂。咳嗽气促甚者加马兜铃、地龙干、胡秃子；痰多难咯者加天竺黄、海蛤壳、全瓜蒌、牛黄；咯血者加侧柏叶、白及、小蓟、茜草根；胸痛者加延胡索、三七、七叶莲、熊胆；高热不退者加败酱草、白薇、羚羊角、鬼针草；胸水重者用葶苈大枣泻肺汤，酌加大戟、甘遂、芫花。

【方源】广州中医学院方

选方49：益气清热养阴汤

【组成】党参30 g，仙鹤草30 g，芦根30 g，黄芪30 g，南沙参15 g，北沙参15 g，天冬15 g，麦冬15 g，阿胶15 g，生地黄15 g，川贝母9 g。

【功效】益气，清热，养阴。

【适应证】晚期肺癌气阴双虚者。

【用法】水煎服，每日1剂，分2次服，配合化疗MOP方案。

【方源】新疆中医药，1997，15（2）：7.

选方50：三参莲苡汤

【组成】蒲公英30 g，北沙参30 g，半枝莲30 g，薏苡仁30 g，白花蛇舌草30 g，黄芪30 g，鱼腥草30 g，藕节30 g，生百合20 g，瓜蒌20 g，夏枯草20 g，玄参30 g，猫爪草30 g，麦冬15 g，冬虫夏草15 g，墨旱莲15 g，党参15 g，川贝母10 g。

【功效】壮水清金，泻火凉血。

【适应证】肺癌。

【用法】水煎服。

【疗效】本方治疗1例左下肺鳞状细胞癌，经剖胸探查见病灶已扩散，无法切除，化疗因反应大停用，改用中药治疗后症状好转，治疗6个月拍胸片复查见两肺清晰，并恢复正常工作。

【方源】山东省惠民地区中医院郑长松方

选方51：温化汤

【组成】熟附子120 g（先煎4小时），黄芪60 g，桂枝30 g，王不留行30 g，丹参15 g，莪术15 g，干姜6 g，大枣12枚，炙甘草15 g。

【功效】温补脾肾，活血化瘀。

【适应证】阴虚型肺癌。

【用法】水煎服，每日1剂，每日2次。气虚者加党参；咳嗽者加枇杷叶、百部、马兜铃、制天南星；咯血者加茅根、地榆、儿茶、三七粉、白及粉、仙鹤草、花蕊石、侧柏叶。

【方源】中国中医秘方大全

选方52：益气健脾化痰汤

【组成】党参30 g，黄芪30 g，白术15 g，山药15 g，冬瓜子15 g，薏苡仁15 g，陈皮10 g，姜半夏10 g，杏仁9 g。

【功效】益气，健脾，化痰。

【适应证】晚期肺癌属脾虚痰湿者。

【用法】水煎服，每日1剂，分2次服。配合化疗MOP方案。

【方源】新疆中医药，1997，15（2）：7.

选方53：蜂蜜润肺止嗽丸

【组成】蜂房、蝉蜕、僵蚕各等份，蜂蜜适量。

【功效】润肺化痰，散结消肿。

【适应证】肺癌咳嗽明显者。

【用法】将上药3味研末，蜜炼为丸。每次服6 g，每日2次。

【方源】经验方

选方54：益肺清痰汤

【组成】黄芪、忍冬藤各30 g，全瓜蒌、败酱草各15 g，黄芩、甜杏仁、葶苈子各9 g，陈皮6 g，大枣10枚。

【功效】益肺清痰。

【适应证】肺癌咳嗽，气短，有痰者。

【用法】水煎服，每日3次。

【方源】经验方

选方55：鹿角海马汤

【组成】鹿角片10 g，大海马10 g，冬虫夏草10 g，无脂牛奶15 g，葵树子10 g，广青皮3 g，漂白术10 g，五灵脂10 g，粉甘草3 g。可加生北芪15 g，生晒参6 g，石上柏10 g，白及粉10 g。

【功效】补肾祛湿，破结软坚。

【适应证】肾气亏虚，肺有痰湿之肺癌。

【用法】水煎服，每日1剂。

【方源】民间方

选方56：健脾行气宽中汤

【组成】党参30 g，黄芪30 g，白术10 g，白芍10 g，赤芍10 g，延胡索10 g，枳壳10 g，川楝子10 g，川芎10 g，三棱10 g，莪术10 g。

【功效】健脾，行气，宽中。

【适应证】晚期肺癌属于气郁血滞者。

【用法】水煎服，每日1剂，分2次口服。配合化疗MOD方案。

【方源】新疆中医药，1997，15（4）：17.

选方57：润肺汤

【组成】北沙参12 g，麦冬12 g，生地黄12 g，百部12 g，地榆12 g，五味子3 g，王不留行9 g，蒲公英15 g，炒栀子9 g，徐长卿15 g，石见穿30 g，紫草根30 g。

【功效】养阴润肺，活瘀清热。

【适应证】肺癌。

【用法】水煎服，每日1剂。

【方源】上海中医学院曙光医院方

选方58：白英汤

【组成】垂盆草30 g，白英30 g。

【功效】清热解毒，抗癌。

【适应证】肺癌。

【用法】水煎服，每日1剂。

【方源】浙江省人民医院方

选方59：瓜芪豆蜂丸

【组成】北沙参、白前、小蓟、黄芪、山豆根、清半夏、蜂房、蛇蜕、全蝎、瓜蒌各等份。

【功效】软坚化瘀，镇咳祛痰，止血止痛，扶正祛邪。

【适应证】肺癌之干咳，或有少量泡沫痰者。

【用法】上药共研细末，水泛为丸，如绿豆大小，每次服3～6 g，每日3次，开水送服。

【方源】癌瘤中医防治研究

选方60：宁肺片

【组成】牛黄、蟾蜍、知母、胆南星、川贝母、半枝莲、山慈菇、栀子、牡丹皮、鳖甲、人参、白术。

【功效】清热解毒，益气养阴，化痰散结，活血化瘀。

【适应证】晚期肺癌。

【用法】口服成药，宁肺片每片含生药0.37 g，每次8～12片，每日3次，饭后服，30日为1个疗程。

【方源】天津中医，1997，14（5）：208.

选方61：加减玄胡枳壳浙贝汤

【组成】延胡索、枳壳、浙贝母、赤芍、白芍、当归、丹参、川芎、川楝子、瓜蒌。

【功效】行气宽中，活血化瘀。

【适应证】非小细胞肺癌。

【用法】水煎服，每日1剂，分2次（早、晚）服。痰多黏稠，难以咯出者加海蛤壳，竹茹，芦根；咯血者加白及，侧柏叶，仙鹤草；胸痛不解者加三七末，蒲黄，五灵脂；发热者加败酱草；纳呆腹胀者加炒谷芽，炒麦芽，鸡内金，砂仁；咳嗽不停者加桔梗，款冬花；胸水者并用葶苈大枣泻肺汤。

【方源】上海中医药杂志，1995（3）：7.

选方62：艾橘汤

【组成】生艾叶18 g，陈橘皮9 g，生姜9 g。

【功效】健胃止呕，镇咳祛痰。

【适应证】肺癌。

【用法】水煎服，每日1剂。

【方源】癌瘤中医防治研究

选方63：蓝蜂汤

【组成】板蓝根30 g，蜂房9 g，山豆根9 g，龙葵15 g，金银花30 g，紫花地丁30 g，十大功劳叶15 g。

【功效】解热化痞，消炎解毒。

【适应证】肺癌。

【用法】水煎服，每日1剂。

【方源】癌瘤中医防治研究

选方64：参芪艾橘汤

【组成】黄芪 60 g，高丽参9 g，生艾叶18 g，陈皮9 g，生甘草9 g，生姜9 g。

【功效】补气和中，镇咳祛痰，扶正祛邪。

【适应证】肺癌。

【用法】水煎服，每日1剂。

【方源】癌瘤中医防治研究

选方65：豆蚣丸

【组成】山豆根60 g，蜂房30 g，蛇蜕30 g，生艾叶120 g，陈皮60 g，蜈蚣10条，生姜60 g，全蝎30 g，生甘草30 g。

【功效】止疼消肿，软坚破积。

【适应证】肺癌。

【用法】上药共研细末，水泛为丸，如绿豆大小，每次服3～6 g，每日3次，黄芪煎水或开水送下。

【方源】中医癌瘤证治学

选方66：二莲葶苈汤

【组成】半边莲39 g，蜂房9 g，葶苈子9 g，半枝莲30 g，全瓜蒌30 g，茯苓15 g，车前草30 g，夏枯草30 g。

【功效】利水消肿，泻肺定喘，止血渗湿，清热解毒。

【适应证】肺癌。

【用法】水煎服，每日1剂。

【方源】癌瘤中医防治研究

选方67：加减半夏厚朴汤

【组成】半夏、厚朴、葶苈子、木通、杏仁、薏苡仁、猪苓、陈皮、鱼腥草。

【功效】理气化痰，利水渗湿。

【适应证】肺癌。

【用法】水煎服，每日1剂，分2次（早、晚）服。痰多黏稠，难以咯出者加海蛤壳、竹茹、芦根；咯血者加白及、侧柏叶、仙鹤草；胸痛不解者加三七末、蒲黄、五灵脂；发热者加败酱草；纳呆腹胀者加炒谷芽、炒麦芽、鸡内金、砂仁；咳嗽不停者加桔梗、款冬花；胸水者并用葶苈大枣泻肺汤。

【方源】上海中医药杂志，1995（3）：7.

选方68：肺癌消汤

【组成】方一：干蟾皮30 g，藤梨根30 g，鱼腥草30 g，金银花30 g，沙参15 g，麦冬15 g，百部15 g，夏枯草15 g。

方二：芙蓉花15 g，白茅根60 g，紫草根30 g，蒲公英30 g，昆布30 g，海藻30 g，橘核9 g。

方三：卷柏30 g，地榆15 g，生地黄30 g，熟地黄15 g，半枝莲30 g，泽兰9 g，全蝎9 g，蜂房30 g，五味子9 g。

【功效】清热解毒，软坚散结，养阴润肺。

【适应证】肺癌。

【用法】以上三方交替使用，水煎服，每日1剂。

【方源】抗癌中草药制剂

选方69：清肺抑癌汤

【组成】夏枯草30 g，海藻30 g，海带30 g，生牡蛎30 g，石见穿30 g，徐长卿30 g，牡丹皮9 g，瓜蒌15 g，生地黄30 g，野菊花30 g，王不留行30 g，铁树叶30 g，蜀羊泉30 g，望江南30 g，鱼腥草30 g，蒲公英30 g。

【功效】软坚散结，清肺化痰，解毒。

【适应证】肺癌。

【用法】水煎服，每日1剂。咳嗽者加半夏12 g，陈皮9 g，枇杷叶（另包）9 g，白芥子30 g；咯血者加地榆1 g，大蓟12 g，小蓟12 g，花蕊石15 g，仙鹤草30 g。

【方源】抗癌中草药制剂

选方70：瓜蒌葶苈鱼腥汤

【组成】瓜蒌、葶苈子、鱼腥草、半枝莲、白花蛇舌草、紫河车、冬瓜子、天冬、百部、薏苡仁、阿胶。

【功效】清热解毒，降化痰浊，补益气阴，解毒排脓。

【适应证】肺癌。

【用法】水煎服，每日1剂，分2次（早、晚）服。每个月1个疗程。配合导管化疗，使用药物DPP与5-氟尿嘧啶（5-FU）、MMC、卡铂、环磷酰胺（CFX）、足叶乙苷（VP-16）、长春新碱（VCR）。

【方源】陕西中医，1995，16（10）：440.

选方71：二皮三草汤

【组成】瓜蒌皮、桑白皮、川贝母、竹沥、半夏、百部各9 g，海浮石、佛耳草、半枝莲、白毛藤、黄毛耳草各30 g。

【功效】宣肺化痰，清热散结。

【适应证】肺癌。

【用法】水煎服，每日1剂。痰中带血者加用仙鹤草15 g，白及9 g或用黛蛤散12 g。

【方源】浙江中医学院学报，1981（2）：23.

选方72：沙参黄芩贝母汤

【组成】北沙参、黄芩、川贝母、鱼腥草、仙鹤草、当归、苦杏仁、前胡、天冬、麦冬、橘红。

【功效】养阴润肺，清热化痰。

【适应证】肺癌。

【用法】水煎服，每日1剂。咳嗽痰多者加紫菀、姜半夏、制天南星、莱菔子、蛤壳粉；干咳无痰者加南沙参、款冬花、枇杷叶、炙马兜铃；痰黄咯血者加桑白皮、生地黄炭；胸闷气急者加瓜蒌皮、枳壳、紫苏子、葶苈子，薤白；肺阴耗损者加鲜生地黄，鲜石斛、天花粉；热不退者加青蒿梗、地骨皮、金银花、羚羊角；疼痛剧烈者加生半夏、生天南星、全蝎、蜈蚣；脾胃虚弱者加炒白术、茯苓、谷芽、党参；脾虚湿困者加藿香、佩兰、茅术、六一散；抗癌解毒者加水杨梅根、半枝莲、三叶青。

【方源】浙江中医杂志，1982（2）：60.

选方73：加味六君子汤

【组成】党参30 g，白术15 g，茯苓30 g，半夏10 g，陈皮10 g，桑白皮30 g，紫苏梗10 g，桔梗10 g，枳壳10 g，竹茹12 g，甘草5 g。

【功效】培土生金，宣化肺痰。

【适应证】肺癌。

【用法】水煎服，每日1剂，水煎2次，取汁500 mL，分3次（早、中、晚）口服，3个月为1个疗程。痰热壅肺者加黄芩15 g，瓜蒌15 g；兼阴虚者加玄参15 g，麦冬1 g；痰中带血者加白茅根30 g，赤芍15 g。若体温升高到38 ℃以上，白细胞总数高于10×10^9/L时，可加用抗生素静脉滴注。

【方源】山西中医，1996，12（6）：9.

选方74：509丸剂

【组成】瓜蒌150 g，冬瓜子120 g，清半夏90 g，毛菇90 g，七爪红90 g，海浮石120 g，葶苈子90 g，桑白皮90 g，甘草60 g，紫苏90 g，黄芩90 g，紫苏子90 g。

【功效】宣肺清热，理气化痰。

【适应证】肺癌。

【用法】上药共研细末，炼蜜为丸（约重0.6 g），每次服1丸，每日3次。

【方源】中草药验方选编

选方75：留行棱术汤

【组成】三棱15～30 g，莪术15～30 g，王不留行15～30 g，大黄䗪虫丸（包煎）12 g，桃仁12 g，丹参15 g，海藻30 g。

【功效】活血化瘀，通络散结。

【适应证】原发性肺癌。

【用法】水煎，每日1剂，分2次服。部分病例可用三棱、莪术注射液4 mL，肌内注射，每日2次。本方常随证加入活血化瘀药，如石见穿30 g，大黄3 ~ 9 g，泽兰15 g，羊蹄根30 g，葵树子30 g，铁树叶30 g，广郁金12 g，蜈蚣2 ~ 4条等。阴虚者加南沙参、北沙参各12 g，天冬、麦冬各12 g，天花粉15 ~ 30 g，百合15 ~ 30 g；气虚（包括脾虚）者加黄芪12 g，党参12 g，白术15 ~ 30 g，茯苓12 g；阳虚者加附子9 g，肉桂9 g，补骨脂15 g；痰湿者加生半夏30 g，生天南星30 g，薏苡仁30 g，杏仁12 g，瓜蒌30 g，马钱子3 g；内热者加肺形草30 g，紫河车30 g，黛蛤散（包煎）30 g，还可用牛黄粉、干蟾皮、山豆根；胸水者加龙葵60 g，桑白皮30 g。

【方源】上海中医药杂志，1982（7）：9.

选方76：软坚解毒

【组成】鱼腥草30 g，瓜蒌皮15 g，八月札5 g，生薏苡仁30 g，石上柏30 g，白花蛇舌草30 g，石见穿30 g，山豆根15 g，生牡蛎30 g，夏枯草15 g，赤芍12 g，龙葵15 g。

【功效】理气活血，软坚解毒。

【适应证】原发性肺癌。

【用法】水煎服，每日1剂。阴虚痰热者加南沙参、北沙参、天冬、麦冬、炙百部、山海螺、葶苈子、干蟾皮、白毛藤；气阴两虚者加黄芪、党参、白术、北沙参、天冬、生天南星、五味子；脾虚痰湿者加党参、白术、茯苓、陈皮、半夏、扁豆、半枝莲、焦六曲、焦山楂、补骨脂；阴阳两虚者加淫羊藿、肉苁蓉、锁阳、黄精、天冬、北沙参、山豆根、王不留行、三棱、莪术；咳嗽者加前胡、杏仁、象贝母、川贝母、紫菀、款冬；痰多者加生天南星、生半夏、白芥子、礞石；黄痰者加桑白皮、黄芩、开金锁、海蛤壳、竹沥；痰血者加黛蛤散、白及、藕节炭、血见愁、血余炭、生地榆、花蕊石、芦根、三七；喘咳者加炙紫苏子、蝉蛹、黑锡丹；胸痛者加望江南、徐长卿、延胡索、失笑散、全蝎、蜈蚣；胸水者加葶苈子、龙葵、薏苡根、猫人参、控涎丹；低热者加银柴胡、地骨皮、青蒿、淡竹叶；高热者加生石膏、寒水石、金银花、牛黄。

【方源】上海中医学院附属龙华医院方

选方77：加减生脉散

【组成】太子参、麦冬、五味子、黄芪、沙参、枇杷叶、生地黄、鱼腥草、半枝莲、杏仁。

【功效】补气养阴，清热解毒。

【适应证】中晚期肺癌之气阴两虚。

【用法】水煎服，每日1剂，分2次（早、晚）服。

【方源】山东中医杂志，1994，13（2）：70.

选方78：蛤蚧人参散

【组成】蛤蚧1对，人参50 g，白酒、蜂蜜各适量。

【功效】补肺肾，益气。

【适应证】肺癌。本方适用于肺癌晚期肺肾两虚之喘痰，兼动则尤甚，短气少言，面浮肿，腰膝酸软等症。

【用法】蛤蚧用酒或蜂蜜涂炙热熟，与人参共研末，每次服4～6 g，每日2次，空腹温开水送服。

【方源】民间方

选方79：加减四君子汤

【组成】党参、白术、玄参、天南星、生半夏、生薏苡仁、桔梗、陈皮、附子、牡蛎。

【功效】健脾益肺，化痰软坚。

【适应证】中晚期肺癌之肺脾两虚证。

【用法】水煎服，每日1剂，分2次（早、晚）服。

【方源】山东中医杂志，1994，13（2）：70.

选方80：加减养阴清热汤

【组成】南沙参15 g，北沙参15 g，天冬15 g，生地黄15 g，玉竹15 g，牡丹皮15 g，天花粉15 g，山海螺15 g，无花果15 g。

【功效】养阴清热，润肺抗癌。

【适应证】晚期肺癌属阴虚内热者。

【用法】水煎服，每日1剂，分2次服，1个月为1个疗程，连用2～3个疗程。咯血者加白茅根、墨旱莲、藕节炭、仙鹤草；胸闷胸痛者加瓜蒌、枳壳、广郁金、徐长卿；胸水者加葶苈子、炒莱菔子、猪苓、茯苓；潮热盗汗者加地骨皮、知母、白薇。

【方源】四川中医，1996（6）：20.

选方81：陈氏肺癌方

【组成】方一：龙葵30 g，白英30 g，白花蛇舌草30 g，雷公藤15 g，干蟾皮9 g。

方二：乌骨藤30 g，桑寄生30 g，前胡15 g，苦参15 g，山慈菇（打碎）15 g。

方三：牛蒡子20 g，广豆根15 g，牡荆子或牡荆叶30 g，天冬30 g，半枝莲30 g。

【功效】抗肿瘤。

【适应证】肺癌。方一适于未分化肺癌；方二适于腺癌；方三适于鳞状细胞癌。

【用法】气虚者加党参15 g，黄芪15 g，玉竹15 g，甚者加生晒参10 g；血虚者加熟地黄15 g，当归15 g，煅赭石15 g，阿胶15 g；脾虚者加白术15 g，茯苓15 g，薏苡仁30 g，白扁豆15 g；阴虚者加天冬、麦冬各15 g，鳖甲15 g，龟板15 g，北沙参15 g，女贞子15 g；阳虚者加淫羊藿15 g，肉苁蓉15 g，仙茅10 g，补骨脂15 g，熟附子10 g；毒热壅盛者加野荞麦根30 g，鱼腥草（后下）20 g，黄连9 g，青黛（分3次服）3 g；咳嗽者加川贝母粉（分服）6 g，炙马兜铃9 g，前胡15 g，枇杷叶20 g，杏仁10 g；咯血者加羊蹄根15 g，仙鹤草30 g，白及粉12 g（分3次冲服），三七粉（分3次冲服），蒲黄炒阿胶（烊化冲服）15 g；胸水者加半边莲30 g，葶苈子（包煎）15 g，醋炒芫花9 g，猪苓20 g；骨转移者加汉防己15 g，肿节风30 g，制川乌9 g，闹羊花0.5～1 g（每日3次分服，止痛较好）。

【方源】中医杂志，1986（3）：4–7.

选方82：瓜芪前桔汤

【组成】北沙参30 g，橘络9 g，天冬15 g，黄芪30 g，前胡12 g，小蓟15 g，白前12 g，仙鹤草30 g，瓜蒌30 g，桔梗9 g，紫草根12 g，松香3 g，马兜铃12 g，鱼腥草30 g。

【功效】滋阴软坚，强心活血，镇咳祛痰，清热解毒，补虚扶正。

【适应证】肺癌。

【用法】水煎服，每日1剂。

【方源】癌瘤中医防治研究

选方83：艾蜂汤

【组成】蜂房9 g，蛇蜕9 g，全蝎9 g，生艾叶18 g，陈皮9 g，黄芪30 g，山豆根9 g，清半夏15 g，茯苓9 g，生甘草3 g，生姜9 g。

【功效】健胃止呕，镇咳祛痰，软坚化瘀，补气活血。

【适应证】肺癌。

【用法】水煎服，每日1剂。

【方源】癌瘤中医防治研究

选方84：蒜艾汤

【组成】大蒜20瓣，木瓜9 g，百部9 g，陈皮9 g，生艾叶18 g，生姜9 g，生甘草9 g。

【功效】镇咳祛痰，健胃止呕，温肺和脾。

【适应证】肺癌咳嗽剧烈，胸痛气短，咯脓样痰。

【用法】水煎服，每日1剂。

【方源】癌瘤中医防治研究

选方85：豆慈丹

【组成】海藻12 g，昆布12 g，山慈菇9 g，川贝母12 g，百合12 g，北沙参12 g，橘络12 g，山豆根15 g，蜂房9 g，蛇蜕9 g，全蝎9 g，瓦楞子15 g。

【功效】消肿止痛，化痰活络，补肺消积，止咳化痰，润肺止痛。

【适应证】肺癌咳嗽咯血，或痰有血丝。

【用法】上药共研细末，水泛为丸，如绿豆大小，每次服4.5～9 g，每日3次，开水送下。

【方源】癌瘤中医防治研究

选方86：灵仙丹

【组成】麝香1 g，牛黄2 g，珍珠10 g，雄黄15 g，洋金花25 g，薏苡仁20 g，蟾酥1.5 g。

【功效】软坚散结，化痰通络，祛瘀止痛，解毒消肿，健脾益肺。

【适应证】中晚期肺癌。

【用法】上药制成1分钱大小片，片上刺5个洞，将灵仙丹放置在特制的熏吸器上接通电源，1分钟后热能将灵仙丹化为烟云而由上喷出，患者可直接吸入。每日熏吸2次，每次1片，1个月为1个疗程，间隔1周再开始下次疗程，3个疗程无效者不再用。熏吸此药时，口中含凉水为宜。注意饮食宜清淡，戒烟忌酒，保持精神饱满，情绪乐观。

【方源】辽宁中医杂志，1994（7）：323.

选方87：肺瘤Ⅰ号方

【组成】党参9 g，黄芪9 g，白术9 g，茯苓15 g，猪苓15 g，生薏苡仁15 g，陈皮9 g，白花蛇舌草30 g，鱼腥草30 g，铁树叶30 g。

【功效】补脾益气，化痰湿，佐以抗癌。

【适应证】肺癌（脾虚气弱）。

【用法】水煎服，每日1剂。怕冷，四肢不温，夜间多尿，腰肢酸软，舌质淡，脉沉细迟者加淫羊藿12 g，补骨脂15 g，巴戟天12 g或肉桂3 g，附子9 g，鹿角片15 g。

【方源】千家妙方

选方88：肺瘤Ⅱ号方

【组成】南沙参12 g，北沙参12 g，天冬 9 g，麦冬9 g，百合15 g，金银花15 g，生地黄15 g，生薏苡仁15 g，黄芩9 g，白花蛇散30 g，白茅根 30 g，鱼腥草30 g，铁树叶30 g，陈皮9 g。

【功效】滋阴降火，清金保肺，佐以抗癌。

【适应证】肺阴不足，虚火上炎之肺癌。

【用法】水煎服，每日1剂。舌红而干，苔光如面镜者为肝肾阴枯，肾精枯竭之相，加玄参15 g，知母12 g，鳖甲（先煎）30 g，龟板（先煎）30 g。

【方源】千家妙方

选方89：蛇根汤

【组成】白花蛇舌草30 g，茅根30 g，铺地锦30 g，薏苡仁30 g，夏枯草30 g，橘核9 g，橘红9 g，麦冬15 g，海藻15 g，昆布15 g，百部15 g，生牡蛎15 g，芙蓉花15 g，重楼15 g，生地黄12 g，玄参12 g。

【功效】养阴清热，利湿解毒，软坚散结。

【适应证】肺癌。

【用法】水煎服，每日1剂。咳嗽者加枇杷叶15 g，浙贝母9 g，桑叶15 ~ 30 g，紫菀15 ~ 30 g；咯血者加白及15 g，阿胶9 ~ 15 g，大蓟炭30 g，藕节炭30 g；气虚者加黄芪30 ~ 60 g，沙参30 ~ 60 g；痰多者加海浮石15 ~ 30 g，胆南星9 g；痰稠者加礞石滚痰丸，每日1丸；发烧者加生石膏30 ~ 90 g，山药15 g，地骨皮15 ~ 30 g，青蒿15 ~ 30 g；胸水者加赤小豆30 ~ 90 g，葶苈子6 ~ 12 g，石韦30 g，芦根30 g，茯苓30 g，大枣7枚。

【方源】抗癌中草药制剂

选方90：牛黄紫草根粉

【组成】紫草根60 g，人工牛黄10 g，重楼60 g，前胡30 g。

【功效】清肺化痰，解毒抗癌。

【适应证】肺癌。

【用法】将紫草根、重楼、前胡制成浸膏，干燥后研粉，加入人工牛黄和匀。每次服15 g，每日3次。

【方源】肿瘤的防治

选方91：周岱翰治肺癌专方

【组成】生天南星（先煎1小时）、生半夏（先煎1小时）、全瓜蒌、浙贝母、白术各15 g，壁虎6 g，桔梗12 g，猪苓、茯苓各20 g，党参、薏苡仁各30 g。

【功效】健脾益气，化痰除湿。

【适应证】肺癌。

【用法】水煎服。

【方源】新中医，2006，38（3）：10–12.

选方92：胡学军治肺癌之肺瘤消散饮

【组成】白花蛇舌草30 g，臭牡丹30 g，夏枯草15 g，鱼腥草30 g，半边莲25 g，土贝母12 g，莪术10 g，法半夏9 g，枳壳10 g，党参15 g，山药15 g，甘草5 g。

【功效】健脾和胃，益肺养肺。

【适应证】肺癌早期。

【用法】水煎服。

【方源】湖南中医杂志，2020，36（5）：29–30.

选方93：胡学军治肺癌之肺瘤康复方

【组成】党参15 g，白术10 g，茯苓15 g，枳壳10 g，法半夏9 g，化橘红10 g，竹茹15 g，延胡索12 g，重楼10 g，白花蛇舌草30 g，猫爪草12 g，建曲15 g，制黄精12 g，炙甘草5 g。

【功效】健脾补气，益气养肺，化痰消结。

【适应证】肺癌中期。

【用法】水煎服。

【方源】湖南中医杂志，2020，36（5）：29–30.

选方94：益气养阴解毒抗癌方治肺癌验方

【组成】黄芪30 g，北沙参30 g，天冬15 g，麦冬15 g，女贞子12 g，石上柏30 g，石见穿30 g，重楼30 g。

【功效】益气养阴，解毒抗癌。

【适应证】气阴两虚型晚期肺癌。

【用法】每日1剂，水煎，分早、晚2次服用，连续服用2个月。

【方源】中国中西医结合杂志，2008，28（4）：352–355.

选方95：益气养阴化痰解毒治肺癌验方

【组成】黄芪40 g，炙鸡内金20 g，麦冬20 g，浙贝母20 g，山慈菇15 g，白花蛇舌草15 g，桑白皮12 g，沙参12 g，太子参12 g，杏仁10 g，黄芩10 g，炒白芍10 g，瓜蒌10 g，甘草5 g。

【功效】益气养阴化痰解毒。

【适应证】气阴两虚型中晚期肺癌。

【用法】以水煎服，取300 mL药汁，每日1剂，分早、晚2次服用，连续服用4周，以2周为1个疗程，需连续治疗2个疗程。

【方源】中国保健营养，2021，31（14）：276.

选方96：益气养阴解毒散结方治肺癌验方

【组成】穿山甲（先煎）10 g，沙参30 g，川贝母10 g，黄芪30 g，麦冬15 g，何首乌30 g，熟地黄10 g，山药30 g，泽泻15 g，山茱萸10 g，甘草10 g。（编者按：穿山甲已禁用，酌情使用替代品。）

【功效】补益气血，化瘀散结，解毒。

【适应证】气血不足之老年晚期肺癌。

【用法】每日1剂，水煎，分早、晚2次服用。放疗期间出现口干咽燥、干咳、胸骨后灼痛者，可酌情加用芦根30 g，金银花15 g，桑白皮15 g，山豆根15 g；出现低热、大便干结者，可加用生石膏30 g，黄芩15 g，丹参30 g，大黄（后下）15 g。

【方源】中医杂志，2002，43（2）：125-126.

选方97：胡作为治肺癌验方

【组成】黄芪30 g，沙参15 g，麦冬15 g，女贞子15 g，石上柏30 g，石见穿30 g，浙贝母15 g，天竺黄15 g，重楼15 g，生牡蛎30 g，当归15 g。

【功效】益气养阴，化瘀解毒。

【适应证】中晚期肺癌。

【用法】每日1剂，将中药先浸泡30分钟，放入循环电动挤压煎药机中煎煮30分钟，每剂水煎300 mL，每日分早、晚2次口服，每次150 mL。

【方源】中国实验方剂学杂志，2011，17（17）：249-253.

选方98：益气养阴消积饮治肺癌验方

【组成】北沙参15 g，麦冬10 g，百部12 g，鱼腥草20 g，山海螺30 g，太子参15 g，薏苡仁30 g，瓜蒌皮15 g，海藻12 g，生牡蛎30 g，干蟾皮10 g，仙鹤草30 g，莪术15 g，八月札15 g。

【功效】益气养阴，解毒化痰，活血消积。

【适应证】晚期肺癌。

【用法】每日1剂，水煎，分早、晚2次服用。

【方源】北京中医药大学学报，2013，36（3）：192–195.

选方99：谢德琴治肺癌验方

【组成】川芎6 g，陈皮12 g，红景天12 g，熟地黄12 g，白芍（炒）12 g，炙黄芪20 g，甘草6 g，白花蛇舌草30 g，半枝莲15 g，鸡血藤30 g，当归12 g，茯苓12 g，白术（炒）12 g，党参12 g，太子参12 g，浙贝母12 g，绞股蓝10 g。

【功效】祛湿化痰，化瘀消结。

【适应证】老年晚期肺癌。

【用法】每日1剂，水煎至约200 mL，分早、晚2次服用，可连续用药21日。胸水憋闷、咳喘甚者，加葶苈子，以泻肺逐饮；胸背疼痛者，加用威灵仙、延胡索，以活血，理气，止痛。

【方源】当代医药论丛，2021，19（20）：175–177.

选方100：芪参抗癌汤治肺癌验方

【组成】太子参30 g，黄芪30 g，党参15 g，五味子10 g，当归15 g，麦冬15 g，北沙参15 g，百合15 g，白花蛇舌草30 g，鱼腥草20 g，半枝莲30 g，猫人参15 g，三叶青6 g，薏苡仁30 g，浙贝母10 g，瓜蒌15 g，丹参15 g，桃仁10 g，甘草6 g。

【功效】扶正固本，祛邪抗癌。

【适应证】中晚期肺癌。

【用法】每日1剂，水煎，滤出药汁400 mL，分早、晚2次温服，每次200 mL。

【方源】中国中医药科技，2021，28（3）：428–429.

选方101：益气养阴化痰解毒治肺癌验方

【组成】黄芪30 g，太子参15 g，白术12 g，北沙参15 g，麦冬9 g，生地黄12 g。酌情加入山豆根15 g，夏枯草15 g，鱼腥草15 g，蛇六谷30 g，石上柏15 g，杏仁9 g，浙贝母9 g。

【功效】益气养阴，化痰解毒。

【适应证】中晚期肺癌。

【用法】每日1剂，清水煎汤200 mL，分早、晚2次口服，21日为1个疗程，连用2个疗程。

【方源】辽宁中医药大学学报，2008，10（5）：77-79.

选方102：健脾益气化瘀解毒治肺癌验方

【组成】六君子汤（人参9 g，白术9 g，茯苓9 g，半夏9 g，陈皮9 g，炙甘草9 g），神曲6 g，山楂9 g，麦芽9 g，沙参冬麦汤（沙参9 g，玉竹6 g，生甘草3 g，冬桑叶4.5 g，麦冬9 g，生白扁豆4.5 g，天花粉4.5 g），鸦胆子油乳注射液。

【功效】健脾益气，化瘀解毒。

【适应证】晚期肺癌。

【用法】六君子汤加神曲、山楂、麦芽，水煎服，每日1次，连续服用2周，停1周；同时口服沙参冬麦汤，用水1L，煮至400 mL，每日服用2次；同时用注射用生理盐水250 mL溶解鸦胆子油乳注射液30 mL，静脉滴注，配合化疗，3周为1个周期，至少治疗3个周期。

【方源】环球中医药，2014，7（3）：219-222.

选方103：郭勇治肺癌验方1

【组成】南沙参、北沙参各30 g，生地黄15 g，前胡10 g，天冬、麦冬、地骨皮各15 g，桃仁、杏仁、浙贝母各10 g，炙鳖甲15 g，全瓜蒌、半枝莲、白花蛇舌草、石见穿各30 g，徐长卿20 g，山海螺30 g。

【功效】养阴清热，解毒散结。

【适应证】阴虚内热，毒热蕴结之肺癌。

【用法】每日1剂，水煎至约200 mL，分早、晚2次服用。口干舌燥者，加天花粉、玄参、知母；咳嗽痰黏者，加桔梗、葶苈子、满山红、马兜铃、紫菀、消咳喘（中成药）等；痰多难咳者，加海浮石、钟乳石、皂角刺、蛇胆陈皮末（冲服）；痰中带血者，加藕节、白茅根、仙鹤草、墨旱莲、蜂房、三七、白及、花蕊石、地榆、云南白药等；自汗气短者，加人参、冬虫夏草、浮小麦、五味子、煅牡蛎、黄芪；高热不退者，加大青叶、牡丹皮、寒水石、生石膏、紫草、羚羊角、紫雪散；胸背疼痛者，加延胡索、白屈菜、苏木、乳香、没药、枳壳、乌头、全蝎；大便干结者，加大黄、玄参、知母、郁李仁、火麻仁；胸腔积液者，加葶苈子、芫花、泽漆、水红花子、商陆、车前草、猪苓；颈部肿块者，加猫爪草、山慈菇、夏枯草、土贝母、生蛤壳、穿山甲、水蛭、僵蚕、斑蝥、西黄丸、小金丹。（编者按：穿山甲已禁用，酌情使用替代品。）

【方源】浙江中西医结合杂志，2003，13（9）：529-530.

选方104：郭勇治肺癌验方2

【组成】枳壳、桔梗、降香、紫草各10 g，瓜蒌30 g，桃仁、杏仁、远志、干蟾皮各10 g，石见穿30 g，茜草根、铁树叶各20 g。

【功效】理气化滞，活血解毒。

【适应证】气滞血瘀，邪毒内结之肺癌。

【用法】每日1剂，水煎，分早、晚2次服用。口干舌燥者，加沙参、天花粉、生地黄、玄参、知母；咳嗽痰黏者，加葶苈子、前胡、满山红、马兜铃、紫菀、消咳喘（中成药）等；痰多难咳者，加海浮石、钟乳石、皂角刺、蛇胆陈皮末（冲服）；痰中带血者，加藕节、白茅根、仙鹤草、墨旱莲、蜂房、三七、白及、花蕊石、地榆、云南白药等；自汗气短者，加人参、冬虫夏草、浮小麦、五味子、煅牡蛎、黄芪；高热不退者，加大青叶、牡丹皮、寒水石、生石膏、紫草、羚羊角、紫雪散；胸痛背疼者，加延胡索、白屈菜、苏木、乳香、没药、枳壳、乌头、全蝎；大便干结者，加大黄、生地黄、玄参、知母、郁李仁、火麻仁；胸腔积液者，加葶苈子、芫花、泽漆、水红花子、商陆、车前草、猪苓；颈部肿块者，加猫爪草、山慈菇、夏枯草、土贝母、生蛤壳、穿山甲、水蛭、僵蚕、斑蝥、西黄丸、小金丹。（编者按：穿山甲已禁用，酌情使用替代品。）

【方源】浙江中西医结合杂志，2003，13（9）：529-530.

选方105：郭勇治肺癌验方3

【组成】黄芪、太子参各30 g，白术1 g，茯苓10 g，五味子9 g，补骨脂10 g，炮姜6 g，制天南星、生晒参（另煎）、仙茅各10 g，山海螺30 g，冬虫夏草、蜂房、僵蚕各10 g。

【功效】温补脾肾，益气解毒。

【适应证】肺肾两虚，瘀毒内结之肺癌。

【用法】每日1剂，水煎，分早、晚2次服用。口干舌燥者加沙参、天花粉、生地黄、玄参、知母；咳嗽痰黏者，加桔梗、瓜蒌、葶苈子、前胡、满山红、杏仁、马兜铃、紫菀、消咳喘（中成药）等；痰多难咳者，加海浮石、钟乳石、皂角刺、蛇胆陈皮末（冲服）；痰中带血者，加藕节、白茅根、仙鹤草、墨旱莲、三七、白及、花蕊石、地榆、云南白药等；自汗气短者，加人参、浮小麦、五味子、煅牡蛎；高热不退者，加大青叶、牡丹皮、寒水石、生石膏、紫草、羚羊角、紫雪散；胸背疼痛者，加延胡索、白屈菜、苏木、乳香、没药、枳壳、乌头、全蝎；大便干结者，加大黄、生地黄、玄参、知母、郁李仁、火麻仁；胸腔积液者，加葶苈子、芫花、泽漆、水红花子、商陆、车前草、猪苓；颈部肿块者，加猫爪草、山慈菇、夏枯草、土贝母、生蛤壳、穿山甲、水蛭、僵蚕、斑蝥、西黄丸、小金丹。（编者按：穿山甲已禁用，酌情使用替代品。）

【方源】浙江中西医结合杂志，2003，13（9）：529-530.

选方106：补中益气汤治肺癌验方

【组成】黄芪18 g，炙甘草9 g，人参（另煎）9 g，酒当归6 g，橘皮6 g，升麻6 g，柴胡6 g，白术10 g，法半夏10 g，猫爪草20 g，川贝母粉（冲服）10 g，皂角刺10 g。

【功效】益气固本，化痰散结。

【适应证】气虚痰瘀型中晚期肺腺癌，自汗出，气促，咳痰量多。

【用法】每日1剂，水煎，分2次服。

【方源】中国老年学杂志，2014，34（9）：2473-2475.

选方107：补中益气汤和沙参麦汤治肺癌验方

【组成】黄芪18 g，炙甘草9 g，党参9 g，当归6 g，橘皮6 g，升麻6 g，柴胡6 g，白术10 g，法夏10 g，猫爪草20，天花粉10 g，沙参15 g，麦冬15 g，玉竹10 g，冬桑叶6 g，生扁豆6 g。

【功效】扶正补虚，益气养阴，化痰散结。

【适应证】非小细胞肺癌。

【用法】每日1剂，水煎，分2次服用。

【方源】山西大同中医院张铭方

选方108：补肺化积汤治肺癌验方

【组成】党参15 g，白术10 g，茯苓10 g，半夏12 g，陈皮9 g，太子参15 g，麦冬15 g，北沙参15 g，石斛15 g，瓜蒌皮15 g，瓜蒌仁15 g，桔梗12 g，石见穿30 g，猫爪草30 g，生牡蛎（先煎）30 g，八月札30 g，甘草5 g。

【功效】益气养阴，健脾润肺，化痰软坚，解毒抗癌。

【适应证】正虚毒结型晚期非小细胞肺癌，改善患者生活质量具有较好的临床疗效。

【用法】每日1剂，水煎，分2次服用。

【方源】长春中医药大学附属医院肿瘤血液科方

选方109：加味百合固金汤治肺癌验方

【组成】熟地黄、生地黄、当归身各15 g，白芍10 g，甘草10 g，桔梗、玄参各10 g，浙贝母、麦冬、百合各12 g，猫爪草20 g，三七粉（冲服）4 g。

【功效】益气养阴，固本抗癌。加味百合固金汤具有良好的增强免疫作用，可增强放疗对非小细胞肺癌的治疗效果，改善患者临床状态，增加患者耐受放射治疗的可能，且无明显毒副作用。

【适应证】气阴两虚型非小细胞肺癌。

【用法】每日1剂，水煎服，分2次服用。

【方源】中医药临床杂志，2012，24（7）：635.

选方110：黄芪建中汤治肺癌毒副反应验方

【组成】黄芪、桂枝、白芍、生姜、炙甘草、大枣、饴糖、白英。

【功效】温阳散寒，缓急止痛，固本抗癌。

【适应证】防治晚期非小细胞肺癌化疗毒副反应。

【用法】黄芪、桂枝、白芍、生姜、炙甘草、大枣煎水取汁，入饴糖、白英待溶化后饮用。

【方源】黑龙江医学，1992（6）：32.

选方111：猪苓汤加味肺癌验方（国医大师李今庸经验方）

【组成】滑石15 g，茯苓10 g，猪苓10 g，泽泻10 g，阿胶（烊化）12 g，猴枣0.6 g，竹沥20 g。

【功效】育阴清热，利水化痰。

【适应证】热盛伤阴之肺癌，症见身热，神昏，喉中有痰，小便黄，口干，舌卷缩，质焦红，脉细数。

【用法】每日1剂，先以水煎滑石、茯苓、猪苓、泽泻，待水减半，去滓，入阿胶烊化，分2次温服；猴枣分2次以药汤冲服；竹沥分2次另服。

【方源】湖南中医杂志，2016，32（7）：158.

选方112：朱良春治疗肺癌验方

【组成】北沙参20 g，百合30 g，合欢皮15 g，十大功劳叶15 g，黄精15 g，玉竹15 g，煅瓦楞子（先煎）20 g，凤凰衣10 g，木蝴蝶8 g，珠儿参20 g，徐长卿15 g，八月札15 g，甘草6 g。

【功效】益气养阴，和胃安中。

【适应证】肺癌术后并发症，属气阴两虚，肝胃失和者。症见胁肋下不适，嘈杂不适，纳食可，二便正常，口干，舌质红，苔薄，脉细弦。

【用法】水煎服，每日1剂。

【方源】国医大师朱良春：治疗疑难危急重症经验集

选方113：刘志明治肺癌验方

【组成】黄芪18 g，当归9 g，太子参12 g，北沙参21 g，白芍9 g，芦根24 g，半夏9 g，枳壳9 g，黄芩9 g，白花蛇舌草21 g，全瓜蒌15 g，柴胡9 g，茯苓12 g，川贝母6 g，甘草6 g。

【功效】益气养阴，清肺化痰。

【适应证】气阴两虚之肺癌，肺失肃降者，症见形体消瘦，精神萎靡，面部晦暗，语声低弱，舌质淡，苔薄白微黄，脉沉细无力。

【用法】每日1剂，水煎服。

【方源】中医杂志，1994（7）：397-399.

选方114：刘尚义化癥扶正汤治肺癌验方

【组成】龟甲20 g，生地黄20 g，百合30 g，知母10 g，冬凌草30 g，龙骨20 g，牡蛎20 g，山茱萸20 g，三七粉（冲服）15 g，棕榈炭15 g。

【功效】滋阴潜阳，收敛止血。

【适应证】肺癌术后并发症，属阴虚阳亢，虚火伤络者。症见咳嗽，咯血，胸中有热气，双脚发冷，舌绛红、无苔、如镜面，脉如豆，以左侧尤甚。

【用法】每日1剂，水煎服。

【方源】生物技术世界，2016（1）：164.

选方115：李济仁治疗肺癌验方

【组成】夏枯草30 g，玄参30 g，墨旱莲30 g，生地黄30 g，半枝莲30 g，半边莲30 g，猫爪草30 g，藕节30 g，鱼腥草30 g，沙参30 g，天花粉15 g，玉竹15 g，冬虫夏草15 g，麦冬15 g，五味子12 g，石斛12 g，川贝母10 g。

【功效】壮水清金，泻火凉血，解毒抗癌。

【适应证】肺肾阴虚之肺癌，症见咽干音哑，咳嗽，吐少量白色黏稠泡沫痰，痰内时夹血丝，伴左侧季肋部不适，面色萎黄无光泽，形体瘦弱，疲倦乏力，纳食欠佳，大便干燥难解，舌质红赤，苔薄白少津，脉细数。

【用法】每日1剂，水煎服。

【方源】李济仁临证医案存真

选方116：何任治肺癌验方

【组成】玄参12 g，麦冬15 g，旋覆花（包煎）12 g，生赭石12 g，仙鹤草30 g，茜草炭12 g，炙百部20 g，海浮石12 g，蛤粉炒阿胶12 g，重楼15 g，蒲公英30 g。

【功效】润肺清热，降逆止血。

【适应证】肺癌、鼻咽癌之咳血，属肺阴不足，内热偏盛者。症见干咳少痰，胸闷，咯血，舌红少苔或苔薄黄，脉细数或滑数。

【用法】每日1剂，水煎服。

【方源】江苏中医药，2015，47（10）：11-12.

选方117：洪广祥肺癌经验方

【组成】鬼箭羽10 g，猫爪草20 g，桃仁10 g，鳖甲15 g，苏木10 g，瓜蒌皮15 g，郁金15 g，西党参（或人参）10 g，白术15 g，薏苡仁30 g，大枣10 g。

【功效】化瘀消癥，扶正健脾。

【适应证】瘀血阻肺之肺癌，症见面色晦暗，舌质暗紫有瘀斑，舌下静脉粗大怒张，伴粟粒样增生，胸痛有定处，伴咳嗽，咳痰，或兼有血痰，胸闷气憋，食少，乏力，消瘦，脉沉细涩。以鳞癌、腺癌、未分化癌为多见。

【用法】每日1剂，水煎服。

【方源】新中医，1996（3）：3-4.

选方118：益气活血消瘤汤

【组成】黄芪30 g，炒白术25 g，茯苓25 g，当归10 g，丹参10 g，枸杞子10 g，女贞子10 g，莪术10 g，鸡内金10 g，白花蛇舌草30 g，红豆杉3 g，夏枯草30 g，浙贝母15 g，延胡索15 g。

【功效】扶正祛邪，清热解毒，化痰散结，祛瘀。

【适应证】晚期肺癌。

【用法】每日1剂，水煎至400 mL，每次200 mL，分早、晚2次服用，连续服用21日为1个疗程，连续治疗4个疗程。

【方源】内蒙古中医药，2020，39（4）：55-56.

选方119：周氏固金消瘤汤

【组成】壁虎6 g，薏苡仁30 g，人参15 g，百部20 g，干蟾皮10 g，生天南星15 g，龙葵20 g，浙贝母20 g。

【功效】益气除痰，解毒消癥。

【适应证】肺腺癌。

【用法】每日1剂，水煎服，分早、晚2次服用。

【方源】南京中医药大学学报，2021，37（1）：67–71.

选方120：益气固本消癌方

【组成】黄芪30 g，党参、白术各15 g，茯苓、半夏、莪术、三棱、水蛭各10 g，蜈蚣2条，延胡索20 g。

【功效】益气，固本，消癌。

【适应证】老年非小细胞肺癌（气虚血瘀）。

【用法】每日1剂，水煎至200 mL，分早、晚2次温服，连续服用5日，暂停2日。

【方源】实用中医内科杂志，2019，33（1）：53–56.

选方121：赵耀自拟益气养阴消癌汤

【组成】黄芪30 g，五爪龙30 g，南沙参、北沙参各15 g，五味子10 g，麦冬15 g，炒白术10 g，茯苓15 g，山药20 g，陈皮10 g，墨旱莲10 g，蜜紫菀8 g，炒麦芽15 g，炙甘草6 g。

【功效】益气，养阴，消癌。

【适应证】非小细胞肺癌。

【用法】每日1剂，先用冷水700 mL浸泡30分钟，大火煮开后，转为文火，煎煮30分钟，取汁300 mL，再次加水300 mL，煎煮30分钟，取汁300 mL，分早、晚2次服用。

【方源】黑龙江中医药，2019，48（4）：81–82.

选方122：仙鱼汤合四君子汤

【组成】仙鹤草15 g，鱼腥草15 g，猫爪草20 g，山海螺15 g，天冬15 g，山慈菇10 g，浙贝母12 g，莱菔子10 g，壁虎5 g，枳壳10 g，党参20 g，白术15 g，茯苓20 g，五爪龙20 g，半枝莲15 g，炙甘草6 g。

【功效】化瘀，解毒，抗癌。

【适应证】晚期非小细胞肺癌。

【用法】用500 mL水浸泡药材，煎至200 mL，每日服用2次，连续服用12周。气虚痰湿者，去山海螺、天冬、山慈菇、党参、五爪龙、半枝莲，加山药30 g，薏苡仁30 g，陈皮6 g，法半夏5 g；气阴两虚者，去山慈菇、莱菔子、枳壳、党参、茯苓，加太子参10 g，山药30 g，玉竹15 g，麦冬10 g；阴虚热毒者，去猫爪草、天冬、党参、五爪龙，加白花蛇舌草15 g，虎杖10 g，地骨皮15 g，败酱草20 g；气血瘀滞者，去猫爪草、天冬、山慈菇、党参、茯苓、五爪龙，加桃仁15 g，川芎10 g，丹参10 g，三七 9 g，木香10 g，柴胡10 g。

【方源】广州中医药大学方

选方123：肺岩宁方

【组成】黄芪、白术、黄精各20 g，干蟾皮、蜂房各15 g，丹参、女贞子、重楼各10 g。

【功效】益气养精，祛邪扶正。

【适应证】晚期非小细胞肺癌。

【用法】每天1剂，煎至200 mL，每次100 mL，分早、晚2次餐后服用。

【方源】新中医，2019，51（12）：190-192.

选方124：益髓生血汤

【组成】党参12 g，茯苓15 g，白术12 g，白芍21 g，川芎9 g，当归9 g，熟地黄9 g，白扁豆12 g，陈皮12 g，桔梗12 g，山药15 g，薏苡仁15 g，鸡血藤15 g，重楼9 g，半枝莲15 g，炙甘草6 g。

【功效】培土生金，健脾补肺。

【适应证】脾肺气虚型非小细胞肺癌。

【用法】每日1剂，水煎，分早、晚2次餐后30分钟服用，每次200 mL。

【方源】山东中医药大学方

选方125：吴瑞谦经验方

【组成】黄芪50 g，生石膏50 g，鳖甲30 g，白茯苓30 g，穿山甲30 g，当归25 g，肿节风20 g，人参15 g，生地黄15 g，熟地黄15 g，麦冬15 g，陈皮12 g，法半夏12 g，白芍12 g，百合12 g，浙贝母12 g，大黄10 g，玄参10 g，桔梗10 g，蜈蚣2 g，甘草6 g。（编者按：穿山甲已禁用，酌情使用替代品。）

【功效】以扶正固元为主，兼顾益气活血，消痰生津，起到固护肺金的作用。

【适应证】晚期非小细胞肺癌。

【用法】每日1剂，水煎，去渣取汁，于每日三餐前分服。

【方源】中医临床研究，2019，11（8）：23-24.

选方126：百合固金汤加减

【组成】百合20 g，生地黄20 g，玄参15 g，熟地黄15 g，浙贝母15 g，麦冬15 g，桔梗10 g，炒白芍15 g，厚朴12 g，瓜蒌皮15 g，当归12 g，川贝母粉（冲服）3 g，蒲公英15 g，黄芩12 g，鲜石斛12 g，黄芪30 g。

【功效】清热化痰，祛瘀解毒。瓜蒌皮、川贝粉、厚朴可行气化痰；黄芩、蒲公英可增强清肺热之力；石斛、黄芪益气养阴。以此为基础方，辨证加减，可长期服用。

【适应证】小细胞肺癌。

【用法】每天1剂，水煎，分早、晚2次服用。

【方源】湖南中医杂志，2021，37（11）：91-92.

选方127：补中益气汤合沙参麦冬汤加减

【组成】扁豆、升麻各6 g，玉竹、白术各10 g，麦冬、党参、黄芩、沙参、天花粉各15 g。

【功效】补中益气，清肺养阴，抗癌。

【适应证】非小细胞肺癌。

【用法】每日1剂，水煎至400 mL，分早、晚2次服用。阴虚者，加入天冬；气虚者，加入太子参。

【方源】黑龙江中医药，2020，49（1）：106–107.

选方128：益气化瘀汤合沙参麦冬汤

【组成】炙甘草6 g，三七5 g，山慈菇20 g，枳壳12 g，法半夏10 g，浙贝母10 g，五味子8 g，天花粉10 g，玉竹10 g，党参15 g，炙黄芪15 g，麦冬20 g，北沙参20 g，陈皮6 g，莪术10 g，三棱10 g，五灵脂15 g，鱼腥草20 g。

【功效】扶正祛邪，补脾益肺，祛痰化瘀，散结。

【适应证】气阴两虚型肺癌。

【用法】每日1剂，温火煎至300 mL，分早、晚2次服用。

【方源】实用药物与临床，2021，24（1）：38–42.

选方129：祛毒扶正汤

【组成】黄芪、薏苡仁、茯苓各30 g，猫眼草、白花蛇舌草、仙鹤草、半枝莲各20 g，太子参、麦冬、百合各15 g，全蝎、壁虎、五味子、枸杞、熟地黄、山茱萸各10 g，蜈蚣6 g。

【功效】祛除毒邪，扶助正气。

【适应证】中晚期非小细胞肺癌。

【用法】每日1剂，水煎取汁100 mL，分早、晚2次服用。

【方源】四川中医，2019（1）：107–109.

选方130：健脾益气方

【组成】党参12 g，白术12 g，茯苓15 g，炙甘草10 g，姜半夏12 g，陈皮9 g，焦山楂10 g，焦麦芽10 g，焦神曲10 g，鸡内金10 g，砂仁6 g，薏苡仁30 g。

【功效】健脾，宣肺，益气。

【适应证】肺脾气虚型非小细胞肺癌。

【用法】每日1剂，水煎服，分早、晚2次餐后服用。

【方源】辽宁中医杂志，2021，48（8）：126–129.

选方131：何任肺癌验方

【组成】玄参12 g，麦冬15 g，旋覆花（包煎）12 g，生赭石12 g，仙鹤草30 g，茜草炭12 g，炙百部20 g，海浮石12 g，蛤粉炒阿胶12 g，重楼15 g，蒲公英30 g。

【功效】润肺清热，降逆止血。

【适应证】肺癌、鼻咽癌之咳血，属肺阴不足，内热偏盛者。症见干咳少痰，胸闷，咯血，舌红少苔或苔薄黄，脉细数或滑数。

【用法】每日1剂，水煎服。

【方源】江苏中医药，2015，47（10）：11–12.

选方132：治肺癌验方

【组成】黄芪40 g，炙鸡内金20 g，麦冬20 g，浙贝母20 g，山慈菇15 g，白花蛇舌草15 g，桑白皮12 g，沙参12 g，太子参12 g，杏仁10 g，黄芩10 g，炒白芍10 g，瓜蒌10 g，甘草5 g。

【功效】益气养阴，化痰解毒。

【适应证】中晚期非小细胞肺癌。

【用法】每日1剂，水煎服，分早、晚2次服用，2周为1个疗程，需连续服用2个疗程。

【方源】中国保健营养，2021，31（14）：276.

选方133：补元汤合桂枝茯苓汤加减

【组成】黄芪、西党参各30 g，赤芍、胡颓子根各20 g，漂白术、白茯苓、广陈皮、锁阳、山茱萸、肉苁蓉各15 g，炙甘草、全当归、升麻、北柴胡、桂枝、桃仁、牡丹皮、薤白、葫芦巴各10 g。

【功效】理气行气，健脾温经，消肿利水。

【适应证】中晚期非小细胞肺癌免疫力低。

【用法】每日1剂，加水300 mL煎至100 mL服用，30日为1个疗程。

【方源】肿瘤药学，2020，10（2）：232-236.

选方134：苇茎汤合清气化痰丸加减

【组成】芦根9 g，冬瓜仁15 g，薏苡仁30 g，红花10 g，桃仁15 g，苦参10 g，酒黄芩12 g，蒲公英8 g，猫爪草20 g，瓜蒌仁9 g，法半夏9 g，厚朴15 g，胆南星12 g，苦杏仁6 g，川楝子15 g，石斛15 g，石见穿12 g，牡丹皮12 g，山慈菇10 g，郁金12 g，焦三仙各30 g，甘草6 g。

【功效】清肺排脓，散结化痰，通瘀除热。

【适应证】痰热互结型肺癌。

【用法】每日1剂，水煎，分早、晚2次服用，1个月为1个疗程，连续用药3个疗程。乏力甚者，加黄芪、炒党参；痰多者，加鱼腥草、酒大黄、浙贝母；瘀血甚者，加川芎、半枝莲；阴虚甚者，加沙参、麦冬；咯血不止者，加白及、仙鹤草、三七；情志不畅甚者，加柴胡、白芍、合欢皮；低热盗汗者，加地骨皮、栀子；腹泻者，加山药、白扁豆；咳喘甚者，加桑白皮。

【方源】环球中医药，2019，12（7）：1095-1098.

十、胸膜肿瘤用方

胸膜肿瘤可分原发性和转移性两大类。转移性胸膜肿瘤多来源于肺、乳腺等；原发性胸膜肿瘤多来源于胸膜间皮细胞或胸膜下结缔组织，此称胸膜间皮瘤。本病可发生于任何年龄，多见于年纪较轻者，男女之比约为10∶1，右胸腔比左胸腔常见。按肿瘤的生长方式分为局限型和弥漫型，局限型早期多无症状，常在体检或X线检查时发现，部分患者可有钝性胸痛咳嗽和气急以及杵状指，肺肥大性骨关节病；弥漫型常有胸痛和进行性气急，胸痛较剧，呈持续性，一般镇痛剂难以缓解，此外可伴干咳、低热、体重减轻等。本病相当于中医学的“胸痞”“悬饮”“胸痛”范畴。中医认为本病多因情志失调，过度劳累或感受外来毒邪，引起机体阴阳平衡失调，脏腑经络失司，出现气滞，血瘀痰聚，邪毒壅踞等一系列病理改变，最终形成肿瘤，因此，治疗上多以清热解毒，理气活血，化痰逐饮为法。

选方1：参芪葶蒌汤

【组成】党参20 g，黄芪20 g，葶苈子12 g，瓜蒌12 g，焦神曲12 g，焦山楂12 g，焦麦芽12 g，茯苓15 g，黄芩10 g，桂枝9 g，陈皮9 g，生甘草9 g，大枣12枚。

【功效】益气健脾，化痰逐饮。

【适应证】胸膜间皮瘤证属正虚邪实，痰饮内停者。

【用法】水煎服，每日1剂。

【方源】四川中医，1989（10）：15.

选方2：蛇莲葵黄汤

【组成】白花蛇舌草30 g，半枝莲30 g，龙葵30 g，大黄（后下）15 g，芒硝（后下）15 g，金银花30 g，丹参15 g，当归12 g，赤芍12 g，制乳香12 g，制没药12 g，牛膝12 g，郁金12 g，生地黄18 g，三七（研末冲服）3 g，枳壳9 g，桔梗9 g，柴胡9 g，桃仁9 g，红花9 g，川芎6 g，甘草3 g。

【功效】清热解毒，活血通脉。

【适应证】胸膜间皮瘤症见胸痛，不能平卧，大便不行，身体瘦弱，舌质红绛有瘀斑，苔黄而干，脉弦数者。

【用法】水煎服，每日1剂。

【方源】河北中医，1990（1）：25.

选方3：蒌苡桑藻汤

【组成】瓜蒌20 g，薏苡仁15 g，桑白皮15 g，海藻15 g，昆布15 g，赤芍15 g，杏仁10 g，清半夏10 g，海蛤10 g，射干10 g，陈皮10 g，桃仁10 g，鱼腥草30 g。

【功效】清热化痰，活血散结。

【适应证】胸膜间皮瘤属痰热阻肺兼血瘀者。

【用法】水煎服，每日1剂。

【方源】内蒙古中医药，1990（1）：32.

选方4：穿棱饮

【组成】穿破石100 g，三棱50 g，马鞭草40 g。

【功效】清热解毒，活血散结。

【适应证】纵隔淋巴肉瘤、肝癌、胃癌、肺癌等各类晚期恶性肿瘤。

【用法】三药水煎浓缩成100 mL，早、晚各服50 mL，1～1.5个月为1个疗程。

【方源】肿瘤效验良方

选方5：白莲龙花汤

【组成】白花蛇舌草、半枝莲、龙葵、金银花各30 g，丹参、大黄（后下）、芒硝（后下）各15 g，当归、赤芍、制乳香、制没药、牛膝、郁金各12 g，生地黄18 g，三七（研末冲服）、枳壳、桔梗、柴胡、桃仁、红花各9 g，川芎6 g，甘草3 g。

【功效】清热解毒、活血化瘀。

【适应证】胸膜肿瘤。

【用法】水煎服，每日1剂。

【方源】实用中西医肿瘤治疗大全

选方6：四君葶苈汤

【组成】党参20 g，黄芪20 g，葶苈子12 g，瓜蒌12 g，焦三仙各12 g，茯苓15 g，黄芩10 g，桂枝9 g，陈皮9 g，甘草9 g，大枣12枚。

【功效】扶正祛邪，泻肺行水。

【适应证】胸膜肿瘤属正虚邪实型。

【用法】水煎服，每日1剂。

【方源】实用中西医肿瘤治疗大全

选方7：加减导痰汤

【组成】姜半夏10 g，陈皮10 g，茯苓10 g，制天南星10 g，枳实10 g，生牡蛎（先煎）20 g，玄参10 g，生薏苡仁20 g，浙贝母10 g，桃仁10 g，瓜蒌皮15 g，五灵脂10 g，重楼20 g。

【功效】宣肺降逆，软坚化痰。

【适应证】胸膜肿瘤属肺气壅滞型。

【用法】水煎服，每日1剂。气急者，加紫苏子10 g，葶苈子12 g，桑白皮15 g；纳差者，加山楂15 g，麦芽15 g。

【方源】中华肿瘤治疗大成

选方8：血府逐瘀解毒汤

【组成】当归15 g，生地黄15 g，桃仁10 g，川芎10 g，赤芍15 g，枳壳10 g，桔梗10 g，郁金10 g，生蒲黄（布包）10 g，重楼30 g，白花蛇舌草30 g，鱼腥草15 g，夏枯草20 g，茯苓20 g，生甘草3 g。

【功效】通络止痛，清热散结。

【适应证】胸膜肿瘤属气滞血瘀型。

【用法】水煎服，每日1剂。发热者，加生石膏（先煎）30 g，黄芩15 g；胸痛甚者，加延胡索15 g，三七粉（冲服）3 g；纳差者，加砂仁6 g，麦芽15 g，鸡内金15 g。

【方源】中华肿瘤治疗大成

选方9：葶苈泻肺解毒汤

【组成】党参15 g，白术12 g，茯苓15 g，葶苈子12 g，大枣15 g，陈皮10 g，薏苡仁30 g，半边莲30 g，陈葫芦30 g，甘草6 g。

【功效】逐水祛饮，益气解毒。

【适应证】胸膜肿瘤属饮停胸胁者。

【用法】水煎服，每日1剂。胸部满闷、舌苔浊腻者，加薤白10 g，枣仁10 g；体弱食少者，加砂仁6 g，麦芽15 g；喘咳吐黄痰者，加桑白皮20 g，瓜蒌20 g，黄芩15 g，紫苏子6 g。

【方源】中华肿瘤治疗大成

选方10：加减香砂六君子汤

【组成】红参10 g（或党参20 g），黄芪20 g，姜半夏10 g，枳实10 g，陈皮10 g，白术12 g，茯苓12 g，砂仁10 g，生姜10 g，甘草10 g。

【功效】益气健脾，化湿和胃。

【适应证】胸膜肿瘤化疗后。

【用法】水煎服，每日1剂。

【方源】中华肿瘤治疗大成

选方11：化症丸

【组成】乳香、没药各50 g，牛黄1.5 g，麝香7.5 g，马钱子9 g，象牙屑2.5 g，壁虎20 g，蟾酥1 g。（编者按：象牙已禁用，酌情使用替代品。）

【功效】活血散瘀，清热解毒。

【适应证】胸膜恶性肿瘤。

【用法】上药共研细末为丸，如火麻仁大小，每次3 g，每日2次。

【方源】中华肿瘤治疗大成

选方12：蝥七丸

【组成】斑蝥10 g，三七15 g，滑石30 g，车前子30 g，土贝母30 g，蜈蚣30 g，沙参90 g，麦冬90 g。

【功效】解毒化积。

【适应证】胸膜恶性肿瘤。

【用法】上药共研细末，炼蜜为丸，每丸6 g，每次1丸，每日2次。

【方源】中华肿瘤治疗大成

选方13：蜈蝎散

【组成】蜈蚣4条，全蝎10只，穿山甲9 g，朱砂1.5 g，乳香9 g，没药9 g，蛇（煅）1条。（编者按：穿山甲已禁用，酌情使用替代品。）

【功效】活血，解毒，通络。

【适应证】中晚期胸膜恶性肿瘤。

【用法】上药共研细末，每次服0.15 g，每日3次，饭后吞服，1~2个月为1个疗程。

【方源】中华肿瘤治疗大成

选方14：牛黄乳没散

【组成】牛黄3 g，乳香30 g，没药30 g，山豆根30 g，山慈菇30 g，麝香9 g，三七30 g，人参30 g。

【功效】清热解毒，活血补气。

【适应证】恶性胸膜间皮瘤。

【用法】上药共研细末，装入胶囊备用，每次1 g，开水或黄酒送下，每日2次。

【方源】中华肿瘤治疗大成

选方15：黄草丸

【组成】黄药子30～60 g，草河车60 g，山豆根120 g，夏枯草120 g，白鲜皮120 g，败酱草120 g。

【功效】清热解毒，软坚散结。

【适应证】胸膜恶性肿瘤。

【用法】上药共研细末，加蜜为丸，每丸约6 g，每次1～2丸，每日2～3次。

【方源】中华肿瘤治疗大成

选方16：莲葫根汤

【组成】半边莲30 g，陈葫芦30 g，了哥王根12 g。

【功效】清热解毒，泻水逐饮。

【适应证】恶性胸膜间皮瘤有胸水者。

【用法】水煎服，每日1剂。

【方源】中华肿瘤治疗大成

选方17：二香散

【组成】松香15 g，乳香15 g，没药15 g，血竭15 g，冰片3 g或蟾酥0.5 g。

【功效】活血止痛。

【适应证】胸膜肿瘤疼痛者。

【用法】上药共研细末，酒泡或醋调备用，每日4～6次，涂抹痛处皮肤。

【方源】中华肿瘤治疗大成

选方18：复元活血汤治疗胸膜肿瘤疼痛

【组成】柴胡15 g，酒大黄15 g，天花粉10 g，桃仁10 g，红花6 g，生甘草6 g，当归10 g，炮穿山甲6 g，旋覆花（包煎）15 g，白芥子6 g，乳香10 g，血余炭10 g，延胡索15 g。（编者按：穿山甲已禁用，酌情使用替代品。）

【功效】通络行气，活血化瘀，兼以止痛。

【适应证】胸膜肿瘤疼痛。

【用法】每日1剂，水煎，分早、晚2次服用。服药后易致恶心者，加竹茹15 g以清胃止呕，全瓜蒌30 g以润燥通便。

【方源】中国实验方剂学杂志，2011，17（21）：303-306.

选方19：瓜蒌薤白半夏汤治疗恶性胸膜间皮瘤

【组成】瓜蒌15 g，土鳖虫6 g，法半夏10 g，薤白15 g，壁虎6 g，僵蚕10 g，厚朴10 g，茯苓25 g，白术10 g，葶苈子15 g，桑白皮15 g，大枣6枚，甘草6 g。

【功效】宣肺通络，健脾化痰。

【适应证】恶性胸膜间皮瘤。

【用法】每日1剂，水煎服，并口服平消胶囊。服药后易致恶心者，加竹茹15 g以清胃止呕，全瓜蒌30 g以润燥通便。

【方源】辽宁中医药大学学报，2010，12（9）：142-143.

十一、纵隔肿瘤用方

在纵隔发生的肿瘤种类繁多，良性肿瘤约占80%，恶性肿瘤约占20%。良性肿瘤多无症状，仅在X线检查时偶然发现。纵隔肿瘤的压迫症状包括：①呼吸道症状，如胸闷、胸痛、咳嗽、咳痰；②神经症状，如膈肌运动麻痹、呃逆、声音嘶哑、肋间神经痛或感觉异常；③压迫大静脉出现上腔静脉综合征；④压迫食管或胸椎，分别可见吞咽困难和背痛。另外，肿瘤侵入支气管，可咳出肿瘤内容物；10%～20%胸腺瘤伴有重症肌无力。本病属于中医学的“咳嗽”“胸痹”“痿症”等范畴，主要由于七情郁结，或感受六淫之邪，气机阻滞，日久则致痰浊凝结，气滞血瘀，或因脾胃虚弱，运化不健，水饮失于正常布化，内聚蓄久而成湿毒。痰瘀毒互结而发为本病，因此治疗上多以理气活血，软坚化痰，清热解毒为法。

选方1：加味涤痰汤

【组成】陈皮9 g，半夏15 g，茯苓12 g，甘草3 g，枳实4 g，竹茹15 g，胆南星12 g，石菖蒲6 g，人参9 g，海藻12 g，夏枯草30 g。

【功效】化痰软坚，理气化痰。

【适应证】纵隔肿瘤属痰气凝滞者。

【用法】水煎服，每日1剂。

【方源】实用中西医肿瘤治疗大全

选方2：加味血府逐瘀汤

【组成】当归15 g，生地黄20 g，桃仁20 g，红花15 g，赤芍15 g，柴胡15 g，枳壳15 g，川芎15 g，甘草6 g，牛膝15 g，大黄15 g，三七粉（冲服）10 g。

【功效】通腑逐瘀。

【适应证】纵隔肿瘤体壮者。

【用法】水煎服，每日1剂。服药4剂，邪祛后去大黄加穿山甲、土鳖虫、党参、黄芪。（编者按：穿山甲已禁用，酌情使用替代品。）

【方源】中医函授通讯，1988（6）：21.

选方3：加味射干麻黄汤

【组成】射干9 g，麻黄9 g，紫菀9 g，款冬花12 g，半夏12 g，细辛6 g，五味子6 g，大枣9 g，夏枯草30 g，煅牡蛎30 g。

【功效】宣肺畅气，软坚化痰。

【适应证】纵隔肿瘤属肺气壅滞者。

【用法】水煎服，每日1剂。

【方源】实用中西医肿瘤治疗大全

选方4：化瘀汤

【组成】白花蛇舌草40 g，蜈蚣（去头足）5条，川贝母、浙贝母、黄芩、穿山甲、夏枯草、重楼各15 g，海藻、当归各20 g，土茯苓、生牡蛎、煅瓦楞子、鱼腥草、生地黄、瓜蒌、赤芍各30 g。（编者按：穿山甲已禁用，酌情使用替代品。）

【功效】活血化瘀，宣肺化痰，清热攻毒。

【适应证】纵隔肿瘤。

【用法】水煎服，每日1剂。

【方源】陕西中医，1991（6）：266.

选方5：加味沙参麦冬汤

【组成】沙参12 g，麦冬15 g，玉竹25 g，白芍12 g，生地黄12 g，扁豆12 g，竹茹10 g，川楝子10 g，甘草6 g。

【功效】养阴，润肺，活血。

【适应证】纵隔肿瘤。

【用法】水煎服，每日1剂。

【方源】实用中西医肿瘤治疗大全

选方6：昆藻夏蛎汤

【组成】夏枯草30 g，昆布24 g，海藻24 g，煅牡蛎30 g，橘叶9 g，浙贝母12 g，壁虎2条，苦桔梗6 g，丹参12 g，生薏苡仁、熟薏苡仁各24 g，桃仁泥6 g。

【功效】软坚散结，活血解毒。

【适应证】纵隔肿瘤。

【用法】水煎服，每日1剂。

【方源】实用中西医肿瘤治疗大全

选方7：化瘤散

【组成】柴胡20 g，赤芍20 g，桃仁20 g，浙贝母20 g，法半夏30 g，茯苓30 g，昆布30 g，陈皮30 g，海藻30 g，半枝莲30 g，玄参30 g，半边莲30 g，白花蛇舌草30 g，夏枯草50 g，生牡蛎50 g，生甘草15 g。

【功效】清热解毒，燥湿祛痰，理气行滞，活血化瘀。

【适应证】纵隔肿瘤属良性者及各种良性肿瘤，如神经纤维瘤、颌下腺瘤等。

【用法】上药共研细末，每日3次，每次10～15 g，温开水送服。

【方源】成都中医学院学报，1991（3）：26.

选方8：昆蛎夏楞汤

【组成】夏枯草24 g，煅瓦楞子12 g，昆布12 g，煅牡蛎24 g，象贝母9 g，牡丹皮9 g，赤芍9 g，桃仁泥6 g，连翘9 g，瓜蒌9 g，壁虎1条。

【功效】软坚散结，活血解毒。

【适应证】纵隔肿瘤。

【用法】水煎服，每日1剂。

【方源】实用中西医肿瘤治疗大全

选方9：葵蛎南夏汤

【组成】天葵子12 g，煅牡蛎24 g，制天南星9 g，姜半夏12 g，陈皮6 g，茯苓12 g，生薏苡仁、熟薏苡仁各24 g，浙贝母9 g，玄参9 g，桃仁泥6 g。

【功效】化痰，软坚，活血。

【适应证】纵隔肿瘤。

【用法】水煎服，每日1剂。

【方源】实用中西医肿瘤治疗大全

选方10：参芍桃草汤

【组成】丹参9 g，赤芍9 g，桃仁泥9 g，夏枯草24 g，壁虎2条，生地黄12 g，连翘9 g，蒲公英12 g，鱼腥草12 g，茯苓12 g，甘草6 g。

【功效】活血化瘀，清热解毒。

【适应证】纵隔肿瘤。

【用法】水煎服，每日1剂。

【方源】实用中西医肿瘤治疗大全

选方11：橘黄葵蒌汤

【组成】橘叶9 g，黄药子12 g，天葵子9 g，茯苓9 g，瓜蒌皮12 g，合欢皮24 g，连翘12 g，生薏苡仁、熟薏苡仁各24 g，夏枯草24 g，煅牡蛎24 g，壁虎2条，丹参12 g，桃仁泥9 g，当归9 g，苦桔梗6 g。

【功效】清热解毒，通络活血。

【适应证】纵隔肿瘤。

【用法】水煎服，每日1剂。

【方源】实用中西医肿瘤治疗大全

选方12：夏蛎英黄汤

【组成】夏枯草30 g，牡蛎30 g，白英12 g，黄药子30 g，海藻12 g，昆布12 g，象贝母10 g，土鳖虫12 g，蜂房15 g。

【功效】软坚散结，活血解毒。

【适应证】纵隔肿瘤。

【用法】水煎服，每日1剂。

【方源】实用中西医肿瘤治疗大全

选方13：瓜蒌薤白白酒汤合温胆汤

【组成】瓜蒌15 g，薤白15 g，白酒适量，半夏15 g，枳壳15 g，竹茹15 g，陈皮10 g，三七6 g，茯苓20 g，山慈菇15 g，甘草6 g。

【功效】辛温通阳，开痹散寒。

【适应证】纵隔肿瘤属阳虚寒凝者。

【用法】水煎服，每日1剂。

【方源】中医肿瘤学

选方14：八珍汤加减

【组成】党参20 g，白术15 g，茯苓15 g，熟地黄20 g，浙贝母15 g，胆南星15 g，瓜蒌仁15 g，葶苈子15 g，赤芍10 g，当归15 g，川芎12 g，炙甘草5 g。

【功效】益气养血，扶正祛邪。

【适应证】纵隔肿瘤属气血亏虚者。

【用法】水煎服，每日1剂。

【方源】中医肿瘤学

十二、食管癌用方

食管癌是指发生于食管黏膜的恶性肿瘤，是消化道常见的恶性肿瘤，目前我国是世界上食管癌发病率和死亡率最高的国家之一，发病率北方高于南方，男性高于女性，发病年龄以60～64岁为最高，死亡率以50～65岁者为最高，占食管癌死亡者的60%以上。食管癌的确切病因目前尚不清楚，根据病因学及流行病学调查，可能与下列因素有关：饮食因素（经常进食粗糙、过硬、过热以及酸辣、辛香等食物和烈性酒刺激食管黏膜）、环境因素（亚硝胺类化合物含量高，微量元素失调）以及遗传因素等。食管癌最常见症状为吞咽困难，早期症状多不明显，有时仅吞咽食物时感不适，有食物停滞感或有噎塞感，随病情发展而发生进行性吞咽困难，从进干饭到半流质到流质直到全部梗阻滴水不入。常吐泡沫黏液，呕吐量一般较多，前胸及后背持续性疼痛，胸骨后有烧灼感。晚期癌肿溃烂可引起出血、侵犯喉返神经可引起声音嘶哑。后期由于进食受阻，逐渐出现失水、营养不良及恶病质。本病多属中医学的“噎膈”“膈中”等范畴，中医认为本病与七情所伤、饮食不节有关。西医治疗以手术治疗为主，其次为放疗或辅以化疗，中医中药也不失为一种治疗方法。中医治疗原则以疏肝解郁，泻火解毒，燥湿祛痰，活血化瘀，补益气血为主，酌情加入有针对性的抗癌中草药。

选方1：灵仙二草汤

【组成】威灵仙、半枝莲、白花蛇舌草各50 g，水蛭15 g。

【功效】活血软坚，清热解毒。

【适应证】无法放疗、化疗的中晚期食管癌。

【用法】水煎服，每日1剂，30日为1个疗程，共3～4个疗程。

【方源】新中医，1997，29（7）：39.

选方2：龙蛭通噎汤

【组成】壁虎9 g，水蛭、急性子、甘草各10 g，黄药子、山慈菇各12 g，生赭石30 g，冬虫夏草（分冲）6 g，沉香（分冲）4 g，重楼20 g，威灵仙15 g。

【功效】化痰散结，解毒利咽。

【适应证】食管癌。

【用法】每日1剂，水煎2次，分4次服。口干甚者加天冬、麦冬各15 g，石斛30 g；疼痛者加川芎9 g，当归、炒五灵脂各15 g；痰涎壅盛者加海浮石30 g，紫苏子15 g，韭子10 g；吐酸者加海螵蛸、煅瓦楞子各30 g，浙贝母15 g；便干者加肉苁蓉、决明子各30 g。

【方源】安徽中医学院学报，1997（6）：34.

选方3：黄芪水蛭合剂

【组成】黄芪60 g，水蛭4条，土鳖虫15 g，重楼30 g，黄药子10 g，穿山甲10 g，甘草10 g。（编者按：穿山甲已禁用，酌情使用替代品。）

【功效】益气活血，消痰散结。

【适应证】食管癌。

【用法】水煎服，每日1剂，另每日以红参15 g、石斛30 g水煎成500 mL代茶常饮，10日为1个疗程。

【方源】福建中医药，1992（5）：29.

选方4：虎及散

【组成】壁虎、白及、瓦楞子各4 g，黄芪8 g，人参3 g，血竭、沉香各0.5 g，枳壳、厚朴、白术、木香、八月札各2 g，北沙参6 g。

【功效】祛瘀生新，软坚散结，益气扶正。

【适应证】食管癌。

【用法】按此量类推，将上述生药烘干，打粉，过120目筛后装袋，每袋40 g，每次4 g，温开水或蜂蜜调配送服，每日3次，3个月为1个疗程。

【方源】陕西中医，1997（11）：491.

选方5：壁虎硼砂粉

【组成】壁虎粉400 g，硼砂200 g，大麦粉500 g。

【功效】解毒散结，行气消食。

【适应证】食管癌。

【用法】将壁虎粉和大麦粉放置锅中，用文火炒至焦黄色为度，出锅冷却后和硼砂拌匀即成，上药每次10 g，每日3次，用梨汁或牛奶送服，1个月为1个疗程，观察1～3个疗程。

【方源】浙江中医杂志，2000（6）：239.

选方6：益气散结汤

【组成】黄芪20 g，党参20 g，茯苓30 g，白术10 g，炙甘草10 g，木香10 g，当归10 g，丹参10 g，冬凌草30 g，全瓜蒌20 g，半枝莲30 g。

【功效】益气健脾，化痰散结。

【适应证】食管癌。

【用法】水煎服，每日1剂。胸背痛者加血竭10 g，郁金10 g，炒刺猬皮10 g；食管纵隔瘘、脓胸者加金银花30 g，赤芍10 g，炮穿山甲10 g，鱼腥草30 g；呕血者加黑茜根、黑侧柏、黄芩各10 g，大黄炭8 g；失音者加马勃、玄参、诃子各10 g。（编者按：穿山甲已禁用，酌情使用替代品。）

【方源】中国中医急症，1998（4）：164.

选方7：消结散

【组成】水蛭300 g，壁虎300 g，三七300 g，天然牛黄15 g。

【功效】散结逐瘀。

【适应证】食管癌。

【用法】每日3次，每次3 g，餐后以白开水送服。

【疗效】配合益气散结汤治疗食管癌60例，结果生存期12个月者12例，12～18个月者12例，19～24个月者12例，大于24个月者24例，患者症状与生活质量有明显改善。

【方源】中国中医急症，1998（4）：164.

选方8：加味大半夏汤

【组成】清半夏60～120 g，人参15～20 g，白蜜100～200 mL，威灵仙、生赭石各40 g，昆布、海藻、瓜蒌皮、丹参、当归、薏苡仁各30 g，三棱、莪术各15 g，僵蚕、郁金、象贝母各12 g，云南白药4 g（分2日冲服）。

【功效】化痰逐瘀，补气润燥，开闭降逆。

【适应证】晚期食管癌梗阻。

【用法】上药水煎3次取液，混合，加入蜂蜜、云南白药搅匀，频饮，1～2日服完。服药后大便溏泻者，酌减白蜜、当归、瓜蒌皮之量，再加白术；兼阴虚者加沙参、麦冬、生地黄；有热者加蒲公英。

【疗效】多数患者服1剂后，食管痰涎减少，能饮水和进食流质食物，继服则梗阻逐渐好转。

【方源】浙江中医杂志，1994（2）：128.

选方9：加味金铃子汤

【组成】金铃子15～20 g，延胡索20～40 g，白芍20～60 g。

【功效】理气，和血，定痛。

【适应证】肺癌、肝癌、食管癌、胃癌等引起的脏腑肢体疼痛。

【用法】上述药物用量，应从小量用起，视病情而定，水煎至用手捏延胡索能呈黏糊状即可，取汁后调服。

【方源】山东中医杂志，1989（1）：49.

选方10：单味蟾蜍饮

【组成】体格壮实、重量100～150 g的蟾蜍1只。

【功效】清热，解毒，消积。

【适应证】晚期食管癌、贲门癌。

【用法】蟾蜍家养1日，去内脏后加750～1 000 mL清水煮1小时，分早、晚2次饮服，10日为1个疗程，视病情轻重，体质状况，停3～5日后行第2个疗程，可连续行3～5个疗程。

【方源】黑龙江中医药，1995（6）：37.

选方11：喜神消痛膏

【组成】刺猬皮、血竭、乳香、没药、川芎、土鳖虫、冰片等。

【功效】活血，理气，止痛。

【适应证】用于食管癌、胃癌、肝癌、肺癌、骨肉瘤等疼痛者。

【用法】采用中医传统敷制膏药方法制作，待敷成后将其均匀地摊在15 cm×12 cm的白布上，使用时先将疼痛部位的皮肤清洗干净，再把膏药烘热软化（以不烫伤皮肤为度）贴在患部，并用手轻轻地在膏药上按摩3～5分钟，48小时换药1次，8次为1个疗程，连用2次无效者停用。

【疗效】大部分患者用药20分钟后疼痛缓解或消失，少数于30分钟后始见效。

【方源】中医杂志，1996（2）：78.

选方12：南星参斛汤

【组成】金银花、制天南星各20 g，生赭石15 g，党参、枳实、炒麦芽、枇杷叶、石斛、白术、茯苓各10 g，白芥子6 g，青黛、甘草各3 g。

【功效】清热解毒，豁痰理气，健脾和胃。

【适应证】晚期食管癌。

【用法】水煎服，每日1剂。

【方源】浙江中医杂志，1996（9）：395.

选方13：加味五汁饮

【组成】韭菜汁、姜汁、蜜汁、梨汁各1匙，鲜竹沥20 g，半枝莲、半边莲、藤梨根各30 g，旋覆花（包煎）12 g，生赭石（先煎）15 g，姜半夏10 g，陈皮、佛手、薤白各10 g。

【功效】降逆和胃，理气化痰。

【适应证】食管癌痰湿交阻型。

【用法】水煎服，每日1剂，30剂为1个疗程。

【方源】癌症治验录

选方14：壁虎酒

【组成】活壁虎5条，白酒500 mL。

【功效】祛瘀消肿。

【适应证】食管癌全梗阻者。

【用法】以锡壶盛酒，将壁虎泡入，2日后即可服用，每次10 mL（慢慢吮之），早、中、晚饭前半小时服。

【方源】中西医结合治疗常见肿瘤

选方15：启膈汤

【组成】土鳖虫15 g，蜈蚣2条，山慈菇、半枝莲、党参各20 g，半夏10 g。

【功效】益气活血，解毒化痰。

【适应证】食管癌咽下困难者。

【用法】水煎服，每日1剂，7剂为1个疗程。痰湿型加夏枯草、瓜蒌各30 g，郁金10 g；瘀阻型加桃仁9 g，丹参12 g，当归10 g，赤芍15 g；气虚阳微型加黄芪30 g，白术10 g，干姜6 g。

【疗效】治疗共36例，服药2周后咽下困难症状消失20例，好转13例，无效3例。

【方源】福建中医药，1993（6）：32.

选方16：开关散

【组成】牛黄2 g，麝香2 g，海南沉香10 g，礞石10 g，硇砂10 g，火硝30 g，硼砂40 g，冰片10 g。

【功效】清热解毒，化痰散结。

【适应证】食管癌。

【用法】上药共研细末，装瓶密封，每次1.5 g，每日5～10次，含服。

【方源】中西医结合临床肿瘤学

选方17：通关散

【组成】硼砂80 g，硇砂、三七各20 g，冰片30 g，制马钱子6 g，仙鹤草30 g。

【功效】活血开膈，解毒散结。

【适应证】食管癌。

【用法】上药共研细粉，每日4次，每次10 g，10日为1个疗程；后改为每日2次，每次10 g，以巩固疗效。

【方源】河南省浚县中医肿瘤研究所方

选方18：壁虎泽漆酒

【组成】泽漆100 g，壁虎50 g（夏季用活壁虎10条与锡块50 g），干蟾皮50 g，黄酒1 000 mL。

【功效】解毒散结。

【适应证】食管癌。

【用法】将上药浸泡在黄酒中，密封，每日搅动2次，浸泡5～7日，过滤静置2日后口服，每次20～50 mL，每日3次，能进食后每次调服壁虎粉2 g、干蟾皮粉1 g。

【方源】中西医结合治疗肿瘤

选方19：冬凌草方

【组成】冬凌草。

【功效】解毒散结。

【适应证】食管癌。

【用法】水煎，去渣浓缩，制成糖浆，饭后服用，每日90 mL，2～3个月为1个疗程。

【方源】河南鲁县人民医院陈绍棠方

选方20：胡椒半夏散

【组成】白胡椒、姜半夏适量。

【功效】温中止呕。

【适应证】食管癌。

【用法】将以上两味药研末，每次服2 g，每日2～3次。

【方源】肿瘤病良方1 500首

选方21：龙虎三胆散

【组成】地龙5条，壁虎2条，猪胆、羊胆、狗胆各1个。

【功效】散结解毒。

【适应证】食管癌。

【用法】先将上药煎碎烧干，研成细末，量约10 g，分为2包，第1日晨空腹服大黄10 g，白开水送下，第2日晨服龙虎三胆散1包，以黄酒100 mL为引，第3日晨空腹再如前服1包。以上为1个疗程，休息3日再服。

【方源】肿瘤病

选方22：三汁膏

【组成】鸡油120 g，梨汁120 g，萝卜汁120 g，蜂蜜120 g，生姜汁120 g，广木香9 g，川贝母9 g，丁香9 g。

【功效】清热解毒。

【适应证】食管癌。

【用法】先将广木香、丁香、川贝母研为细末，再与其余的混合熬膏，口服，每次2汤匙，每日2次。

【方源】经验方

选方23：巴豆砒霜膏

【组成】葱白3节，巴豆7粒，大枣7枚，砒霜9 g。

【功效】攻毒散结，消瘀化积。

【适应证】食管癌。

【用法】先将葱白、大枣捣碎，加水熬黏，再入巴豆、砒霜捣匀为膏，贴敷手心，5昼夜为1个疗程。

【注意】本方严禁内服。

【方源】中华肿瘤治疗大成

选方24：蝼蛄蜣螂散

【组成】蝼蛄7个，蜣螂7个，当归15 g，木香9 g。

【功效】活血行瘀，软坚散结。

【适应证】食管癌。

【用法】上药共研细末，取黑牛涎70 mL拌药，上药分3次用黄酒送下，每日服2次。

【方源】中华肿瘤治疗大成

选方25：开道散

【组成】生半夏、醋制紫硇砂各适量。

【功效】降气化痰。

【适应证】食管癌、贲门癌梗阻。

【用法】上药共研细末，每次2 g，放于舌根部，用唾液或少许温开水咽下，每日4次。

【方源】河北中医，1986（2）：17.

选方26：硇黄汤

【组成】硇砂6 g，黄芪15 g，甘草5 g。

【功效】化痰散结，益气扶正。

【适应证】食管癌、胃癌。

【用法】将硇砂捣碎，放入砂锅内，加水浸泡10分钟，用武火煮沸30分钟，然后加入黄芪、甘草，用文火煎煮30分钟，沉淀后过滤取汁。每日1剂，分2～3次服。

【注意】此药严禁接触金属。

【方源】河北中医，1987（2）：29.

选方27：虎七散

【组成】壁虎70条，三七粉50 g。

【功效】活血化瘀，散结消瘤。

【适应证】食管癌。

【用法】取壁虎70条，焙干研末，加三七粉拌匀，空腹，每次服3～4 g，每日2次，黄酒或开水送下。

【方源】中华名医名方薪传：肿瘤

选方28：灭癌散

【组成】生大黄12 g，白矾20 g，血竭10 g，人中白3 g（焙一半），红参20 g，麝香1 g。

【功效】清热解毒，攻积逐瘀。

【适应证】食管癌、贲门癌。

【用法】上药研为细末，分为20包，每日早、晚各1包，以开水和成稀糊状，含口内慢慢咽下。

【方源】中华名医名方薪传：肿瘤

选方29：六神丸

【组成】六神丸（成药）10～15粒。

【功效】解毒散结。
【适应证】食管癌。
【用法】口服，每次5粒，每日2～3次。
【方源】中国名老中医偏方大全

选方30：竹沥韭菜汁童尿饮

【组成】韭菜汁60 mL，竹沥30 mL，健康童尿60 mL。
【功效】清热解毒。
【适应证】食管癌。
【用法】上药同放干砂锅中用小火烧开。频频温服，连续10日为1个疗程。
【方源】中国名老中医偏方大全

选方31：凤仙花方

【组成】凤仙花120 g。
【功效】活血消肿。
【适应证】食管癌。
【用法】酒浸3昼夜，晒干研为细末，酒丸如绿豆大小，每次服8丸，温酒送下。
【方源】中国民间偏方大全

选方32：醋浸大蒜方

【组成】大蒜头100 g，醋200 mL。
【功效】散瘀，解毒，抗癌。
【适应证】食管癌。
【用法】大蒜头放入醋中煮熟，食蒜头饮醋，每日1次。
【方源】中国民间偏方大全

选方33：理气化结汤

【组成】八月札12 g，枳实、急性子各30 g，干蟾皮12 g，白花蛇舌草、丹参各30 g，生马钱子4.5 g，丁香、木香、生天南星、蜣螂各9 g，夏枯草15 g，紫草根、苦参、瓦楞子各30 g，壁虎9 g。

【功效】理气化瘀，消肿散结。

【适应证】食管癌。

【用法】水煎服，每日1剂，每日2次。呕吐黏液者加旋覆花、生赭石、生半夏、茯苓、青礞石；胸痛者加延胡索、乳香、没药、薤白、瓜蒌；大便秘结者加瓜蒌仁、生大黄、玄明粉；大便隐血者加白及、生地榆、血见愁；化痰软坚者加海藻、海带、山慈菇；活血祛瘀者加桃仁、红花、土鳖虫、水蛭；清热解毒者加山豆根、石见穿、黄连；扶正补虚者加党参、太子参、黄芪、白术、当归；养阴生津者加生地黄、沙参、麦冬。

【疗效】用本方治疗37例（均经X线片及病理证实确诊），临床治愈2例，显效（症状基本消失，病灶缩小50%以上）6例，有效（症状有所改善，病灶稳定在1个月以上）11例，无效18例，总有效率为51%。2例治愈病例均生存4年以上。

【方源】中国中医秘方大全

选方34：软坚降气汤

【组成】夏枯草15 g，煅牡蛎30 g，海带15 g，海藻12 g，急性子30 g，蜣螂9 g，川楝子、姜半夏、姜竹茹各12 g，旋覆花9 g，生赭石30 g，木香9 g，丁香6 g，厚朴9 g，南沙参、北沙参各30 g，当归9 g，石斛15 g。

【功效】化痰软坚，理气降逆。

【适应证】食管癌。

【用法】水煎服，每日1剂，每日2次。胃气上逆者加降香12 g，豆蔻6 g，炙九香虫9 g，刀豆子15 g，青皮9 g，藿香12 g；吐黏痰者加生天南星24 g，山豆根12 g，青礞石、板蓝根各30 g；胸部疼痛者加延胡索15 g，乳香、没药各9 g，郁金12 g，丹参30 g，桃仁9 g；呕血便血者加白及12 g，蒲黄9 g，仙鹤草30 g，藕节15 g；体虚乏力者加太子参、黄芪各15 g，白术、熟地黄各9 g；软坚消瘸者加石见穿30 g，黄药子12 g，重楼30 g。

【疗效】用本方治疗晚期食管癌182例，治后生存6个月以上96例，1年以上27例，2年以上4例，3年以上2例，4年以上1例。

【方源】中国中医秘方大全

选方35：食管癌验方

【组成】水蛭、降香各10 g，急性子15 g，黄药子12 g，壁虎2条，黄芪、女贞子、生薏苡仁、茯苓各20 g，赤芍、白芍各10 g，石见穿30 g，重楼15 g，白英40 g，昆布20 g，莪术15 g，水红花子10 g，神曲15 g，枳壳10 g，海藻20 g。

【功效】活血化瘀，理气化痰，软坚散结，解毒抗癌。

【适应证】食管癌。

【用法】水煎服，每日1剂，每日2次；或共研细末，每次服10～15 g，每日3次，温开水送服。

【方源】中国当代中医名人志

选方36：复方止痛液

【组成】白及粉60 g，三七粉15 g，延胡索粉30 g，普鲁卡因粉0.5 g，氢氧化铝凝胶适量。

【功效】活血化瘀，理气止痛。

【适应证】食管癌痛。

【用法】上药共研细粉，加入氢氧化铝凝胶调成稀糊状，采用头低位，分次口服，对食管癌痛有较好的止痛效果。

【注意】服药后卧床休息1小时，2个小时内禁止进食，以免影响药效。

【方源】癌痛的中西医最新疗法

选方37：二陈汤及旋覆代赭汤加减

【组成】清半夏10 g，陈皮10 g，茯苓10 g，旋覆花（布包煎）9 g，生赭石（另包，先煎）15 g，瓜蒌30 g，薏苡仁（包煎）30 g，白花蛇舌草30 g。

【功效】健脾化痰，降逆利湿。

【适应证】脾虚痰湿之食管癌。

【用法】水煎服，每日1剂。

【方源】中西医结合治疗癌症

选方38：苡仁三虫片

【组成】乌梢蛇500 g，蜈蚣10 g，全蝎120 g，生薏苡仁1 000 g，硇砂15 g，皂角刺250 g，瓜蒌500 g。

【功效】祛瘀通络，散结化痰，消肿。

【适应证】食管癌。

【用法】上药共研细末，压成片剂，每片0.5 g，每日3次，1次10片。如蜈蚣、全蝎缺，可用蜂房240 g代替。

【方源】中草药验方选编

选方39：七矾丸

【组成】红参30 g，鸡内金30 g，生赭石60 g，蜈蚣10条，土鳖虫30 g，水蛭150 g，藏红花30 g，制马钱子150 g，硇砂15 g，干漆（炒）30 g，白矾30 g，柿饼霜60 g。

【功效】破瘀软坚，活血消炎，健胃宽膈，理气止痛，滋补强壮。

【适应证】食管癌。

【用法】上药共研细末，水泛为丸。每次服1～3 g，每日3次。用黄芪煎水或开水送服。

【方源】癌瘤中医防治研究

选方40：硇矾散

【组成】红硇砂30 g，柿饼霜60 g，白矾30 g，雄黄30 g，炒谷芽30 g，砂仁18 g。

【功效】攻坚破积，化痰利咽，健胃理脾，通络宽膈。

【适应证】食管癌咽下困难较严重之症状。

【用法】上药共研细末，每次服1.5 g，每日3次，黄芪煎水或开水送服。

【方源】癌瘤中医防治研究

选方41：加减凉膈散

【组成】连翘30 g，黄芩12 g，栀子15 g，大黄（另包，后下）6 g，厚朴15 g，芒硝12 g，生地黄15 g，知母15 g，石斛12 g，鲜芦根20 g，淡竹叶6 g，薄荷6 g，甘草6 g，白蜜6 g。

【功效】清热解毒，养阴润燥。

【适应证】食管癌痛。

【用法】水煎服，每日1剂，分2次（早、晚）服。五心烦热、低热潮汗者加牡丹皮15 g，地骨皮15 g，白薇15 g，银柴胡15 g；进食后灼痛者加锡类散1 g，放入药汁中服用。

【方源】癌痛的中西医最新疗法

选方42：郭氏食管癌方

【组成】党参12 g，麦冬15 g，天冬15 g，山药15 g，生赭石31 g，知母10 g，天花粉10 g，当归10 g，法半夏10 g，枸杞子10 g，瓜蒌仁10 g，土鳖虫10 g。

【功效】滋阴，镇逆，扶正。

【适应证】食管癌。

【用法】水煎服，每日1剂。胸背疼痛、胸膈满闷者加檀香、沉香、乌药、郁金；舌质瘀斑明显者加桃仁、红花、蒲黄、花蕊石、三七、蜈蚣、茜草；阴津亏甚者去土鳖虫，加龙眼肉、石斛、肉苁蓉、生地黄、火麻仁、黑芝麻、柿饼、醋大黄；颈部瘰疬者（肿瘤转移）加昆布、海藻、牡蛎、龙葵、半枝莲、夏枯草；涎多者加半夏、浮石、川贝母、黄药子；气阴两亏者去土鳖虫，加炙黄芪、白术、茯苓，灶心土，以人参易党参；食管异物者加射干、山豆根、鬼针草、连翘、半枝莲，使用时体质壮实者配合蜈蛴散；体质一般或服蜈蛴散吐者配合含化丸。含化丸：三七31 g，桃仁15 g，硼砂18 g，百部茎16 g，甘草12 g，共研细末，炼蜜为丸，每丸6 g，每日3次，每次含化1丸。蜈蛴散：蜈蚣4 g，全蝎2 g，蛴螬4 g，烘干共研细末，将药粉与2个鸡蛋调匀，文火蒸熟后，1次服完，每日1次。

【方源】成都中医学院学报，1983（2）：31–33.

选方43：加减桃红四物汤合二陈汤

【组成】桃仁12 g，红花9 g，当归20 g，赤芍12 g，川芎12 g，清半夏12 g，陈皮12 g，茯苓15 g，急性子15 g，郁金15 g，蜣螂（另包）6 g，蒲黄12 g，五灵脂12 g。

【功效】活血化瘀，化痰软坚。

【适应证】食管癌痛。

【用法】水煎服，每日1剂，分2次（早、晚）服。若呕吐物呈咖啡色或大便潜血阳性者，去桃仁，加三七粉3 g或云南白药3 g，仙鹤草15 g；胸背痛甚者加醋炒延胡索15 g，制乳香12 g，制没药12 g；大便干结者加肉苁蓉15 g，火麻仁15 g。

【方源】癌痛的中西医最新疗法

选方44：斑蝥消积方

【组成】斑蝥1只，鸡蛋1只。

【功效】破症散结。

【适应证】食管癌。

【用法】先将斑蝥去头足、翅膀、绒毛，然后将鸡蛋壳打一个小洞，把去头足斑蝥塞进鸡蛋内，蒸煮半小时，取出鸡蛋中斑蝥，每日服1只。出现小便刺痛、血尿应及时予以车前子、木通、泽泻、滑石、冬瓜皮、大蓟、小蓟以通淋利尿，清热止血，减轻斑蝥的毒副作用。

【方源】江苏省无锡市第二人民医院方

选方45：耳草灵穿汤

【组成】黄毛耳草15 g，石见穿15 g，半枝莲15 g，威灵仙15 g，鬼针草15 g，枳实叶15 g。

【功效】清热解毒，软坚散结。

【适应证】食管癌。

【用法】水煎服，每日1剂，每日3次。

【方源】肿瘤的辨证施治

选方46：蟾药丸

【组成】干蟾0.3 g，山药粉适量。

【功效】解毒，消肿，止痛。

【适应证】食管癌。

【用法】水泛为丸，如绿豆大小，每次4粒，每日3次。

【方源】民间方

选方47：苏子蟾皮饮

【组成】炒紫苏子9 g，乌药6 g，焦槟榔9 g，青皮9 g，三棱9 g，莪术9 g，当归15 g，吴茱萸4.5 g，生牡蛎15 g，法半夏9 g，甘草4.5 g，生姜9 g，干蟾皮6 g。

【功效】疏郁理气，化痰破瘀。

【适应证】食管癌。

【用法】水煎服，每日1剂，分2次服。如胸前疼痛，用全蝎粉0.3 g，开水冲服。

【方源】肿瘤的辨证施治

选方48：瓜蒌白芍汤

【组成】柴胡15 g，白芍30 g，香附12 g，旋覆花12 g，丹参30 g，瓜蒌30 g，核桃树枝30 g。

【功效】疏肝解郁，理气化痰。

【适应证】肝郁气滞之食管癌。

【用法】水煎服，每日1剂。

【方源】百病良方

选方49：南星半夏汤

【组成】生半夏30 g，生天南星90 g，蛇六谷90 g，藤梨根90 g，川乌15 g，草乌15 g，震灵丹15 g。

【功效】化痰祛瘀，通络解毒。

【适应证】食管癌。

【用法】加水煎煮2小时以上，口服，每日1剂。吞咽梗阻者加鬼针草30 g，急性子15 g；疼痛者加闹羊花3 g或壁虎9 g。

【注意】本方必须久煎，以降低药物的毒性。

【方源】抗癌中草药制剂

选方50：南星丹参汤

【组成】北沙参、急性子、天南星、白毛藤、浙贝母各10 g，半枝莲、丹参各15 g，白花蛇舌草30 g，麦芽、谷芽各12 g。

【功效】化痰解毒，活血散结。

【适应证】中段食管癌。

【用法】水煎服，每日1剂。两胁不畅者加郁金10 g，红花6 g，去白毛藤。

【方源】四川中医，1988（12）：24.

选方51：竹根四君子汤

【组成】石竹根30 g，党参、茯苓、白术、甘草各9 g。

【功效】益气健脾，解毒抗癌。

【适应证】食管癌。

【用法】水煎服，每日1剂。上方亦可单用石竹根加少许红糖。

【方源】安徽单验方选集

选方52：龙葵二白汤

【组成】龙葵30 g，白英30 g，白花蛇舌草15 g。

【功效】清热，解毒，抗癌。

【适应证】食管癌。

【用法】水煎服，每日1剂。

【注意】食管癌晚期气阴双亏者禁用。

【方源】抗癌中药

选方53：龙虎白蛇汤1

【组成】龙葵30 g，万毒虎30 g，白英30 g，白花蛇舌草30 g，半枝莲15 g，山绿豆30 g，黄药子15 g，乌梅9 g，乌药9 g，三七3 g，无根藤15 g。

【功效】解毒抗癌，祛瘀破结。

【适应证】食管癌。

【用法】加水煎煮，制成煎剂，口服，每日1剂。

【方源】抗癌中草药制剂

选方54：半枝莲饮

【组成】半枝莲。

【功效】清热解毒，活血化瘀，抗癌。

【适应证】食管癌。

【用法】取半枝莲30 g，水煎2次，上、下午分服，或代茶饮。

【方源】抗癌中药

选方55：人工牛黄散

【组成】板蓝根30 g，猫眼草30 g，人工牛黄6 g，硇砂3 g，威灵仙60 g，制天南星30 g。

【功效】清热解毒，抗癌消噎。

【适应证】食管癌。

【用法】将上药制成浸膏干粉，每次服1.5 g，每日4次。

【方源】中草药通讯，1972（2）：14.

选方56：噎膈饮

【组成】白花蛇舌草30 g，蒲公英30 g，半枝莲12 g，山豆根15 g，山慈菇10 g，鸦胆子10 g，黄药子10 g，蜂房10 g，三七粉（冲服）9 g，斑蝥（去头足）1 g，蟾酥0.5 g。

【功效】清热解毒，散结抗痛。

【适应证】食管癌。

【用法】水煎服，每日1剂。

【方源】内蒙古中医药，1988（2）：48.

选方57：健脾益气汤

【组成】生半夏（先煎1小时）10 g，黄芪30 g，党参20 g，当归15 g，白芍10 g，旋覆花（包煎）10 g，生赭石30 g，威灵仙30 g，急性子10 g，桂枝10 g，陈皮10 g，生地黄10 g，熟地黄10 g。

【功效】健脾益气，降逆抗癌。

【适应证】气虚型之食管癌。

【用法】水煎服，每日1剂，分2次（早、晚）服。

【方源】抗癌中药

选方58：加味参赭培气汤

【组成】党参15 g，生赭石30 g，天冬15 g，当归12 g，肉苁蓉9 g，清半夏12 g，生白芍12 g，炒紫苏子7.5 g，竹茹6 g。

【功效】养阴益气，化痰降逆。

【适应证】食管癌。

【用法】水煎200 mL，每次服100 mL，每日2次。

【方源】中草药验方选编

选方59：抗癌汤

【组成】藤梨根60 g，野葡萄根60 g，干蟾皮12 g，急性子12 g，半枝莲60 g，紫草30 g，壁虎6 g，姜半夏6 g，甘草6 g，丹参30 g，白花蛇舌草30 g，马钱子3 g。

【功效】化瘀解毒。

【适应证】食管癌。

【用法】水煎服，每日1剂。

【方源】浙江省杭州肿瘤医院方

选方60：双仁散

【组成】鸦胆子仁60 g，桃仁120 g，水蛭（干）60 g，生赭石250 g。

【功效】软坚散结，活血化瘀。

【适应证】食管癌。

【用法】取水蛭（干）、桃仁、生赭石共研细末，再加鸦胆子仁捣烂，混合。每次10～12 g，每日3～4次，掺入藕粉内冲服。

【方源】民间方

选方61：开关散

【组成】麝香1.5 g，沉香9 g，三七15 g，硼砂15 g，芒硝9 g，儿茶15 g，朱砂6 g，冰片3 g。

【功效】活瘀散结，开窍通络。

【适应证】食管癌。

【用法】上药共研细末，每次取少量蜂蜜调服，每日6～7次，如咽下较困难，可制成片剂，口内含化，即有效。

【方源】河南省肿瘤防治研究队方

选方62：无花果瘦肉汤

【组成】鲜无花果500 g，猪瘦肉100 g。

【功效】清热，润便。

【适应证】食管癌。

【用法】鲜无花果500 g，猪瘦肉100 g，炖半小时，饮汤食肉，每日1次或隔日1次。

【方源】抗癌中药

选方63：抗癌药散

【组成】方一（抗癌Ⅰ号药散）：一枝黄花、鸡骨癀、茶匙癀、九节茶、人工牛黄、血竭、珍珠、冰片，各药共研细末混匀。

方二（抗癌Ⅱ号药散）：紫珠草、鲜射干、重楼，各药共研细末混匀。

【功效】清热解毒，消瘀散结。

【适应证】晚期食管癌、晚期肺癌。

【用法】方一药散每日3次，每次2 g冲服；方二药散每日1剂，水煎代茶饮。

【注意】可用扶正气之生脉饮加味配合治疗。

【方源】福建中医药，1987，18（5）：35；1988，19（5）：71.

选方64：甘遂甘草散

【组成】甘遂、甘草。

【功效】攻逐泻下，利水消肿。

【适应证】晚期食管癌。

【用法】取甘遂适量，用面粉包裹，放入锯末火中烧，或在炉火上烤，至面粉烤黄为度，取甘遂在铜药钵中捣碎，过筛取粉备用；另取甘草切碎，铜药钵中捣碎过筛取粉备用。临用时取甘遂0.3 g，甘草0.15 g，混合，以温开水冲服，每日3次。

【方源】千家妙方

选方65：丹沙藻布汤

【组成】丹参15 g，沙参15 g，海藻15 g，昆布15 g，川贝母10 g，郁金10 g，荷叶12 g，砂仁6 g，生赭石24 g，白花蛇舌草60 g，蜂蜜60 g。

【功效】理气降逆，清热软坚。

【适应证】食管癌。

【用法】水煎服，每日1剂，分2次（早、晚）服。

【方源】抗癌中药

选方66：参芪赭花汤

【组成】党参15 g，黄芪30 g，知母9 g，清半夏15 g，丹参30 g，天冬15 g，肉苁蓉30 g，龙眼肉15 g，旋覆花9 g，红花9 g，金银花18 g，生赭石18 g，柿饼霜9 g。

【功效】补中益气，降逆镇冲，养血润便，消炎止痛。

【适应证】食管癌。

【用法】水煎服，每日1剂，分2～3次服。

【方源】癌瘤中医防治研究

选方67：山芪赭花丸

【组成】山豆根15 g，黄芪90 g，蜂房15 g，旋覆花15 g，娑罗子15 g，生赭石15 g，橄榄15 g。

【功效】理气降逆，化痰软坚。

【适应证】食管癌初期。

【用法】上药共研细末，水泛为丸。每次3～6 g，每日3次，开水送下。

【方源】癌瘤中医防治研究

选方68：平消丹

【组成】枳壳30 g，干漆（炒）6 g，五灵脂15 g，郁金18 g，白矾18 g，仙鹤草18 g，火硝18 g，制马钱子12 g。

【功效】攻坚破积。

【适应证】食管癌。

【用法】上药共研细末，水泛为丸，每次服1.5 ~ 6 g，每日3次，开水送下。

【方源】癌瘤中医防治研究

选方69：玉石生地饮

【组成】玉竹10 g，石斛10 g，生地黄11 g，乌梅10 g，天冬15 g，麦冬15 g，沙参15 g，玄参15 g。

【功效】养阴生津，清热抗癌。

【适应证】食管癌之偏阴虚者。

【用法】水煎服，每日1剂，分2次（早、晚）服。口干者加芦根30 g，天花粉30 g；干呕者加竹茹10 g；便秘者加火麻仁10 g。

【方源】抗癌中药

选方70：半龙汤

【组成】半夏12 g，党参12 g，丁香3 g，旋覆花15 g，生赭石24 g，紫苏梗15 g，竹茹15 g，龙葵30 g，白英15 g，蛇莓15 g，半枝莲15 g，金刚刺15 g。

【功效】益气扶正，和胃降逆，清热解毒。

【适应证】食管癌。

【用法】水煎服，每日1剂。胀气者加莱菔子、佛手花。

【方源】湖北省武汉市商业职工医院方

选方71：麻李仁液

【组成】火麻仁15 g，郁李仁15 g，桃仁10 g，当归15 g，黄芪30 g，半枝莲15 g，白花蛇舌草15 g。

【功效】益气活血，润肠通便。

【适应证】晚期食管癌、贲门癌之便秘。

【用法】上药水煎，制成等渗等温溶液。首次使用方剂，最好用pH试纸测试，防止过酸。患者仰卧，头低脚高，中药过滤液入输液瓶内，接导尿管，插入肛门约25 cm，胶布固定，调整滴数以无便意为度。

【方源】中国中西医结合杂志，1984，4（1）：58.

选方72：乌半汤

【组成】乌梅、半枝莲各100 g。

【功效】清热解毒，敛酸抗痛。

【适应证】食管癌。

【用法】乌梅加水煮成汤。取半枝莲100 g，加水150 mL，煎成100 mL药液，过滤；加乌梅汤50 mL，过滤3次即可使用。饭后每次服50 mL，每日3次，若服1周效果佳，可坚持长期服用。

【方源】抗癌中药

选方73：抗癌丸

【组成】方一（糖丸方）：山豆根90 g，斑蝥15 g，红娘15 g，乌梅90 g，蜈蚣6 g，大枣肉1 000 g，白糖2 500 g。

方二（蜜丸方）：山豆根100 g，斑蝥100 g，木香100 g，乌梅100 g，蜈蚣15 g，全蝎50 g，黄连50 g，红娘20 g，轻粉20 g，大枣仁400 g，蜂蜜适量。

【功效】解毒祛瘀，攻坚散结。

【适应证】食管癌。

【用法】以上各药研碎成细末，加入大枣肉捣烂，最后用白糖粉或蜂蜜制丸，即得。糖丸每丸重6 g，蜜丸每丸重3 g。口服，糖丸，每次1丸，每日3次，含化后咽下；蜜丸，每次半丸，温开水送服。实践显示治疗上段食管癌以糖丸为好，治疗下段食管癌及贲门癌以蜜丸为好。

【注意】服药期间禁食猪肉、辣椒，忌饮酒。

【方源】抗癌中草药制剂

选方74：益气利咽丸

【组成】紫草1 500 g，黄芪1 500 g，金银花1 500 g，山豆根1 500 g，白花蛇舌草1 500 g，紫参1 500 g，薏苡仁1 500 g，香橼750 g，黄枸杞1 500 g。

【功效】益气化湿，软坚利咽。

【适应证】食管癌。

【用法】上药共研细末，炼蜜为丸，每丸重9 g，药蜜各半，每日服3次，每次2丸。

【注意】部分患者服用后有反应，以体弱者明显，主要表现为服药后恶心，食欲不振。

【方源】河南省肿瘤防治研究队方

选方75：败酱苡仁汤

【组成】败酱草30 g，瓜蒌30 g，生薏苡仁30 g，青黛9 g，硼砂9 g，山豆根12 g，白术12 g，忍冬藤30 g。

【功效】清热利湿。

【适应证】食管癌之脾胃湿热型。

【用法】水煎服，每日1剂。

【方源】中草药验方选编

选方76：壁虎奶黄方

【组成】壁虎1份，薏苡仁3份，奶母子3份，黄药子3份。

【功效】活血散结，解毒消肿。

【适应证】食管癌。

【用法】将上药放入白酒浸泡2周后服用，每日3次，每次15～20 mL，嗜酒患者，亦可适当增加药量，但每日不得超过150 mL。

【方源】民间方

选方77：软坚降气汤

【组成】夏枯草15 g，煅牡蛎30 g，海藻15 g，海带15 g，急性子30 g，蜣螂9 g，川楝子12 g，姜半夏12 g，姜竹茹12 g，旋覆花9 g，生赭石30 g，木香9 g，丁香6 g，厚朴9 g，南沙参30 g，北沙参30 g，当归9 g，石斛15 g。

【功效】化痰软坚，理气降逆。

【适应证】食管癌。

【用法】水煎服，每日1剂。胃气上逆者加降香、豆蔻、炙九香虫、刀豆子、青皮、藿香；咳黏痰者加生天南星、山豆根、青礞石、板蓝根；胸部疼痛者加延胡索、乳香、没药、郁金、丹参、桃仁；呕血便血者加白及、蒲黄、仙鹤草、藕节；体虚乏力者加太子参、黄芪、白术、熟地黄；软坚消癥者加石见穿、黄药子、重楼。

【方源】民间方

选方78：枳朴六君子汤加味

【组成】枳实12 g，厚朴12 g，党参30 g，白术12 g，陈皮9 g，半夏12 g，茯苓9 g，乌梢蛇12 g，全蝎9 g，生薏苡仁30 g，甘草3 g。

【功效】健脾温胃，化痰导滞。

【适应证】食管癌之脾胃虚寒型。

【用法】水煎服，每日1剂。

【方源】中草药验方选编

选方79：豆根旋覆代赭汤

【组成】山豆根10 g，旋覆花10 g，生赭石20 g，莱菔子15 g，郁金10 g，瓜蒌20 g，刀豆子15 g，草河车20 g，陈皮10 g。

【功效】清热解毒，理气降逆。

【适应证】食管癌。

【用法】水煎服，每日1剂，分早、晚2次服。

【方源】抗癌中药

选方80：噎膈汤

【组成】干蟾皮12 g，急性子30 g，八月札12 g，夏枯草15 g，白花蛇舌草30 g，丹参30 g，生马钱子4.5 g，瓦楞子30 g，枳实30 g，生天南星9 g，丁香9 g，紫草根30 g，木香9 g，蜣螂9 g，壁虎9 g，苦参30 g。

【功效】软坚散结，抗肿瘤。

【适应证】食管癌。

【用法】水煎服，每日1剂。

【注意】马钱子为剧药，该方在医生指导下服用为妥。

【方源】上海中医学院肿瘤小组方

选方81：龙蛇功劳汤

【组成】龙葵15 g，白花蛇舌草15 g，十大功劳叶15 g，射干6 g，生牡蛎20 g，三棱6 g，延胡索6 g，川楝子12 g，莪术6 g，鸡内金6 g。

【功效】清热散结，消肿止痛。

【适应证】食管癌。

【用法】水煎服，每日1剂。

【方源】民间方

选方82：儿茶三七丸

【组成】儿茶15 g，三七15 g，硼砂15 g，沉香9 g，猪牙皂9 g，朱砂6 g，冰片3 g，麝香1.5 g。

【功效】化痰软坚，活血降气，开窍通关。

【适应证】食管癌梗阻。

【用法】上药共研细末，炼蜜为200丸，每次含化2丸，每日8～10次。

【方源】抗癌中药

选方83：八珍汤加减

【组成】党参30 g，焦白术10 g，茯苓10 g，木香5 g，炒陈皮10 g，全当归30 g，川芎12 g，熟地黄、白芍各15 g。

【功效】健脾益气，滋阴养血。

【适应证】食管癌之气血双亏型。

【用法】水煎服，每日1剂。

【方源】中西医结合治疗癌症

选方84：加减消噎汤

【组成】雄黄（冲服）3 g，贯众30 g，干漆10 g，三棱10 g，莪术10 g，太子参30 g，黄芪50 g，木香10 g，槟榔10 g，大黄6 g。

【功效】益气养阴，解毒散结。

【适应证】食管癌。

【用法】水煎服，每日1剂，分2次服。

【方源】北京中医，1996（3）：19.

选方85：逍遥散加减

【组成】醋炒柴胡6 g，白术9 g，茯苓9 g，瓜蒌30 g，清半夏10 g，郁金10 g，杭白芍12 g，当归15 g，急性子10 g，半枝莲30 g。

【功效】疏郁健脾，化痰解毒。

【适应证】食管癌之肝郁气滞型。

【用法】水煎服，每日1剂。

【方源】中西医结合治疗癌症

选方86：三香急性蜣螂汤

【组成】木香10 g，丁香10 g，沉香曲12 g（或降香10 g，藿香12 g），石斛12 g，川楝子12 g，厚朴10 g，南沙参、北沙参各12 g，天冬、麦冬各12 g，姜半夏12 g，姜竹茹12 g，旋覆花（包煎）12 g，生赭石30 g，仙鹤草30 g，当归6 g，急性子21 g，全蜣螂21 g。

【功效】理气化痰，养阴散结。

【适应证】食管癌。

【用法】水煎服，每日1剂。

【方源】肿瘤的防治

选方87：五汁膏

【组成】人参汁、龙眼肉汁、芦根汁、蔗汁、梨汁、人奶、牛乳各等份。

【功效】养阴益气，扶正抗癌。

【适应证】食管癌。

【用法】本方加姜汁少许，隔水炖成膏，徐徐频服。

【方源】抗癌本草

选方88：加减全蝎蜈蚣汤

【组成】全蝎5 g，蜈蚣5条，白花蛇舌草30 g，半枝莲30 g，鸦胆子20 g，菝葜20 g，急性子20 g，黄药子20 g，夏枯草20 g，柿蒂20 g，旋覆花12 g，鸡内金12 g，莱菔子12 g。

【功效】扶正祛邪，活血化瘀。

【适应证】中晚期食管癌。

【用法】水煎服，每日1剂，分2次服，连服10剂后改为隔日1剂。

【方源】河北中医，1997，19（4）：29.

选方89：消癌3号

【组成】威灵仙60 g，板蓝根、猫眼草各30 g，人工牛黄6 g，硇砂3 g，制天南星9 g。

【功效】软坚破积，解毒抗癌。

【适应证】食管癌。

【用法】制成浸膏粉，每次1.5 g，每日服4次。

【方源】中药新用

选方90：黄芪紫草丸

【组成】紫草1 500 g，黄芪1 500 g，金银花1 500 g，山豆根1 500 g，白花蛇舌草1 500 g，紫参1 500 g，薏苡仁1 500 g，香橼750 g，黄柏1 500 g。

【功效】软坚破积。

【适应证】食管癌。

【用法】上药共研细末，炼蜜为丸，每丸重9 g，药蜜各半。每日3次，每次服2丸。

【注意】本方可使临床症状缓解，具有一定近期疗效，远期疗效尚待观察。部分患者服用后有恶心、食欲不振现象，以体弱者明显。

【方源】千家妙方

选方91：软坚散

【组成】板蓝根30 g，猫眼草30 g，人工牛黄6 g，硇砂3 g，威灵仙60 g，制天南星9 g。

【功效】清热解毒，软坚化痰。

【适应证】食管癌。

【用法】上药制成浸膏干粉，每次服1.5 g，每日4次。

【方源】安徽省人民医院方

选方92：加味马宝白金丸

【组成】马宝粉1 g，白矾1 g，郁金3 g，云南白药1瓶。

【功效】清热化痰，活血行气。

【适应证】晚期食管癌、贲门癌及胃癌，吞咽困难，呕吐大量黏液者。

【用法】用100 mL水浸泡白矾、郁金半小时，用砂锅煎15～20分钟，取药汁倒在碗中冲服。马宝粉配云南白药冲剂冲服，每日1次。

【方源】实用中西医结合杂志，1994，7（8）：450.

选方93：通道化噎丸

【组成】硼砂、硇砂、冰片、芒硝、三七、五灵脂、沉香、没药、朱砂。

【功效】功坚破积，祛瘀生新，解毒抗癌，利气止痛。

【适应证】中晚期食管癌。

【用法】每日4次，每次1丸，含化，建议服6周为1个疗程。

【注意】食管癌灶有溃疡者慎用，以防出血。

【方源】中国中医药信息杂志，1996，3（5）：30.

选方94：羊泉蛇灵汤

【组成】蜀羊泉30 g，白花蛇舌草30 g，威灵仙30 g，白茅根30 g。

【功效】解毒，散结，抗癌。

【适应证】食管癌。

【用法】水煎服，每日1剂，分3次服。

【方源】肿瘤的辨证施治

选方95：覆灵汤

【组成】旋覆花15 g，威灵仙15 g，姜半夏9 g，刀豆子9 g，急性子9 g，姜竹茹9 g，生赭石30 g，冰球子9 g，五灵脂9 g，菝葜15 g。

【功效】降逆化痰，解毒散结。

【适应证】食管癌。

【用法】水煎服，每日1剂。吞咽梗阻重者加硇砂（另吞）30 g；贫血者加阿胶珠（烊入）9 g，仙鹤草30 g；呕吐者加姜汁（冲服）4.5 g。

【方源】抗癌中草药制剂

选方96：二参汤

【组成】苦参6 g，丹参9 g，紫草6 g，刺猬皮9 g，急性子9 g，麦冬9 g，天花粉9 g，黄药子9 g，炒陈皮9 g，墨旱莲9 g，远志9 g，瓜蒌12 g，海浮石12 g，蜀羊泉18 g，枸杞子18 g，石见穿15 g，薤白4.5 g，炒五灵脂3 g。

【功效】活血化瘀，养阴化痰。

【适应证】食管癌。

【用法】水煎服，每日1剂。

【方源】抗癌中草药制剂

选方97：莲蒲汤

【组成】半枝莲60 g，蒲公英30 g，黄药子30 g，法半夏9 g，瓜蒌15 g，黄连6 g。

【功效】清热化痰。

【适应证】食管癌。

【用法】水煎服，每日1剂。梗阻重、呕吐多者加旋覆花、生赭石及开导散；痰涎多者加制天南星、薏苡仁及礞石滚痰丸；大便干结者加大黄、郁李仁；胸痛者加路路通、薤白、延胡索、丹参；津液干枯者加天花粉、玄参、石斛；气虚者加党参、黄芪、白术。

【方源】抗癌中草药制剂

选方98：加减旋覆代赭汤

【组成】太子参12 g，沙参12 g，生半夏12 g，旋覆花10 g，生赭石30 g，枸杞子30 g，急性子30 g，威灵仙12 g，半枝莲30 g。

【功效】益气养阴，开关降逆。

【适应证】晚期食管癌吞咽困难，不能进食，呕吐大量黏液，时有梗阻，导致气阴双虚，食入难下者。

【用法】水煎服，每日1剂，分次少量频服。梗阻明显者可另加紫硇砂0.3 g，玉枢丹0.3 g，牛黄0.1 g，用白蜜调置在口腔内慢慢咽下，每日3次。

【方源】中医杂志，1994，35（2）：80.

选方99：加味小金丹

【组成】白胶香9 g，草乌9 g，五灵脂9 g，地龙9 g（血压低可减少用量），制乳香9 g，制没药9 g，当归9 g，白术9 g，陈皮9 g，儿茶6 g，制土鳖虫9 g，麝香0.03 g。

【功效】活血化瘀，消肿止痛。

【适应证】食管癌咽下疼痛者。

【用法】上药（除麝香）共研细末，最后加入麝香，炼蜜为丸（3 g），每次1丸，每日2次。

【方源】中草药验方选编

选方100：紫硇砂醋散

【组成】紫硇砂30 g，醋（按比例用）。

【功效】利咽宽中。

【适应证】食管癌吞咽困难加重者。

【用法】紫硇砂研细末加水1 500 mL，水煮过滤取汁，加醋（1 000 mL汁加1 000 mL醋）再煮干，成灰黄色结晶粉末，每次1.5 g，每日3次，或用鲜韭菜汁噙化10 mL。

【方源】民间方

选方101：加味开噎散

【组成】雄黄1 g，朱砂6 g，山豆根12 g，五灵脂12 g，硼砂6 g，芒硝30～60 g，射干12 g，青黛9 g，鲜狗胆1个。

【功效】解毒攻下，破结散瘀。

【适应证】食管癌饮食不进。

【用法】诸药共研为末，以狗胆汁调水，分3日送服。

【方源】千家妙方

选方102：益气消积汤

【组成】党参30 g，茯苓15 g，炒白术15 g，蝉蜕90 g，砂仁10 g，豆蔻10 g，威灵仙15 g，川楝子10 g，延胡索10 g，白花蛇舌草30 g，鸡内金10 g，山慈菇30 g，半枝莲30 g，徐长卿30 g，鳖甲10 g，牡蛎30 g，麝香（冲服）0.1 g。

【功效】健脾益气，清热利湿，活血散结。

【适应证】食管癌。

【用法】水煎服，每日1剂，分2次服用。痛甚者加重楼50 g，蜈蚣（冲服）4只，白芍30 g；腹胀甚者加厚朴15 g，槟榔15 g；恶心口苦者加薏苡仁50 g，蒲公英30 g；声音嘶哑者加桔梗10 g，木蝴蝶30 g；咳嗽咯痰者加川贝母15 g，枇杷叶30 g。

【方源】实用中医药杂志，1996（2）：27.

选方103：复方硇砂煎

【组成】硇砂27 g，海藻15 g，昆布15 g，草豆蔻9 g，乌梅3个，白花蛇舌草20 g，半枝莲60 g。

【功效】清热解毒，软坚散结。

【适应证】食管癌。

【用法】水煎服，每日1剂。

【注意】部分患者用药后食欲减退，有上腹饱胀感，不影响疗效。

【方源】抗癌中草药制剂

选方104：枯草黄药子丸

【组成】黄药子60 g，重楼60 g，山豆根12 g，败酱草12 g，白鲜皮120 g，夏枯草120 g。

【功效】清热解毒，攻坚破结。

【适应证】食管癌。本方也可用于胃肠肿瘤及肺癌等。

【用法】上药研粉，炼蜜为丸，每丸重6 g，每日服4～6丸。

【方源】肿瘤的防治

选方105：攻坚粉

【组成】制草乌60 g，制天南星60 g，冰片30 g，火硝60 g，硇砂30 g，油炸马钱子12 g。

【功效】攻坚散结，化痰消肿。

【适应证】食管癌。

【用法】上药共研极细末，每次服0.6 g，用口涎或少量开水送下，每相隔90分钟服1次，待黏痰吐净为止。然后3小时服1次，连服2日。

【注意】临床用于晚期梗阻、滴水不能进患者，有开导作用。

【方源】肿瘤的防治

选方106：加减补气运脾汤

【组成】党参20 g，黄芪30 g，茯苓15 g，甘草10 g，半夏10 g，陈皮12 g，白术12 g，砂仁12 g，生姜3片，大枣5枚。

【功效】温补脾肾，益气回阳。

【适应证】食管癌。

【用法】水煎服，每日1剂，分2次（早、晚）服用。

【方源】安徽中医学院学报

选方107：加减沙参麦冬汤

【组成】沙参15 g，天花粉15 g，麦冬5 g，生地黄12 g，玄参12 g，知母12 g，金银花12 g。

【功效】滋养津液，泻热散结。

【适应证】食管癌。

【用法】水煎服，每日1剂，分2次（早、晚）服，配合化疗服用。

【方源】安徽中医学院学报

选方108：胆星灵仙汤

【组成】急性子15 g，木鳖子10 g，威灵仙30 g，半夏15 g，胆南星10 g，赤芍10 g，桃仁、杏仁各10 g，半枝莲30 g，山豆根10 g，瓜蒌30 g，草河车15 g，郁金10 g。

【功效】化瘀祛痰，清热散结。

【适应证】食管癌之血瘀痰滞型。

【用法】水煎服，每日1剂。

【方源】中医肿瘤学

选方109：旋覆代赭汤加减

【组成】旋覆花（包煎）10 g，生赭石20 g，莱菔子15 g，郁金10 g，瓜蒌20 g，山豆根10 g，川贝母10 g，砂仁4 g，紫苏梗10 g，刀豆子15 g，草河车20 g，陈皮10 g。

【功效】降逆化痰，理气疏郁。

【适应证】食管癌之气痰互阻。

【用法】水煎服，每日1剂。

【方源】中医肿瘤学

选方110：参赭三甲汤

【组成】旋覆花9 g，生赭石21 g，党参9 g，清半夏15 g，龟板15 g，鳖甲15 g，牡蛎15 g，瓦楞子12 g，蜂房9 g，黄芪30 g，山豆根9 g，赤芍15 g，鸡血藤30 g。

【功效】补中益气，平镇降逆，软坚化瘀，消炎解毒。

【适应证】食管癌。

【用法】水煎服，每日1剂。

【方源】癌瘤中医防治研究

选方111：郁金瓜蒌汤

【组成】郁金12 g，砂仁壳10 g，南沙参18 g，浙贝母12 g，丹参15 g，茯苓15 g，法半夏10 g，瓜蒌30 g，天南星10 g，黄药子30 g。

【功效】疏郁理气，化痰散结。

【适应证】痰气交阻型之食管癌。

【用法】水煎服，每日1剂。

【方源】中西医结合治疗癌症

选方112：加减龙蛭通噎汤

【组成】壁虎9 g，水蛭10 g，急性子10 g，甘草10 g，黄药子12 g，山慈菇12 g，生赭石30 g，冬虫夏草（分冲）6 g，沉香（分冲）4 g，重楼20 g。

【功效】化痰软坚，通噎散结。

【适应证】食管癌。

【用法】水煎服，每日1剂，分4～6次口服。口干者加天冬15 g，麦冬15 g，石斛31 g；疼痛者加川芎9 g，当归15 g，炒五灵脂15 g；痰涎壅盛者加海浮石30 g，紫苏子15 g，韭子10 g；吐酸者加海螵蛸30 g，煅瓦楞子30 g，浙贝母15 g；便干者加肉苁蓉30 g，决明子15 g。

【方源】安徽中医学院学报，1997，16（6）：34.

选方113：鸦胆子水蛭散

【组成】鸦胆子60 g，水蛭60 g，桃仁120 g，生赭石240 g。

【功效】祛瘀消肿。

【适应证】食管癌。

【用法】先将水蛭、桃仁、生赭石研细末，加入鸦胆子捣烂，每次用10 g搅入藕粉内服，每日3次。

【方源】肿瘤病

选方114：七叶南星紫金散

【组成】重楼30 g，制天南星30 g，威灵仙30 g，紫金锭30 g，板蓝根30 g，延胡索30 g，硇砂10 g，冰片10 g。

【功效】解毒化痰，软坚散结。

【适应证】食管癌。

【用法】制成粉剂，每次1.5 g，每日3次。

【方源】肿瘤的防治

选方115：茅根树叶膏

【组成】白茅根30 g，半枝莲30 g，铁树叶30 g，白花蛇舌草30 g。

【功效】清热，解毒，抗癌。

【适应证】食管癌。

【用法】上药煎汁去渣，加红糖60 g，制成糖浆。以上为1日量，分3次服完。

【方源】肿瘤的防治

选方116：加减二生汤

【组成】生天南星30 g，生半夏15 g，八月札15 g，南沙参15 g，北沙参15 g，麦冬12 g，降香9 g，石打穿30 g，丹参15 g，急性子15 g。

【功效】理气化痰，降逆散结，养阴增液。

【适应证】食管癌放疗后气滞痰结、耗滞伤阴者。

【用法】水煎服，每日1剂，分2次（早、晚）服，连服1个月为1个疗程，连用3～4个疗程。

【方源】上海中医药杂志，1994（1）：27.

选方117：蜒蚰汤

【组成】方一：蜒蚰20条，精猪肉数片。

方二：野百合、猫人参、白毛藤各30 g，党参、炙黄芪、昆布各18 g，黄药子、半边莲、龙葵各15 g，穿山甲12 g，鸡内金、象贝母各9 g。（编者按：穿山甲已禁用，酌情使用替代品。）

【功效】破结消症，解毒抗癌。

【适应证】食管癌。

【用法】方一两味药加盐少许，煮汤，调以味精饮之。方二水煎服，每日1剂。方二清热解毒用野百合、半边莲、半枝莲、白英、龙葵、重楼；软坚破结用黄药子、穿山甲、天花粉、象贝母，昆布；清利咽喉用桔梗、牛蒡子；补益气血用白参、党参、太子参、黄芪、当归、白术、琼玉膏、归脾丸。（编者按：穿山甲已禁用，酌情使用替代品。）

【方源】江苏中医学院学报，1978（3）：38.

选方118：食道饮

【组成】半枝莲30 g，白花蛇舌草90 g，刘寄奴30 g，旋覆花10 g，生赭石30 g，柴胡10 g，香附10 g，郁金10 g，炒枳壳10 g，沙参10 g，麦冬10 g，玄参10 g，清半夏10 g，丹参10 g，开道散3 g。

【功效】解毒散结，疏郁滋阴。

【适应证】食管癌。

【用法】水煎服，每日1剂。开道散：醋制硇砂（紫硇砂加等量醋，再加适量水，至硇砂全部溶解后，取溶液熬贴即成）1 000 g，紫金锭1 000 g，冰片10 g，麝香1 g，共研细末，备用，水冲服，每次1 g，每日3次。食管癌溃疡型或伴有胃溃疡者，开道散减量或不用，加海螵蛸；大便干结者加大黄；大便稀，倦怠无力，脉细虚者加党参、炒白术，酌减理气药；舌苔黄腻者加薏苡仁、瓜蒌，减养阴药。

【注意】食管气管瘘禁用开道散和食道饮；在服药期间忌食虾酱、韭菜、牛肉。本方汤剂和散剂并进是取效的关键，其作用缓和，需长期用药。

【方源】辽宁中医杂志，1986（3）：21.

选方119：加减半夏泻心汤

【组成】半夏10 g，党参10 g，黄芩12 g，黄连8 g，干姜6 g，甘草5 g，大枣3枚。

【功效】清热燥湿除癌，降逆下气止呕。

【适应证】食管癌吞咽梗阻。

【用法】水煎服，每日1剂，分2次口服。大便干结，体质不虚者加大黄5～15 g泻热通便；虚者加瓜蒌30 g，火麻仁10～15 g通润之。保持大便通畅，以1～2日1次为宜，有时大便通畅，吞咽梗阻可随之缓解。舌红少津，津伤较甚者，去党参、干姜加沙参、生地黄、石斛、麦冬以滋养阴液。嗳气呕吐明显者加旋覆花、生赭石以和胃降逆。

【方源】陕西中医，1996，17（11）：488.

选方120：抗癌散（丸、膏）

【组成】方一（抗癌散）：干蟾30 g，三七30 g，京三棱30 g，五灵脂39 g。

方二（抗癌丸）：制马钱子300 g，炒蟾蜍300 g，穿山甲200 g，炒五灵脂200 g，山药粉适量。

方三（抗癌膏）：蟾蜍7只，麻油1 120 g，蜈蚣5条，木鳖子10个，过山龙250 g，京丹210 g，阿魏15 g，芒硝15 g，乳香15 g，没药15 g，羌活15 g，独活15 g，玄参15 g，肉桂15 g，赤芍15 g，穿山甲15 g，生地黄15 g，生天南星15 g，大黄15 g，白芷15 g，红花15 g，蜂房15 g，三棱15 g，莪术15 g，巴豆（去壳）15 g，两头尖15 g，桑枝15 g，槐枝15 g，桃枝15 g，柳枝15 g。（编者按：穿山甲已禁用，酌情使用替代品。）

【功效】活血化瘀，软坚散结，拔毒。

【适应证】食管癌。

【用法】方一各药用微火焙干存性，研成细末，过筛。

方二各药共研细末，以山药粉调成糊状后，再制成绿豆大小的丸剂。

方三各药（除京丹、阿魏、芒硝、乳香、没药）用麻油熬炼至枯，捞除药渣后，再熬炼至滴水成珠，用纱布过滤，除尽残渣后再加入京丹，熬成膏药，稍冷后加入阿魏、芒硝、乳香、没药等细粉，搅拌均匀，收膏。

方一口服，每次1.5～3 g，每日3次，用醋调和后，温开水冲服。

方二口服，每次3 g，每日2次，饭后服。

方三外用，贴敷于癌灶处皮肤及上脘穴、中脘穴，每日换药1次。

【疗效】三方配合使用治疗食管癌16例，近期治愈2例，有效8例，无效6例，总有效率为62.5%。

【方源】抗癌中草药制剂

选方121：蜈蚣三七丸

【组成】三七粉30 g，生桃仁30 g，急性子30 g，蜈蚣10 g，威灵仙30 g，壁虎10条，豆蔻15 g，紫硇砂3 g，蟾酥0.1 g，天然牛黄3 g，麝香3 g，落水石6 g。

【功效】软坚，散结，拔毒。

【适应证】食管癌。

【用法】上药共研细末，炼蜜为丸，每丸重1 g，每次服1丸，每日3次，含化。

【方源】民间方

选方122：加减健脾益肾汤

【组成】党参15 g，白术15 g，枸杞子15 g，制何首乌15 g，熟地黄12 g，山茱萸12 g，茯苓12 g。

【功效】益气健脾，滋阴补肾。

【适应证】食管癌。

【用法】水煎服，每日1剂，分2次（早、晚）服。肝郁气滞型加柴胡，郁金；痰瘀互结型加芥子，半夏；热毒伤阴型加知母、天花粉；气血双亏型加当归。

【方源】中医杂志，1995，16（1）：3.

选方123：龙虎白蛇汤2

【组成】龙葵30 g，万毒虎30 g，白英30 g，白花蛇舌草30 g，半枝莲15 g，山绿豆30 g，黄药子15 g，乌梅9 g，三七3 g，无根藤15 g。

【功效】清热解毒，理气活血。

【适应证】食管癌。

【用法】水煎服，每日1剂。

【疗效】本方治疗食管癌70例，显效33例，有效29例，无效8例，总有效率为88.57%。

【方源】福建省莆田县人民医院方

选方124：八角金盘汤

【组成】八角金盘10 g，八月札30 g，石见穿15 g，急性子15 g，半枝莲15 g，丹参12 g，青木香10 g，生山楂12 g。

【功效】清热解毒，活血消肿。

【适应证】噎膈（食管癌、贲门癌）。

【用法】水煎服，每日1剂。

【方源】民间方

选方125：三七慈菇散

【组成】三七18 g，山慈菇120 g，海藻、浙贝母、柿霜各60 g，法半夏、红花各30 g，制乳香、制没药各15 g。

【功效】活血化瘀，破结祛痰。

【适应证】食管癌。

【用法】上药共研极细末，每日服3次，每次6 g，加蜂蜜适量，温开水冲服。

【方源】抗癌本草

选方126：加减小陷胸汤

【组成】瓜蒌3 g，半夏12 g，黄连10 g，郁金12 g，当归30 g，桃仁10 g，红花10 g，青皮10 g，柴胡10 g，生赭石30 g，白花蛇舌草30 g，阿胶（烊化）10 g，黑芝麻30 g，大黄15 g。

【功效】理气化浊，通腑解毒，宽胸清热，活血通瘀。

【适应证】食管癌晚期痰热瘀阻型。

【用法】水煎服，每日1剂，水煎2次取汁频服，并配天然牛黄1 g，分6次口中含化。鲜芦笋10根，鲜败酱草一把，水煎3～5分钟，装暖壶内代茶饮，每日1剂，连用1个月为1个疗程。

【方源】山西中医，1994，10（1）：49.

选方127：槐角急性散

【组成】木香4.5 g，槐角9 g，川贝母6 g，肉桂3 g，急性子9 g，硼砂6 g。

【功效】理气疏郁，化痰散结。

【适应证】食管癌。

【用法】上药共研细末，用红糖500 g熬膏，加入药末搅匀，制成糖块，随时噙咽。

【方源】肿瘤的辨证施治

选方128：西尹抗癌Ⅰ号散

【组成】半枝莲500 g，蒲公英500 g，黄连60 g，黄柏60 g，连翘180 g，车前子180 g，半夏120 g，大黄120 g，天花粉120 g。

【功效】清热祛湿，泻火解毒。

【适应证】食管癌。

【用法】以上各药共研细末成散剂，口服，每次9～12 g，每日3次。湖北襄阳西尹卫生院以本方配合针刺、穴位埋藏等疗法，治疗食管癌伴有呕吐黏液，满气上顶，大便不畅者效果显著。

【疗效】用此方治疗58例食管癌患者，显效17例，有效29例，无效12例，总有效率为79.3%。

【方源】抗癌中草药制剂

选方129：白砒丸

【组成】白砒120 g，紫河车1 250 g，山豆根2 500 g，夏枯草2 500 g，白鲜皮1 000 g，败酱草2 500 g。

【功效】清热解毒，消肿散结。

【适应证】食管癌。

【用法】炼蜜为丸，每丸重0.9 g，每日3次，每次2丸。

【方源】中草药验方选编

选方130：硇金消积丸

【组成】紫硇砂500 g，醋500 g，紫金锭适量。

【功效】活血祛瘀，软坚散结。

【适应证】食管癌、贲门癌。

【用法】将紫硇砂与醋制成灰黄色结晶粉，再与等量紫金锭混合均匀，每日3次，每次服1克。

【疗效】本方治疗635例食管癌、贲门癌，治愈2例，显效6例，有效452例，无效175例，总有效率为71.18%。

【方源】山东省北镇卫生学校方

选方131：加减二生全瓜蒌汤

【组成】生天南星30 g，生半夏30 g，瓜蒌30 g，枳实15 g，生山楂15 g，黄药子15 g，陈皮10 g，急性子10 g，王不留行10 g，莪术10 g，土鳖虫10 g，穿山甲10 g，干蟾皮10 g。（编者按：穿山甲已禁用，酌情使用替代品。）

【功效】化痰散结，逐瘀通脉。

【适应证】晚期食管癌。

【用法】水煎服，每日1剂，分2次服。气虚者加黄芪、党参、白术、茯苓；血虚者加黄芪、当归、鸡血藤、补骨脂；阴虚者加天冬、麦冬、生地黄、黄精；脾虚者加白术、茯苓、鸡内金、焦楂曲、麦芽；胃气上逆者加丁香、降香、生赭石；水肿者加猪苓、茯苓皮、白术皮、车前子。

【方源】四川中医，1993（6）：25.

选方132：逐瘀培气汤

【组成】桃仁9 g，红花3 g，生赭石24 g，法半夏9 g，天冬9 g，当归18 g，天花粉9 g，火麻仁9 g，杏仁9 g，芦根9 g，山药12 g，牡丹皮9 g，党参15 g，三七（研面）1.5 g。

【功效】活血化瘀，养阴益气，化痰。

【适应证】食管癌。

【用法】先将三七和红花研末冲服，余药水煎服，每次100 mL。上药约服5剂后，党参加至30 g，生赭石加至30 g，山药加至18 g，天冬、天花粉各加至12 g，加土鳖虫3只，服数剂好转后去掉土鳖虫、三七、天花粉，天冬改9 g，生赭石改24 g。

【方源】中草药验方选编

选方133：黄药子壁虎汤

【组成】黄药子50 g，半枝莲100 g，五灵脂15 g，山豆根50 g，硼砂5 g，壁虎3条，两头尖10 g，硇砂5 g，川贝母15 g，旋覆花10 g。

【功效】软坚散结，清热解毒，祛痰。

【适应证】食管癌。

【用法】水煎服，每日1剂。

【方源】吉林中医药，1983（2）：26.

选方134：三香丸

【组成】黄老母鸡1只，丁香3 g，木香15 g，沉香15 g，牛黄0.03 g，冰片0.05 g。

【功效】清热解毒。

【适应证】食管癌症状较轻者，仅觉喉中有臭肉味，有经常吐黏液等症。

【用法】将黄老母鸡饿3日，再用绿豆、黄豆、赤小豆、大米、小米喂饱，1小时后杀鸡取嗉，在鸡身上糊上用盐水和的泥约一指厚，用火烤之，待鸡嗉中粮食熟后去泥，加入丁香、木香、沉香、牛黄、冰片共研细末，炼蜜为丸，每丸6 g，每次服1丸，每日2次。

【方源】民间方

选方135：半夏沙参赭石汤配合放疗

【组成】姜半夏12 g，北沙参15 g，生赭石30 g，旋覆花12 g，麦冬15 g，石斛15 g，竹茹12 g，川厚朴9 g，广木香9 g，瓜蒌12 g，丹参10 g，川贝母10 g，茯苓15 g，当归10 g，急性子15 g。

【功效】滋补胃阴，活血化瘀消结。

【适应证】中晚期食管癌。

【用法】每日1剂，水煎至200 mL，分2次服用。

【方源】中国中医药科技，2007，14（2）：129.

选方136：脾肾方加减

【组成】黄芪20 g，白参（另蒸兑服）10 g，白术10 g，茯苓10 g，陈皮10 g，枸杞子10 g，女贞子10 g，墨旱莲10 g，菟丝子10 g，淫羊藿10 g，炒麦芽15 g，鸡内金10 g，法半夏10 g，砂仁5 g，枳实10 g，丹参10 g，郁金10 g，广木香10 g，甘草5 g。

【功效】补肾健脾，益气养阴，理气和胃，散结抗癌。

【适应证】晚期食管癌。

【用法】每日1剂，水煎服。

【方源】湖南中医杂志，2018，34（8）：25-27.

选方137：启膈散加减

【组成】丹参、沙参、茯苓、郁金各15 g，砂仁、川贝母各9 g，杵头糠5 g。

【功效】理气化痰，开郁散结。

【适应证】痰气交阻型晚期食管癌。

【用法】每日1剂，水煎服。

【方源】新中医，1998，30（3）：35-36.

选方138：通幽汤加减

【组成】生地黄、熟地黄、当归各15 g，桃仁10 g，红花、升麻、炙甘草各6 g。

【功效】理气活血，化瘀散结。

【适应证】气滞血瘀型晚期食管癌。

【用法】每日1剂，水煎服。

【方源】新中医，1998，30（3）：35-36.

选方139：补气运脾汤

【组成】人参、黄芪各30 g，茯苓、白术各15 g，半夏、陈皮、砂仁、甘草各6 g，生姜3片，大枣5枚。

【功效】健脾益气，温阳散结。

【适应证】气虚阳微型晚期食管癌。

【用法】每日1剂，水煎服。

【方源】新中医，1998，30（3）：35-36.

选方140：夏星汤治疗

【组成】天南星、丹参、干蟾皮、蜂房各10 g，法半夏12 g，生赭石20 g。

【功效】化痰散结，降逆，活血祛瘀，凉血和胃。

【适应证】中晚期食管癌。

【用法】温水煎服，去渣留汁300 mL，分早、晚2次餐后服用，21日为1个疗程。

【方源】光明中医，2020，35（11）：1667-1669.

选方141：丹参饮

【组成】丹参20 g，檀香10 g，砂仁10 g，人参10 g，炒白术20 g，旋覆花10 g，生赭石10 g，桃仁10 g，牡丹皮15 g，稻芽20 g，大枣15 g，生甘草5 g。

【功效】行气活血，化瘀去痰，益气扶正。

【适应证】中晚期食管癌。

【用法】每日1剂，水煎服。

【方源】世界最新医学信息文摘，2019，19（93）：280-286.

选方142：高继良治食管癌验方

【组成】法半夏10 g，制天南星10 g，青礞石30 g，蜂房15 g，丹参12 g，薏苡仁30 g，川芎10 g，茯苓15 g。

【功效】涤痰化瘀，消结散肿。

【适应证】中晚期食管癌。

【用法】药材加入300 mL水，浸泡30分钟，中火煎15分钟，取药汁约150 mL，下午重复煎1次，分2次餐后1小时左右服用，连续服用1个月为1个疗程。

【方源】浙江中医药大学学报，2007，31（2）：176-177.

选方143：丁香透膈汤

【组成】丁香5 g，砂仁3 g，黄芪20 g，白花蛇舌草30 g，夏枯草20 g，法半夏10 g，制天南星10 g，生瓦楞子30 g，急性子20 g，蜣螂10 g，制壁虎10 g，威灵仙20 g，石打穿20 g，蜂房10 g，全蝎5 g，蜈蚣2条。

【功效】行气活血，清热解毒，破瘀散结。

【适应证】晚期食管癌。

【用法】每日1剂，水煎服。

【方源】吉林中医药，2006，26（12）：36-37.

选方144：平消胶囊联合莲芪胶囊治癌方

【组成】平消胶囊的主要成分为白矾、硝石、郁金等；莲芪胶囊的主要成分为人参、当归、黄芪等。

【功效】活血化瘀，清热解毒，止痛祛邪。

【适应证】中晚期食管癌。

【用法】平消胶囊，口服，每次5粒，2小时后口服莲芪胶囊，每次3粒，每日3次，3周为1个疗程，连续服用3个疗程。

【方源】陕西中医，2016，37（6）：669-670.

选方145：益气散结汤加消结散治癌痛方

【组成】益气散结汤组成为黄芪、全瓜蒌、党参各20 g，白术、炙甘草、木香、当归、丹参各10 g，冬凌草、茯苓、半枝莲30 g；消结散组成为水蛭、壁虎、三七各300 g，天然牛黄15 g。

【功效】益气，散结，止痛。

【适应证】晚期食管癌痛。

【用法】益气散结汤每日1剂，水煎服；消结散各药材共研细末，每次3 g，三餐后开水送服。轻度疼痛者，加延胡索、郁金、白芍各10 g；中度疼痛者，加蒲黄、五灵脂、血竭各10 g；重度疼痛者，加制川乌6 g。

【方源】陕西中医，2003，24（7）：612–613.

选方146：张东坚治食管癌验方

【组成】枳实3 g，青皮3 g，降香3 g，槟榔3 g，穿山甲3 g，黄药子3 g，甘草3 g，柴胡6 g，海藻6 g，当归6 g，茯苓6 g，生姜6 g，白术10 g，山药10 g，乌梅10 g，白芍10 g。（编者按：穿山甲已禁用，酌情使用替代品。）

【功效】培土抑木，活血化瘀，解毒散结。

【适应证】中晚期食管癌。

【用法】每日1剂，用冷水浸泡1小时，水煎2次，每次20分钟，合并滤出药液，浓缩至120 mL，分早、晚2次服用，可长期服用。血瘀者，加人参6 g，黄芪15 g，桂枝20 g，薤白15 g，熟附子（先煎）30～60 g，女贞子15 g，川芎12 g，鸡血藤20 g，鹿茸3 g，北豆根20 g，鸡内金10 g，以活血化瘀，温阳益气，通经止痛；溃疡疼痛明显或呕血者，可以用白及粉60 g，三七粉15 g，延胡索粉30 g加氢氧化铝凝胶混匀呈半糊状，头低位分次口服。

【方源】中国中医药现代远程教育，2013，11（13）：30.

选方147：田建辉治疗食管癌验方

【组成】沙参、玉竹、白术、麦冬、茯苓、竹茹、连翘各15 g，党参20 g，麦芽30 g，陈皮、半夏、佛手、金银花各10 g，甘草5 g。

【功效】化痰理气，软坚散结。

【适应证】食管癌。

【用法】每日1剂，水煎至400 mL，分2次服用。

【方源】广西中医药，2021，44（1）：51–54.

选方148：陈亚楠治食管鳞癌术后复发转移

【组成】旋覆花12 g，生赭石15 g，生姜10 g，清半夏12 g，党参15 g，大枣10 g，桃仁10 g，土鳖虫10 g，全蝎6 g，蜈蚣4条，石见穿30 g，冬凌草30 g，炙甘草10 g，喜树果30 g。

【功效】益气通络，祛瘀解毒。

【适应证】食管鳞癌术后复发转移。

【用法】每日1剂，水煎服，每次200 mL，每日2次，每月服药大于20剂。

【方源】现代肿瘤医学，2021，29（11）：1949–1952.

选方149：刘沈林食管癌经验方

【组成】旋覆花（包煎）10 g，生赭石（先煎）15 g，陈皮6 g，法半夏10 g，炒枳壳10 g，紫苏梗10 g，三棱10 g，莪术10 g，南沙参15 g，麦冬15 g，玉竹15 g，延胡索10 g，黛蛤散（包煎）15 g，急性子10 g，石打穿15 g，炙甘草5 g。

【功效】和降胃气，化痰散瘀。

【适应证】食管癌。

【用法】每日1剂，水煎，分2次服用，连续服用14日为1个疗程。另予壁虎粉、三七粉各1 g，以藕粉调服，每日2次。

【方源】天津中医药大学学报，2021，40（3）：290–293.

选方150：金妙文扶正祛邪法治食管癌术后吞咽困难经验方

【组成】制香附10 g，紫苏梗10 g，炒枳壳10 g，白残花6 g，法半夏10 g，砂仁（后下）3 g，潞党参10 g，炒白术10 g，厚朴花4 g，茯苓12 g，生薏苡仁12 g，桔梗6 g，杏仁10 g，白扁豆10 g，鱼腥草25 g，佩兰10 g，金荞麦根25 g，藤梨根20 g，炙全蝎5 g，炒六曲10 g，炙鳖甲（先煎）12 g，炒黄芩10 g，夏枯草12 g，老鹳草15 g，苍耳草10 g，炙僵蚕10 g，生牡蛎（先煎）

25 g，牛蒡子10 g，鱼腥草25 g。

【功效】理气和胃，调理脾肾，清热解毒。

【适应证】食管癌。

【用法】每日1剂，水煎，分早、晚2次服用，连续服用7剂为1个疗程。

【方源】中医文献杂志，2021，39（4）：54-56.

选方151：麦冬汤合左金丸加减治疗食管癌术后反流性食管炎经验方

【组成】麦冬15 g，法半夏15 g，粳米15 g，太子参15 g，大枣15 g，川黄连3 g，吴茱萸2 g，炙甘草6 g。

【功效】养阴和胃，降逆，清热解郁，疏肝健脾。

【适应证】食管癌术后胃阴亏虚型反流性食管炎。

【用法】每日1剂，水煎，分早、晚2次服用，连续服用4周为1个疗程。反酸甚者，加瓦楞子10 g，海螵蛸10 g，浙贝母10 g；嘈杂甚者，川黄连改为6 g；呕吐者，加陈皮6 g，旋覆花10 g；肝郁者，加百合10 g，合欢花15 g。

【方源】光明中医，2021，36（15）：2476-2479.

选方152：补血解郁汤

【组成】炙黄芪30 g，白芍20 g，柴胡15 g，白术、当归、党参、香附、苦参、桔梗各10 g，山慈菇2 g，炙甘草6 g。

【功效】补气养血，疏肝解郁。

【适应证】食管癌。

【用法】每日1剂，水煎，分2次服用。恶心、呕吐、食欲不振者，加砂仁10 g，旋覆花、生姜各6 g，建曲15 g，以和胃降逆，健脾开胃；吞咽疼痛或胸、肋、背疼痛者，加三七粉（冲服）3～5 g，延胡索10 g，以行气，活血，止痛；失眠多梦者，加酸枣仁、夜交藤各10 g，党参改为人参（另炖）10 g，吞参服汤，加阿胶（烊化）10 g；便秘者，加蜂蜜、麦冬、玄参各

15 g，火麻仁（打碎）20 g；肝肾阴虚者，加女贞子20 g，枸杞子10 g，以滋补肝肾；郁久化火，口干、口苦、心烦者，加牡丹皮、栀子各10 g。

【方源】陕西中医，2008（3）：300-301.

选方153：硇砂石硝散

【组成】硇砂10 g，硼砂30 g，火硝20 g，青黛20 g，冰片5 g，木香1 g。

【功效】软坚散结。

【适应证】适用于食管癌梗阻严重者。

【用法】共研细末，每次服3 g，每日2次。

【方源】民间方

选方154：壁虎酒调散

【组成】壁虎10条，米100 g。

【功效】固本抗癌。

【适应证】食管癌。

【用法】上方炒至焦黄，研成细粉，用黄酒送服，每次5 g，每日2次。

【方源】中药大辞典

选方155：理中丸合陈皮竹茹汤

【组成】生晒参、沉香曲、旋覆花（包煎）各9 g，白术、陈皮、竹茹各12 g，干姜、甘草各6 g，大枣6枚。

【功效】温中健脾，降逆止呕。

【适应证】食管癌术后呕吐。

【用法】每日1剂，水煎，分早、晚2次服用，连续服用2周为1个疗程。乏力倦怠，面色㿠白，四肢不温者，加黄芪、吴茱萸；脘腹痞胀者，加砂仁、厚朴、紫苏；呕吐吞酸，嗳气频繁，胸胁闷痛者，合左金丸辛开苦降，以止呕。

【方源】浙江中医杂志，2018，53（7）：497.

选方156：乌梅丸加减

【组成】乌梅12 g，细辛9 g，桂枝9 g，黄连6 g，黄柏9 g，当归9 g，党参9 g，花椒9 g，干姜9 g，熟附子6 g。

【功效】清上温下，平调止泻。

【适应证】食管癌化疗后寒热错杂型腹泻。

【用法】每日1剂，水煎服，每日2次，连续服用14日为1个疗程，连用3个疗程。恶心呕吐明显者，加姜半夏9 g，生姜9 g；腹部疼痛者，加川楝子15 g，延胡索15 g；腹泻伴气虚乏力者，加仙鹤草30 g，黄芪30 g；腹泻伴肛门坠胀者，合补中益气汤（炒白术10 g，陈皮5 g，柴胡6 g，升麻6 g，当归6 g）。

【方源】中国保健营养，2019，29（36）341.

选方157：补肾抑火汤

【组成】熟地黄18 g，山茱萸12 g，山药15 g，牡丹皮9 g，茯苓9 g，泽泻9 g，黄芪30 g，炒薏苡仁30 g，白及20 g，连翘12 g，金银花12 g，赤芍12 g，红花9 g，鸡血藤15 g，半夏9 g。

【功效】滋补肝肾，活血化瘀，清热解毒，消肿生肌。

【适应证】食管癌化疗后减毒增效。

【用法】放疗前3日开始服用，每日1剂，水煎，分早、晚2次服用，直至放疗结束。

【方源】《中医杂志》创刊五十周年纪念会方，2005：176–177.

选方158：食管癌

【组成】黄芪60 g，水蛭4条，土鳖虫15 g，重楼30 g，黄药子10 g，穿山甲10 g，甘草10 g。（编者按：穿山甲已禁用，酌情使用替代品。）

【功效】活血化瘀，解毒抗癌。

【适应证】中晚期食管癌。

【用法】每日1剂，水煎，分2次服用，连续服用10日为1个疗程。

【方源】福建中医药，1995，23（5）：9.

选方159：谢亮辰食管癌治验方

【组成】半枝莲30 g，白花蛇舌草30 g，刘寄奴30 g，旋覆花10 g，生赭石30 g，柴胡10 g，香附10 g，郁金10 g，炒枳实10 g，北沙参10 g，麦冬10 g，玄参10 g，丹参10 g，半夏10 g。

【功效】清热解毒，降逆逐瘀。

【适应证】晚期食管癌。

【用法】每日1剂，水煎至200 mL，分早、晚2次服用。

【方源】福建中医药，2004（5）：51-53.

选方160：张老根通润利膈治癌验方

【组成】太子参30 g，灵芝（先煎）30 g，当归30 g，茯苓20 g，川贝母15 g，枳实12 g，厚朴12 g，藿香10 g，豆蔻10 g，生赭石（先煎）30 g，旋覆花（包煎）30 g，蜈蚣2条。

【功效】益气养阴，润滑食管，和胃通降，化痰逐瘀。

【适应证】晚期食管癌。

【用法】每日1剂，水煎至200 mL，分早、晚2次服用。

【方源】福建中医药，2004（5）：51-53.

选方161：升降汤加减方

【组成】三七粉（冲服）3 g，法半夏15 g，当归15 g，黄连10 g，赤芍10 g，黄芩15 g，炙甘草10 g，党参15 g，大枣15 g，干姜10 g。

【功效】益气养阴，润滑食管，和胃通降，化痰逐瘀。

【适应证】食管癌术后出现食欲不振、上腹胀满、腹痛腹泻、肠鸣音消失、不排便、恶心、呕吐及发热、呃逆等胃肠功能紊乱症状。

【用法】每日1剂，水煎2次，取汁液300 mL，早、晚分服，连续服用8周为1个疗程。反酸者，加海螵蛸10 g；胃脘疼痛者，加延胡索10 g；纳呆者，加焦三仙各10 g；嗳气者，加生赭石10 g，旋覆花10 g。

【方源】中国卫生管理标准

选方162：参赭培气汤加减治癌验方

【组成】生赭石（先煎）30 g，党参15 g，清半夏15 g，天花粉15 g，天冬10 g，桃仁10 g，土鳖虫10 g，三七5 g。

【功效】扶正培本，清痰逐瘀。

【适应证】食管癌术后防治食管炎及复发。

【用法】每日1剂，水煎，分早、晚2次服用，放疗全程连续服用（约6周）。

【方源】中医研究，2009，22（7）：31-32.

十三、胃癌用方

胃癌是世界上发病率较高的恶性肿瘤之一，每年全球发病人数约68万。我国胃癌发病率也较高，据卫生行政部门资料，我国每年死于胃癌者约16万人，占所有恶性肿瘤死亡人数的23.2%，居全部恶性肿瘤的首位。现代医学认为本病病因尚不清楚，一般认为与胃部疾患、饮食习惯、遗传及其他环境因素有关。早期胃癌70%以上可无症状，部分患者可表现为上腹部不适或疼痛，进食后症状往往加重。随着病情的进展，疼痛加剧，发作频繁，伴有食欲不振，疲倦乏力，恶心呕吐，嗳气泛酸，胃部灼热，消瘦。晚期可见恶病质，发热，左锁骨上淋巴结肿大，上腹部可触及肿块，出现腹水。癌肿位于贲门或幽门部可较早地出现梗阻症状，如打嗝、咽下困难、呕吐等。常可出现上消化道出血，如呕血、便血等。一般属于中医学的"胃脘痛""反胃""噎膈""积聚""癥瘕"等疾病范畴，常因忧思伤脾，恼怒伤肝，气机不畅，久而成积或因饮酒太过，嗜食辛辣，胃有积热，津枯血燥，瘀热渐成；或因素体气血亏虚，复因情志及饮食因素，而致痰气瘀热互结，发为本病。因而中医治疗本病主要以活血化瘀，清热解毒，软坚散结，化痰祛湿等为法。

选方1：皂角煎

【组成】大皂角1条。

【功效】消积止痛，止呕通便。

【适应证】胃癌。

【用法】火炮，煎水200～250 mL，分1～2次服。体虚者宜炙用，体实者可生熟混用，同时运用中要注意与其他扶正健脾方配合，如气虚者加红参15 g，白术30 g，半夏10 g，煎水并兑入适量蜂蜜分2次服。

【方源】四川中医，1988（2）：22.

选方2：养阴解毒汤

【组成】霍石斛30 g，鲜生地黄30 g，麦冬30 g，太子参30 g，藤梨根30 g，重楼30 g，蜣螂10 g，鸡内金10 g，干蟾皮10 g，生白术10 g，八月札15 g。

【功效】益气养阴，清热解毒。

【适应证】胃癌。

【用法】每日1剂，水煎2次，早、晚分服。正复邪却时增加清热抗癌药白花蛇舌草30 g。

【方源】浙江中医杂志，1981（12）：542.

选方3：三宝功德丹

【组成】半枝莲100 g，白花蛇舌草100 g，金石斛50 g，黄芪100 g，木香60 g，威灵仙100 g，大黄10 g，羚羊骨100 g，砂仁50 g，炮穿山甲50 g，山豆根50 g，蜂房50 g，马鞭草50 g，地骨皮50 g，核桃树枝50 g。（编者按：穿山甲已禁用，酌情使用替代品。）

【功效】开郁散结，补气益血。

【适应证】胃癌。

【用法】上药共研细末，过100目筛备用，或做成如梧桐子大小的蜜丸备用。每次10 g，每日3次，用地骨皮、枸杞子各10 g煎汤冲服。可连续服用，直到临床症状缓解为止。

【方源】湖南中医杂志，1992（3）：39.

选方4：清解汤

【组成】山豆根、山慈菇、土茯苓、金银花、连翘、虎杖、焦栀子、半枝莲、浙贝母、三棱、莪术、丹参、赤芍、穿山甲、鳖甲、党参、黄芪、焦三仙各10 g。（编者按：穿山甲已禁用，酌情使用替代品。）

【功效】解毒，消肿，扶正。

【适应证】胃癌、皮肤癌、胰腺癌等。

【用法】水煎服，每日1剂，或制蜜丸，每丸10 g，每次7丸，每日3次。

【方源】河北中医，1957（5）：36.

选方5：蛋白吸附斑蝥素

【组成】鲜鸡蛋1个，去足斑蝥7只。

【功效】攻毒去积。

【适应证】晚期胃癌疼痛。

【用法】将鲜鸡蛋一端打个约0.5 cm直径的小洞，将1支筷子插入洞内，把蛋内容物搅散后，放入斑蝥，再用湿草纸把整个蛋包裹，然后再包上一层黄土浆，最后置炭火上烘，估计烘到黄土干裂、蛋熟为度。服用时打开蛋去掉斑蝥，服蛋内容物，每日3次，每次1个。

【方源】福建中医药，1987（1）：33.

选方6：抑癌散

【组成】白术30 g，半夏30 g，木香9 g，血竭9 g，雄黄6 g，瓦楞子30 g。

【功效】活血消积，扶正抗癌。

【适应证】晚期胃癌疼痛。

【用法】将上述六味混合，研粉，分成30份，每次1份，用开水冲服，每日2次，每次服同上量的蛋白吸附斑蝥素1剂。

【方源】福建中医药，1987（1）：33.

选方7：莲猫抗癌煎

【组成】半枝莲30 g，猫人参20 g。

【功效】扶正解毒，抗癌。

【适应证】胃癌、贲门癌。

【用法】水煎，每日1剂，分2次（早、晚）服。

【方源】吉林中医药，1986（1）：25.

选方8：硇黄汤

【组成】硇砂6 g，黄芪15 g，甘草6 g。

【功效】破坚，散癖，益气。

【适应证】胃癌、贲门癌。

【用法】将硇砂捣碎，放入砂锅内，加水浸泡10分钟，用武火煮沸30分钟，后加黄芪、甘草，用文火煎煮30分钟，沉淀过滤，取汁服用，分2～3次服，每日1剂，10日为1个疗程，每个疗程间隔2～3日，连服3个疗程后可隔5日服5日。

【注意】此药严禁接触金属，服药疗程、治疗剂量，还要根据患者的年龄、体质、病情而定。

【方源】河北中医，1987（2）：29.

选方9：健脾消癥生肌汤

【组成】党参、黄芪、甘草各15 g，白术、茯苓、重楼、白英各10 g，血竭5 g，牡蛎、白花蛇舌草、藤梨根各30 g，紫草20 g，半枝莲50 g。

【功效】健脾，消癥，生肌。

【适应证】胃癌。

【用法】水煎，每日1剂，分早、中、晚3次服。痰气凝滞，进食不畅，甚至反胃，食欲不振，舌苔白腻，脉多弦滑者，加姜半夏15 g，陈皮、青皮各10 g，昆布、海藻各30 g；肝胃不和，脘腹胀痛，善太息，嗳气吞酸，嘈杂呕恶，苔薄白，脉弦缓者加香附、八月札、厚朴花、绿萼梅、佛手各10 g；呕吐剧烈者加旋覆花（布包）10 g，生赭石（先煎）20 g，姜半夏10 g；便血者加血竭5 g，白及10 g，仙鹤草30 g，蒲黄炭、槐花炭各15 g；头晕心慌者加当归12 g，阿胶（烊化）10 g。

【方源】四川中医，1999（8）：21.

选方10：胃癌术后方

【组成】黄芪30 g，党参15 g，陈皮10 g，枳壳10 g，半夏10 g，厚朴10 g，石斛15 g，砂仁6 g，鸡内金10 g，生三仙各10 g，甘草4 g。

【功效】健脾益气，理气化痰。

【适应证】胃癌手术后。

【用法】水煎服，每日1剂。

【方源】中医肿瘤学（上册）

选方11：胃癌化疗期间方

【组成】黄芪30 g，半夏12 g，茯苓20 g，太子参20 g，鸡血藤30 g，黄精、白术、沙参、女贞子、枸杞子、菟丝子、焦三仙各15 g。

【功效】健脾和胃，滋补肝肾，减轻化疗毒副反应。

【适应证】胃癌化疗期间的不良反应。

【用法】水煎服，每日1剂。

【方源】中医肿瘤学（上册）

选方12：胃癌放疗方

【组成】北沙参30 g，麦冬、石斛、竹茹、女贞子各15 g，鸡血藤30 g，玉竹、橘皮、木瓜、鸡内金各10 g，砂仁6 g，甘草5 g。

【功效】和胃降逆，养阴和胃，可减轻放疗反应。

【适应证】胃癌放疗期间的不良反应。

【用法】水煎服，每日1剂。

【方源】中医肿瘤学（上册）

选方13：龙血散

【组成】血竭、三七、大黄、海螵蛸。

【功效】活血，消癥，散结。

【适应证】晚期胃癌。

【用法】海螵蛸先用米泔水浸泡7日，再用清水冲洗，三七、大黄用清水浸泡约1小时，洗净，烘干，共研为末，消毒并装瓶备用。具体用量根据病情临时调配，消化道出血严重者可增加三七、大黄的用量；大便硬结腹胀者，减少海螵蛸用量而增加大黄用量。一般每次2～4 g，每日3次，空腹服或用少许米汤调成糊状服，服后不宜立即大量饮水，1个月为1个疗程，一般连用3个疗程。

【方源】江苏中医，1999（3）：24.

选方14：单味大黄粉

【组成】大黄。

【功效】止血。

【适应证】胃癌合并出血。

【用法】每次服3 g，每日2～4次，直到大便隐血试验转为阴性。

【方源】肿瘤，1983（4）：166.

选方15：六君薏苡三虫汤

【组成】党参、半夏、僵蚕、炒白术、九香虫、茯苓各10 g，炙甘草、陈皮各6 g，生薏苡仁30 g，壁虎2条。

【功效】益气扶中，活血解毒。

【适应证】晚期胃癌术后。

【用法】水煎，每日1剂，分2～3次服。脘腹胀痛者加木香、枳壳、延胡索、香附各10 g；恶心呕吐、胃热者加黄连3 g，竹茹10 g；胃寒者加吴茱萸3 g，生姜3片；嗳气频作者加旋覆花10 g，生赭石30 g；纳呆者加炙鸡内金、焦六曲各10 g，谷芽、麦芽各30 g；气血不足者加炙黄芪18 g，当归、枸杞子各10 g；阳虚者加附子10 g，干姜3 g；阴虚者加石斛、炒白芍、麦冬各10 g。

【方源】浙江中医杂志，1990（10）：443.

选方16：扶正抗癌汤

【组成】党参、黄芪各15 g，生白术10 g，生薏苡仁、仙鹤草、白英、白花蛇舌草各30 g，重楼15 g，石见穿18 g。

【功效】益气，解毒，抗癌。

【适应证】晚期胃癌术后。

【用法】水煎，每日1剂，分2次服。

【方源】中华肿瘤杂志，1990（2）：158.

选方17：蛤蟆头汤

【组成】蛤蟆头6 g，土鳖虫9 g，菝葜90 g，生天南星15 g，黄芪30 g，炒山楂30 g，炒神曲30 g。

【功效】益气和胃，化瘀散结。

【适应证】胃癌晚期。

【用法】水煎服，每日1剂。

【方源】吉林中医药，1984（1）：21.

选方18：蟾皮儿茶散

【组成】干蟾皮5 g，儿茶5 g，延胡索3 g，云南白药4 g。

【功效】活血散结，行瘀止痛。

【适应证】胃癌疼痛。

【用法】上药共研细末，每次服1 g，每日1次，1周后每次服1～2 g，2周后每次服1.4～1.5 g，3周为1个疗程。

【方源】中华肿瘤治疗大成

选方19：乌蛇蜈蚣散

【组成】乌梢蛇粉240 g，土鳖虫90 g，蜈蚣90 g。

【功效】活血通络，散结消瘀。

【适应证】胃癌疼痛者。

【用法】上药共研细末，炼蜜为丸，每丸3 g，早、晚各服1丸，以温开水送服。

【方源】中华肿瘤治疗大成

选方20：冰砂乳没酊

【组成】朱砂15 g，乳香15 g，没药15 g，冰片30 g，米酒500 mL。

【功效】活血散结，消肿止痛。

【适应证】胃癌肿痛。

【用法】各药捣碎后放入米酒中，密封浸泡2日，取少量澄清液，外搽于痛处，稍干后重复3～4遍。

【方源】中华肿瘤治疗大成

选方21：冰硼煅白矾酊

【组成】冰片45 g，硼砂10 g，煅白矾15 g，95%酒精500 mL。

【功效】消癥散结，止痛。

【适应证】胃癌疼痛者。

【用法】将前3种药投入酒精混匀后装瓶备用，外搽疼痛部位，不拘于时。

【方源】中华肿瘤治疗大成

选方22：千转丹

【组成】牛口涎、好蜜各250 g，木鳖子仁30 g。

【功效】益阴养胃，散结行瘀。

【适应证】胃癌。

【用法】上药共研细末，共入铜器熬稠，每次2匙和粥食，每日服3次。

【方源】普济方

选方23：东风丸

【组成】制马钱子500 g，糯米300 g，甘草60 g。

【功效】化痰散结，祛瘀通经。

【适应证】胃癌。

【用法】上药共研细末，水泛为丸，如梧桐子大小，每次服7粒，如无抽掣震颤等反应，可每次加1粒，一般增至15粒左右，每日1次。

【方源】中医临床参考

选方24：蛤蟆黑豆丸

【组成】癞蛤蟆皮500 g，硇砂250 g，硼砂250 g，雄黄15 g，蒲公英30 g，大青叶60 g，黑豆面750 g。

【功效】清热解毒，化浊散结。

【适应证】胃癌。

【用法】研为细末，以黑豆面为丸，如绿豆大小，每次3～5粒，每日2次。

【方源】癌症独特秘方绝招

选方25：蛋楞丸

【组成】鸡蛋壳（焙）120 g，瓦楞子60 g，煅白矾30 g，娑罗子90 g，生赭石90 g，白术60 g，炒谷芽60 g。

【功效】健脾降逆，化瘀软坚。

【适应证】胃癌。

【用法】上药共研细末，水泛为丸，每次3～6 g，每日3次，黄芪煎水或开水送下。

【方源】癌瘤中医防治研究

选方26：攻毒敷脐散

【组成】雄黄12 g，蟾蜍3 g，蜈蚣4条，全蝎4只，蕲蛇12 g，天南星6 g，木鳖子2.4 g，轻粉1.2 g，砒石1.2 g，硇砂2.4 g，干姜30 g，黄药子2.4 g，山慈菇6 g，蜂房4.8 g，冰片4.8 g，斑蝥3只，大黄3 g。

【功效】化浊消肿，攻毒散结。

【适应证】胃癌。

【用法】研为细末，香油调匀，每次30 g，外敷脐部。

【方源】新编中医入门

选方27：知母公鸡膏

【组成】知母50 g，冰糖100 g，老公鸡1只。

【功效】益气养血，和胃调中。

【适应证】胃癌。

【用法】老公鸡去毛、内脏，切碎，与知母、冰糖共制成膏。每次服2～5大匙，长期服用。

【方源】中国红十字，1987（4）：15.

选方28：马尾吴萸煎

【组成】马尾连4.5 g，吴茱萸1.2 g。

【功效】和胃降逆，调中止呕。

【适应证】胃癌呕吐。

【用法】水煎服，每日1剂。

【方源】浙江中医学院学报（增刊号），1982.

选方29：花生藕根奶

【组成】花生米50 g，鲜藕根50 g，鲜牛奶200 mL，蜂蜜30 mL。

【功效】益气养阴，清热解毒。

【适应证】胃癌。

【用法】捣烂共煮，每晚服50 mL。

【方源】北京中医药大学附属东直门医院方

选方30：猪肚食疗方

【组成】猪肚1个，胡椒30 g，花生30 g，肉桂9 g，砂仁6 g。

【功效】温阳益胃。

【适应证】胃癌属脾胃虚寒者。

【用法】加盐少许煮烂，每日服50 g。

【方源】民间验方

选方31：三根汤

【组成】藤梨根90 g，水杨梅根90 g，虎杖根60 g，焦山楂6 g，鸡内金6 g。

【功效】解毒化瘀，消积散结。

【适应证】胃癌。

【用法】水煎服，每日1剂。

【方源】浙江省中医院方

选方32：胃癌散

【组成】水蛭、甘草各50 g，黄芪30 g，白矾、人中白各15 g，三七粉、珍珠粉各10 g，巴豆霜3 g。

【功效】活血化瘀，散结解毒。

【适应证】胃癌。

【用法】上药共研细末，每次3 g，每日3次，饭前半小时服。

【方源】辽宁中医杂志，1994（8）：54.

选方33：蜈蚣蛋

【组成】蜈蚣3～5条，鸡蛋2个。

【功效】解毒抗癌。

【适应证】胃癌。

【用法】将蜈蚣涂酒焙干，研极细末，另取2个鸡蛋打小孔，每个鸡蛋装入蜈蚣末3 g，用纸堵住洞孔，置沸水中煮熟，凉后食用，每日服2次。

【方源】全国名老中医偏方大全

选方34：蜈蚣黄连散

【组成】蜈蚣50条，黄连150 g。

【功效】清热解毒。

【适应证】胃癌。

【用法】上药共研细末，每日2次，每次3 g，开水送服。

【方源】广西药用动物

选方35：醋炒黄豆芽

【组成】黄豆芽50 g，醋适量。

【功效】解毒散瘀。

【适应证】适用于抵抗胃癌患者化疗期间副反应。

【用法】首先将黄豆芽洗净，用醋熘至熟。佐餐食用。

【方源】全国名老中医偏方大全

选方36：灵芝大枣汤

【组成】灵芝（切碎）20 g，大枣50 g，蜂蜜适量。

【功效】健胃抗癌。

【适应证】胃癌。

【用法】灵芝放于砂锅内，水煎2次，每次用水250 mL，煎半小时，两次药液混合，去渣留汁于锅中，加入大枣再煎半小时，分2次调进蜂蜜，食枣喝汤。

【方源】全国名老中医偏方大全

选方37：蔗汁饮

【组成】甘蔗榨汁半杯，生姜汁1匙。

【功效】健胃止呕。

【适应证】胃癌初期，干呕不止，或呕吐反胃，朝食暮吐，随食随吐者。

【用法】炖温饮服。

【方源】中华民间秘方大全

选方38：治胃癌方1

【组成】陈白头翁45 g，大枣5枚，槟榔10 g，党参15 g。

【功效】益气和中，解毒散结。

【适应证】胃癌。

【用法】水煎服，每日1剂。

【方源】常氏双简方（方名编者注）

选方39：治胃癌方2

【组成】半枝莲、白茅根各30 g。

【功效】清热解毒、凉血化瘀。

【适应证】胃癌。

【用法】水煎，代茶饮，每日1剂。

【方源】新编中医入门（方名编者注）

选方40：治胃癌方3

【组成】黄芪、女贞子各30 g，当归、白芍、熟地黄各15 g，阿胶（烊化）10 g，白术15 g，甘草9 g，鸡血藤15 g，淫羊藿、人参（另煎）各10 g，半枝莲、重楼各30 g。

【功效】益气养血、解毒化浊。

【适应证】胃癌气血亏虚。

【用法】水煎服，每日1剂。

【方源】北京东直门医院方（方名编者注）

选方41：治胃癌方4

【组成】太子参、麦冬、北沙参各15 g，山药、莲子肉、虎杖各10 g，白花蛇舌草30 g，重楼15 g，制鳖甲、丹参各20 g，浙贝母9 g，半边莲15 g，赤芍12 g。

【功效】益胃健脾，解毒化瘀。

【适应证】胃癌。

【用法】水煎服，每日1剂。

【方源】北京房山中医院穆希泉治胃癌验方（方名编者注）

选方42：治胃癌方5

【组成】瓜蒌、橘皮各25 g，莪术、炒枳实、香附各20 g，木香、黄连、当归、木瓜、清半夏各15 g，柴胡12 g，炒白芍30 g，甘草10 g。

【功效】理气和胃，化痰行瘀。

【适应证】胃癌前期痰瘀气结。

【用法】水煎服，每日1剂。

【方源】中国中西医结合杂志，1995（8）.（方名编者注）

选方43：治胃癌方6

【组成】重楼、黄药子各60 g，夏枯草、白鲜皮、山豆根、败酱草各120 g。

【功效】清热解毒，散结消瘀。

【适应证】胃癌。

【用法】上药共研细末，炼蜜为丸，每丸9 g，每次服5丸，每日3次。

【方源】河南林县治疗胃癌方（方名编者注）

选方44：治胃癌方7

【组成】半夏、白术各30 g，血竭、木香各9 g，瓦楞子30 g，雄黄6 g。

【功效】活血化瘀，化痰散结。

【适应证】胃癌。

【用法】上药共研细末，混匀后分成30份，每次服1份，每日3次。

【方源】福建中医药，1989（3）.（方名编者注）

选方45：治胃癌方8

【组成】茵陈25 g，银柴胡12 g，仙鹤草30 g，蜂房12 g，五灵脂、干蟾皮各9 g，半枝莲30 g，制胆南星10 g，紫草、石斛各15 g，生地黄、麦冬各20 g，黄芩15 g，知母12 g，枳实6 g。

【功效】解毒散结，育阴清热。

【适应证】胃癌瘀毒内阻型。

【用法】水煎服，每日1剂。

【方源】北京东直门医院方（方名编者注）

选方46：治胃癌方9

【组成】人参（另煎）10 g，猪苓30 g，焦白术10 g，炙黄芪30 g，补骨脂15 g，吴茱萸15 g，肉豆蔻12 g，半枝莲20 g，椿根皮30 g，赤芍、白芍、禹余粮各10 g，仙鹤草、女贞子各20 g。

【功效】温补脾肾，解毒化瘀。

【适应证】胃癌脾肾虚寒型。

【用法】水煎服，每日1剂。

【方源】北京东直门医院方（方名编者注）

选方47：治胃癌方10

【组成】生牡蛎30 g，炙穿山甲10 g，木莲12 g，郁金9 g，赤芍10 g，丹参12 g，失笑散（包煎）12 g，夏枯草10 g，石斛12 g，姜半夏9 g，陈皮6 g，木香6 g，太子参10 g。（编者按：穿山甲已禁用，酌情使用替代品。）

【功效】活血散结，理气和胃。

【适应证】胃癌。

【用法】水煎服，每日1剂。

【方源】上海曙光医院治疗胃癌验方（方名编者注）

选方48：治胃癌方11

【组成】乌骨藤60 g，虎杖45 g，海藻、昆布、陈皮、枳壳各15 g。

【功效】理气散结，解毒化浊。

【适应证】胃癌。

【用法】水煎服，每日1剂。

【方源】武汉部队总医院治疗胃癌经验方（方名编者注）

选方49：治胃癌方12

【组成】棉花根60 g，白茅根15 g，藤梨根、半枝莲各60 g，车前草15 g，大枣3个。

【功效】清积散结，健胃和胃。

【适应证】胃癌。

【用法】水煎服，每日1剂。

【方源】浙江温州抗癌研究小组治疗胃癌验方（方名编者注）

选方50：治胃癌方13

【组成】藤梨根60 g，虎杖、石见穿、白花蛇舌草、半枝莲各30 g，瞿麦、丹参各15 g，延胡索、陈皮、茯苓、姜黄、香附各9 g，甘草6 g。

【功效】解毒化瘀，理气和胃。

【适应证】胃癌。

【用法】水煎服，每日1剂。

【方源】武汉市胃癌防治协作组治疗胃癌验方（方名编者注）

选方51：治胃癌方14

【组成】党参15 g，白术、茯苓各12 g，甘草3 g，黄芪、熟地黄各15 g，黄精12 g，白毛藤、白花蛇舌草各30 g，莲子肉15 g，三七1.5 g，大枣6枚，沙参、羊肚枣各10 g，枸杞子9 g。

【功效】益气养阴，化瘀解毒。

【适应证】胃癌。

【用法】水煎服，每日1剂。

【方源】福州第一医院治疗胃癌验方（方名编者注）

选方52：治胃癌方15

【组成】生党参15 g，茯苓12 g，黄芪15 g，炒白术10 g，生白芍12 g，炒当归、广郁金各10 g，醋青皮9 g，炒莪术、京三棱各10 g，绿萼梅6 g，香谷芽10 g。

【功效】益气养血，化瘀散结。

【适应证】胃癌。

【用法】水煎服，每日1剂。

【方源】中医杂志，1986（12）：40–41.（方名编者注）

选方53：治胃癌方16

【组成】焦楂曲、焦麦芽各9 g，煅瓦楞子30 g，炙鸡内金6 g，川楝子9 g，延胡索15 g，陈皮、木香、生枳实各9 g，丹参15 g，桃仁12 g，生牡蛎30 g，夏枯草15 g，海带、海藻各12 g。

【功效】消食健脾，理气散结。

【适应证】胃癌。

【用法】水煎服，每日1剂。

【方源】上海中医学院曙光医院方（方名编者注）

选方54：治胃癌方17

【组成】白花蛇舌草120 g，煨莪术、煨三棱、赤芍各9 g，生赭石粉、海藻、昆布、制鳖甲各15 g，旋覆花（包煎）9 g，夏枯草60 g，白茅根30 g，蜂蜜60 g。

【功效】清热解毒，化瘀散结。

【适应证】胃癌。

【用法】水煎服，每日1剂。

【方源】湖北中医学院方（方名编者注）

选方55：治胃癌方18

【组成】瓜蒌15～30 g。

【功效】清热化瘀，散结消肿。

【适应证】胃癌。

【用法】水煎服，每日1剂。

【方源】中药药理学（方名编者注）

选方56：治胃癌方19

【组成】沉香、豆蔻、紫苏各3 g。

【功效】调中理脾，降逆止呕。

【适应证】胃癌久呃。

【用法】上药共研细末，每次服2 g，柿蒂汤下。

【方源】活人心书（方名编者注）

选方57：治胃癌方20

【组成】泽漆120 g，葶苈子（熬）、大黄各60 g。

【功效】化痰祛痰，解毒行瘀。

【适应证】胃癌。

【用法】各为细末，混匀，炼蜜为丸，如梧桐子大小，每次服2丸，每日3次。

【方源】补辑肘后方（方名编者注）

选方58：治胃癌方21

【组成】黄芪、薏苡仁、煅瓦楞子各20 g，喜树果30 g，茯苓20 g，白术、枳壳各10 g，女贞子20 g，生梨根60 g，焦山楂、神曲各15 g，白英40 g，赤芍、白芍各10 g，重楼15 g，白花蛇舌草30 g，枸杞子12 g。

【功效】益气健脾，滋补肝肾，理气化瘀，解毒抗癌。

【适应证】胃癌术后不能化疗者。

【用法】每日1剂，水煎，分2次服用，或共研细末，每次服10～15 g，每日3次，温开水冲服。可长期服用5年以上，防止复发、转移。

【方源】陈延昌治胃癌方

选方59：治胃癌食疗方

【组成】花生米、鲜藕根各50 g，鲜牛奶200 mL，蜂蜜30 mL。

【功效】益气养阴，清热解毒。

【适应证】胃癌。

【用法】捣烂共煮，每晚服50 mL。

【方源】北京东直门医院方（方名编者注）

选方60：蟾皮莪术汤

【组成】干蟾皮、莪术各9 g，生马钱子3 g，八月札12 g，枸橘、瓜蒌、白花蛇舌草、白毛藤、煅瓦楞子、生薏苡仁各30 g，槟榔、赤芍、夏枯草各15 g，广木香9 g。

【功效】解毒消肿，理气活血，软坚散结。

【适应证】胃癌。

【用法】每日1剂，水煎，分2次服用。

【方源】中国中医秘方大全

选方61：行气消癌汤

【组成】丹参25 g，茯苓、郁金各20 g，砂仁15 g，麦冬20 g，瓜蒌25 g，半枝莲50 g，干蟾3只，生水蛭、荷叶各15 g。

【功效】理气逐瘀，甘寒润燥。

【适应证】气结伤阴型胃癌。

【用法】每日1剂，水煎，分2次服用。

【方源】千家妙方

选方62：健脾补肾汤

【组成】党参、枸杞子、女贞子各15 g，白术、菟丝子、补骨脂各9 g。

【功效】健脾补肾。

【适应证】胃癌。

【用法】每日1剂，水煎，分2次服用。

【方源】中国中医秘方大全

选方63：和胃化结汤1

【组成】党参15 g，白术、茯苓各12 g，甘草3 g，黄芪15 g，熟地黄、黄精各12 g，大枣6枚，沙参、羊肚枣各10 g，枸杞子9 g，芡实、莲子肉各15 g，三七粉（冲服）1.5 g，白毛藤、白花蛇舌草各30 g。

【功效】益气和胃，养血消肿。

【适应证】胃癌。

【用法】每日1剂，水煎，分2次服用。脾胃虚弱者，加砂仁、豆蔻、附子，重用三七粉，酌减白毛藤、沙参、白花蛇舌草；气血两虚，白细胞下降者，加鸡血藤、女贞子、当归，重用黄芪。

【方源】中国中医秘方大全

选方64：和胃化结汤2

【组成】木香、砂仁各7 g，白人参（先煎）、茯苓、白术各10 g，檀香7 g，急性子、鸡内金、清半夏各10 g，广陈皮7 g，龙葵、蛇莓、白英各15 g。

【功效】益气健脾，理气化痰，解毒抗癌。

【适应证】胃癌，胸腔可触及硬块，饮食减少，吞咽困难或呕吐不适。也可用于肠癌患者。胃纳差者，加焦槟榔10 g，六曲、焦山楂各30 g；气虚乏力者，加黄芪、枸杞子各30 g，桂枝7 g。

【用法】每日1剂，水煎，分2次服用。

【方源】段凤舞方

选方65：贾英杰教授通补法治疗胃癌验方

【组成】黄芪30 g，白术10 g，茯苓10 g，川芎10 g，半夏10 g，陈皮10 g，砂仁6 g，佩兰15 g，枳壳20 g，厚朴30 g，炒莱菔子30 g，虎杖15 g，青蒿30 g，黄芩15 g，白花蛇舌草30 g，延胡索15 g，乌药10 g，鸡内金15 g，神曲15 g，大黄6 g。

【功效】健脾和胃，黜浊解毒。

【适应证】胃癌。

【用法】每日1剂，水煎，分早、晚2次服，连续服用7剂为1个疗程。

【方源】天津中医药，2021，38（11）：1368-1371.

选方66：刘沈林治疗胃癌验方

【组成】炙黄芪30 g，炒党参15 g，炒白术10 g，当归10 g，白芍10 g，三棱10 g，莪术10 g，陈皮6 g，木香5 g，桂枝5 g，炙鸡内金10 g，炙甘草5 g，石见穿30 g，白花蛇舌草30 g。

【功效】健脾扶正，化瘀解毒。

【适应证】胃癌。

【用法】每日1剂，水煎，分2次服用。

【方源】江苏中医药，2021，53（11）：58-61.

选方67：健脾补肾方加减治疗胃癌验方

【组成】黄芪45 g，党参30 g，炒白术15 g，炒薏苡仁30 g，枸杞子12 g，补骨脂15 g，女贞子12 g，醋莪术15 g，藤梨根15 g，姜厚朴12 g，炙甘草6 g。

【功效】健脾补肾，祛瘀解毒。

【适应证】进展期胃癌。

【用法】每日1剂，药材加水煎煮2遍，取汁混合至450～600 mL，分早、中、晚3次服用，与化疗同步连服21日为1个周期，其间停服不得超过5日。疼痛者，加延胡索18 g或炒白芍15 g；湿盛者，加陈皮10 g；呕吐者，加生姜15 g；便秘者，酌加大黄12 g或火麻仁15 g；毒盛者，加半枝莲15 g，白花蛇舌草30 g；反酸者，加瓦楞子15 g。

【方源】现代中药研究与实践，2020，34（6）：67-71.

选方68：香砂六君子汤治疗晚期胃癌验方

【组成】党参20 g，山药20 g，山楂20 g，白术15 g，砂仁15 g，丹参15 g，赤芍15 g，木香10 g，茯苓14 g，黄芪20 g，甘草8 g。

【功效】健脾化湿、和胃畅中。

【适应证】晚期胃癌。

【用法】将药材混合后加水浸泡6小时，武火煎煮至沸腾后改用文火继续煎煮30分钟，将药液过滤后加水，重复上述操作，将3次药液合并后浓缩至200 mL，早、晚分别服用100 mL，连续服用7日为1个疗程，连续服用14个疗程。恶心呕吐者，加用生姜8 g，吴茱萸5 g；食欲减退者，加焦三仙各15 g；腹胀者，加枳实10 g，厚朴12 g；血虚者，加当归15 g，阿胶10 g。

【方源】光明中医，2019，34（2）：250–252.

选方69：温中补气方治疗胃癌验方

【组成】人参、法半夏、五灵脂、草豆蔻、厚朴、三棱、高良姜各10 g，干姜5 g，丁香3 g，白术12 g，大枣20 g，炙甘草10 g。

【功效】调和气血，健脾温中，和胃止痛，温阳散寒。

【适应证】脾胃虚寒型胃癌。

【用法】每日1剂，水煎，分早、晚2次服用，连续服用1个月。

【方源】中医学报，2018，33（10）：1865–1869.

选方70：郁仁存教授治疗胃癌验方

【组成】旋覆花（包煎）10 g，赭石15 g，枳壳10 g，厚朴花10 g，陈皮10 g，法半夏10 g，黄芪30 g，太子参30 g，党参12 g，鸡血藤30 g，女贞子15 g，枸杞子10 g，菟丝子10 g，炒酸枣仁30 g，首乌藤30 g，藤梨根15 g，草河车15 g，焦三仙各30 g，鸡内金10 g，砂仁（后下）10 g。

【功效】益气补虚，降逆和胃。

【适应证】胃癌术后气虚脾胃不和。

【用法】每日1剂，水煎，分2次服用。

【方源】光明中医，2017，32（24）：3536–3539.

选方71：健脾养正消癥汤治疗胃癌

【组成】党参15 g，炒白术10 g，茯苓10 g，山药15 g，生薏苡仁20 g，陈皮6 g，木香10 g，当归10 g，白芍10 g，菝葜30 g，石打穿30 g，炙甘草3 g。

【功效】健脾益气，化瘀解毒。

【适应证】胃癌。

【用法】每日1剂，水煎，分2次服用。脾胃虚寒，腹冷便溏者，加炮姜炭3 g，肉豆蔻5 g，补骨脂10 g；肝胃郁热，灼热泛酸者，加黄连3 g，吴茱萸1.5 g，煅瓦楞子（先煎）30 g；胃阴不足，嘈杂脘痛者，加北沙参15 g，麦冬12 g，炙乌梅5 g；痰瘀凝滞，吞咽哽噎者，加法半夏10 g，威灵仙15 g，急性子10 g；气滞血瘀，出现肝转移或胁痛者，加三棱10 g，莪术10 g，水蛭5 g；肝气犯胃，脘腹胀满者，加紫苏梗10 g，制香附10 g，砂仁（后下）3 g；肠腑燥结，大便秘结者，加火麻仁15 g，瓜蒌15 g，槟榔10 g；癌毒流窜，骨痛者，加蜈蚣2条，续断15 g，金毛狗脊15 g。

【方源】癌症进展，2017，15（12）：1480–1483.

选方72：扶正抗癌方治疗胃癌

【组成】白术15 g，巴戟天20 g，枸杞子30 g，骨碎补20 g，熟地黄15 g，淫羊藿30 g，山茱萸30 g，红参50 g，杜仲30 g，补骨脂20 g，肉桂5 g，当归10 g，仙茅10 g。

【功效】健脾益气，化瘀解毒。

【适应证】进展期胃癌。

【用法】每日1剂，水煎3次，过滤取汁450 mL，分早、中、晚3次服用。肝胃不和者，加柴胡、白芍、川楝子；兼有气滞血瘀者，加红花、川芎、枳壳；兼有胃阴亏虚者，加生地黄、麦冬、石斛；化疗后气血亏虚甚者，加当归、黄精、白芍、阿胶、龟甲胶；纳差者，加炒谷芽、炒麦芽、焦山楂、隔山撬；呕吐者，加半夏、生姜。

【方源】中医学报，2016，31（9）：1253–1257.

选方73：袁希福铁树大枣汤治胃癌验方

【组成】铁树叶90 g，大枣30 g。

【功效】收敛止血，补虚，固护正气，抗癌。

【适应证】胃癌呕吐，反胃。

【用法】每日1剂，慢火煎汤，分3次服用，连续服用1个月为1个疗程。

【方源】袁希福经验方

选方74：袁希福铁树蛇半汤治胃癌验方

【组成】大枣20 g，铁树叶30 g，半枝莲30 g，白花蛇舌草30 g。

【功效】清热解毒，补气养血，活血祛瘀，消肿止痛，抗癌。

【适应证】胃癌、肝癌、肠癌、子宫癌。

【用法】水煎代茶饮用。

【方源】袁希福经验方

选方75：王巍益气扶正解毒汤

【组成】黄芪40 g，白花蛇舌草30 g，半枝莲30 g，熟地黄20 g，黄精20 g，党参2 g，当归15 g，土茯苓15 g，红花15 g，甘草15 g，桃仁1 g，白芥子1 g，陈皮1 g。

【功效】清热解毒，理气止痛，滋补脾胃。

【适应证】晚期胃癌。

【用法】每日1剂，加水1 000 mL煎煮，取汁300 mL，分早、晚2次温服，连续服用2个月。

【方源】辽宁中医杂志，2021，48（12）：129-132.

选方76：扶中康胃饮

【组成】黄芪30 g，柴胡10 g，炒白术15 g，炒枳壳15 g，白花蛇舌草10 g，炙甘草6 g等。

【功效】健脾，理气，解毒。

【适应证】进展期胃癌。

【用法】每日1剂，水煎服，分早、晚2次服用。可基于健脾，理气，解毒的治疗原则，辨证加减。

【方源】中国中医科学院方

选方77：消癌解毒Ⅲ号

【组成】白花蛇舌草20 g，仙鹤草15 g，石见穿15 g，法半夏10 g，潞党参15 g，麦冬10 g。

【功效】消癌解毒，益气养阴。

【适应证】Ⅳ期胃癌。

【用法】每日1剂，水煎至180 mL，分上午9时和下午4时各服90 mL，从化疗第1周期开始连续服用至第4周期化疗结束。

【方源】南京中医药大学方

选方78：胃肠安

【组成】太子参12 g，白术12 g，茯苓30 g，姜半夏9 g，青皮6 g，陈皮6 g，鸡内金12 g，红藤30 g，菝葜30 g，牡蛎30 g，夏枯草9 g。

【功效】太子参、白术、茯苓健脾理气，配伍其余药材可清热解毒，软坚化痰。

【适应证】胃癌肝转移。

【用法】每日1剂，水煎，分2～4次服用，连续服用至少12周。合并热毒者，加珠儿参、岩柏、马兰根；阴虚者，加沙参、麦冬、生地黄；肝气郁结者，加香橼、佛手、郁金、香附；气逆者，加旋覆花、赭石等；肾虚者，加仙茅、淫羊藿；湿热郁黄者，加茵陈、栀子等。

【方源】中华中医药杂志，2020，35（12）：6285-6289.

选方79：脾胃培源方

【组成】白术20 g，炙黄芪15 g，太子参10 g，白芍10 g，刘寄奴6 g，香附10 g。

【功效】调平归源，扶正健脾。

【适应证】脾胃虚弱型进展期胃癌。

【用法】每日1剂，水煎至400 mL，分早、晚餐后2次温服，服药期间忌辛辣刺激食物，连续服用3周为1个疗程。

【方源】中医药临床杂志，2020，32（4）：752–755.

选方80：益胃消癌汤

【组成】党参、山药、白花蛇舌草、薏苡仁、藤梨根、野葡萄藤、红藤各30 g，白术、鸡内金、茯苓各12 g，麦芽、谷芽各15 g。

【功效】散寒理气，和胃健脾，散结止痛。

【适应证】进展期胃癌。

【用法】每日1剂，水煎，取200 mL药液，分早、晚2次服用。

【方源】世界中西医结合杂志，2020，15（4）：597–600，608.

选方81：王红艳自拟抑癌汤

【组成】黄芪、山慈菇、白花蛇舌草各30 g，党参、薏苡仁、白术、菟丝子各20 g，穿山甲18 g。（编者按：穿山甲已禁用，酌情使用替代品。）

【功效】散瘀止血，利水消肿，补气固表，调卫生津。

【适应证】中晚期胃癌。

【用法】每日1剂，药材加入1 000 mL水，浸泡30分钟，熬煮至200 mL，分早、晚2次温服。便秘者，加大黄6 g，火麻仁8 g；胃脘隐痛者，加吴茱萸3 g，姜片8 g；伴有腹胀畏寒者，加肉桂5 g，猪苓8 g；伴有泛酸吐苦者，加黄连8 g，吴茱萸3 g。

【方源】医学信息，2021，34（14）：166–168.

选方82：自拟扶正消癌汤

【组成】鳖甲10 g，白花蛇舌草、水红花子、麦冬、川楝子、党参、生地黄、牡丹皮、半边莲、枸杞子各15 g，半枝莲30 g。

【功效】凉血活血，化瘀解毒。

【适应证】进展期胃癌。

【用法】每日1剂，水煎至300 mL，分为2袋，早、晚各温服1袋，连续服用30日为1个疗程，1个疗程结束后间隔7日进行下1个疗程。胃阴不足者，加石斛；气滞血瘀者，增加川楝子用量；肝胃不和者，加生赭石、延胡索；脾胃虚寒者，加干姜、吴茱萸；胸脘胀满者，加香附、木香。

【方源】北方药学，2019，16（3）：168–169.

选方83：益气生血汤

【组成】黄芪30 g，党参20 g，黄精15 g，陈皮10 g，何首乌15 g，灵芝15 g，女贞子15 g，艾叶10 g，熟地黄15 g，鸡血藤15 g，茯苓15 g，生白术15 g，淫羊藿10 g，枸杞子30 g，阿胶（烊化）10 g，当归10 g，砂仁壳（后下）6 g，炙甘草6 g。

【功效】益气生血。

【适应证】胃癌。

【用法】每日1剂，药材加水500 mL，浓煎至200 mL，分早、晚餐后30分钟各服100 mL。

【方源】中外医疗，2021，40（22）：176–180.

选方84：参芪养胃汤

【组成】黄芪24 g，茯苓、山药、白花蛇舌草、炒麦芽各15 g，党参、炒白术、黄精、焦神曲、黄连、高良姜、炙甘草各10 g。

【功效】补中益气，养阴助阳，调和营卫，健脾荣血。

【适应证】老年胃癌姑息治疗。

【用法】每日1剂，水煎至480 mL，分为2袋，早、晚各温服1袋。术后7日起开始服用；术后14日，上方去黄连、高良姜，加鸡内金20 g，枳壳10 g；连续服用至6个化疗周期结束。阳虚畏寒者，加干姜10 g，附子6 g；便秘者，加生白术30 g，火麻仁15 g；汗出恶风者，加防风、白芷各10 g；面色萎黄者，加熟地黄20 g，当归10 g。

【方源】光明中医，2019，34（7）：1058-1061.

选方85：香砂六君子汤加减

【组成】人参、白术、茯苓、甘草、陈皮、半夏、砂仁、木香。

【功效】益气健脾，行气化痰。

【适应证】1型胃神经内分泌肿瘤。

【用法】每日1剂，水煎，分2次服用。

【方源】光明中医，2017，32（22）：3318-3320.

选方86：扶正消癥汤

【组成】党参、黄芪、白花蛇舌草、牡蛎、熟地黄各30 g，炙甘草20 g，炒白术、当归、玄参、夏枯草、姜半夏各15 g，茯苓、重楼、全蝎各10 g，蜈蚣4条。

【功效】扶正培本，清热解毒，活血化瘀。

【适应证】胃癌。

【用法】每日1剂，水煎至200 mL，分早、晚2次服用。

【方源】中国临床实用医学，2020，11（4）：40-43.

选方87：行健汤

【组成】黄芪30 g，党参、茯苓、白术各20 g，当归、白芍、青蒿梗、陈皮、料豆、木香各10 g，砂仁、甘草各3 g。

【功效】补中益气，健脾和胃，行气利水，补虚除烦。

【适应证】进展期胃癌。

【用法】每日1剂，水煎至300 mL（也可使用此方中药颗粒剂，加入开水300 mL），分早、晚餐后1小时各服用150 mL。

【方源】陕西中医，2020，41（10）：1410-1413.

选方88：蟾皮儿茶散

【组成】干蟾皮20 g，儿茶20 g，延胡索10 g。

【功效】抗癌，止疼，止血，利水消肿。

【适应证】胃癌溃疡性癌变，合并幽门梗阻者疗效差。

【用法】上方为散剂，口服，每次1 g，每日2次，连续服用3周为1个疗程。

【方源】中药大辞典

选方89：铁树蛇半汤

【组成】大枣20 g，铁树叶30 g，半枝莲30 g，白花蛇舌草30 g。

【功效】清热解毒，补气养血，活血祛瘀，消肿止痛，抗癌。

【适应证】胃癌。

【用法】水煎代茶饮用。

【方源】袁希福经验方

选方90：治胃癌民间验方

【组成】茵陈30 g，虎杖20 g，贯众20 g，板蓝根20 g，半枝莲20 g，丹参20 g，鸡内金20 g，柴胡10 g，枳壳10 g。

【功效】健脾，化瘀，抗癌。

【适应证】胃癌晚期。

【用法】每日1剂，水煎，保证每次药量为500 mL，餐后服用，连续服用4周为1个疗程，坚持服用1个疗程。

【方源】饮食保健

选方91：数字智慧医疗治胃癌验选方

【组成】黄芪15 g，白芍15 g，白花蛇舌草15 g，半枝莲15 g，白术12 g，党参12 g，丹参12 g，沙参12 g，麦冬12 g，半夏9 g，甘草9 g。

【功效】健脾益气，活血解毒。

【适应证】胃癌化疗期间用药。

【用法】每日1剂，水煎，分早、晚各服用150 mL。

【方源】数字智慧医疗

选方92：江西中医药治胃癌验选方

【组成】柴胡18 g，姜半夏12 g，制大黄6 g，炒枳壳18 g，黄芩10 g，白芍10 g，生姜9 g，大枣20 g，厚朴15 g，紫苏梗10 g，茯苓10 g。

【功效】理气通便。

【适应证】胃癌术后并发肠梗阻。

【用法】每日1剂，水煎，分早、晚2次服用，连续服用7日为1个疗程。

【方源】江西中医药

选方93：己椒苈黄丸合五苓散

【组成】防己20 g，炒白术、葶苈子各15 g，花椒、制大黄、桂枝各5 g，泽泻、茯苓、猪苓各30 g，大枣10枚。

【功效】攻坚逐饮，化气行水。

【适应证】胃癌腹水。

【用法】每日1剂，水煎至400 mL，分2次服用。

【方源】第五届国际中医、中西医结合肿瘤学术交流大会暨第十四届全国中西医结合肿瘤学术大会论文集

选方94：六味地黄汤加减

【组成】熟地黄30 g，山药20 g，山茱萸12 g，泽泻10 g，牡丹皮15 g，茯苓15 g，天冬15 g，川芎15 g，莪术20 g，鸡血藤20 g。

【功效】补益肝肾，活血化瘀。

【适应证】胃癌肝转移。

【用法】每日1剂，水煎至400 mL，分2次服用，连服30剂。

【方源】河南中医，2003（12）：70.

十四、肝 癌 用 方

肝癌是人类最常见的恶性肿瘤之一，分为原发性和继发性两种。我国每年约11万人死于肝癌，占全世界肝癌年死亡人数的45%。现代医学对本病的确切病因还不够清楚，可能与多种因素综合作用有关，如病毒性肝炎、肝硬化、摄入过多黄曲霉素、亚硝胺类化合物等；与营养和遗传因素也有一定的关系。肝癌早期可无明显症状和体征，常通过普查或甲胎蛋白检测而被发现，常见症状有：①肝区痛；②纳差、腹胀；③上腹部肿块；④黄疸；⑤腹水肢肿；⑥脾肿大、肝掌、蜘蛛痣、腹壁静脉曲张等。本病一般属于中医学的“积聚”“臌胀”“黄疸”“胁痛”等病范畴。多因饮食内伤，情志失调，湿热内蕴肝胆，素体气血亏乏等，致使肝脾受损，运化失常，气机阻滞，痰浊瘀血内停，湿热火毒蕴结，日久渐积胁下而成。因此，在治疗时应当考虑邪正两方面，攻补兼施以补为主，以攻为辅，以赢得病情改善，缓解或治愈。

选方1：钱佰文肝癌方

【**组成**】莪术、白术各12 g，苦参、白花蛇舌草各20 g。

【**功效**】清热解毒，化湿，理气活血。

【**适应证**】肝癌。

【**用法**】水煎服，每日1剂。脾虚湿阻者加黄芪、扁豆、生薏苡仁、生山楂；气血瘀滞者加柴胡、川芎、当归、大黄；热毒内蕴者加田基黄、龙胆草、蒲公英；气阴两虚者加熟地黄、枸杞子、麦冬、北沙参；肝区疼痛者加延胡索、郁金、白芍；腹水者加大腹皮、车前子；黄疸深重者加茵陈、栀子、大黄等。

【**方源**】上海中医药杂志，1998（4）：15.

选方2：龙蛇芪贞汤

【组成】龙葵、白花蛇舌草、蛇莓、黄芪、女贞子、丹参、桃仁。

【功效】清热解毒，益气活血。

【适应证】肝癌。

【用法】水煎服，每日1剂。

【方源】光明中医，1998（2）：31.

选方3：丹芪抗癌散

【组成】丹参、黄芪、白花蛇舌草、蛇莓、水蛭、三棱、莪术。

【功效】活血化瘀，扶正抗癌。

【适应证】肝癌。

【用法】研末制成胶囊，含生药每粒10 g，每次5～8粒，每日3次。

【方源】中西医结合肝病杂志，1998（11）：17.

选方4：健脾疏肝汤

【组成】醋柴胡10 g，郁金12 g，川楝子10 g，白芍30 g，茯苓115 g，白术10 g，陈皮10 g，黄芪30 g，党参20 g，白花蛇舌草30 g，大枣6 g，炙甘草6 g。

【功效】疏肝健脾，清热解毒。

【适应证】中晚期肝癌。

【用法】每日1剂，水煎，分2次服，30日为1个疗程。肝区疼痛甚者加延胡索、三七、乳香、没药；瘀血、肝大明显或肿块坚硬拒按者酌加三棱、莪术或同服大黄䗪虫丸；黄疸者加茵陈、田基黄、虾钳草；腹水多者加车前子、猪苓；兼肝肾阴虚者加服六味地黄丸；出现肝性脑病者以生大黄、煅牡蛎、槐花等保留灌肠。

【方源】实用中西医结合杂志，1998（6）：509.

选方5：治肝癌疼痛验方

【组成】沙参100 g，麦冬、五灵脂、延胡索各50 g，茵陈、柴胡、牡丹皮、枸杞子、瓜蒌、鱼腥草、乌梅各20 g，虎杖、枳实各15 g，郁金、当归、川芎、红花、半夏、板蓝根、鸡内金、知母各10 g，黄芪60 g，三七粉（冲服）、血竭粉（冲服）各6 g。

【功效】养阴柔肝，理气止痛。

【适应证】肝癌疼痛。

【用法】加水煎15分钟，滤出药液，再加水煎20分钟，去渣。两煎所得药液兑匀，分4次服，每日1剂。

【方源】河北中医，1991（1）：28.

选方6：健脾化积汤

【组成】太子参25 g，白术12 g，茯苓15 g，猪苓10 g，陈皮12 g，法半夏12 g，黄芪10 g，枳实12 g，郁金15 g，莪术10 g，穿山甲（先煎）15 g，土鳖虫10 g，绵茵陈20 g，半枝莲30 g，鸡内金10 g。（编者按：穿山甲已禁用，酌情使用替代品。）

【功效】疏肝健脾，活血化瘀。

【适应证】中晚期肝癌。

【用法】水煎服，每日1剂。腹胀纳呆者加大腹皮15 g，川厚朴15 g；肝区疼痛者加三七10 g，川楝子12 g；黄疸者加栀子10 g，虎杖12 g，玄参12 g。

【方源】广西中医药，2000（1）：16.

选方7：平地石燕汤

【组成】紫金牛60 g，瓦楞子18 g，石燕18 g，漏芦12 g，当归9 g，红花6 g，白蒺藜9 g，茜草9 g，川楝子29 g，延胡索9 g，香附6 g，扁豆9 g。

【功效】疏肝理气，活血化瘀，消积散瘀。

【适应证】肝血管瘤。

【用法】每日1剂，水煎，分2次服，连服1～2个月。

【方源】上海中医药杂志，1993（11）：20.

选方8：肝癌外治膏

【组成】山慈菇5 g，莪术3 g，雄黄0.5 g，土鳖虫3 g，三七3 g，大黄5 g，蟾酥0.1 g，硼砂3 g，大戟3 g，冰片5 g，麝香0.3 g，黑膏药基质50 g，以上作为基本方。

【功效】活血化瘀，软坚散结。

【适应证】原发性肝癌中晚期不能手术者。

【用法】上药共制为膏药，每张膏药的规格为25 cm×15 cm。用2块膏药在患者右侧前后胁围处外敷，每周更换1次。脾虚水湿停，有腹水者上方加牵牛子3 g，白术5 g，猪苓3 g；肝区胀痛，舌有瘀点等肝有瘀滞者上述基本方中加入柴胡2 g，郁金2 g，白芍3 g，乳香2 g，没药2 g；黄疸、苔黄腻、脉滑数证属湿热瘀滞者加内服茵陈蒿汤化裁；肝区胀痛、舌紫暗、苔花剥、脉弦紧，证属痛凝瘀滞者在上述基础方中加入半夏2 g，土贝母2 g，胆南星2 g，乳香2 g，没药2 g。

【方源】中医杂志，1992（1）：37.

选方9：化积丹

【组成】硇砂、马钱子、干漆。

【功效】消积软坚，破瘀散结。

【适应证】肝癌。

【用法】上药研末制成水丸，每次服1.5～3 g，每日3次，开水或稀粥送服，长期服用。

【方源】陕西中医，2000（3）：104.

选方10：抗瘤煎

【组成】黄芪30～50 g，白术10～20 g，莪术8～15 g，猪苓15～60 g，陈皮6～10 g，半夏8～12 g，土鳖虫、乌梢蛇各6～12 g，炙鳖甲10～20 g。

【功效】健脾益气，活血化瘀。

【适应证】肝癌。

【方源】陕西中医，2000（3）：104.

选方11：五虫丸

【组成】水蛭、虻虫、土鳖虫、壁虎、干蟾皮。

【功效】活血软坚，解毒消积。

【适应证】原发性肝癌。

【用法】仿古方大黄䗪虫丸制备，口服，每次9 g，每日2次。

【方源】上海市第一人民医院内科肝癌组方

选方12：软坚丸

【组成】蜈蚣100 g，蜣螂300 g，土鳖虫300 g，地龙300 g，鼠妇虫300 g，蜂蜜适量。

【功效】破瘀，解毒，消积。

【适应证】原发性肝癌。

【用法】各药共研细末，加辅料适量制成小蜜丸，如绿豆大小，口服，每日5 g，分次用温开水送下。

【方源】上海第一医学院中山医院肿瘤组方

选方13：单味鼠妇饮

【组成】干燥鼠妇虫60 g。

【功效】破血利水，解毒止痛。

【适应证】肝癌剧痛。

【用法】加水适量，煎2次，混合2次药液后分4次口服，每日1剂。

【方源】陕西中医，1986（11）：51.

选方14：肝癌外敷镇痛方

【组成】蟾蜍1只，雄黄30 g。

【功效】解毒止痛。

【适应证】肝癌疼痛。

【用法】将活蟾蜍1只，于腹部割缝，去内脏，放入雄黄30 g，并加湿水少许调成糊状，敷在肝区疼痛最明显处，将蟾蜍固定。

【疗效】一般敷15～20分钟便产生镇痛作用，效果可持续12～24小时。

【方源】新中医，1980（3）：36.

选方15：蟾蜍止痛法

【组成】活蟾蜍3只，大蒜1枚。

【功效】解毒止痛。

【适应证】肝癌疼痛。

【用法】取活蟾蜍，剥取其皮，将大蒜捣烂涂在蟾蜍皮上，外敷于痛处。

【方源】四川中医，1987（5）：31.

选方16：全虫散

【组成】全蝎、蜈蚣、水蛭、僵蚕、蜣螂、壁虎、五灵脂各等份。

【功效】活血化痰，行瘀散结。

【适应证】肝癌。

【用法】上药共研细末，每次服3 g，每日2次。

【方源】肿瘤病

选方17：八月札汤

【组成】八月札、石燕、马鞭草各30 g。

【功效】疏肝理气，活血解毒。

【适应证】肝癌。

【用法】水煎服，每日1剂。

【方源】日用抗癌药物手册

选方18：木鳖膏

【组成】木鳖子（去壳）3 g，独头蒜、雄黄各1.5 g。

【功效】散血清热，除痈消痞。

【适应证】肝癌疼痛。

【用法】上药共杵为膏，入醋少许，以蜡纸贴患处。

【方源】普济方

选方19：壁虎鳖蔻散

【组成】壁虎15 g，土鳖虫15 g，草豆蔻24 g，槟榔24 g，沉香15 g，木香12 g，砂仁24 g。

【功效】理气化浊，解毒散瘀。

【适应证】肝癌。

【用法】先将壁虎浸泡于已烧热的米酒内，一昼夜后，取出焙干，如法再浸焙3次，与其余各药共研细末，每次服3～6 g，每日3次。

【方源】湖南中草药单方验方选编

选方20：雄黄朱砂粉

【组成】雄黄、朱砂、五倍子、山慈菇各等份。

【功效】解毒化瘀，消瘀散结。

【适应证】肝癌。

【用法】上药共研极细粉，用吸入疗法，每次少量。

【方源】全国中草药汇编

选方21：蟾蜍酒

【组成】活蟾蜍3只，黄酒500 mL。

【功效】清热解毒，化瘀消积。

【适应证】肝癌。

【用法】将蟾蜍用黄酒共蒸沸半小时，去蟾蜍取酒，冷藏备用，每日3次，每次10 mL，连服30日，停药3日后再服，3个月为1个疗程。

【方源】辽宁中医杂志，1980（7）：42.

选方22：羚羊菖蒲汤

【组成】羚羊角粉（冲服）0.9 g，竹沥30 g，生石膏30 g，知母12 g，生地黄12 g，大黄9 g，石菖蒲9 g，天竺黄9 g，桑叶9 g，钩藤9 g，茯神15 g，珍珠母30 g，龟板30 g。

【功效】清热化痰，开窍醒神。

【适应证】肝癌神昏。

【用法】水煎服，每日1剂。

【方源】中医杂志，1986（8）：19.

选方23：冰片白酒搽剂

【组成】冰片15 g，白酒适量。

【功效】活血，散结，止痛。

【适应证】肝癌后期疼痛。

【用法】将冰片溶于白酒中，装瓶备用，需要时用棉棒蘸此药酒涂抹疼痛部位。10～15分钟见效。

【方源】山东中医杂志，1982（2）：82.

选方24：节节红饮

【组成】生节节红根、茎共30 g，酸柚子树刺5～10枚，猪横脷1条。

【功效】解毒散结。

【适应证】肝癌。

【用法】先将酸柚子树刺插入猪横脷内，同节节红水煲3小时，去渣喝汤食肉，每日1剂。

【方源】常用中草药

选方25：天性草根汤

【组成】天性草根90 g，野芥菜根90 g。

【功效】清热解毒，化浊行瘀。

【适应证】肝癌。

【用法】以上2种药分别水煎，上午服天性草根，下午服野芥菜根。

【方源】安徽省安庆专区卫生组方

选方26：肝癌发热方

【组成】竹叶12 g，生石膏（先煎）60 g，太子参、山药各30 g，半夏、银柴胡各9 g，麦冬15 g，甘草6 g，大枣10枚。

【功效】养阴清热。

【适应证】肝癌发热。

【用法】水煎服。

【方源】肿瘤效验良方

选方27：甲胎蛋白转阴汤

【组成】三棱10 g，莪术10 g，土鳖虫10 g，赤芍15 g，三七、七枝莲各9 g，茵陈15 g，白花蛇舌草15 g，海藻10 g，生瓦楞子10 g，丹参15 g，党参15 g。

【功效】化瘀消痰，清热解毒。

【适应证】肝癌甲胎蛋白阳性者。

【用法】水煎服，每日1剂。

【方源】中华名医名方薪传：肿瘤

选方28：胡萝卜洋葱方

【组成】胡萝卜、洋葱、猪油、醋各适量。

【功效】防癌抗癌。

【适应证】肝癌等癌症的早期和恢复期作为辅助食疗，并可防癌复发。

【用法】水煎服。

【方源】中国名老中医偏方大全

选方29：加减参赭培气汤

【组成】生赭石（先煎）15 g，太子参10 g，山药15 g，天花粉、天冬各10 g，鳖甲15 g，赤芍、桃仁、红花各10 g，夏枯草15 g，黄芪、枸杞子、焦山楂各30 g，泽泻、猪苓、龙葵、白英各15 g，白芍10 g，焦六曲30 g，三七粉（分冲）3 g。

【功效】调气，化瘀，利水，解毒。

【适应证】肝癌。

【用法】水煎服，视病情增减日服量。有黄疸者加茵陈30 g；有腹水者加商陆10 g，牛膝10 g，大腹皮10 g；局部疼痛剧烈者加郁金10 g，延胡索10 g，凌霄花15 g，八月札10 g；腹胀甚者加大腹皮6 g，厚朴10 g，木香6 g；呕逆者加旋覆花（包煎）10 g，柿蒂10 g；口干渴者加沙参10 g，麦冬10 g；大便干燥，数日不行者加瓜蒌20 g，郁李仁12 g。

【方源】名医秘方汇萃

选方30：健脾活血汤

【组成】黄芪、党参各15 g，白术、茯苓、柴胡、穿山甲、桃仁、丹参、苏木各9 g，重楼、牡蛎各30 g，鼠妇虫12 g。（编者按：穿山甲已禁用，酌情使用替代品。）

【功效】健脾理气，破血抗癌。

【适应证】原发性肝癌。

【用法】水煎服，每日1剂，每日2次。气滞血瘀型加土鳖虫12 g，莪术15 g，三七、香附各9 g；肝郁脾虚型加郁金12 g，山药30 g，陈皮9 g，麦芽15 g；肝胆湿热型加茵陈、败酱草、蒲公英各30 g，黄芩12 g，木通9 g；阴虚内热型加牡丹皮12 g，地骨皮15 g，麦冬12 g，鳖甲5 g。

【疗效】治疗60例中晚期原发性肝癌，临床分期，单纯型Ⅱ期32例，单纯型Ⅲ期5例，硬化型Ⅱ期16例，硬化型Ⅲ期3例，炎症型Ⅱ期1例，炎症型Ⅲ期3例。治后存活半年以上26例，1～2年12例，2年以上4例。

【方源】中国中医秘方大全

选方31：理气消癥汤

【组成】八月札15 g，金铃子9 g，丹参12 g，漏芦15 g，白花蛇舌草30 g，红藤15 g，生牡蛎、半枝莲各30 g。

【功效】理气化瘀，清热解毒。

【适应证】原发性肝癌。

【用法】水煎服，每日1剂，每日服2次。肝气郁滞，症见肝区胀或隐痛，胸闷腹胀，纳差口苦，舌苔薄黄，脉弦细，加柴胡、当归、白芍、制香附、郁金、枳实、山楂、鸡内金；气血瘀滞，症见右胁胀痛较甚，纳少乏力，形体消瘦，面色黧黑，舌质暗红或有瘀斑，脉弦细，加柴胡、当归、赤芍、莪术、三棱、桃仁、土鳖虫、延胡索、干蟾皮、郁金、石见穿、鳖甲、大黄；脾虚湿阻，症见胸闷腹胀，肝区隐痛，纳呆便溏，尿少，倦怠乏力，脚肿，腹水，舌淡胖，舌苔白腻，脉弦滑或濡滑，加党参、白术、茯苓、生薏苡仁、陈皮、半夏、大腹皮、石见穿、龙葵、木香、了哥王、补骨脂、车前子等；肝肾阴虚，症见胁下胀痛，头晕目眩，心烦不寐，口干，大便干结，小便短赤，低热，形体消瘦，舌质红，脉弦细，加北沙参、天冬、生地黄、龟板、生鳖甲、郁金、赤芍、牡丹皮；肝胆湿热，症见黄疸、发热、右胁下痛、恶心、纳差、口苦、口渴不多饮、大便秘结、小便短赤、舌质红、苔黄腻、脉弦滑数，加茵陈、生山楂、卷柏、川郁金、赤芍、生薏苡仁、黄芩、金钱草、生大黄。

【疗效】治疗102例，其中Ⅲ期86例，Ⅱ期16例。治后存活1年以上31例，2年以上14例，3年以上6例，5年以上5例，1例存活最长为13年。Ⅱ期治后1年存活率为50%，Ⅲ期为26.74%。临床治愈2例，显效13例，有效37例，总有效率为51%。

【方源】中国中医秘方大全

选方32：消癌散

【组成】白术20 g，当归、山慈菇各30 g，昆布、海藻各12 g，半枝莲30 g，白花蛇舌草25 g，三棱10 g，太子参30 g（用人参效果更佳）。

【功效】益气活血，软坚散结，清热解毒，解瘀行滞。

【适应证】肝癌。

【用法】水煎服，每日1剂，每日3次。同时配合饮用葵芯茶（向日葵秆内之芯，适量切片，泡茶饮，频频饮之）。

【方源】千家妙方（下册）

选方33：化癌散

【组成】天然牛黄8 g，三七粉200 g，藏红花80 g，冬虫夏草120 g。

【功效】清热解毒，活血化瘀，扶正祛邪。

【适应证】肝癌。

【用法】上药共研细末，分成50包。每日1包，温开水送服，连服100包。

【方源】豫章医萃——名老中医临床经验精选

选方34：肝癌验方

【组成】柴胡15 g，白术10 g，白花蛇舌草、半枝莲各30 g，赤芍、白芍各10 g，白英40 g，龙葵30 g，莪术、鳖甲、焦山楂、神曲各15 g，枳壳10 g，延胡索、川楝子各15 g，斑蝥1个（去头、足、翅），重楼15 g，昆布、海藻、黄芪、女贞子各20 g，枸杞子15 g，生薏苡仁20 g。

【功效】疏肝理气，活血化瘀，解毒消癥。

【适应证】原发性肝癌，不能手术的中、晚期患者可单用此方。

【用法】水煎服，每日1剂，每日服3次；或共研细末，每次服10～15 g，每日3次，温开水送服。可配合放疗或肝动脉插管化疗，出现尿急尿痛，可减去斑蝥；有黄疸或腹水者可酌情加减。

【方源】中国当代中医名人志

选方35：治肝癌方1

【组成】半枝莲、半边莲各30 g，玉簪根9 g，薏苡仁30 g。

【功效】清热解毒，化湿消肿。

【适应证】肝癌。

【用法】水煎服，每日1剂。

【方源】台湾抗癌中药（方名编者注）

选方36：治肝癌方2

【组成】龙葵60 g，十大功劳30 g。

【功效】清热解毒，活血消痞。

【适应证】肝癌。

【用法】水煎服，每日1剂。

【方源】新编中医入门（方名编者注）

选方37：治肝癌方3

【组成】预知子、石燕、马鞭草各30 g。

【功效】清热除痰，解毒散结。

【适应证】肝癌。

【用法】水煎服，每日1剂。

【方源】抗癌药物手册

选方38：治肝癌方4

【组成】斑蝥500个，陈皮500 g，糯米5 000 g。

【功效】扶正益气，活血散结。

【适应证】肝癌。

【用法】将糯米洗干净，沥干，加入斑蝥后置锅内用微火炒至焦黄，拣去斑蝥，糯米研碎，另将陈皮研粉，混合均匀。口服首次用量10～15 g，每日3次，维持量每次5～6 g，每日3次，于饭后以温开水冲服。

【方源】江苏启东县医院方（方名编者注）

选方39：治肝癌方5

【组成】水蛭、虻虫、土鳖虫、壁虎、干蟾皮、蜂蜜。

【功效】益气活血，清热化浊。

【适应证】肝癌。

【用法】炼蜜为丸，每丸4.5 g，每次服9 g，每日2次。

【方源】上海市人民医院治疗肝癌验方（方名编者注）

选方40：治肝癌方6

【组成】半枝莲、半边莲、黄毛耳草各30 g，天胡荽60 g，薏苡仁30 g。

【功效】清热解毒，化浊行瘀。

【适应证】肝癌。

【用法】水煎服，每日1剂。

【方源】江西南昌第二医院治疗肝癌验方（方名编者注）

选方41：治肝癌方7

【组成】茵陈30 g，黄柏、栀子各10 g，猪苓30 g，泽泻

12 g，水红花子、丹参各30 g，莪术10 g，白花蛇舌草30 g。

【功效】清热化湿，解毒化瘀。

【适应证】湿热瘀毒型肝癌。

【用法】水煎服，每日1剂。

【方源】中西医结合治疗癌症

选方42：治肝癌方8

【组成】制鳖甲30 g，炮穿山甲、桃仁、木香、青皮、郁金、白芍各12 g，红花6 g。（编者按：穿山甲已禁用，酌情使用替代品。）

【功效】活血化瘀，软坚散结。

【适应证】肝癌。

【用法】水煎服，每日1剂。

【方源】抗癌中草药制剂

选方43：治肝癌方9

【组成】接骨木30 g，半边莲、金丝线各15 g，三棱、莪术各10 g，青陈皮、车前子各9 g，三七0.6 g。

【功效】清热解毒，理气化瘀。

【适应证】肝癌。

【用法】水煎服，每日1剂。

【方源】湖南中草药单方验方选编

选方44：治肝癌方10

【组成】黄芪、龟板、鳖甲各15 g，泽泻、党参、白术、茯苓各10 g，当归20 g，白花蛇舌草45 g，半枝莲15 g。

【功效】益气养阴，清热活血。

【适应证】原发性肝癌。

【用法】水煎服，每日1剂。

【方源】肿瘤要略

选方45：治肝癌方11

【组成】天仙藤30 g，乳香、没药、延胡索（醋制）、吴茱萸、干姜各6 g，小茴香15 g。

【功效】散寒，活血，止痛。

【适应证】肝癌及腹腔肿瘤。

【用法】上药共研细末，每次9 g，以好酒送服。

【方源】本草汇言

选方46：治肝癌方12

【组成】马尾连9 g，金锦香12 g，重楼15 g，一枝黄花20 g，四季菜30 g，老鸦柿根60 g。

【功效】清热解毒，凉血消痞。

【适应证】原发性肝癌。

【用法】水煎服，每日1剂。

【方源】肿瘤要略

选方47：尹常健教授治疗肝癌验方

【组成】党参、黄芪、茯苓各20 g，柴胡、厚朴、清半夏、莪术各9 g，陈皮、醋延胡索各12 g，白术、水红花子、茯苓皮、泽兰、白芍、鸡内金、炒麦芽、麸炒神曲、焦山楂、白花蛇舌草、马鞭草、半边莲、半枝莲各15 g，薏苡仁30 g。

【功效】疏肝，健脾，益气，解毒，利湿，消积。

【适应证】肝癌。

【用法】每日1剂，水煎服，连续服用4剂。

【方源】中西医结合肝病杂志，2021，31（11）：1035-1037.

选方48：王瑞平治疗中晚期肝癌验方

【组成】太子参、山药、枸杞子、炒白术、酒黄精、鸡内金、焦山楂、焦神曲、炒谷芽、焦麦芽、仙鹤草、半枝莲、炒白扁豆各15 g，酒山茱萸、茯苓各10 g，生薏苡仁30 g，陈皮、绿萼梅各6 g。

【功效】抑木扶土。

【适应证】肝癌。

【用法】每日1剂，水煎，分2次服用，连续服用7剂。注意饮食清淡，少食鸡、鹅等肉类，忌饮酒。

【方源】新中医，2020，52（14）：193-194.

选方49：柴芍六君子汤治原发性肝癌验方

【组成】柴胡10 g，白芍15 g，党参15 g，白术10 g，茯苓10 g，陈皮10 g，法半夏10 g，北沙参15 g，太子参10 g，麦冬20 g，延胡索20 g，丹参15 g，郁金15 g，莪术10 g，灵芝30 g，甘草10 g。

【功效】疏肝健脾。

【适应证】原发性肝癌。

【用法】每日1剂，水煎，分2次服用。腹大胀满者，加泽泻10 g，牡丹皮10 g；入睡困难者，加夜交藤5 g，远志10 g，合欢皮10 g；喘促严重者，加杏仁10 g，白果10 g，款冬花10 g；有早搏或者高血压者，加钩藤20 g；心血瘀阻者，加桃红10 g。

【方源】中国中医药现代远程教育，2019，17（22）：81-83.

选方50：徐经世治肝癌验方

【组成】北沙参20 g，石斛15 g，醋鳖甲25 g，炒枳壳15 g，陈皮10 g，姜竹茹10 g，绿萼梅20 g，穿山甲6 g，佛手15 g，土鳖虫10 g，炒谷芽25 g，灵芝10 g。（编者按：穿山甲已禁用，酌情使用替代品。）

【功效】开郁醒脾，化瘀散结。

【适应证】肝癌。

【用法】每日1剂，水煎，分2次服用。

【方源】陕西中医药大学学报，2018，41（5）：22–24.

选方51：徐荷芬治疗原发性肝癌验方

【组成】柴胡10 g，川芎10 g，炒白术15 g，茯苓15 g，川厚朴6 g，山药20 g，炒薏苡仁20 g，黄芪15 g，陈皮10 g，苍术6 g，砂仁3 g，白豆蔻3 g，法半夏10 g，蜀羊泉15 g，石打穿15 g，炒麦芽15 g，炒谷芽15 g。

【功效】疏肝补脾，益气养阴，解毒抗癌。

【适应证】原发性肝癌。

【用法】每日1剂，水煎，分早、晚2次服用，连续服用14剂为1个疗程。

【方源】时珍国医国药，2017，28（7）：1736–1737.

选方52：章永红治疗原发性肝癌验方

【组成】党参30 g，黄芪30 g，白术30 g，山药20 g，黄精30 g，枸杞子20 g，玉竹20 g，生薏苡仁20 g，白花蛇舌草15 g，莪术10 g，麦芽15 g，全蝎10 g，藤梨根10 g，干蟾皮（包煎）1 g，甘草6 g。

【功效】益气健脾化湿，清热解毒。

【适应证】原发性肝癌。

【用法】每日1剂，水煎，分早、晚2次服用。

【方源】江苏中医药，2016，48（6）：21–22，25.

选方53：周岱翰教授治疗原发性肝癌验方

【组成】土鳖虫6 g，桃仁15 g，蜈蚣3条，茵陈30 g，溪黄草15 g，半枝莲30 g，八月札30 g，白芍15 g，山栀子15 g，茯苓20 g，莪术15 g。

【功效】清肝利胆，化瘀散结。

【适应证】原发性肝癌。

【用法】每日1剂，水煎服，连续服用21剂。

【方源】中医药信息，2015，32（5）：35-37.

选方54：杨新中教授治疗肝癌验方

【组成】黄芪、藤梨根、白花蛇舌草各30 g，茯苓、葛根、生地黄、白茅根各20 g，山药、八月札、煅瓦楞子各15 g，白芍、茵陈各25 g，黄芩12 g，延胡索、陈皮、知母各10 g。

【功效】健脾益气，扶正祛邪。

【适应证】肝癌。

【用法】每日1剂，水煎，分3次服用，连续服用20剂。

【方源】新中医，2014，46（10）：235-236.

选方55：王玉生肝癌验方

【组成】鳖甲（先煎30分钟）30 g，重楼15 g，虎杖15 g，山慈菇6 g，半枝莲30 g，郁金15 g，香附15 g，当归15 g，川芎15 g，太子参15 g。

【功效】清热解毒，凉血消痞。

【适应证】肝癌及肝癌手术后，放疗、化疗后。

【用法】每日1剂，水煎服。先煎鳖甲、重楼30分钟后入诸药，连煎2次，所得药液混合分2次温服。病情较稳定后，去山慈菇，改隔日1剂，再将去山慈菇诸药加倍量研细末装入胶囊，每次服用3～4粒，每日3次，可连续服1年，病情稳定后单服胶囊。

【方源】中国中医药报，2011，3459.

选方56：湖北中医药大学柴胡香砂汤治肝癌验方

【组成】党参20 g，茯苓20 g，白术15 g，薏苡仁30 g，砂仁6 g，柴胡15 g，黄芩12 g，法半夏15 g，甘草6 g，枳壳6 g，木香6 g，仙鹤草15 g，三七粉（冲服）3 g，白花蛇舌草15 g，红景天10 g，灵芝粉（冲服）5 g，白英10 g。

【功效】疏肝解郁，健脾益气。

【适应证】肝郁脾虚型肝癌。

【用法】每日1剂，水煎，分上下午2次温服。

【方源】湖北中医药大学方

选方57：加减膈下逐瘀汤治肝癌验方

【组成】柴胡15 g，当归15 g，白芍15 g，三七粉（冲服）4 g，天花粉15 g，三棱10 g，莪术10 g，瓜蒌仁15 g，红花6 g，水蛭6 g，皂角刺15 g，土鳖虫10 g，鳖甲（先煎）15 g，山慈菇10 g，石见穿10 g。

【功效】行气养血，逐瘀止痛。

【适应证】肝癌气滞血瘀型。

【用法】每日1剂，水煎，分上下午2次温服。

【方源】现代医药卫生，2008（12）：1742–1744.

选方58：祝玄冲加味大柴胡汤治肝癌验方

【组成】柴胡20 g，黄芩8 g，大黄8 g，枳实8 g，党参30 g，当归20 g，川芎12 g，赤芍12 g，桃仁10 g，红花8 g，土鳖虫10 g，熟附子（先煎半小时）20 g，干姜15 g，白术15 g，炙甘草8 g，半枝莲40 g，白花蛇舌草20 g，姜黄15 g，广木香15 g。

【功效】疏肝利胆，行气活血化瘀，健脾益气。

【适应证】肝癌晚期。

【用法】每日1剂，水煎，分2次服用。

【方源】武当道医祝玄冲方

选方59：消积化瘀丸

【组成】西洋参3 g，半枝莲10 g，鹿角胶5 g，沉香1 g，僵蚕5 g，莪术6 g，三七粉3 g，全蝎3 g，壁虎2 g，蜈蚣2 g，蜂房10 g，石斛10 g。

【功效】消积化瘀，通络止痛。

【适应证】原发性肝癌。

【用法】按丸剂制作标准制成微丸，口服，每日3次，每次30粒，连续服用1个月为1个疗程，服用3个月。

【方源】广西中医药大学方

选方60：项琼自拟化癥消癌方

【组成】黄芪30 g，白花蛇舌草30 g，龙葵30 g，石上柏15 g，石见穿15 g，莪术15 g，白芍10 g，甘草6 g，薏苡仁20 g，柴胡10 g，郁金10 g，醋香附10 g，醋鳖甲30 g，仙鹤草30 g，红景天6 g。

【功效】调气化瘀，散结止痛。

【适应证】老年肝癌。

【用法】每日1剂，水煎，分2次服用。

【方源】医药导报，2019，38（6）：758-762.

选方61：自拟益肺抑癌方

【组成】党参50 g，黄芪15 g，白术15 g，砂仁15 g，重楼15 g，桔梗10 g，浙贝母10 g，瓜蒌壳15 g，僵蚕10 g，白花蛇舌草20 g，半枝莲20 g，侧柏叶炭10 g，茜草10 g，当归10 g，甘草10 g。

【功效】补气，清热化痰，利湿解毒，凉血止血。

【适应证】肺癌晚期咯血。

【用法】每日1剂，水煎至400 mL，分早、晚2次服用。

【方源】中国社区医师，2019，35（34）：83-84.

选方62：健脾扶正汤

【组成】黄芪30 g，党参20 g，白术、茯苓、半夏各15 g，陈皮6 g，竹茹9 g，薏苡仁30 g，女贞子20 g，石斛、枳壳各15 g，甘草6 g。

【功效】健脾益气，疏肝理气。

【适应证】晚期原发性肝癌。

【用法】每日1剂，清水煎煮，从介入治疗当天开始连续服用。

【方源】中药药理与临床，2017，33（4）：163-166.

选方63：原发性肝癌验方

【组成】生地黄30 g，玄参15 g，麦冬15 g，陈皮12 g，夏枯草9 g，连翘12 g，鳖甲15 g，薏苡仁30 g，赤芍15 g，牡丹皮30 g，桃仁15 g，火麻仁15 g，石见穿30 g，猫人参30 g，鸡内金12 g，焦三仙各12 g。

【功效】清热解毒，扶正祛邪。

【适应证】原发性肝癌。

【用法】每日1剂，水煎，分早、晚餐后半小时服用，连续服用7剂。

【方源】中医临床研究

选方64：养生保健指南肝癌验方

【组成】白花蛇舌草8 g，黄芪12 g，半枝莲10 g，白术10 g，枳壳12 g，藤梨根10 g，水蛭6 g，柴胡10 g，陈皮12 g，太子参10 g，土鳖虫8 g，薏苡仁10 g，茯苓10 g。

【功效】清热解毒，健脾祛湿，化瘀抗癌。

【适应证】肝动脉化疗栓塞术后的原发性肝癌。

【用法】每日1剂，水煎，分早、晚2次温服，连续服用2周。

【方源】养生保健指南

选方65：鳖甲煎丸之意易汤

【组成】制鳖甲（先煎）15 g，柴胡12 g，黄芩片10 g，射干12 g，炒桃仁10 g，鼠妇虫10 g，土鳖虫10 g，地龙10 g，炮姜6 g，酒大黄15 g，桂枝12 g，萹蓄15 g，瞿麦10 g，旋覆花（包煎）15 g，厚朴10 g，凌霄花10 g，炒白芍12 g，牡丹皮10 g，蜜炙蜂房10 g，红参片10 g，姜半夏10 g，葶苈子10 g，芦根30 g，郁金12 g，茵陈30 g，炒栀子20 g，黄药子10 g，山慈菇10 g，虎杖10 g，白花蛇舌草30 g，半枝莲15 g，半边莲15 g，九节茶10 g，预知子10 g，猫人参10 g，夏枯草10 g，酒香附10 g，茯苓30 g，麸炒白术15 g，黄芪20 g，灵芝10 g，生姜10 g，大枣10 g。

【功效】疏肝利胆，化气通脉，豁痰散结。

【适应证】肝癌。

【用法】每日1剂，水煎，分早、晚2次服用。

【方源】中国民间疗法，2022，30（1）：38-39，93.

选方66：茵陈双白汤

【组成】茵陈、白英、白花蛇舌草各60 g，板蓝根、大青叶、茯苓各30 g，丹参、白术、栀子各9 g。

【功效】清热解毒，健脾祛湿，化瘀抗癌。

【适应证】肝癌性黄疸。

【用法】每日1剂，水煎，分早、晚2次温服。便结者，加生大黄15 g；胁痛者，加川楝子、柴胡各10 g；小便不利者，加猪苓、泽泻各9 g；腹胀者，加越鞠丸；苔厚腻者，加豆蔻6 g；食滞者，加山楂10 g；肝中有囊肿者，加败酱草15 g；黄疸深者，加郁金10 g；丙氨酸氨基转移酶过高者，加升麻4 g。恢复期将基本方药量减半，酌加党参、黄芪、山药。

【方源】世界中西医结合杂志，2012，8（12）：1218-1219，1222.

选方67：八珍汤合化积丸

【组成】红参10 g，莪术10 g，三棱10 g，川芎10 g，当归10 g，穿山甲10 g，茯苓15 g，白芍15 g，香附15 g，赤芍15 g，丹参20 g，白术20 g，熟地黄25 g，甘草5 g。（编者按：穿山甲已禁用，酌情使用替代品。）

【功效】补气活血，化瘀消滞。

【适应证】原发性肝癌。

【用法】每日1剂，水煎服，分早、晚2次服用，连续服用2个月。气滞血瘀者，加红花10 g，桃仁9 g，牡丹皮10 g；肝气郁结者，加川楝子6 g，枳壳12 g，柴胡6 g；肝肾阴虚者，加枸杞子15 g，女贞子30 g；疼痛甚者，加乳香10 g，延胡索15 g，没药10 g。

【方源】中国当代医药，2018，25（2）：56–58.

选方68：厚朴生姜半夏甘草人参汤

【组成】厚朴20 g，生姜6 g，法半夏10 g，甘草6 g，人参10 g。

【功效】补中散滞，和胃降逆。

【适应证】肝癌晚期腹胀。

【用法】每日1剂，水煎，分2次温服，连续服用7日为1个疗程。兼表者，加苏叶、藿香；兼胃热吐逆者，加黄连、苏叶；气滞较甚者，加大腹皮、陈皮；兼食滞者，加焦三仙、砂仁；兼中阳不足者，加干姜、荜茇；兼痞者，加枳实、白术；兼胸胁胀满者，加青皮、香附；兼气逆而痛者，加吴茱萸、桂皮；兼血瘀者，加莪术、赤芍；兼便秘有热者，加枳实、大黄；若气虚不明显者，可酌减人参，反之可酌加其用量。

【方源】光明中医，2013，28（2）：286–287.

十五、胆管肿瘤用方

胆管肿瘤是指发生在胆管或胆囊上皮的恶性肿瘤，胆囊癌约占2/3，胆管癌占1/3左右。常发生在50～70岁老人，发病率女性比男性多3～4倍，病因目前还不太明确，一般认为与慢性胆囊炎、胆石症、胆汁郁积、感染、遗传因素、性激素等多种因素有关。临床表现为：①右上腹疼痛；②消化道症状如厌油腻；③黄疸；④发热；⑤右上腹肿块；⑥部分患者可见肝大质硬、脾大、腹水。恶性程度高，平均生存期低于1年。现代医学以外科手术治疗为主。本病相当于中医学的“黄疸”“胁痛”“癥瘕”范畴。中医认为本病因情志失调或感受湿热毒邪，内蕴肝胆，气机郁滞，日久瘀血内结而成。因此，治疗上多以疏肝理气，清热利湿，泻火解毒，化瘀散结为法。

选方1：乳没皂刺汤

【组成】金银花15 g，赤芍、白芍各15 g，制乳香、制没药各6 g，青皮5 g，陈皮5 g，象贝母12 g，天花粉12 g，穿山甲12 g，全当归10 g，皂角刺10 g，黄芩10 g，柴胡10 g，郁金10 g，生甘草10 g。（编者按：穿山甲已禁用，酌情使用替代品。）

【功效】清热化瘀，除痰散结。

【适应证】痰瘀热毒内结之胆囊癌。

【用法】水煎服，每日1剂。

【方源】四川中医，1989（12）：32.

选方2：茵陈薏苡郁金汤

【组成】茵陈20 g，茯苓20 g，薏苡仁20 g，栀子10 g，熟大黄12 g，泽泻12 g，半枝莲30 g，白花蛇舌草30 g，滑石15 g，丹参15 g，牡丹皮15 g，郁金18 g，三七6 g。

【功效】清热利湿，化瘀散结。

【适应证】胆管癌属肝胆湿热型。

【用法】水煎服，每日1剂。

【方源】湖北中医杂志，1980（5）：30.

选方3：解毒抗癌方

【组成】白花蛇舌草30 g，石见穿12 g，蒲公英15 g，金钱草20 g，栀子10 g，郁金10 g，枳壳12 g，柴胡9 g，延胡索12 g，白茅根18 g。

【功效】疏肝，理气，解毒。

【适应证】胆囊癌。

【用法】水煎服，每日1剂。

【方源】中西医临床肿瘤学

选方4：马鞭金钱草方

【组成】马鞭草、金钱草、薏苡仁各30 g，射干15 g。

【功效】清热，利湿，解毒。

【适应证】胆囊癌。

【用法】水煎服，每日1剂。

【方源】中医肿瘤的防治

选方5：气血双补抗癌方

【组成】太子参20 g，黄芪、鸡血藤各30 g，白术10 g，茯苓、黄精、熟地黄各12 g，陈皮6 g，白芍、麦芽、白花蛇舌草各15 g，淫羊藿10 g。

【功效】气血双补，健脾益肾。

【适应证】胆囊癌属气血亏虚型。

【用法】水煎服，每日1剂。

【方源】中西医临床肿瘤学

选方6：清热利湿方

【组成】柴胡、半夏、枳壳、麦芽、苍术各12 g，黄芩、郁金、栀子各10 g，茵陈、金钱草、白花蛇舌草各15 g，大黄9 g，陈皮6 g。

【功效】清热利湿，疏肝理气。

【适应证】胆囊癌属湿热型。

【用法】水煎服，每日1剂。

【方源】中西医临床肿瘤学

选方7：泻火解毒方

【组成】柴胡、黄芩、枳实、栀子各10 g，大黄（后下）9 g，石膏、白茅根各30 g，黄连6 g，茵陈、白芍、白花蛇舌草各15 g，麦芽18 g。

【功效】泻火解毒，疏肝清热。

【适应证】胆囊癌属火毒型。

【用法】水煎服，每日1剂。

【方源】中西医临床肿瘤学

选方8：二金蓟梅汤

【组成】海金沙12 g，金钱草30 g，小蓟15 g，茵陈12 g，郁金12 g，鸡内金9 g，木香9 g，黄芩9 g，水杨梅根30 g，柴胡6 g，甘草6 g。

【功效】清热利湿，疏肝利胆。

【适应证】胆囊癌。

【用法】水煎服，每日1剂。

【方源】肿瘤防治

选方9：软坚解毒汤

【组成】龙胆草、夏枯草各15 g，白毛藤30 g，续随子、穿山甲、鸡内金、昆布、海藻、海浮石、通草各9 g，阿魏、斑蝥各1.5 g。（编者按：穿山甲已禁用，酌情使用替代品。）

【功效】软坚散结，活血解毒。

【适应证】胆囊癌。

【用法】水煎服，每日1剂。

【方源】中医肿瘤防治

选方10：大黄雄黄膏

【组成】大黄30 g，雄黄30 g，天花粉100 g，冰片20 g，生天南星20 g，乳香20 g，没药20 g，黄柏50 g，姜黄50 g，芒硝50 g，芙蓉叶50 g。

【功效】清热散结，消瘀止痛。

【适应证】胆囊癌。

【用法】上药共研细末，加饴糖调成糊状，摊于油纸上，厚3～5 cm，敷贴疼痛处，隔日换1次，2次为1个疗程。

【方源】中华肿瘤治疗大成

选方11：乳没僧蟾膏

【组成】制乳香30 g，制没药30 g，密陀僧30 g，干蟾皮30 g，龙胆草15 g，铅丹15 g，冰片15 g，丁香15 g，雄黄15 g，细辛15 g，煅寒水石60 g，生天南星20 g，大黄50 g，姜黄50 g。

【功效】活血散结，解毒化浊。

【适应证】胆囊癌。

【用法】上药共研细末，用时取药粉调入凡士林内，贴敷于肿块部位，隔日1次。

【方源】中华肿瘤治疗大成

选方12：朱氏治胆囊癌经方

【组成】太子参12 g，黄芪15 g，生地黄、枸杞子、何首乌、白术、白芍、茵陈、虎杖、山楂各12 g，延胡索9 g，玫瑰花、蔷薇花各3 g，龙葵、白英各12 g，莱菔子、神曲各9 g，大枣24 g。

【功效】养肝柔肝，益气化瘀。

【适应证】肝阴不足，气虚血瘀。

【用法】水煎，每日1剂，早、晚分服。舌质红、边有齿痕，苔薄黄、中有裂纹，脉弦细者加郁金9 g，青蒿9 g，白花蛇舌草30 g，在前方基础上改太子参15 g，黄芪30 g，茵陈15 g，加桃仁12 g，鳖甲9 g。

【方源】中国中医药信息杂志，2012，5（19）：91.（方名编者注）

选方13：尤氏治胆囊癌经方1

【组成】柴胡10 g，延胡索40 g，黄芩12 g，枳实10 g，生大黄（后下）6 g，郁金10 g，姜半夏6 g，白芍30 g，鸡内金30 g，大腹皮15 g，八月札30 g，片姜黄12 g，三棱10 g，莪术10 g，甘草6 g。

【功效】疏肝利胆，理气活血。

【适应证】肝郁血瘀之胆囊癌。

【用法】水煎服，每日1剂。

【方源】辽宁中医杂志，2007，12（34）：1797.（方名编者注）

选方14：尤氏治胆囊癌经方2

【组成】柴胡10 g，延胡索10 g，白芍15 g，郁金10 g，猪苓20 g，黄芩10 g，栀子15 g，车前子（包煎）30 g，清半夏10 g，茵陈30 g，虎杖10 g，党参10 g，炒白术10 g，茯苓10 g，茯神10 g，山药20 g，片姜黄10 g，川楝子6 g，炙鸡内金10 g，赤芍10 g，马鞭草30 g，地骨皮30 g，龙葵20 g，藤梨根15 g，徐长卿30 g，甘草6 g。

【功效】疏肝利胆，除湿退黄，清热解毒，抗癌。

【适应证】肝胆湿热之胆囊癌。

【用法】同时配服由青黛、野菊花、山慈菇、三七粉按1：3：2：2比例配制而成的散剂（装入空心胶囊内），每次1 g，每日2次。

【方源】辽宁中医杂志，2007，12（34）：1797.（方名编者注）

选方15：尤氏治胆囊癌经方3

【组成】党参10 g，炒白术10 g，茯苓10 g，茯神10 g，猪苓30 g，姜半夏10 g，陈皮6 g，炒谷芽15 g，炒麦芽15 g，薏苡仁10 g，山药20 g，鸡内金15 g，炒山楂曲15 g，柴胡6 g，黄芩6 g，枳壳10 g，三七10 g，八月札30 g，片姜黄12 g，甘草6 g。

【功效】健脾理气，利胆散结。

【适应证】脾虚湿阻，郁而化热之胆囊癌。

【用法】水煎服，每日1剂。

【方源】辽宁中医杂志，2007，12（34）：1797.（方名编者注）

选方16：尤氏治胆囊癌经方4

【组成】葶苈子15 g，大枣12枚，白芥子10 g，紫苏子10 g，莱菔子30 g，桂枝4 g，茯苓30 g，柴胡10 g，延胡索10 g，清半夏10 g，陈皮6 g，茵陈30 g，党参10 g，炒白术10 g，白芍10 g，片姜黄10 g，甘草6 g。

【功效】降逆化饮，健脾疏肝。

【适应证】肝气横逆，痰饮水湿内停，肺胃之气上逆之胆囊癌。

【用法】水煎，每日1剂，分2次温服。

【方源】辽宁中医杂志，2007，12（34）：1798.（方名编者注）

选方17：尤氏治胆囊癌经方5

【组成】鸡内金15 g，莱菔子15 g，炒山楂15 g，柴胡10 g，延胡索10 g，桂枝4 g，白芍10 g，茯苓皮30 g，泽泻20 g，大腹皮30 g，枳壳10 g，三七10 g，八月札30 g，石见穿30 g，鬼箭羽10 g，茵陈30 g，片姜黄10 g。

【功效】健脾行水，疏肝利胆。

【适应证】脾虚湿滞，肝胆阻滞之胆囊癌。

【用法】水煎，每日1剂，分2次温服。

【方源】辽宁中医杂志，2007，12（34）：1799.（方名编者注）

选方18：陈氏自拟疏肝消结汤

【组成】旋覆花（包煎）10 g，生赭石10 g，白花蛇舌草、薏苡仁、白茅根、赤芍各30 g，生制鳖甲10 g，三棱5 g，三七30 g，仙鹤草45 g，炒枳壳（后下）3 g，姜半夏10 g，姜竹茹10 g，五灵脂（包煎）5 g，蒲黄（包煎）5 g。

【功效】疏肝理气，健脾和胃，活血化瘀，软坚散结。

【适应证】肝气郁结、气滞血瘀、肝气乘脾型之胆囊癌。

【用法】水煎，每日1剂，分2次温服。

【方源】中国医药导刊，2009，8（11）：1401.

选方19：陈氏自拟软肝消结汤

【组成】薏苡仁100 g，茵陈、白花蛇舌草、赤芍各60 g，败酱草45 g，制鳖甲10 g，莪术5 g，夏枯草60 g，白茅根30 g，仙鹤草45 g，垂盆草45 g，荆芥2 g，茜草12 g，人工牛黄（入胶囊吞服）2 g。

【功效】疏肝利胆，清热利湿，抗癌排毒，软坚散结。

【适应证】肝胆湿热之胆囊癌。

【用法】水煎，每日1剂，分2次温服。随证加减失笑散、白茅根、仙鹤草、垂盆草等。

【方源】中国医药导刊，2009，8（11）：1401.

选方20：陈氏自拟腹水（龙）方

【组成】龙葵30 g，蝼蛄2条，川贝母10 g，薏苡仁100 g，野灵芝30 g，三七粉（冲服）10 g，茵陈30 g，赤小豆60 g。

【功效】通络化瘀，利水散结，化湿祛痰，扶正抗癌。

【适应证】痰瘀互结，肝络受阻，痰毒内蕴型之胆囊癌。

【用法】水煎，每日1剂，分2次温服。

【方源】中国医药导刊，2009，8（11）：1401-1402.

选方21：自拟三甲利胆汤

【组成】穿山甲10 g，鳖甲10 g，龟板12 g，水蛭10 g，三七10 g，地肤子30 g，延胡索12 g，丹参30 g，太子参25 g，熟大黄9 g，车前子30 g，桑白皮10 g，茵陈30 g，白术12 g，金钱草30 g，柴胡12 g，地骨皮12 g。（编者按：穿山甲已禁用，酌情使用替代品。）

【功效】活血止痛，利胆退黄，健脾利湿，祛风止痒。

【适应证】积聚正虚血瘀型之胆囊癌。

【用法】水煎取汁，每日1剂，分4次服完，15日为1个疗程。有胆结石者加海金沙；血小板减少者加阿胶、当归。

【方源】四川中医，2009（27）：85.

选方22：自拟抗癌利胆汤

【组成】柴胡10 g，炒黄芩12 g，枳实10 g，人参5 g，白术15 g，茯苓20 g，黄芪30 g，沙参20 g，麦冬15 g，生地黄15 g，枸杞子20 g，半夏15 g，陈皮15 g，鸡内金15 g，金钱草30 g，当归15 g，丹参15 g，白芍10 g，半枝莲15 g，白花蛇舌草20 g，甘草10 g，郁金10 g，木香10 g。

【功效】疏肝利胆，健脾和胃，益气养血，化瘀消积。

【适应证】胆囊癌化疗期间配合使用。

【用法】水煎，每日1剂，分早、晚2次口服，每次100 mL，于化疗前1周至化疗后1周期间服用。热重者加石膏、金银花；便秘者加芒硝、厚朴；疼痛者加川楝子、延胡索；呕吐者加竹茹、生赭石；便溏者加苍术、薏苡仁；瘀血者加桃仁、红花；食欲不振者加山楂、神曲、山药；腹胀加莱菔子、大腹皮。

【方源】中华中医药学刊，2014，6（32）：1511-1512.

选方23：柴芍六君子汤加减

【组成】党参、白术、山药、炒扁豆、生麦芽各30 g，焦苍术、茯苓、山土瓜（云南地方草药，有化湿行气功效）、龙葵、金钱草、延胡索、鬼针草、法半夏、炒白芍各15 g，柴胡、炙鸡内金、陈皮各12 g，甘草5 g。

【适应证】肝脾不和、蕴湿生热。

【功效】疏肝理脾，化湿解毒。

【用法】水煎，每日1剂，分早、中、晚口服。

【方源】新中医，2008，4（40）：115.

选方24：加味大柴胡汤联合化疗治疗晚期胆管肿瘤验方

【组成】柴胡30 g，当归12 g，炒白芍20 g，枳实15 g，黄芩12 g，大黄9 g，法半夏15 g，生姜15 g，大枣3枚。

【功效】清热解郁，疏利肝胆。

【适应证】晚期胆管肿瘤压迫引起的梗阻性黄疸。

【用法】每日1剂，水煎至300 mL，分早、晚2次服用，连续服用。

【方源】现代中医药，2020，40（3）：83-87.

选方25：朱培庭教授从肝辨治胆管癌肿验方

【组成】太子参12 g，生地黄12 g，枸杞子12 g，何首乌12 g，白术12 g，白芍12 g，黄芪30 g，青皮9 g，陈皮9 g，玫瑰花

3 g，白残花3 g，白花蛇舌草30 g，蛇莓12 g，蛇六谷12 g，红藤15 g，菝葜10 g，龙葵15 g，生大黄10 g，茵陈15 g，虎杖10 g，郁金10 g，莱菔子10 g，生山楂12 g，延胡索10 g，甘草6 g。

【功效】益气柔肝，理气化瘀，清热解毒。

【适应证】胆管肿瘤。

【用法】每日1剂，水煎，分3次服用。

【方源】江苏中医药，2004（10）：22-24.

选方26：周仲瑛教授治胆囊癌验方

【组成】陈皮6 g，炒六曲10 g，砂仁（后下）3 g，炙鸡内金10 g，佩兰10 g，莪术6 g，八月札12 g，党参10 g，焦白术10 g，茯苓10 g，炙甘草3 g，太子参12 g，麦冬10 g，仙鹤草15 g，鸡血藤15 g，肿节风20 g，山慈菇12 g，猫爪草20 g，僵蚕10 g，泽漆15 g，生薏苡仁15 g，红景天10 g，灵芝5 g，北沙参10 g，白花蛇舌草20 g。

【功效】抗癌解毒，清热利湿，扶正养阴。

【适应证】胆囊癌。

【用法】每日1剂，水煎服，连续服用14剂。

【方源】中医药学报，2021，49（3）：50-53.

选方27：尤建良教授治疗胆管恶性肿瘤验方

【组成】党参10 g，炒白术10 g，茯苓、茯神各10 g，姜半夏10 g，陈皮6 g，黄连2 g，吴茱萸2 g，白芍10 g，防风10 g，炮姜6 g，桂枝3 g，炭山楂10 g，煨肉豆蔻6 g，重楼10 g，连翘10 g，薏苡仁10 g，炙枇杷叶10 g，生甘草10 g。

【功效】健脾清胃。

【适应证】脾虚胃热型胆管恶性肿瘤。

【用法】每日1剂，水煎服。

【方源】长春中医药大学学报，2007，5：9-11.

十六、胰腺癌用方

胰腺癌是消化系统恶性肿瘤之一，多发生于40～70岁，男性比女性多4倍。据临床报道，近年来发病率有不断增高趋势。胰腺癌多发生在胰头部，仅少数发生在胰体和胰尾部。多数胰腺癌来自腺管上皮，腺管上皮增生及鳞状细胞化生可能是癌前病变。本病发展较快，易发生转移，病程较短。

现代医学认为本病病因不明，可能与环境中致癌物质（工业化学物质）、咖啡、吸烟和慢性胰腺疾病有关。

胰腺癌早期多无明显症状，发展到一定程度才可出现症状。初期大多为上腹痛、黄疸和消化道症状。疼痛为阵发性和持续性绞痛、进行性加重的钝痛，大多向腰背部放射，卧位及晚上加重，坐立、前倾位或走动时疼痛可减缓。黄疸为胰头癌和弥漫性癌的主要症状，黄疸一般是进行性加重，可伴瘙痒、小便呈浓茶色、大便呈灰白色，乏力和食欲不振甚为常见；尚可伴有腹泻或便秘，腹胀恶心。晚期可出现腹部肿块，发热。锁骨上淋巴结是最常见的转移部位。

胰腺癌的治疗目前仍不理想，西医以手术治疗为主，平均生存期只有半年左右。近年来临床报道中医以辨证论治原则治疗胰腺癌取得一定效果。

本病在中医临床属于“癥瘕”“积聚”“黄疸”等范畴。胰腺癌常由肝郁气滞、热毒瘀血内结等因素所致，以活血化瘀、软坚散结、清热利湿为主要治法，若配合放疗或化疗，可提高临床疗效，减少毒副作用。

选方1：消瘰返魂丹

【组成】牡蛎、夏枯草各20 g，川贝母12 g，玄参、青皮各15 g，党参、炒白芥子、何首乌各30 g，白术、当归、赤芍、胆南星、法半夏各10 g，木通、白芷、乌药各7 g。

【功效】活血化瘀，软坚散结。

【适应证】胰头癌。

【用法】水煎服，每日1剂。

【方源】四川中医，1987（2）：38.

选方2：扶正消癥方

【组成】党参15 g，白术10 g，白芍10 g，鸡血藤60 g，牡蛎30 g，薏苡仁30 g，半枝莲60 g，茯苓10 g，玄参30 g，花粉30 g。

【功效】补益气血，解毒散结。

【适应证】胰腺腺泡癌。

【用法】水煎服，每日1剂。

【方源】实用中医内科杂志，1990（2）：29.

选方3：调脾抑胰方

【组成】党参、炒白术、紫苏梗、枳实、全瓜蒌各10 g，茯苓、茯神、姜半夏各12 g，陈皮6 g，山药15 g，薏苡仁、炒谷芽、炒麦芽各20 g，猪苓、徐长卿、八月札各30 g。

【功效】健脾化湿，化痰理气。

【适应证】胰腺癌。

【用法】水煎服，每日1剂。腹痛剧烈者加醋柴胡、佛手片各10 g，延胡索20 g，郁金、白芍各15 g，炙甘草5 g；伴黄疸、肿块压迫胆总管严重者加山慈菇、虎杖、青黛、野菊花、茵陈；大便秘结者加重全瓜蒌用量，另加决明子、生大黄；伴腹水者加冬瓜皮、车前子、商陆、甘遂。

【方源】浙江中医杂志，2000（6）：238.

选方4：青黛牛黄散

【组成】青黛、人工牛黄各12 g，紫金锭6 g，野菊花60 g。

【功效】清热，解毒，散结。

【适应证】胰腺癌。

【用法】上药共研细末，每次3 g，每日3次。

【方源】实用中医消化病学

选方5：理气消癥汤

【组成】柴胡12 g，枳实12 g，赤芍12 g，青皮12 g，陈皮12 g，炮穿山甲12 g，厚朴12 g，木香12 g，三棱15 g，莪术15 g，延胡索15 g，苍术10 g，三七10 g，茵陈10 g，半枝莲20 g，甘草3 g。（编者按：穿山甲已禁用，酌情使用替代品。）

【功效】活血，理气，消癥。

【适应证】胰腺癌。

【用法】水煎服，每日1剂。

【方源】成都中医学院学报，1991（3）：27.

选方6：磨积散

【组成】醋鳖甲500 g，龟板300 g，鸡内金150 g，水蛭150 g，土鳖虫150 g，炮穿山甲200 g。（编者按：穿山甲已禁用，酌情使用替代品。）

【功效】活血，软坚，散结。

【适应证】胰腺癌。

【用法】上药共研细末，装入胶囊，每次2 g，每日3次。

【方源】河南中医，1990（1）：29.

选方7：五味清胰汤

【组成】丹参30 g，生薏苡仁30 g，赤芍15 g，蒲公英40 g，白花蛇舌草40 g。

【功效】清热解毒，活血化瘀。

【适应证】胰头癌。

【用法】水煎服，每日1剂。另配合用生大黄50 g，开水100 ~ 200 mL浸泡频饮。

【方源】陕西中医，1993（1）：27.

选方8：鳖甲䗪虫散

【组成】鳖甲15 g，土鳖虫15 g，浙贝母15 g，玄参15 g，莪术12 g，三棱12 g，鸡内金12 g，皂角12 g，灵芝菌30 g，海藻30 g，昆布30 g，半枝莲30 g。

【功效】活血逐瘀，化痰散结。

【适应证】胰头癌。

【用法】共研细末，早、晚各服3 g，温开水送服。

【方源】四川中医，1994（3）：34.

选方9：大黄节风汤

【组成】肿节风30 g，大黄30 g，人参（嚼服）10 g，黄芪30 g。

【功效】益气扶正，清热散邪。

【适应证】各期胰腺癌。

【用法】水煎服，每日1剂。

【方源】百病良方

选方10：斑蝥通车丸

【组成】斑蝥0.15 g，木通0.27 g，车前子0.27 g，滑石0.3 g。

【功效】活血行瘀，清热利水。

【适应证】胰腺癌。

【用法】常法制成丸子，共制10丸，每次2 ~ 3丸，每日3次。一般情况下加小柴胡汤；便秘者加大柴胡汤。

【方源】抗癌良方

选方11：清热抗癌方

【组成】冬凌草、肿节风、白花蛇舌草、白英各20 g，茵陈15 g，茯苓12 g，白术12 g，甘草3 g。

【功效】清热，解毒，利湿。

【适应证】胰腺癌。

【用法】煎汤代茶饮，每日1剂。

【方源】段凤舞肿瘤积验方

选方12：解毒活血方

【组成】党参、白芍、茯苓、木香、丹参、莪术、蕲蛇、麦冬各9 g，当归、白术各6 g，金银花、白毛藤各30 g。

【功效】益气养血，解毒活血。

【适应证】胰腺癌。

【用法】水煎，每日1剂，分2次服。

【方源】段凤舞肿瘤积验方

选方13：晚期胰腺癌汤

【组成】柴胡、枳壳、郁金、干蟾皮、鸡内金各10 g，八月札、白术、猪苓、生薏苡仁、菝葜、半枝莲、白花蛇舌草各30 g，生山楂15 g。

【功效】疏肝理气，健脾利湿，解毒抗癌，散瘀止痛。

【适应证】晚期胰腺癌。

【用法】水煎服，每日1剂。腹痛剧烈者加徐长卿、延胡索、川楝子、白芍、甘草；伴发黄疸者加大黄、茵陈、栀子、田基黄；伴发腹泻者加诃子肉、罂粟壳、肉豆蔻、白扁豆；伴发腹水者加大腹皮、半边莲、龙葵；恶心呕吐者加姜半夏、姜竹茹、生赭石、枇杷叶。

【方源】四川中医，1996（10）：10.

选方14：牡蛎半夏汤

【组成】生牡蛎30 g，夏枯草20 g，昆布15 g，海藻15 g，香附15 g，枳壳15 g，桃仁15 g，黄芩15 g，柴胡15 g，清半夏15 g，红花10 g，桔梗10 g。

【功效】理气活血，化痰软坚。

【适应证】胰腺癌肝郁气滞者。

【用法】水煎服，每日1剂。

【方源】新中医，1982（12）：12.

选方15：大黄乌药汤

【组成】醋大黄6 g，红花6 g，延胡索6 g，制香附6 g，佛手6 g，三七粉（冲服）3 g，三棱3 g，莪术3 g，青皮4.5 g，陈皮4.5 g，乌药6 g，木香4.5 g，王不留行12 g。

【功效】理气活血，散结止痛。

【适应证】胰头癌气滞血瘀者。

【用法】水煎服，每日1剂。

【方源】吉林中医药，1985（5）：11.

选方16：佛甲草汤

【组成】佛甲草（鲜）60～120 g，荠菜（鲜）90～180 g。

【功效】解毒抗癌。

【适应证】胰腺癌。

【用法】水煎服，每日1剂。

【方源】福州市第一人民医院方

选方17：青黛散

【组成】青黛12 g，紫金锭6 g，白花蛇舌草30 g。

【功效】软坚散结。

【适应证】胰头癌。

【用法】水煎白花蛇舌草2次，取汁冲服其余两药，每日1剂，分2次服。

【方源】民间方

选方18：雷氏胰腺癌方

【组成】煅牡蛎30 g，夏枯草30 g，海藻30 g，海带20 g，漏芦15 g，白花蛇舌草30 g，铁树叶10 g，当归15 g，赤芍10 g，白芍10 g，丹参20 g，党参15 g，白术15 g，茯苓15 g，川楝子10 g，郁金10 g。

【功效】活血化瘀，软坚消结。

【适应证】晚期胰腺癌。

【用法】水煎服，每日1剂。活血化瘀者加桃仁12 g，炙穿山甲12 g，王不留行12 g；软坚消结者加炙鳖甲20 g，望江南12 g；健脾和胃者加陈皮10 g，木香9 g，太子参12 g，黄芪15 g，薏苡仁20 g，山药20 g；清热利湿者加茵陈30 g，车前子20 g，金钱草12 g，虎杖12 g。（编者按：穿山甲已禁用，酌情使用替代品。）

【方源】湖北中医杂志，1980（1）：51.

选方19：蛇肉方

【组成】乌梢蛇1条。

【功效】祛风，除湿，镇痛。

【适应证】胰腺癌性疼痛。

【用法】将乌梢蛇去头、尾、肠后，先将蛇胆取出吞服，再将蛇肉洗净、煮熟顿服。

【方源】肿瘤良效验方

选方20：胰腺癌方

【组成】柴胡10 g，白术10 g，白芍15 g，茯苓15 g，郁金15 g，瓦楞子30 g，山豆根10 g，娑罗子15 g，蜂房10 g，全蝎

10 g，料姜石60 g，生甘草3 g。

【功效】理气健脾，软坚散结。

【适应证】胰腺癌。

【用法】水煎服，每日1剂。

【方源】中华名医名方薪传：肿瘤

选方21：祛瘀散结汤

【组成】八月札、炮穿山甲、干蟾皮、香附各12 g，枸杞子、红藤、龙葵、紫金牛、夏枯草、蒲公英、石见穿各30 g，丹参15 g，郁金、川楝子、木香各9 g。（编者按：穿山甲已禁用，酌情使用替代品。）

【功效】清热解毒，祛瘀散结，理气止痛。

【适应证】胰腺癌。

【用法】水煎服，每日1剂，每日3次。

【疗效】治疗胰腺癌3例，显效2例，有效1例。

【方源】中国中医秘方大全

选方22：铁树牡蛎汤

【组成】煅牡蛎30 g，夏枯草、海藻各15 g，海带、漏芦各12 g，白花蛇舌草、铁树叶各30 g，当归、赤芍各12 g，丹参18 g，党参15 g，白术12 g，茯苓15 g，川楝子、郁金各9 g。

【功效】活血化瘀，软坚消癥。

【适应证】晚期胰腺癌。

【用法】水煎服，每日1剂，每日2次。活血化瘀者加桃仁、穿山甲、王不留行；软坚消癥者加炙穿山甲、望江南；健脾和胃者加陈皮、木香、孩儿茶、黄芪、薏苡仁、山药；清热利湿者加茵陈、车前草、金钱草、虎杖。（编者按：穿山甲已禁用，酌情使用替代品。）

【疗效】治疗17例，治后存活2年以上4例、3年以上2例。

【方源】中国中医秘方大全

选方23：茵陈蒿汤加减

【组成】茵陈15～30 g，薏苡仁15 g，郁金10 g，黄芩10 g，生大黄（后下）6～10 g，虎杖10 g，茯苓15 g，猪苓15 g，白术10 g，神曲10 g，半枝莲30 g，木香10 g，栀子10 g，白毛藤30 g。

【功效】清热祛湿，利胆解毒。

【适应证】湿热郁阻型胰腺癌。

【用法】水煎服，每日1剂。腹痛较剧者加川楝子、延胡索、莪术；恶呕重者加竹茹、半夏、陈皮；发热较重者加板蓝根、滑石；大便溏薄者生大黄量减半，或改用熟大黄。

【方源】伤寒论

选方24：膈下逐瘀汤加减

【组成】当归10 g，川芎10 g，延胡索10 g，川楝子12 g，桃仁10 g，莪术15 g，炮穿山甲10 g，浙贝母10 g，乌药10 g，白屈菜30 g，白花蛇舌草30 g，丹参30 g，八月札10 g，藤梨根30 g。（编者按：穿山甲已禁用，酌情使用替代品。）

【功效】行气活血，化瘀软坚。

【适应证】气血瘀滞型胰腺癌。

【用法】水煎服，每日1剂。伴有黄疸者加茵陈、黄芩、虎杖；胸腹胀满剧者加瓜蒌皮、木香、大腹皮；疼痛剧烈者加三棱、五灵脂、蒲黄；食欲不振者加鸡内金、炒谷芽；消化道出血者加仙鹤草；便秘者加大黄。

【方源】医林改错

选方25：一贯煎加减

【组成】生地黄15 g，沙参15 g，玄参15 g，黄芩10 g，石斛10 g，知母10 g，金银花12 g，半边莲30 g，白花蛇舌草30 g，白茅根15 g，天花粉15 g，太子参12 g，全瓜蒌12 g，川楝子9 g，鸡内金10 g。

【功效】养阴生津，泻火解毒。

【适应证】阴虚热毒型胰腺癌。

【用法】水煎服，每日1剂。伴气虚者加黄芪；血瘀证明显者加丹参、莪术；腹部胀满者加八月札、制香附；腹水较多者加泽泻、马鞭草。

【方源】柳州医话

选方26：五苓散加减

【组成】熟附子9 g，党参12 g，白术12 g，茯苓15 g，黄芪15 g，泽泻9 g，猪苓15 g，乌药9 g，木香9 g，白毛藤30 g，石见穿30 g，穿山甲9 g，炙甘草6 g，薏苡仁15 g，鸡血藤15 g。（编者按：穿山甲已禁用，酌情使用替代品。）

【功效】益气化湿，健脾软坚。

【适应证】气虚湿阻型胰腺癌。

【用法】水煎服，每日1剂。体虚明显且贫血者加人参、熟地黄、紫河车；腹水明显者加车前子、牵牛子；食欲不振者加鸡内金、炒谷芽；大便溏稀者加芡实。

【方源】伤寒论

选方27：柴胡龙胆汤

【组成】龙胆草6 g，栀子9 g，黄芩9 g，黄连3 g，茵陈15 g，生地黄12 g，柴胡12 g，丹参12 g，大黄9 g，蒲公英15 g，白花蛇舌草30 g，土茯苓30 g，薏苡仁30 g，茯苓12 g，郁金12 g。

【功效】清热解毒，活血化瘀。

【适应证】胰腺癌。

【用法】水煎服。瘀血内阻者加桃仁、红花、水红花子、重楼等；阴虚者加鳖甲、知母、地骨皮、银柴胡、西洋参、蛇莓等；气虚者加党参、白术、黄芪、陈皮、甘草；胀痛者加郁金、香附、八月札、枳壳、橘叶、枳实等；胃肠道出血者加白及、三七、血余炭、墨旱莲、生地榆、侧柏炭。

【疗效】本方辨证治疗中晚期胰腺癌42例，治后生存5年以上者2例，4~5年3例，3~4年8例，2~3年10例，1~2年17例；5年生存率为4.8%，2年生存率为50%，1年生存率为90.5%；治后患者临床症状均有不同程度减轻、好转或消失，黄疸消退。

【方源】上海市嘉定县中医院杨炳奎方

选方28：山甲龙葵汤

【组成】穿山甲15 g，川楝子10 g，香附12 g，郁金10 g，石见穿30 g，丹参15 g，青皮12 g，陈皮12 g，夏枯草24 g，红花30 g，龙葵30 g，广木香10 g，枳实30 g，八月札12 g。（编者按：穿山甲已禁用，酌情使用替代品。）

【功效】行气化瘀，消肿散结。

【适应证】胰腺癌。

【用法】水煎服。黄疸者加茵陈24 g，栀子20 g，大黄10 g；浮肿者加茯苓20 g，泽泻10 g，猪苓10 g，车前草30 g，半枝莲30 g。

【疗效】本方治疗晚期胰头癌3例，均经剖腹探查、病理确诊，因癌瘤扩散，仅做改造手术，肿块未能切除。其中2例并用氟尿嘧啶等，分别存活2年2个月和3年9个月；另1例单纯中医药治疗，健在4年4个月，恢复了正常工作。

【方源】江苏省苏州市东山人民医院高国俊方

选方29：肿黄方

【组成】将肿节风提取物黄酮类物质制成片剂。

【功效】清热解毒，消肿散结。

【适应证】胰腺癌。

【用法】口服。

【疗效】用本方治疗5例，均经剖腹探查证实晚期胰腺癌。

治后平均生存214.5日，其中超过半年3例，生存期较同期剖腹证实7例胰腺癌（平均生存107日，超过半年仅1例）长；治后3例超声波提示肿块有不同程度缩小，其中1例胰头痛治疗8个月后因急腹症第2次剖腹，胰头部未发现肿块，自觉症状改善明显，食欲增加，疼痛减轻，皮肤瘙痒亦有不同程度好转。

【方源】上海市肿瘤医院李熙民方

选方30：青黄金菊方

【组成】青黛12 g，人工牛黄12 g，紫金锁6 g，野菊花60 g。

【功效】清热解毒。

【适应证】胰腺癌。

【用法】共研细末，每次3 g，每日3次。热甚者加紫草根15 g，蒲公英30 g，炒白芍9 g，牡丹皮9 g，薏苡仁30 g，金银花30 g，鸡内金9 g；上腹疼痛者加厚朴9 g，木香9 g，延胡索9 g，三七3 g；黄疸者加茵陈15 g，金钱草15 g，半枝莲30 g，广郁金9 g；纳差者加生谷芽15 g，生麦芽15 g，建曲15 g；恶心者加法半夏9 g，陈皮9 g。

【方源】安徽省人民医院肿瘤科方

选方31：佛芥汤

【组成】佛甲草120 g，芥菜180 g（均鲜品，干品量减半）。

【功效】清热和脾，消肿解毒。

【适应证】胰腺癌。

【用法】水煎服。

【疗效】本方治疗1例胰腺癌患者，经腹部探查发现胰头部有6 cm × 6 cm肿块，与其他组织粘连，无法切除而关腹。用本方治疗后，患者尿量增多，疼痛减轻，饭量增加；1年半后复查，左上腹部仍有一边缘不清的肿物，轻度触痛，胃肠透视胃外无压迫征，但有粘连痕迹，体重增加20 kg，能参加家务劳动。

【方源】福建省福州市第一医院方

选方32：美人蕉汤

【组成】茵陈30 g，车前子（包煎）30 g，半枝莲30 g，生赭石（包煎）30 g，白花蛇舌草40 g，美人蕉30 g，六一散20 g，丹参15 g，虎杖15 g，龙葵15 g，延胡索15 g，生大黄（后下）12 g，芒硝（冲服）10 g，柴胡10 g，黄芩10 g，三棱10 g，莪术10 g。

【功效】清热利湿，活血化瘀，通腑泄毒。

【适应证】胰腺癌。

【用法】水煎服。阳虚者加川石斛10 g，玉竹20 g，北沙参20 g，天花粉15 g，鳖甲20 g，熟地黄15 g；脾虚者加党参10 g，白术10 g，茯苓12 g，陈皮12 g，黄芪30 g，砂仁（后下）6 g，山药20 g；活血者加失笑散（包煎）10 g。

【方源】浙江省德清县秋山卫生院费根夫方

选方33：牡蛎首乌汤

【组成】牡蛎20 g，夏枯草20 g，川贝母12 g，玄参15 g，青皮15 g，党参30 g，炒白芥子30 g，何首乌30 g，白术10 g，当归10 g，赤芍10 g，胆南星10 g，半夏10 g，木通7 g，白芷7 g，乌药7 g。

【功效】化痰软坚，消癥抗癌。

【适应证】胰头癌。

【用法】水煎服。

【疗效】本方治疗1例胰头癌，患者上腹疼痛4个月，伴黑便、消瘦，胃肠钡餐及B超检查诊断为胰头癌。治后1个月诸症消失，经CT扫描，胰腺内未见占位性病变，随访半年，身体情况良好。

【方源】四川省小金县吴兴镇卫生所谢民福方

选方34：何裕民治疗胰腺癌验方

【组成】太子参20 g，川牛膝12 g，白术18 g，白花蛇舌草30 g，浮小麦20 g，皂角刺15 g，茯苓30 g，枳实12 g，炙鸡内金6 g，炙大黄12 g，半枝莲18 g，八月札15 g，酸枣仁15 g，北沙参30 g，焦山楂、焦神曲各15 g，生薏苡仁30 g。

【功效】扶正固脱，益气建中。

【适应证】脾虚气滞，兼见气血两亏型胰腺癌。

【用法】每日1剂，水煎服，连续服用14剂。

【方源】中华中医药杂志，2017，32（11）：4964–4967.

选方35：曾普华教授治胰腺癌验方

【组成】黄芪、半枝莲、石见穿各30 g，党参、白术、茯苓、女贞子、八月札、壁虎、山楂各15 g，法半夏、鸡内金、重楼、莪术各10 g，土鳖虫6 g，甘草5 g。

【功效】益气，化瘀，解毒。

【适应证】气血亏虚，瘀毒内结型胰腺癌。

【用法】每日1剂，水煎服，连续服用14剂。

【方源】陕西中医，2020，41（5）：667–669，681.

选方36：郁仁存治疗胰腺癌验方

【组成】熟地黄12 g，山茱萸12 g，山药12 g，牡丹皮12 g，茯苓12 g，泽泻12 g，黄芪30 g，太子参30 g，党参15 g，北沙参30 g，麦冬15 g，石斛15 g，补骨脂10 g，肿节风15 g，焦三仙各10 g，鸡内金10 g，砂仁10 g，炒酸枣仁30 g，夜交藤30 g。

【功效】滋阴补肾，益气养血。

【适应证】肝肾不足，气血亏虚型胰腺癌。

【用法】每日1剂，水煎服，连续服用30剂。

【方源】中医杂志，2015，56（20）：1725–1727.

选方37：蒋益兰治疗胰腺癌验方

【组成】明党参15 g，黄芪20 g，白术10 g，茯苓15 g，法半夏9 g，白花蛇舌草20 g，半枝莲20 g，甘草6 g，石见穿20 g，郁金15 g，枳壳8 g，枸杞子10 g，柴胡10 g，白芍10 g，牡丹皮10 g，全蝎3 g，厚朴10 g，延胡索15 g，重楼10 g。

【功效】疏肝解郁，清热解毒，益气健脾。

【适应证】肝郁蕴热伴脾虚型胰腺癌。

【用法】每日1剂，水煎服，分2次温服，连续服用15剂。

【方源】中医肿瘤学杂志，2019，1（5）：67–70.

选方38：刘沈林教授治疗胰腺癌验方

【组成】黄芪60 g，炒党参30 g，茯苓10 g，炒白术10 g，炙甘草3 g，法半夏10 g，陈皮6 g，全当归10 g，白芍10 g，木香10 g，砂仁（后下）3 g、炮姜炭5 g，三棱10 g，莪术10 g，炙鸡内金10 g，焦三仙各15 g。

【功效】益气健脾，调运中焦。

【适应证】脾虚失运，癌毒残留型胰腺癌。

【用法】每日1剂，水煎，分2次温服，连续服用14剂。

【方源】世界中医药，2016，11（10）：2057–2059.

选方39：柴芍六君子汤治中晚期胰腺癌验方

【组成】柴胡10 g，白芍20 g，党参20 g，茯苓10 g，白术10 g，陈皮10 g，法半夏10 g，甘草5 g。

【功效】健脾、疏肝并重，通调全身气机。

【适应证】肝郁脾虚型中晚期胰腺癌。

【用法】每日1剂，水煎取汁400 mL，分早、晚2次各200 mL温服。连续治疗6周。黄疸者，加茵陈30 g，田基黄15 g，虎杖15 g；腹痛剧烈者，加延胡索15 g，九香虫10 g；有痞块者，加莪术10 g，土鳖虫10 g；便秘者，加大黄10 g，枳实10 g；腹泻者，加炒白扁豆10 g，肉豆蔻15 g；食欲不振者，加鸡内金10 g，山楂10 g，神曲10 g，炒谷芽20 g；腹水者，加大腹皮15 g，龙葵10 g，泽泻10 g；神疲倦怠、面色无华者，加紫河车6 g，熟地黄10 g，黄芪30 g。

【方源】中国中医药信息杂志，2018，25（2）：26–29.

选方40：益气活血解毒治疗晚期胰腺癌验方

【组成】黄芪30 g，太子参30 g，赤芍15 g，丹参15 g，茜草15 g，鸡血藤30 g，茯苓15 g，三棱10 g，莪术10 g，炒白术12 g，炙甘草6 g。

【功效】理气，化瘀，祛痰。

【适应证】晚期胰腺癌。

【用法】每日1剂，水煎至150 mL，分早、晚各1次餐后服用，观察2个疗程。

【方源】云南中医中药杂志，2021，42（1）：29–30.

选方41：大柴胡汤加千金苇茎汤与麦冬汤合方治胰腺癌验方

【组成】柴胡10 g，黄芩10 g，清半夏10 g，炒枳实10 g，生白芍10 g，大黄（后下）10 g，麦冬30 g，党参10 g，冬瓜子30 g，生薏苡仁30 g，桃仁10 g，生姜3片，大枣3枚，粳米1撮为引。

【功效】化痰散结，祛瘀消肿，泻热通腑。

【适应证】胰腺癌症见恶心、呕吐、纳差，全身轻度黄染，大便每2～3日1次，小便正常，舌质红，苔少，脉弦数。

【用法】每日1剂，水煎，分2次服用。

【方源】河南中医药大学第三附属医院张磊方

选方42：柴胡溃坚汤

【组成】柴胡15 g，香附10 g，半夏10 g，熟附子10 g，生晒参30 g，黄芩10 g，黄芪25 g，当归15 g，桃仁15 g，红花10 g，水蛭5 g，土鳖虫5 g，蜈蚣3条，甘草20 g。

【功效】疏肝，养气，化湿，散瘀，止痛。

【适应证】晚期胰腺癌。

【用法】每日1剂，加水1 500 mL煎2次浓缩去渣，取煎液300 mL，分早、晚2次餐前空腹温服，连续服用14日为1个疗程。

【方源】中国现代药物应用，2020，14（17）：211-213.

选方43：王春雨自拟疏肝健脾方

【组成】柴胡10 g，黄芪20 g，白芍15 g，炒白术15 g，厚朴10 g，法半夏10 g，金钱草15 g，茯苓10 g，茵陈20 g，大腹皮15 g。

【功效】疏肝，健脾，化瘀。

【适应证】晚期胰腺癌。

【用法】每日1剂，每次煮取药液400 mL，分早、晚2次服用。

【方源】现代消化及介入诊疗，2018，23（3）：329-331.

选方44：自拟清毒活血汤

【组成】白花蛇舌草、太子参、丹参各30 g，蜂房、赤芍、茯苓各15 g，牡丹皮、京三棱、炒白术各12 g，炙甘草10 g，穿山甲6 g。（编者按：穿山甲已禁用，酌情使用替代品。）

【功效】破血行气，排毒消癥，活血散瘀，化浊补中。

【适应证】局部胰腺癌晚期。

【用法】每日1剂，水煎2次，药汁合为1剂，分早、晚2次温服，于放疗开始时服用，与化疗同时结束，之后每月服 7剂，持续服用至复查时调整。热毒炽盛者，加蒲公英、紫花地丁各15 g，野菊花10 g；湿浊壅盛者，加藿香、厚朴、清半夏各10 g；疼痛剧烈者，加白芍24 g，五灵脂、威灵仙各10 g；气虚懒言者，加黄芪30 g，当归、升麻各10 g；脘腹闷胀者，加鸡内金15 g，枳壳、大腹皮各10 g；便秘者，加生白术30 g，火麻仁15 g；畏寒肢冷者，加附子10 g，干姜6 g。

【方源】中国中西医结合消化杂志，2018，26（3）：243-247.

选方45：加味乌梅丸治疗胰腺癌验方

【组成】乌梅30～50 g，当归20 g，细辛3 g，花椒10 g，桂枝10 g，黄连3 g，黄柏10 g，党参15 g，干姜10 g，熟附子10 g，白芍20 g，黄芪30 g，壁虎30 g。

【功效】健脾利湿，化痰软坚。

【适应证】胰腺癌。

【用法】每日1剂，水煎至200 mL，分早、晚2次服用。黄疸者，加茵陈20 g，配合芒硝0.5 g，枯矾0.5 g研末冲服；上腹疼痛者，加延胡索15 g，乳香10 g；腹痛伴便秘者，加酒大黄10 g；上腹胀者，加厚朴10 g，大腹皮15 g；湿重口干者，加薏苡仁30 g，紫苏梗10 g；食欲差者，加鸡内金30 g，焦山楂30 g；腹泻者，加赤石脂30 g，石榴皮15 g；恶心呕吐者，加旋覆花15 g，生赭石30 g，柿蒂20 g；阴虚者，加知母20 g，熟地黄30 g；瘀血者，加莪术10 g，水蛭5 g；合并腹水者，加大腹皮15 g，龙葵15 g，去花椒加花椒目10 g，同时将细辛3 g，花椒目10 g，龙葵15 g，桂枝10 g，黄芪30 g，共研细末敷脐部，外置生姜灸。

【方源】中国临床医生，2012，40（11）：52-55.

十七、大肠癌用方

大肠癌为结肠癌和直肠癌的总称，是常见的恶性肿瘤之一。直肠癌的发病率甚高，约占胃肠道癌肿的1/4，发病年龄多在40岁以上。结肠癌好发年龄为30～60岁。本病的病因目前仍不明了，多认为与息肉、慢性炎症、血吸虫病、吸烟、外伤等因素有关。近年资料表明，摄入食物中有致癌物质以及长期摄食高脂肪、高蛋白、低纤维食物较易罹患大肠癌。

大肠癌起病较缓慢，早期症状主要是大便习惯改变，大便次数增多，腹泻或大便不畅，或腹泻与便秘交替，粪便变细，大便中带有黏液和血液。随着病情发展，排便可伴有腹痛。直肠癌患者常有里急后重，肛门坠痛感，同时消瘦、贫血等症状呈进行性加重，晚期因癌肿转移至不同部位而出现肝肿大、黄疸、腹块、腹水、肠梗阻、骶尾部持续性疼痛、排尿不畅或疼痛等症状。

本病属于中医学的“脏毒”“肠覃”“锁肛痔”“痢疾”“癥瘕”等范畴。中医学认为忧思抑郁，脾胃失和，湿浊内生，郁而化热；或饮食不节，误食不洁之品，损伤脾胃，酿生湿热，均可导致湿热下注，浸淫肠道，肠道气血运行不畅，日久蕴蒸化为热毒，血肉腐败故见腹痛腹泻，便中夹有黏液脓血或为便血；湿毒痰瘀，凝结成块，肿块日益增大，肠道狭窄，出现排便困难，病情迁延，脾胃气虚，气血生化无源，最终则表现为一派邪盛正衰之候。因此，中医治疗当选用清热解毒、活血化瘀、利湿止痢、益气健脾方药。

选方1：直肠消癌散

【组成】牛蒡子根7份，赤小豆散（赤小豆、当归、大黄、蒲公英各等份）3份。

【功效】活血，解毒，消积。

【适应证】直肠癌。

【用法】共研细末，调匀冲服，每日2次，每次6 g，温开水送下。

【方源】福建中医药，1987（2）：47.

选方2：大肠癌方

【组成】苦参、草河车、白头翁、白槿花、红藤、无花果、半枝莲、生薏苡仁、白花蛇舌草。

【功效】清热解毒，利湿祛瘀。

【适应证】大肠癌。

【用法】水煎服，每日1剂。

【方源】浙江中医学院学报，1983（6）：23.

选方3：清热解毒抗癌方

【组成】半枝莲60 g，白花蛇舌草60 g，白英30 g，菝葜60 g，龙葵60 g，凤尾草30 g，马鞭草60 g，魔芋60 g，大黄15 g，虎杖60 g。

【功效】清热利湿，解毒散结。

【适应证】直肠癌。

【用法】水煎服，每日1剂。

【方源】湖南中医学院学报，1988（4）：25.

选方4：蛇米汤

【组成】白花蛇舌草150 g，重楼10 g，槐米10 g。

【功效】清热解毒，散结消肿。

【适应证】直肠癌。

【用法】水煎服，每日1剂，同时加服复方阿胶浆，每次1支，每日2次。

【方源】云南中医杂志，1993（2）：17.

选方5：肠瘤平汤

【组成】党参、白术、茯苓各12 g，甘草6 g，藤梨根、水杨梅根、虎杖根各30 g，山楂肉30 g，鸡内金6 g。

【功效】健脾益气，清热解毒。

【适应证】大肠癌。

【用法】水煎，每日1剂，分2次服。脾虚气滞者加木香12 g，天仙藤12 g，大腹皮15 g；湿热下注者加薏苡仁30 g，白头翁15 g，凤尾草30 g；肝肾阴亏者加枸杞子15 g，熟地黄12 g，山茱萸12 g。

【方源】中医杂志，1993（8）：481.

选方6：通幽消坚汤

【组成】白花蛇舌草、槐角、槐花各35 g，龙葵、仙鹤草、地榆各20 g，当归、黄芪、败酱草各10 g，穿山甲、昆布各15 g，三七、生大黄各5 g，黄药子20 g。（编者按：穿山甲已禁用，酌情使用替代品。）

【功效】清热解毒，散结消肿。

【适应证】直肠癌。

【用法】每剂煎取400 mL，每日分早、中、晚3次服。便血不止者加茜草、阿胶各10 g；大便不爽者加炒莱菔子30 g，麻仁15 g；肿块不消者加皂角刺10 g，野百合15 g；小腹坠胀者加黄芪至30 g，木香6 g；脱肛不收者加莲子30 g，刺猬皮10 g；小便涩滞者加猪苓30 g，海金沙10 g；淋巴转移者加黄药子、石上柏各10 g；子宫转移者加野百合、半枝莲各20 g；肺转移者加鱼腥草、全瓜蒌各30 g；肝转移者加铁树叶30 g，刘寄奴10 g。

【方源】浙江中医杂志，1990（6）：271.

选方7：槐角地榆汤

【组成】槐角、金银花各12 g，白花蛇舌草、生薏苡仁、藤梨根、土茯苓各30 g，猫人参60 g，无花果15 g，侧柏叶、苦参、生地榆各9 g。

【功效】解毒，化湿，祛瘀。

【适应证】直肠腺癌。

【用法】水煎服，每日1剂。

【方源】浙江中医学院学报，1986（1）：21.

选方8：化湿健脾方

【组成】厚朴9 g，白术12 g，茯苓12 g，佩兰9 g，肉豆蔻10 g，苍术9 g，太子参12 g，甘草9 g。

【功效】化湿健脾。

【适应证】直肠癌术后泄泻。

【用法】水煎服，每日1剂。

【方源】湖南中医杂志，1987（2）：封3.

选方9：红白莲花汤

【组成】红藤15 g，白头翁9 g，半枝莲30 g，白槿花9 g，苦参9 g，草河车9 g。

【功效】清热解毒，利湿活血。

【适应证】大肠癌。

【用法】水煎服，每日1剂。

【方源】民间方

选方10：黄白解毒汤

【组成】黄芪30 g，黄精15 g，枸杞子15 g，鸡血藤15 g，槐花15 g，败酱草15 g，马齿苋15 g，仙鹤草15 g，白英15 g。

【功效】益气补血，清热解毒。

【适应证】大肠癌。

【用法】水煎服，每日1剂。

【方源】民间方

选方11：豆黄丸

【组成】蜂房、全蝎、蛇蜕、瓦楞子、火麻仁、大黄、金银花、鸡内金、山豆根、白扁豆。

【功效】解毒化瘀，消导和胃。

【适应证】大肠癌。

【用法】上药共研细末，水泛为丸，如绿豆大小，每次6～9 g，每日3次。黄芪煎水服或开水送下。

【方源】癌瘤中医防治研究

选方12：消瘤片

【组成】乌梢蛇100 g，蜈蚣25 g，全蝎25 g，生薏苡仁200 g，制硇砂10 g，皂角刺50 g，瓜蒌100 g。

【功效】攻毒抗癌。

【适应证】直肠癌。

【用法】上药共研细末，制成片剂，每次2 g，每日3次。

【方源】新中医，1989（5）：32.

选方13：七虫散

【组成】主方：全蝎90 g，硇砂60 g，硫黄400 g，生赭石60 g，斑蝥9 g，蜈蚣20条，麝香1.2 g。

配方：蜂房60 g，僵蚕60 g，水蛭30 g，蛇蜕30 g，壁虎30 g，土鳖虫30 g。

【功效】攻毒抗癌。

【适应证】结肠癌。

【用法】将壁虎去内脏，蜈蚣、全蝎去头，土鳖虫去翅足，用白酒浸洗干净，沥干，用微火炒至焦黄，研成细末备用。取主方中各药（麝香除外）研末混合均匀，置瓦罐中外包黄泥，于炭火中煅烧4～6小时，埋入沙土中退火一夜取出罐中药粉，再与配方中各药和麝香共研均匀，分成30包即得。每次1包，每日2次。30包为1个疗程。

【注意】服药期间多饮绿豆汤，并禁食无鳞鱼类。

【方源】广东揭阳县公路卫生院方

选方14：肠癌栓

【组成】儿茶5.5 g，乳香4.5 g，没药4.5 g，冰片7.5 g，蛇床子2.1 g，轻粉3 g，蟾酥0.6 g，硼砂6 g，雄黄6 g，三仙丹6 g，血竭4.5 g，白矾270 g。

【功效】化痰，散结，消癌。

【适应证】直肠癌。

【用法】诸药分别研细末，将白矾开水溶化后加蛇床子、蟾酥、血竭、冰片制成片状栓剂。外用，每次1个，塞于直肠癌灶处，隔2～3日上药1次。

【方源】抗癌中草药制剂

选方15：藻蛭散

【组成】海藻30 g，水蛭6 g。

【功效】破瘀散结。

【适应证】直肠癌。

【用法】以上两药分别用微火焙干，研细混合，每次3 g，每日2次，黄酒冲服。

【方源】山东东平县人民医院方

选方16：硝马丸

【组成】火硝15 g，制马钱子15 g，郁金15 g，白矾15 g，生甘草3 g。

【功效】化痰解毒，消肿散结。

【适应证】肠癌肿块坚硬疼痛。

【用法】共研细末，水泛为丸，如绿豆大小，每次0.3～0.9 g，每日3次。黄芪煎水服或开水送下。

【方源】防癌治癌小绝招

选方17：蛇龙汤

【组成】白花蛇舌草30 g，龙葵15 g，红藤30 g，大黄9 g，牡丹皮12 g，鳖甲15 g，瓦楞子30 g，黄芪30 g，龟板15 g，薏苡仁30 g。

【功效】解毒散结，补气通腑。

【适应证】肠癌发生肠梗阻者。

【用法】水煎服，每日1剂。

【方源】癌瘤中医防治研究

选方18：瞿麦根汤

【组成】鲜瞿麦根30～60 g（干品24～30 g）。

【功效】清热利湿。

【适应证】肠癌。

【用法】用米泔水洗净，水煎服，每日1剂。

【方源】民间方

选方19：清肠消肿汤

【组成】白花蛇舌草、菝葜、野葡萄藤、生薏苡仁、瓜蒌仁、白毛藤、贯众炭、半枝莲各30 g，八月札、红藤、苦参、丹参、凤尾草各15 g，木香、土鳖虫、乌梅各9 g。

【功效】清热利湿，活血解毒。

【适应证】直肠癌，也可用治结肠癌。

【用法】水煎服，每日1剂。加壁虎4.5 g，研末分3次吞服。另可保留1/3煎剂灌肠，每日1次。

【方源】上海中医药大学附属龙华医院方

选方20：解毒抗癌方

【组成】水杨梅根、藤梨根、半枝莲、白花蛇舌草、白英各

30 g，虎杖、白头翁各15 g，茯苓、沉香曲各12 g，焦白术、木香各9 g。

【功效】解毒抗癌，清热利湿，健脾理肠。

【适应证】直肠息肉癌变。

【用法】水煎服，每日1剂。交替服用蟾蜍酒，每次100 mL，2日1次。

【方源】中医成功治疗肿瘤100例

选方21：生大黄粉

【组成】生大黄粉9 g。

【功效】凉血止血。

【适应证】结肠癌术后便血。

【用法】加入盐水140 mL，保留灌肠。

【方源】抗癌中药一千方

选方22：野蟾白龙汤

【组成】蛤蟆皮15 g，藤梨根30 g，白茅根30 g，野葡萄根30 g，野杨梅根30 g，龙葵30 g，白花蛇舌草30 g，蛇莓30 g，半边莲30 g，郁金30 g，黄酒500 mL。

【功效】清热解毒，活血理气。

【适应证】晚期结肠癌、直肠癌。

【用法】上药加水3 000 mL，煎成2 000 mL。每日50 mL，服药时可加白糖少许。

【方源】抗癌中药一千方

选方23：仙败煎

【组成】仙鹤草50 g，败酱草根50 g。

【功效】解毒抗癌。

【适应证】直肠癌。

【用法】水煎服，每日1剂。

【方源】中华名医名方薪传：肿瘤

选方24：癌09-1方

【组成】藤梨根60 g，野葡萄根15 g，水杨梅根15 g，凤尾草15 g，黄药子30 g，重楼15 g，半枝莲15 g，土贝母15 g，白茅根30 g。

【功效】清热解毒。

【适应证】大肠癌。

【用法】水煎，早、晚分服，每日1剂。

【方源】陕西新医药，1975（6）：16.

选方25：癌09-2方

【组成】藤梨根12 g，瞿麦12 g，猪瘦肉120 g。

【功效】清热解毒，祛湿。

【适应证】大肠癌。

【用法】水煎，早、晚食肉饮汤，每日1剂。

【方源】陕西新医药，1975（6）：16.

选方26：马钱子丸

【组成】制马钱子120 g，制乳香、制没药、藏红花、郁金各15 g，麻黄60 g。

【功效】活血，理气，止痛。

【适应证】肠癌及各种癌瘤剧烈疼痛。

【用法】共研细末，面糊或米饭为丸，如绿豆大小，每次1～5丸，开水送下。疼痛剧烈时服，痛止药停。

【方源】肿瘤效验良方

选方27：肠癌食疗方

【组成】升麻10 g，黑芝麻60 g，猪大肠1段（约30 cm）。

【功效】扶正解毒。

【适应证】肠癌，肛门癌下坠便频明显者。

【用法】将猪大肠洗净，把升麻与黑芝麻装入猪大肠内，两头扎紧，加清水适量煮熟，去升麻与黑芝麻，调味后饮汤，吃猪大肠。

【方源】肿瘤效验良方

选方28：白蚁酒

【组成】白蚁100 g，低度高粱酒500 mL。

【功效】扶正解毒。

【适应证】直肠癌、乳腺癌、子宫癌。

【用法】将白蚁洗净晾干，浸酒中密封2个月后饮酒。每日2～3次，每次15～20 mL。

【方源】中国民间偏方大全

选方29：核桃饮

【组成】核桃枝60 g，鸡蛋3枚。

【功效】扶正，解毒，祛瘀。

【适应证】大肠癌。

【用法】水适量，文火煮1小时，吃蛋喝汤。

【方源】中国民间偏方大全

选方30：清肠消肿汤加减

【组成】八月札15 g，木香9 g，红藤15 g，白花蛇舌草30 g，菝葜30 g，野葡萄藤30 g，苦参15 g，生薏苡仁30 g，丹参15 g，土鳖虫9 g，乌梅9 g，瓜蒌仁30 g，白毛藤30 g，凤尾草15 g，贯仲炭30 g，半枝莲30 g。

【功效】理气化瘀，消肿解毒。

【适应证】直肠癌、结肠癌，并适用于胃癌和肝癌。

【用法】水煎服。壁虎4.5 g，研成粉末，分3次吞服。并将本方煎剂的1／3（约200 mL）保留灌肠，每日1～2次。气虚者加黄芪、党参、白术、扁豆；伴有脾肾阳虚者加补骨脂、菟丝子、薜荔果、益智仁、熟附子；血虚者加当归、白芍、阿胶；阳虚者加北沙参、麦冬、川石斛、生地黄、鳖甲；便脓血者加生地榆、槐花炭、血余炭、乌蔹莓、黄柏；便次多者加诃子、升麻、补骨脂、扁豆、赤石脂、禹余粮、罂粟壳；大便秘结体实者加生大黄、枳实、玄明粉；体虚者加柏子仁、郁李仁、火麻仁；腹部肿块者加夏枯草、海藻、昆布、生牡蛎、木鳖子。

【方源】上海中医学院龙华医院刘嘉湘方

选方31：汉防己方

【组成】汉防己经加工制成汉防己甲素栓剂，每支180 mg；汉防己甲素片，每片60 mg。

【功效】祛风止痛，利水消肿。

【适应证】直肠癌。

【用法】栓剂每日2次，每次1支塞入直肠内，同时口服汉防己甲素片，每日3次，每次1片。

【疗效】本方治疗经病理证实的8例晚期直肠癌，其中7例为腺癌，1例为平滑肌肉瘤，结果除1例在用药后4个月死亡外，其余7例均存活1年以上。8例中7例有明显止痛效果，3例在用药1个月后肿块缩小，食欲增进，大便通畅。

【方源】上海第二军医大学喻德方

选方32：消瘤净方

【组成】将三七、壁虎、桂枝、地龙加工制成片剂。

【功效】活血化瘀，散结止痛。

【适应证】直肠癌、乙状结肠癌、结肠癌、肛管瘤、肠系膜根部恶性肿瘤。

【用法】每次2～3片，每日3次，饭后服用，连续治疗6个月以上。热毒变滞者，用清热解毒、活血消肿的黄连解毒汤、四妙丸、当归龙荟丸、槐花散、少腹通瘀汤加减；脾虚湿聚者，用健脾化湿、消肿解毒的胃苓汤、藿朴夏苓汤、桂枝桃仁汤、木香通气散、消痈汤等加减。

【疗效】本方配合辨证施治治疗61例肠道癌肿（手术者31例，其中手术时发现转移或复发者15例；未手术者30例），1年生存率为58%，2年生存率为42.9%，3年生存率为30%。

【方源】上海中医学院钱伯文方

选方33：槐角地榆汤

【组成】槐角12 g，金银花12 g，白花蛇舌草30 g，生薏苡仁30 g，藤梨根30 g，土茯苓30 g，猫人参60 g，无花果15 g，侧柏叶9 g，苦参9 g，生地榆9 g。

【功效】清热利湿，化瘀消肿。

【适应证】直肠癌。

【用法】水煎服。热结便秘者加甜瓜子、大黄、番泻叶、黄连；便血多者加大蓟、小蓟、三七；腹泻者加马齿苋、白头翁。

【疗效】本方治疗1例直肠腺癌患者，治疗3个月，症状逐渐好转，大便成形，已存活6年余，能参加家务劳动。

【方源】浙江中医学院王绪鳌方

选方34：八角山蛇汤

【组成】八角金盘12 g，山慈菇20 g，蛇莓30 g，八月札30 g，石见穿30 g，败酱草30 g，薏苡仁30 g，黄芪15 g，鸡血藤15 g，丹参15 g，大黄6 g，枳壳10 g。

【功效】清热解毒，活血化瘀，消肿排脓。

【适应证】直肠癌。

【用法】水煎服。3个月为1个疗程。

【疗效】单纯用本方治疗5例直肠癌患者（Ⅲ期2例，Ⅳ期3例），其中1例（Ⅲ期直肠癌）服药90余剂，痛除泻止，饮食增加，续服半年，诸恙均消，经随访存活7年仍健在。

【方源】安徽省安庆市第一人民医院马吉福方

选方35：海蛇软坚汤

【组成】夏枯草12 g，海藻12 g，海带12 g，牡蛎30 g，玄参12 g，天花粉12 g，蜂房15 g，丹参15 g，象贝母9 g，川楝子12 g，贯众炭30 g，白花蛇舌草30 g，蜀羊泉15 g。

【功效】理气活血，清热解毒，软坚消癥。

【适应证】直肠癌。

【用法】水煎服。大便带黏液者加白芍9 g，马齿苋12 g，穿心莲15 g，白头翁15 g；便中有血者加金银花炭15 g，蒲黄炭12 g；大便频繁者加诃子12 g，补骨脂15 g，白术12 g，罂粟壳6 g；大便困难者加生枳实15 g，火麻仁30 g。

【疗效】本方治疗46例直肠癌患者，生存1年以上21例，生存3年以上4例。

【方源】上海中医学院附属曙光医院雷永仲方

选方36：苦参红藤汤

【组成】苦参12 g，草河车15 g，白头翁15 g，白槿花12 g，红藤15 g，无花果10 g，半枝莲30 g，生薏苡仁30 g，白花蛇舌草30 g。

【功效】清热解毒，祛瘀消肿。

【适应证】大肠癌。

【用法】水煎服。

【疗效】本方治疗18例大肠癌患者，2例生存15个月，10例生存20个月以上，2例分别生存4年6个月和5年。平均生存期为27.5个月。

【方源】浙江中医学院肿瘤研究室瞿范方

选方37：野藤凤莲汤

【组成】藤梨根60 g，野葡萄根15 g，水杨梅根15 g，凤尾草15 g，重楼15 g，半枝莲15 g，半边莲15 g，土贝母15 g，黄药子

30 g，白茅根30 g。

【功效】清热解毒，利湿消肿。

【适应证】直肠癌。

【用法】水煎服。此外，用鸦胆子研碎，加水煎2次，合并浓缩后加乙醇处理过滤，回收乙醇浓缩液，再加水稀释至20%，每次取4 mL，加温水10 mL，保留灌肠，每晚1次（用导尿管将药液注入瘤体上方）。大便干结者加蓖麻仁9 g，火麻仁12 g，郁李仁12 g；脓血者加白头翁15 g，秦皮12 g。

【疗效】本方治疗11例直肠癌患者。临床治愈2例，有效3例，无效6例，总有效率为45.5%。其中生存2年以上2例。

【方源】陕西中医学院附属医院肿瘤科方

选方38：铁蜀殃汤

【组成】猪殃殃60 g，鸦胆子（胶囊包吞）15粒，蜀羊泉60 g，败酱草30 g，铁扁担30 g，水红花子15 g。

【功效】清热解毒，散瘀消积。

【适应证】大肠癌。

【用法】水煎服。便血者加茜草根30 g；便秘者加大黄15 g，望江南30 g；腹胀者加莪术9 g。

【疗效】本方配合化疗小剂量穴位注射，治疗51例肠癌，有效34例，无效17例，总有效率为66.7%。

【方源】上海市徐汇区天平路地段医院方

选方39：昆布石莲汤

【组成】半枝莲60 g，石见穿30 g，生地榆30 g，薏苡仁30 g，忍冬藤30 g，昆布30 g，山豆根15 g，槐角15 g，黑芝麻15 g，重楼12 g，枳壳9 g，厚朴9 g。

【功效】清热解毒，凉血散结，活血止痛。

【适应证】大肠癌。

【用法】水煎服。

【疗效】本方治疗7例大肠癌患者，显效2例，症状缓解5例。

【方源】湖北中医学院附属医院方

选方40：加减清肠解毒汤

【组成】苦参30 g，凤尾草30 g，地锦草30 g，败酱草30 g，白花蛇舌草30 g，野葡萄藤30 g，生薏苡仁30 g，红藤15 g，赤芍15 g，土鳖虫15 g，枳壳10 g。

【功效】清热解毒，理气化痰，健脾补肾。

【适应证】晚期大肠癌。

【用法】水煎服，每日1剂，分2～3次服，3个月为1个疗程。气虚者加党参、黄芪、白术、茯苓；血虚者加黄芪、当归、鸡血藤、熟地黄、龟板；阴虚者加熟附子、肉桂、巴戟天、淫羊藿、菟丝子；便血者加地榆、仙鹤草、血余炭；久泻者加乌梅肉、诃子肉、赤石脂、石榴皮；腹泻者加猫人参、龙葵、猪苓，泽泻；腹痛者加乳香、玄参、川楝子。

【方源】江苏中医，1997，18（8）：20.

选方41：扶正养阴汤

【组成】黄芪30 g，党参15 g，茯苓12 g，白术12 g，甘草3 g，太子参15 g，人参8 g，麦冬10 g，沙参10 g，玉竹10 g，白花蛇舌草15 g，丹参10 g。

【功效】扶正养阴，清热解毒。

【适应证】大肠癌放疗所致的气血受损、热毒炽盛者。

【用法】水煎服，每日1剂，煎3次，分早、中、晚服用。

【注意】放疗所致的脾胃不和、肠胃失调，出现腹胀、腹满纳呆者慎用。

【方源】中医杂志，1996，37（4）：218.

选方42：扶正健脾汤

【组成】黄芪30 g，党参15 g，白术12 g，茯苓12 g，甘草3 g，熟地黄15 g，枸杞子12 g，何首乌12 g，黄精12 g，女贞子15 g，沙参10 g，麦冬10 g，鸡血藤25 g，芡实15 g，山药12 g。

【功效】扶正健脾。

【适应证】大肠癌化疗所致的气血受损、脾胃失调者。

【用法】水煎服，每日1剂，煎3次，分早、中、晚服用。

【注意】化疗所致的气阴亏虚、热毒炽盛者慎用。

【方源】中医杂志，1996，37（4）：218.

选方43：枳藤汤

【组成】枳实9 g，红藤30 g，薏苡仁30 g，地榆15 g，苦参30 g，石榴皮18 g，料姜石30 g，焦山楂30 g。

【功效】宽肠利气，活血止痛，除湿消炎，开胃健脾，软坚补虚，止泻止痢。

【适应证】肠癌。

【用法】水煎服，每日1剂。

【方源】癌瘤中医防治研究

选方44：金前丸

【组成】制马钱子120 g，制乳香15 g，制没药15 g，藏红花15 g，麻黄60 g，郁金15 g。

【功效】解郁通络，活血化瘀。

【适应证】肠癌及各种癌瘤剧烈疼痛。

【用法】共研为细粉，面糊或米饭为丸，如绿豆大小，每次1～5丸，开水送下。疼痛剧烈时服，痛止药停。

【方源】癌瘤中医防治研究

选方45：抗癌8号

【组成】八角金盘12 g，山慈菇30 g，蛇莓30 g，八月札30 g，石见穿30 g，败酱草30 g，薏苡仁30 g，黄芪15 g，鸡血藤15 g，丹参15 g，大黄8 g，松壳10 g。

【功效】清热攻下，化瘀散结。

【适应证】直肠癌。

【用法】水煎服，每日1剂。

【方源】现代验方

选方46：加减八正散

【组成】萹蓄10 g，车前子15 g，瞿麦10 g，木通5 g，白茅根30 g，六一散30 g，生地黄15 g，川陈皮10 g。

【功效】清利膀胱湿热。

【适应证】大肠癌放疗所致的膀胱炎。

【用法】水煎服，每日1剂，分2次（早、晚）服。尿白者加白花蛇舌草30 g，大蓟10 g，小蓟10 g，仙鹤草30 g。

【方源】临床肿瘤综合治疗大全

选方47：豆楞汤

【组成】紫石英15 g，花蕊石15 g，瓦楞子30 g，山豆根9 g，槐角15 g，连翘30 g，蒲公英15 g，牛蒡子15 g，大黄9 g，木通9 g，桃仁9 g，金银花30 g。

【功效】清热解毒，软坚破积，活血止血，化瘀定痛，通肠泻下，利尿消肿。

【适应证】肠癌腹痛，便秘与腹泻交替出现，或摸到坚硬结节。

【用法】水煎服，每日1剂。

【方源】癌瘤中医防治研究

选方48：加减葛根芩连汤

【组成】葛根30 g，黄芩15 g，黄连10 g，炒白术15 g，甘草3 g，干姜3 g，大腹皮15 g，马齿苋30 g。

【功效】清利大肠湿热。

【适应证】大肠癌放疗所致的放射性结肠炎。

【用法】水煎服，每日1剂，分2次（早、晚）口服。大便带脓血者加白头翁15 g，白茅根15 g。

【方源】临床肿瘤综合治疗大全

选方49：苡榴汤

【组成】炒薏苡仁30 g，石榴皮21 g，焦山楂30 g，诃子肉12 g，山豆根9 g，瓦楞子15 g，黄芪30 g，党参15 g，料姜石30 g。

【功效】补中益气，开胃健脾，软坚化瘀，涩肠止泻，扶正强壮。

【适应证】肠癌。

【用法】水煎服，每日1剂。

【方源】癌瘤中医防治研究

选方50：健脾益肾方

【组成】党参20 g，白术15 g，茯苓10 g，甘草5 g，薏苡仁30 g，法半夏10 g，山茱萸20 g，补骨脂15 g，陈皮10 g。

【功效】健脾补肾。

【适应证】脾肾亏虚型晚期大肠癌癌因疲劳。

【用法】每日1剂，水煎，餐前1小时服用；或用中药配方颗粒，温水150 mL餐前1小时冲服。中焦气滞者，加紫苏梗、厚朴、枳实、木香，以理气和胃；湿阻中焦者，加白扁豆、苍术、砂仁，以健脾燥湿；中焦虚寒者，加吴茱萸、干姜、生姜、炮姜，以温中散寒；脾肾阳虚，更见形寒肢冷者，去法半夏，加附子、肉桂；久泻不止者，加石榴皮、五倍子、罂粟壳，以益气固脱；便下赤白，出血多者，加槐花、地榆、大黄炭，以凉血止血。

【方源】中国实验方剂学杂志，2016，22（9）：148-152.

选方51：张明治疗大肠癌验方

【组成】黄芪15 g，当归15 g，炒白术15 g，茯苓15 g，厚朴10 g，栀子10 g，牡丹皮10 g，白花蛇舌草30 g，半枝莲30 g，金钱草15 g，制香附15 g，郁金15 g，生地黄30 g，炒枳实10 g，炒谷芽、炒麦芽各15 g，天花粉10 g，黄连3 g，黄芩10 g，瓜蒌15 g。

【功效】凉血解毒，疏肝健脾。

【适应证】瘀毒蕴结，肝郁脾虚型大肠癌。

【用法】每日1剂，水煎服，连续服用7剂。

【方源】长春中医药大学学报，2019，35（3）：438-441.

选方52：健脾清肠法治疗化疗大肠癌致肠屏障功能障碍验方

【组成】党参9 g，黄芪15 g，白术9 g，茯苓9 g，甘草6 g，煨葛根15 g，黄芩9 g，黄连9 g。

【功效】健脾益气，清肠化湿。

【适应证】化疗大肠癌致肠屏障功能障碍。

【用法】每日1剂，水煎至320 mL，分160 mL每袋，分早、晚2次服用。

【方源】中华中医药杂志，2015，30（6）：2171-2175.

选方53：四君子汤治疗大肠癌化疗不良反应验方

【组成】党参30 g，白术15 g，茯苓15 g，炙甘草10 g。

【功效】健脾益气。

【适应证】脾虚之大肠癌化疗不良反应。

【用法】每日1剂，加500 mL水煎至300 mL，分早、晚2次服用。食少不化者，加焦山楂、焦麦芽、焦神曲，以消食化积；气虚者，加黄芪，以补气升阳；胃气不和者，加枳壳、陈皮，以理气消胀；食欲不振或胃脘痞闷者，加砂仁、豆蔻，以醒脾和胃。

【方源】现代肿瘤医学，2021，29（7）：1161–1165.

选方54：参苓白术汤加减治疗结肠癌验方

【组成】山药、白术、薏苡仁各30 g，党参、黄芪各20 g，茯苓、莲子、白扁豆各15 g，当归、砂仁各10 g，桔梗、甘草、陈皮、半夏各6 g。

【功效】健脾益气，和胃渗湿。

【适应证】脾虚湿盛之结肠癌。

【用法】每日1剂，水煎至400 mL，分早、晚2次温服，连续服用8周为1个疗程，共治疗2个疗程。可根据患者的症状加减用药。

【方源】癌症进展，2020，18（23）：2453–2456.

选方55：王笑民治疗肠癌验方

【组成】黄芪30 g，茯苓10 g，白术10 g，远志10 g，柏子仁10 g，生薏苡仁10 g，败酱草15 g，郁金10 g，石菖蒲10 g，木鳖子20 g，藤梨根30 g，女贞子15 g，菟丝子20 g，枸杞子30 g，浮小麦30 g，白梅花10 g。

【功效】补脾益肾，化瘀解毒。

【适应证】脾肾不足，瘀毒内阻之肠癌。

【用法】每日1剂，水煎服，连续服用40剂。

【方源】世界中西医结合杂志，2018，13（2）：177–179，228.

选方56：健脾补肾方治疗肠癌术后验方

【组成】黄芪15 g，白术10 g，山茱萸10 g，熟地黄9 g，补骨脂10 g，蛇六谷（先煎2小时）15 g，野葡萄藤15 g，莪术12 g，焦山楂15 g，神曲15 g，甘草6 g。

【功效】健脾补肾，阴阳调和。

【适应证】脾肾两虚型大肠癌术后。

【用法】每日1剂，水煎至200 mL，分早、晚2次服用，连续服用6个月。

【方源】上海医学，2014，37（11）：984-986.

选方57：加减参苓白术散治大肠癌术后验方

【组成】白扁豆、白术、茯苓、甘草、桔梗、莲子、人参、砂仁、山药、薏苡仁、红藤、败酱草、山慈菇。

【功效】补脾胃，益肺气，扶正祛邪。

【适应证】脾虚湿滞型大肠癌手术及化疗后，症见食少纳呆、大便异常、面色萎黄等。

【用法】每日1剂，水煎，分2次服用。

【方源】广州中医药大学刘远东方

选方58：清热利湿汤治大肠癌验方

【组成】金银花20 g，连翘30 g，菊花12 g，桑叶12 g，黄芩12 g，桔梗12 g，黄柏12 g，黄连12 g，葛根20 g，白头翁12 g，秦皮12 g，蒲公英20 g，紫花地丁20 g，败酱草20 g，马齿苋20 g，甘草6 g。

【功效】清热利湿，解毒攻坚。

【适应证】湿热蕴结型大肠癌，症见腹部阵痛，便中夹血，里急后重，肛门灼热，或有发热、恶心、纳呆、胸闷、舌质红、苔黄腻、脉滑数。

【用法】每日1剂，水煎，分2次服用。

【方源】常见中老年疾病防治

选方59：活血解毒汤治大肠癌验方

【组成】桃仁12 g，红花12 g，当归12 g，川芎12 g，赤芍12 g，生地黄20 g，丹参20 g，泽兰12 g，地榆20 g，槐角15 g，鸡血藤20 g，黄药子12 g，白花蛇舌草20 g，半枝莲20 g，藤梨根20 g，虎杖15 g，甘草6 g。

【功效】行气活血，化瘀解毒。

【适应证】气滞血瘀型大肠癌，症见腹胀刺痛，泻下脓血紫暗量多，里急后重，腹块坚硬不移，舌质紫暗或有瘀斑，脉涩或细。

【用法】每日1剂，水煎，分2次服用。

【方源】常见中老年疾病防治

选方60：健脾温肾汤治大肠癌验方

【组成】党参30 g，白术12 g，茯苓15 g，黄芪30 g，灵芝15 g，熟地黄15 g，当归12 g，补骨脂12 g，茺蔚子12 g，沙苑子12 g，覆盆子12 g，女贞子12 g，龟甲10 g，鳖甲12 g，鹿角胶10 g，甘草6 g。

【功效】温补脾肾。

【适应证】脾肾阳虚型大肠癌，症见面色萎黄，腰膝酸软，畏寒肢冷，少气无力，腹痛绵绵，喜按喜温，五更泄泻，舌质淡胖，苔薄白，脉沉细无力。

【用法】每日1剂，水煎，分2次服用。

【方源】常见中老年疾病防治

选方61：滋肾养肝汤

【组成】熟地黄20 g，龙眼肉12 g，山茱萸15 g，枸杞子20 g，桑椹12 g，沙参12 g，玄参12 g，黄精12 g，玉竹12 g，地榆12 g，槐花12 g，浙贝母12 g，夏枯草15 g，连翘20 g，全蝎10 g，地龙12 g，牡蛎30 g，甘草6 g。

【功效】滋肾养肝。

【适应证】肝肾阴虚型大肠癌，症见形体消瘦，头晕耳鸣，腰酸腿软，五心烦热，或潮热盗汗，口渴咽干，大便秘结，遗精带下，舌质红，少苔，脉弦细。

【用法】每日1剂，水煎，分2次服用。

【方源】常见中老年疾病防治

选方62：补益气血汤治大肠癌验方

【组成】黄芪50 g，灵芝20 g，党参30 g，太子参20 g，茯苓15 g，肉桂10 g，附子10 g，龙眼肉20 g，山茱萸20 g，补骨脂12 g，茺蔚子12 g，覆盆子12 g，菟丝子12 g，淫羊藿12 g，肉苁蓉12 g，决明子12 g，地榆12 g，槐花12 g，仙鹤草12 g，甘草6 g。

【功效】补益气血。

【适应证】气血两虚型大肠癌。

【用法】每日1剂，水煎，分2次服用。

【方源】常见中老年疾病防治

选方63：蒋国贤供之鸦椿藤梨汤治直肠癌方

【组成】野鸦椿60 g，藤梨根60 g，野人参60 g，白花蛇舌草30 g，薏苡仁15 g。

【功效】清热解毒，清热利湿，祛风除湿，防肿瘤抗癌。

【适应证】直肠癌之湿热下注，郁热内结。

【用法】每日1剂，水煎服。

【方源】蒋国贤方

选方64：治肛管癌、直肠癌之熏洗验方

【组成】蛇床子30 g，苦参30 g，薄荷15 g，雄黄10 g，芒硝10 g，大黄10 g。

【功效】清热利湿，解毒，消肿止痛。

【适应证】肛管癌、直肠癌。

【用法】蛇床子、苦参、薄荷加水1 000 mL，煮沸后加入大黄，再熬煮2分钟后将雄黄、芒硝放入盆中，将药汁倒入盆中搅拌，乘热气上冒之际蹲于盆上，熏蒸肛门处，待水变温后，换为坐浴，每晚1次，连续熏蒸3个月为1个疗程。

【方源】常见中老年疾病防治

选方65：Ⅲ期结肠癌术后验方

【组成】法半夏10 g，陈皮10 g，炒白芍10 g，炙甘草10 g，八月札10 g，肉豆蔻10 g。

【功效】固本培元，扶正益气，运脾健胃。

【适应证】Ⅲ期结肠癌术后。

【用法】每日1剂，水煎，分2次服用，于化疗前14日开始服用，连续服用14日为1个疗程，2个疗程后，再服用1个月。

【方源】安徽医学，2020，41（3）：273–276.

选方66：结肠癌验方

【组成】熟附子30 g，焦白术40 g，炮姜炭30 g，太子参60 g，黄芪60 g，桔梗15 g，茯苓25 g，花椒25 g，蜂房30 g，炒白芍20 g，炙甘草10 g，灶心土25 g，赤石脂50 g。

【功效】健脾益气，解毒抗癌，平调阴阳。

【适应证】结肠癌。

【用法】每日1剂，诸药加水500 mL浸泡1小时后水煎2次，2次药液混合，分早、晚2次温服，连续服用20日为1个疗程，连服3～4个疗程。

【方源】光明中医，2012，27（11）：2235–2237.

选方67：香砂六君子汤

【组成】太子参30 g，白术15 g，茯苓15 g，陈皮15 g，法半夏15 g，砂仁15 g，木香15 g，生姜10 g，大枣15 g，炒白扁豆

20 g，薏苡仁30 g，炒厚朴15 g，山药20 g，炒鸡内金15 g，甘草5 g。

【功效】健脾益气，解毒抗癌，平调阴阳。

【适应证】肠癌术后、化疗后脾胃气虚。

【用法】每日1剂，水煎，分早、中、晚3次服用，连续服用14日为1个疗程。热毒郁结者，加半枝莲、白花蛇舌草、山豆根；排便困难者，加大黄、厚朴、炒枳实、桃仁；腹胀腹痛者，加炒枳实、炙延胡索、大腹皮、川楝子；体虚便秘者，加肉苁蓉、火麻仁、郁李仁、柏子仁；疼痛者，加延胡索、茜草、蒲黄等；食欲减退，恶心呕吐者，加神曲、焦山楂；抗肿瘤药物可用白花蛇舌草、薏苡仁、浙贝母、重楼、猫人参、蛇六谷、山慈菇等。

【方源】中国中医药现代远程教育，2016，14（9）：87-88.

选方68：补中益气汤联合四神丸加减

【组成】黄芪30 g，党参15 g，白术25 g，柴胡10 g，当归12 g，升麻15 g，甘草6 g，陈皮12 g，补骨脂15 g，肉豆蔻15 g，吴茱萸15 g，五味子15 g，生姜6 g，大枣6枚。

【功效】补中益气，升阳止泻。

【适应证】大肠癌术后腹泻。

【用法】每日1剂，水煎，分2次温服。伴腹胀者，加木香、砂仁；伴纳呆者，加炒麦芽、神曲、山楂；睡眠差者，加酸枣仁等。

【方源】中国药业，2013，22（8）：99-100.

选方69：葛根芩连汤加减

【组成】葛根15 g，黄芩12 g，黄连12 g，车前子10 g，薏苡仁10 g，赤芍6 g，白花蛇舌草8 g，半枝莲8 g，甘草3 g。

【功效】清热利湿，分利止泻。

【适应证】大肠癌术后泄泻，大肠湿热。

【用法】每日1剂，水煎，分2次服用。有发热、头痛、脉浮等表证者，加金银花、连翘、薄荷；食滞者，加神曲、山楂、麦芽；湿邪偏重者，加藿香、厚朴、茯苓、泽泻。

【方源】山西中医学院学报，2014，15（3）：51–52.

选方70：痛泻要方加减

【组成】陈皮12 g，炒白芍20 g，白术12 g，柴胡12 g，木香12 g，防风9 g，炒黄芩6 g，郁金12 g，白花蛇舌草8 g，半枝莲8 g，葛根12 g，枳壳9 g。

【功效】抑肝扶脾，解毒抗癌。

【适应证】大肠癌术后泄泻，肝郁脾虚。

【用法】每日1剂，水煎，分2次服用。兼神疲乏力、纳呆者，加党参、茯苓、扁豆、鸡内金；久泻反复发作者，加乌梅、焦山楂、甘草。

【方源】山西中医学院学报，2014，15（3）：51–52.

选方71：四君子汤合四神丸加减

【组成】党参15 g，炒白术12 g，茯苓10 g，葛根10 g，芡实15 g，补骨脂8 g，肉豆蔻6 g，吴茱萸6 g，白花蛇舌草8 g，半枝莲8 g，五味子5 g，炙甘草5 g。

【功效】温肾健脾，固涩止泻。

【适应证】大肠癌术后泄泻，脾肾阳虚。

【用法】每日1剂，水煎，分早、晚2次温服，连续服用7日为1个疗程。年老体衰、久泻不止、脱肛者，为中气下陷，加黄芪、柴胡、升麻。

【方源】山西中医学院学报，2014，15（3）：51–52.

选方72：大肠癌术后脾虚验方

【组成】炒党参15 g，炒白术10 g，山药15 g，茯苓15 g，炒薏苡仁15 g，煨木香10 g，川厚朴10 g，陈皮6 g，炙乌梅5 g，川黄连3 g，炒黄柏10 g，炮姜3 g，蜈蚣2条，全蝎6 g，败酱草30 g，仙鹤草30 g。

【功效】益气健脾，化瘀解毒。

【适应证】肠癌术后脾虚，癌毒内结。

【用法】每日1剂，水煎，分2次温服。

【方源】江苏中医药，2012，44（8）：1–3.

选方73：大肠癌术后肝脾损伤验方

【组成】炙黄芪15 g，潞党参15 g，当归10 g，白芍10 g，三棱10 g，莪术10 g，制大黄5 g，桃仁10 g，水红花子10 g，炙水蛭5 g，炮穿山甲10 g，枳壳10 g，郁金10 g，炙鸡内金10 g，石见穿30 g，白花蛇舌草30 g。（编者按：穿山甲已禁用，酌情使用替代品。）

【功效】补益肝脾，化瘀散结。

【适应证】肠癌术后肝脾两伤，癌毒弥散，正虚邪结。

【用法】每日1剂，水煎，分2次温服。

【方源】江苏中医药，2012，44（8）：1–3.

选方74：肠癌术后脾阳虚验方

【组成】炙黄芪20 g，桂枝10 g，炒白芍10 g，甘草5 g，炮姜9 g，大枣10 g，苦参15 g，仙鹤草10 g，生薏苡仁20 g，鸡血藤15 g，党参10 g，炒白术10 g，茯苓10 g，白花蛇舌草15 g，半枝莲15 g，醋三棱10 g，醋莪术10 g，山慈菇9 g，陈皮6 g，法半夏10 g。

【功效】温中健脾。

【适应证】肠癌术后脾阳虚证。

【用法】每日1剂，水煎，分2次温服。

【方源】中医肿瘤学杂志，2019，3：69.

选方75：血府逐瘀汤加减

【组成】柴胡10 g，枳壳10 g，赤芍10 g，甘草5 g，当归10 g，桃仁6 g，红花9 g，川芎10 g，生地黄9 g，桔梗6 g，川牛膝10 g，薏苡仁30 g，炙乌梅30 g。

【功效】理气，活血，消瘤。

【适应证】大肠癌癌前气滞血瘀。

【用法】每日1剂，水煎，分2次服用。

【方源】江苏中医药，2015，47（3）：28–30.

选方76：参苓白术散合四神丸加减

【组成】党参10 g，黄芪10 g，茯苓15 g，炒白术15 g，炙甘草3 g，山药15 g，砂仁3 g，薏苡仁30 g，仙鹤草15 g，炙五味子10 g，肉豆蔻10 g，补骨脂10 g。

【功效】健脾，补肾，益气。

【适应证】大肠癌癌前脾肾不足。

【用法】每日1剂，水煎，分2次服用。

【方源】江苏中医药，2015，47（3）：28–30.

选方77：晚期大肠癌验方

【组成】白花蛇舌草30 g，枳实15 g，半枝莲30 g，黄芪30 g，槐花炭30 g，木香15 g，当归15 g，太子参15 g，阿胶10 g，败酱草30 g，黄连10 g。

【功效】扶正祛邪。

【适应证】大肠癌晚期。

【用法】每日1剂，水煎至300 mL，取50 mL灌肠，余药分早、晚2次服用。

【方源】中华中医药学会第十二次大肠肛门病学术会议暨第十一届中日大肠肛门病学术交流会论文汇编

选方78：直肠癌合并肠梗阻

【组成】生大黄12 g，枳实15 g，厚朴10 g，桃仁10 g，败酱草15 g，白芍15 g，薏苡仁30 g，黄芪20 g，熟附片6 g。

【功效】泄浊解毒、导滞散结，佐益气助阳。

【适应证】直肠癌合并肠梗阻。

【用法】每日1剂，水煎，分2次服用。

【方源】中国中医急症，2002（2）：152-153.

选方79：赵景文自拟消癌汤合四君子汤

【组成】黄芪30 g，茯苓30 g，人参20 g，炒白术20 g，半枝莲20 g，白花蛇舌草20 g，郁金15 g，法半夏10 g，淫羊藿6 g，炒枳壳6 g，甘草6 g。

【功效】益气解毒，扶正消癌。

【适应证】晚期转移性直肠癌。

【用法】每日1剂，水煎，分早、晚2次服用。纳差甚者，加炒麦芽10 g；口干咽燥者，加石斛10 g；恶心呕吐者，加砂仁6 g；大便稀溏者，加炒吴茱萸6 g；血虚者，加当归10 g；腹痛者，加延胡索10 g。

【方源】现代中西医结合杂志，2020，29（3）：308-310，330.

选方80：芪附龙葵汤

【组成】黄芪30 g，茯苓20 g，白芍15 g，补骨脂15 g，仙鹤草15 g，丹参15 g，石菖蒲10 g，龙葵10 g，熟附子10 g，郁金10 g，陈皮10 g，干姜10 g，山茱萸10 g。

【功效】清热养阴，温阳益气，化瘀祛痰。

【适应证】晚期直肠癌。

【用法】每日1剂，水煎，分早、晚2次服用，连续用药8周。

【方源】中国民族民间医药，2019，28（19）：98-99.

选方81：陈氏肠癌验方

【组成】口服方：白头翁30 g，马齿苋、白花蛇舌草、山慈菇各15 g，黄柏、象贝母、当归、赤芍、广木香、炒枳壳各10 g。

灌肠方：槐花、鸦胆子各15 g，败酱草、土茯苓、白花蛇舌草各30 g，花蕊石60 g，血竭、皂角刺各10 g。

【功效】清解湿热，化痰散结。

【适应证】晚期直肠癌。

【用法】口服方每日1剂，水煎服，连续服用3个月为1个疗程。便下脓血者，加贯众炭、侧柏炭、生地黄、生地榆；腹痛大便秘结者，加延胡索、瓜蒌仁、火麻仁；便溏者，加诃子、赤石脂、石榴皮；腹部触及肿块者，加鳖甲、龟甲、穿山甲；淋巴转移者，加夏枯草、海藻、昆布；气血衰败者，加党参、黄芪、黄精。（编者按：穿山甲已禁用，酌情使用替代品。）

灌肠方浓煎后保留灌肠，每日1次。

【方源】陕西中医，1995，16（1）：12.

选方82：扶正散结治大肠癌验方

【组成】扶正解毒汤：党参15 g，白术12 g，茯苓12 g，甘草4 g，三七（研粉冲服）1.5 g，黄芪30 g，白英20 g，白花蛇舌草15 g，半枝莲15 g，黄精15 g，女贞子15 g，仙鹤草15 g。

扶正健脾汤：黄芪30 g，党参15 g，白术12 g，茯苓12 g，甘草3 g，熟地黄15 g，枸杞子12 g，何首乌12 g，黄精10 g，女贞子15 g，沙参10 g，麦冬10 g，鸡血藤25 g，芡实15 g，山药12 g。

扶正养阴汤：黄芪30 g，党参15 g，茯苓12 g，白术12 g，甘草3 g，太子参15 g，人参8 g，麦冬10 g，沙参10 g，玉竹10 g，白花蛇舌草15 g，丹参10 g。

【功效】扶正祛邪，化瘀散结。

【适应证】中晚期大肠癌。

【用法】以上方剂均水煎，每剂煎3次，服用。除化疗、放疗期间采用不同针对性方剂外，平时继续巩固治疗则采用扶正解毒汤，每日或隔日1剂，连续服用1年；第2年每周服用3剂；第3年每周服用2剂。随着生存时间的延长，疗程也增长，疗程最短1年，最长10年。

【方源】中医杂志，1996，37（4）：218-220.

选方83：健脾消癥法治疗晚期大肠癌验方

【组成】平消胶囊、参一胶囊、解毒得生煎。

解毒得生煎组成为大黄20 g，黄柏15 g，栀子15 g，蒲公英30 g，金银花20 g，红花15 g，苦参20 g。

【功效】清热养阴，温阳益气，化瘀祛痰。

【适应证】晚期大肠癌。

【用法】解毒得生煎，水煎，直肠内滴注。湿热蕴结者，加服槐角丸；气滞血瘀者，加服桃红四物汤；脾肾阳虚者，加服附子理中丸、四神丸加减；气血两亏者，加服八珍汤加减。

配合口服平消胶囊和参一胶囊。

【方源】西部中医药，2011，24（7）：70-72.

选方84：益气扶正化瘀解毒汤

【组成】人参10 g，莪术10 g，白芥子10 g，白术15 g，墓头回15 g，败酱草15 g，黄芪30 g，白花蛇舌草30 g，薏苡仁30 g，仙鹤草30 g。

【功效】健脾固肾，清热解毒，化痰祛瘀，补益气血。

【适应证】结肠癌。

【用法】诸药除人参外放入1 000 mL冷水中浸泡2小时，熬1.5小时，将药汁和药渣分离后，再加入1 000 mL冷水熬1小时，将药汁和药渣分离后，提取药汁混合，熬制成150 mL浓缩液。

围手术期每日服用1剂，分早、晚各服用1次。人参单独熬制，平日可多次服用，连续治疗2个月。

【方源】癌症进展，2021，19（5）：515–518.

选方85：消癌解毒Ⅱ号方

【组成】仙鹤草、黄连、苦参、生薏苡仁、三棱、莪术、黄芪、炒白术等。

【功效】清热利湿，化瘀解毒。

【适应证】结直肠癌。

【用法】每日1剂，水煎，分早、晚餐后30分钟温服。

【方源】南京中医药大学方

选方86：调肠消瘤方

【组成】党参15 g，白术15 g，黄芪15 g，薏苡仁30 g，豆蔻10 g，白花蛇舌草30 g，莪术15 g，三七10 g，炙甘草5 g。

【功效】健脾祛湿，理气化瘀，解毒消瘤。

【适应证】结直肠腺瘤。

【用法】每日1剂，水煎，分早、晚2次服用，连续服用3个月为1个疗程。

【方源】中医杂志，2020，61（22）：1971–1976.

选方87：健脾消癌益肾方

【组成】丁香10 g，豆蔻15 g，肉桂10 g，吴茱萸12 g，干姜9 g，党参15 g，茯苓15 g，五味子10 g，补骨脂10 g，白术15 g，肉豆蔻15 g，甘草6 g。

【功效】健肾补脾，败毒抗癌，补中益气。

【适应证】晚期转移性结直肠癌。

【用法】每日1剂，水煎，分早、晚2次服用，每次服用200 mL。

【方源】中医药临床杂志，2021，33（11）：2180–2183.

选方88：柴芍解郁汤

【组成】柴胡15 g，白芍20 g，枳实（炒）、郁金、远志、蒺藜、白术、陈皮、升麻、黄芪、防风、补骨脂、甘草各15 g，八月札、水红花子、藤梨根各10 g，生麦芽25 g。

【功效】疏肝解郁，益气健脾。

【适应证】肝郁脾虚型大肠癌。

【用法】每日1剂，水煎，分早、晚2次服用。

【方源】海南医学院学报，2020，26（20）：1556–1559.

选方89：大肠癌益气解毒汤验方

【组成】炙甘草5 g，三七粉（冲服）2 g，黄连5 g，苦参5 g，山慈菇10 g，黄芩10 g，白花蛇舌草15 g，半枝莲15 g，生晒参15 g，茯苓20 g，炒白术20 g，黄芪20 g。

【功效】益气解毒。

【适应证】大肠癌（气血亏虚证）。

【用法】每日1剂，水煎至450 mL，分3次温服，连服8周。

【方源】四川中医，2017（3）：82–84.

十八、肾 癌 用 方

肾癌是发生于肾实质细胞、肾盂移行上皮及输尿管的恶性肿瘤，占全身肿瘤的0.4%～3%。平均发病年龄为50岁，偶见于儿童。男性发病人数比女性多3～5倍。常为单侧发病，双侧甚少。镜检分为3种类型：透明细胞型、颗粒细胞型、未分化型。本病的临床表现，早期无症状，一旦出现症状，常属较晚期。主要表现为三大症状：血尿、腰痛、腰腹部肿块。部分患者伴有发热、恶心呕吐、食欲不振、贫血、消瘦等症状。现代医学主要采用手术、放疗、化疗等综合治疗。本病类似中医学的“溺血”“腰痛”“肾积”等范畴。

选方1：蛇黄莲根汤

【组成】蛇葡萄根30 g，黄药子9 g，半边莲、白茅根、薏苡仁各15 g。

【功效】清热解毒，利湿活血。

【适应证】肾癌。

【用法】水煎服，每日1剂。

【方源】肿瘤的诊断与防治

选方2：龟脂白石汤

【组成】龟板15 g，补骨脂9 g，白花蛇舌草、菝葜、石见穿、瞿麦、薜荔果各30 g。

【功效】滋肾散结，利湿解毒。

【适应证】肾癌。

【用法】水煎服，每日1剂。

【方源】实用抗癌药物手册

选方3：石见菝葜汤

【组成】小蓟、瞿麦、菝葜、石见穿、白花蛇舌草、薜荔果、续断、牛膝各30 g，京赤芍15 g，炮穿山甲15 g，补骨脂10 g。（编者按：穿山甲已禁用，酌情使用替代品。）

【功效】益肾，利湿，解毒。

【适应证】各期肾癌。

【用法】水煎服，每日1剂。

【方源】段凤舞肿瘤经验方

选方4：半边莲汤

【组成】半边莲120 g。

【功效】清热解毒。

【适应证】肾癌。

【用法】水煎服，每日1剂。

【方源】癌症家庭防治大全

选方5：仙人核桃枝方

【组成】仙人掌、重楼、穿心莲各10 g，白花蛇舌草、夏枯草、半枝莲、山核桃枝各30 g，石见穿15 g，红皮鸡蛋1～2枚。

【功效】清热，解毒，散结。

【适应证】肾癌。

【用法】水煎服，每日1剂。鸡蛋捞出，另食。

【方源】中西医结合肿瘤学

选方6：二苓薏石汤

【组成】猪苓、茯苓、滑石、泽泻、阿胶（烊化）各3 g，薏苡仁5 g。

【功效】利水渗湿，清热养血。

【适应证】肾癌。

【用法】水煎服，每日1剂。

【方源】癌症家庭防治大全

选方7：八月札汤

【组成】猪苓30 g，薏苡仁60 g，汉防己12 g，八月札20 g，石上柏15 g，夏枯草30 g，石见穿30 g。

【功效】清热，利湿，解毒。

【适应证】肾癌。

【用法】水煎服，每日1剂。

【方源】中医成功治疗肿瘤100例

选方8：蝎鳖蛎甲汤

【组成】牡蛎15 g，穿山甲12 g，全蝎6 g，青皮6 g，木香4.5 g，五灵脂9 g，桃仁9 g，杏仁9 g。（编者按：穿山甲已禁用，酌情使用替代品。）

【功效】理气活血，软坚散结。

【适应证】肾癌。

【用法】水煎服，每日1剂。头晕耳鸣者加何首乌、潼蒺藜、白蒺藜、菊花；腹部肿块胀痛者加丹参、红花、川楝子、大腹皮。另吞服鳖甲煎丸12 g。

【方源】上海医科大学肿瘤医院胡安邦方

选方9：猪苓二白汤

【组成】猪苓、白茅根、滑石各15 g，白毛藤、龙葵各20 g，蛇莓25 g，仙鹤草、萹蓄、薏苡仁各18 g，甘草梢6 g，白术10 g。

【功效】清热通淋，活血解毒。

【适应证】肾癌。

【用法】水煎服，每日1剂。

【方源】癌的扶正固本治疗

选方10：薏苓防石汤

【组成】薏苡仁60 g，猪苓30 g，汉防己12 g，石见穿30 g，夏枯草30 g，八月札20 g，石上柏15 g。

【功效】利水解毒。

【适应证】肾癌。

【用法】水煎服，每日1剂。

【方源】百病良方

选方11：茴姜桂地散

【组成】茴香、桃仁、干姜、甘草、桂枝、熟地黄、石斛、杜仲各等份。

【功效】温中理气，补肾活血。

【适应证】肾癌肾阳虚证。

【用法】上药共研细末，每次6 g，米酒送下，每日2次。

【方源】肿瘤效验良方

选方12：二蓟膝石汤

【组成】大蓟、小蓟各60～120 g（如尿血多，可用大蓟炭、小蓟炭），瞿麦、白花蛇舌草、续断、牛膝各30 g，石见穿60～120 g，赤芍、炮穿山甲、猪苓各15 g。（编者按：穿山甲已禁用，酌情使用替代品。）

【功效】凉血，止血，补肾，活血，散结。

【适应证】肾癌。

【用法】水煎服，每日1剂。

【方源】肿瘤效验良方

选方13：肾癌水肿方

【组成】赤小豆、黑大豆、刀豆子各60 g，姜半夏、山楂、白术、山药各15 g。

【功效】补肾健脾，利水消肿。

【适应证】肾癌脾虚水肿证。

【用法】水煎服，每日1剂。

【方源】肿瘤效验良方

选方14：地龟知柏丸

【组成】熟地黄、龟板各180 g，黄柏、知母各120 g。

【功效】补肾，滋阴，降火。

【适应证】肾癌流痰阴虚火旺证。

【用法】上药共研细末，与蒸熟之猪脊髓、炼蜜同捣，为丸如梧桐子大小。每次50丸（约9 g），空腹时淡盐水送下。

【方源】肿瘤效验良方

选方15：麝香藤星散

【组成】冰片、藤黄各3 g，麝香0.3 g，生天南星20 g。

【功效】散结，消肿，止痛。

【适应证】肾癌局部疼痛。

【用法】上药共研细末，用酒、醋各半调成糊状，涂布于腰部瘀块或疼痛处，干后即换药。如无皮肤刺激症状可连续使用。

【方源】肿瘤效验良方

选方16：加味阳和汤

【组成】黄芪、薏苡仁、鹿角霜各30 g，熟附子10 g，败酱草、白芍、生甘草各20 g，熟地黄、白芥子、炮姜各6 g，麻黄、肉桂各3 g。

【功效】温阳益气。

【适应证】肾癌术后久不愈合。

【用法】水煎服，每日1剂。

【方源】天津中医，1988（4）：3.

选方17：四物汤合右归饮加减

【组成】白术、党参、黄芪、杜仲、补骨脂各10 g，当归、陈皮、棕榈炭、赤芍各12 g，马鞭草、白花蛇舌草、瞿麦、草河车、生薏苡仁各30 g，黄精15 g，山茱萸15 g。

【功效】健脾益肾，软坚散结。

【适应证】脾肾两虚型之肾癌晚期。

【用法】水煎服，每日1剂。

【方源】民间偏方

选方18：知柏地黄汤加味

【组成】知母、山药、牡丹皮、泽泻、墨旱莲各10 g，生地黄、大蓟、小蓟、生侧柏叶各30 g，黄柏、山茱萸各5 g，血余炭、藕节各15 g。

【功效】养阴，清热，凉血。

【适应证】肾阴虚弱型之肾癌晚期。

【用法】水煎服，每日1剂。

【方源】民间偏方

选方19：八正散加减

【组成】木通、大黄、栀子、白术各10 g，滑石、萹蓄、马鞭草、白花蛇舌草、瞿麦、草河车、生薏苡仁各30 g，车前子、赤芍各15 g，灯心草5 g。

【功效】清热利湿，解毒化瘀。

【适应证】湿热蕴肾型之肾癌晚期。

【用法】水煎服，每日1剂。热盛者加黄柏、龙胆草10 g。

【方源】民间偏方

选方20：猪苓苡仁汤

【组成】猪苓30 g，薏苡仁60 g，汉防己12 g，八月札20 g，石上柏15 g，夏枯草30 g，石见穿30 g。

【功效】利湿通淋，抗肿瘤。

【适应证】肾癌。

【用法】水煎服，每日1剂。

【方源】百病良方

选方21：阳和败酱散

【组成】黄芪30 g，熟附子10 g，薏苡仁30 g，败酱草20 g，白芍20 g，生甘草20 g，熟地黄60 g，鹿角霜30 g，白芥子6 g，麻黄3 g，肉桂3 g，炮姜6 g。

【功效】温肾壮阳，益气化湿。

【适应证】肾恶性肿瘤术后久不愈合。

【用法】水煎服，每日1剂。

【方源】天津中医，1988（1）：43.

选方22：牡蛎止痛汤

【组成】牡蛎15 g，穿山甲12 g，全蝎6 g，青皮6 g，木香4.5 g，五灵脂9 g，桃仁9 g，杏仁9 g，丹参12 g，川楝子15 g，红花9 g，大腹皮15 g。（编者按：穿山甲已禁用，酌情使用替代品。）

【功效】活血化瘀，软坚散结，理气止痛。

【适应证】肾癌疼痛属气血瘀滞者。

【用法】水煎服，每日1剂，分2次（早、晚）服。

【方源】癌痛的中西医最新疗法

选方23：肉桂附子煎

【组成】肉桂6 g，熟附子（先煎）30 g，熟地黄15 g，山药30 g，山茱萸15 g，茯苓30 g，淫羊藿30 g，三七粉（吞服）6 g，人参（嚼服）10 g，丹参30 g，半枝莲30 g，白花蛇舌草30 g。

【功效】温补肾阳，化瘀解毒。

【适应证】肾阳虚衰型肾癌。

【用法】水煎服，每日1剂。

【方源】百病良方

选方24：生地黄山药汤

【组成】生地黄30 g，山药30 g，山茱萸15 g，茯苓30 g，桑寄生30 g，鳖甲30 g，三七粉（冲服）6 g，阿胶12 g，小蓟12 g，半枝莲30 g，白花蛇舌草30 g。

【功效】滋补心肾，活血化瘀。

【适应证】心肾阴虚型肾癌。

【用法】水煎服，每日1剂。

【方源】百病良方

选方25：行气破瘀汤

【组成】大黄12 g，水蛭3 g，莪术15 g，土鳖虫6 g，生地黄30 g，红参（嚼服）10 g，黄芪30 g，穿山甲15 g，赤芍12 g。（编者按：穿山甲已禁用，酌情使用替代品。）

【功效】行气破瘀。

【适应证】气血瘀结型之肾癌。

【用法】水煎服，每日1剂。疼痛剧烈者加延胡索、郁金、乳香、没药；出血多者加炒蒲黄、阿胶、三七粉。

【方源】百病良方

选方26：二地枸杞汤

【组成】生地黄、熟地黄各12 g，女贞子15 g，枸杞子10 g，补骨脂10 g，黄芪30 g，白术10 g，茯苓10 g，太子参20 g，海金沙15 g，瞿麦20 g，土茯苓20 g，半枝莲30 g。

【功效】滋阴补肾，健脾利湿，解毒。

【适应证】肾亏余毒型之肾癌。

【用法】水煎服，每日1剂。
【注意】宜长期服用，以期获效。
【方源】中医肿瘤学

选方27：白术黄精牛膝饮

【组成】白术30 g，黄精30 g，牛膝30 g，山楂30 g，猪苓30 g。
【功效】健脾益肾。
【适应证】肾癌。
【用法】水煎服，每日1剂，分2次（早、晚）服。
【方源】经验方

选方28：加减八正散

【组成】木通15 g，萹蓄30 g，瞿麦15 g，赤芍15 g，大黄9 g，马鞭草30 g，白花蛇舌草30 g，甘草6 g。

【功效】清热利湿，解毒止痛。

【适应证】肾癌疼痛属湿热蕴肾者。

【用法】水煎服，每日1剂，分2次（早、晚）服。持续低热者加青蒿15 g，知母15 g，黄柏15 g；尿血量多者加大蓟30 g，小蓟30 g，紫珠草30 g；腰腹肿块坚硬者加穿山甲15 g，僵蚕30 g。（编者按：穿山甲已禁用，酌情使用替代品。）

【方源】癌痛的中西医最新疗法

选方29：龙蛇羊泉汤

【组成】白英30 g，龙葵30 g，蛇莓30 g，半枝莲30 g，瞿麦20 g，黄柏15 g，延胡索10 g，土茯苓30 g，大蓟、小蓟各30 g，仙鹤草30 g，竹茹10 g，竹叶10 g。

【功效】清热利湿，化瘀解毒。

【适应证】湿热瘀毒型之肾癌。

【用法】水煎服，每日1剂。

【方源】中医肿瘤学

选方30：刘沈林教授治疗肾癌经验方

【组成】生地黄、山药、女贞子、桑椹、茯苓、车前草、半枝莲各15 g，山茱萸、泽泻、菟丝子、白绒花各10 g，白茅根30 g。

【功效】健脾益肾，清热利湿。

【适应证】脾肾两虚，膀胱湿热之肾癌。

【用法】每日1剂，水煎，分早、晚各1次餐后1小时服用，连续服用14剂。

【方源】新中医，2014，46（1）：14-16.

选方31：加减六味地黄汤治疗肾癌经验方

【组成】熟地黄、山药各30 g，山茱萸15 g，泽泻、茯苓、牡丹皮各12 g。

【功效】补益肾阴。

【适应证】肾阴虚晚期之肾癌。

【用法】每日1剂，水煎服，分早、晚各1次服用，连续服用15日为1个疗程。腰背刺痛，舌质暗者，加丹参20 g，赤芍12 g；乏力、口干者，加黄芪15 g，太子参、麦冬、五味子各10 g；口腔溃烂，舌质红者，加石斛15 g，知母10 g；食欲不振者，加苍术9 g，陈皮12 g，焦三仙各10 g。

【方源】陕西中医，2015，36（6）：687-688.

选方32：微调五号方治疗肾癌之Ⅲ期、Ⅳ期验方

【组成】生地黄10 g，炒白术10 g，山茱萸10 g，茯苓10 g，山药10 g，泽泻10 g，生薏苡仁15 g，姜半夏10 g，三七5 g，桑寄生10 g，茯神10 g，半枝莲15 g，炙甘草3 g。

【功效】益肾泄浊，生精化气，活血消癥。

【适应证】脾肾气阴两虚之Ⅲ期、Ⅳ期肾癌。

【用法】每日1剂，水煎至400 mL，每次200 mL，分2次服用。

【方源】中华中医药学刊，2016，34（2）：447-450.

选方33：桑螵蛸散治疗肾癌夜尿频多验方

【组成】桑螵蛸30 g，龙骨30 g，醋龟甲15 g，生晒参30 g，制远志15 g，石菖蒲15 g，茯苓15 g，茯神15 g，黄芪30 g，盐益智仁15 g，台乌15 g，盐杜仲30 g。

【功效】养心温肾，固精止遗。

【适应证】下元虚冷、心肾两虚证之肾癌夜尿频多。

【用法】每日1剂，水煎服。

【方源】亚太传统医药，2016，12（15）：112-113.

选方34：刘苓霜辨证治疗肾癌经验方

【组成】黄芪15 g，熟地黄15 g，山药15 g，牡丹皮9 g，茯苓9 g，泽泻15 g，山茱萸12 g，菟丝子12 g，金樱子15 g，知母12 g，黄柏6 g，八月札15 g，半枝莲30 g，白花蛇舌草30 g，土茯苓15 g，白英30 g，鸡内金12 g。

【功效】益气补肾，清热解毒，散结。

【适应证】肾气亏虚，癌毒内结之肾癌。

【用法】每日1剂，水煎服，连续服用14剂。

【方源】湖南中医药大学学报，2018，38（5）：531-534.

选方35：王兰英治疗肾癌验方1

【组成】太子参30 g，黄芪30 g，熟附子10 g，薏苡仁30 g，败酱草15 g，山慈菇15 g，白花蛇舌草30 g，半枝莲15 g，枸杞子15 g，萆薢30 g，炮姜30 g，杜仲15 g，山药30 g，山茱萸10 g，干姜10 g，菟丝子15 g，仙鹤草15 g，苍术15 g，川牛膝10 g，赤芍15 g，五味子10 g，红豆杉3 g，白英15 g，猫爪草30 g，鹿衔草15 g，蛇莓10 g，甘草5 g。

【功效】补益脾肾，利水渗湿，解毒抗癌。

【适应证】脾肾气虚，水湿停聚之肾癌。

【用法】每日1剂，水煎，分早、晚2次服用，连续服用6剂。

【方源】中医临床研究，2018，10（1）：42-43.

选方36：王兰英治疗肾癌验方2

【组成】太子参30 g，黄芪30 g，黑附子10 g，薏苡仁30 g，败酱草30 g，萹蓄10 g，瞿麦10 g，绵萆薢30 g，黄柏10 g，苍术15 g，牛川膝10 g，炮姜30 g，枸杞子15 g，盐杜仲15 g，槲寄生30 g，菟丝子15 g，女贞子15 g，红豆杉3 g，山慈菇15 g，白花蛇舌草30 g，半枝莲15 g，白英15 g，龙葵10 g，猫爪草30 g，鹿衔草15 g，菝葜15 g，蛇莓10 g，甘草5 g。

【功效】益肾填精，解毒抗癌，清热利湿。

【适应证】肾虚精亏，毒损肾络，湿热蕴结之肾癌。

【用法】每日1剂，水煎分服，连续服用14剂。

【方源】亚太传统医药，2019，15（1）：86-87.

选方37：当归贝母苦参丸加减治疗肾癌验方

【组成】当归10 g，苦参10 g，知母10 g，黄柏10 g，生地黄10 g，炒苍术15 g，薏苡仁20 g，土茯苓30 g，白茅根30 g，大蓟30 g，小蓟30 g，女贞子15 g，墨旱莲15 g，百合30 g，龙葵30 g，浙贝母30 g，山慈菇30 g，白花蛇舌草30 g，炙甘草6 g。

【功效】清热利湿，滋肾凉血。

【适应证】肾虚湿热兼有血热之肾癌。

【用法】每日1剂，水煎服，分早、晚2次服用，连续服用30剂。

【方源】世界中西医结合杂志，2020，15（5）：850-853.

选方38：夏枯草膏治肾癌验方

【组成】主要成分为夏枯草。

【功效】清热解毒，散结消肿。

【适应证】肾癌、恶性淋巴瘤。

【用法】每次1调羹，每日3次，开水冲服。

【方源】癌肿痛

选方39：肾癌1号方

【组成】小茴香10 g，延胡索10 g，川芎、蒲黄、炒灵脂各10 g，没药12 g，当归12 g，赤芍12 g，干姜6 g，肉桂5 g，丹参15 g，大黄15 g。

【功效】活血祛瘀，散寒止痛。

【适应证】寒凝血瘀型肾癌。

【用法】每日1剂，水煎服。

【方源】民间经验方

选方40：肾癌2号方

【组成】白花蛇舌草30 g，山慈菇15 g，三棱15 g，莪术15 g，炒白术15 g，僵蚕30 g，夏枯草30 g，昆布30 g，煅牡蛎30 g，煅瓦楞30 g，炮穿山甲9 g，黄药子9 g，全蝎6 g。（编者按：穿山甲已禁用，酌情使用替代品。）

【功效】活血行气，清热利湿，攻毒防癌。

【适应证】气滞血瘀，痰浊互结型肾癌。

【用法】每日1剂，水煎取汁300 mL，分多次服。

【方源】民间经验方

选方41：肾癌3号方

【组成】生牡蛎60 g，昆布15 g，海藻15 g，木鳖子5 g，僵蚕15 g，炮穿山甲10 g，山慈菇12 g，半枝莲30 g。（编者按：穿山甲已禁用，酌情使用替代品。）

【功效】化痰软坚，散结止痛。

【适应证】痰瘀互结型肾癌。

【用法】每日1剂，水煎服。

【方源】民间经验方

选方42：肾癌4号方

【组成】黄芪30 g，太子参30 g，茯苓10 g，当归10 g，赤芍10 g，白芍10 g，干蟾10 g，僵蚕10 g，猪苓20 g，生地黄20 g，女贞子20 g，半枝莲60 g。

【功效】益气养血，健脾补肾，固本抗癌。

【适应证】放疗、化疗后气血虚肾癌。

【用法】每日1剂，水煎服。

【方源】民间经验方

选方43：肾癌5号方

【组成】马鞭草60～100 g，瞿麦120 g，生薏苡仁120 g，菝葜60～120 g，半枝莲60～120 g，槐豆30～60 g。

【功效】清热利湿。

【适应证】湿热蕴结型肾癌。

【用法】以上任选一味，水煎代茶饮。

【方源】民间经验方

选方44：肾癌6号方

【组成】补骨脂10 g，肉桂6 g，干姜8 g，淫羊藿20 g，人参10 g，熟地黄15 g，山茱萸12 g，白术15 g，茯苓15 g，炙甘草10 g，蜂房12 g，山慈菇15 g，浙贝母15 g，水蛭10 g。

【功效】温阳散寒，补益肺肾，活血化痰。

【适应证】肾癌之肺肾两虚，痰浊瘀血互阻。症见咳嗽痰黑，畏寒，后背隐痛，乏力，喜热饮，舌淡苔薄有瘀点，脉沉。

【用法】每日1剂，水煎，分2次服用。

【方源】中医抗癌临证

选方45：三豆苡仁汤治肾癌

【组成】刀豆子30～60 g，生薏苡仁60 g，赤小豆60 g，黑豆60 g。

【功效】清热利湿。

【适应证】湿热蕴结型肾癌。

【用法】水煎服，每日1剂。

【方源】癌肿痛

选方46：肾癌止痛散治肾癌验方

【组成】生天南星20 g，五灵脂10 g，冰片3 g，藤黄3 g，麝香0.3 g。

【功效】散结消肿，攻毒抗癌，祛腐敛疮。

【适应证】适应于晚期肾癌局部疼痛者。

【用法】上药共研细末，酒、醋各半调成糊状，涂布于腰区瘤块处，药干则另换之。

【方源】国医大师李济仁方

选方47：冰香止痛液治肾癌疼痛验方

【组成】朱砂15 g，乳香15 g，没药15 g，冰片30 g。

【功效】活血，化瘀，止痛。

【适应证】肾癌局部疼痛难忍。

【用法】上药装入盛有500 mL米醋的瓶内，密封2日，取上清液入小瓶备用。用时以棉签蘸药水涂痛处，稍干后再用几遍。一般用药后10～15分钟疼痛消失，可维持2小时以上。

【方源】癌肿痛

选方48：肉桂椒萸散治肾癌疼痛验方

【组成】肉桂30 g，吴茱萸90 g，生姜120 g，葱头30 g，花椒60 g。

【功效】温肾壮阳，散寒止痛。

【适应证】肾癌术后肾虚，腰部冷痛。

【用法】上药共炒热粉碎，以布包裹，熨腰痛处，冷则再炒热。

【方源】癌肿痛

选方49：苍朴二陈汤合胃苓汤加减治肾癌验方

【组成】苍术、厚朴、半夏、茯苓、陈皮、甘草、泽泻、猪苓、白术、肉桂，生姜、大枣。

【功效】温化痰湿，软坚散结。

【适应证】痰湿凝聚型肾癌，症见咳吐黏痰或呕吐痰涎，胸胁苦满，腹胀纳差，畏寒喜暖，肢体困重，头重如裹，小便不利，面色灰暗。舌淡胖，苔白滑，脉沉迟弱。

【用法】每日1剂，水煎服。

【方源】中医杂志，2019，60（2）：119-122.

选方50：加减阳和汤治肾癌验方

【组成】熟地黄30 g，肉桂（去皮，研粉）3 g，麻黄3 g，鹿角胶9 g，白芥子6 g，姜炭6 g，生甘草6 g，白英10 g。

【功效】温阳补血，散寒除湿，活血祛瘀。

【适应证】肾癌之阳虚血瘀，痰湿内阻。

【用法】每日1剂，水煎，分2次服用。

【方源】中国中医科学院方

选方51：当归芍药散合四妙丸加减治肾癌验方

【组成】荆芥6 g，防风6 g，桔梗12 g，僵蚕9 g，蝉蜕9 g，当归18 g，白芍15 g，泽泻15 g，川牛膝15 g，苍术15 g，薏苡仁30 g，厚朴12 g，陈皮12 g，车前子（包煎）12 g，桂枝6 g。

【功效】化气利水，养血消肿。

【适应证】肾癌术后癃闭。

【用法】每日1剂，水煎至200 mL，分早、晚2次服用，连续服用3剂。

【方源】世界中医药，2011，6（5）：447.

选方52：二妙散加减治肾癌晚期湿热蕴毒验方

【组成】炒苍术10 g，炒白术10 g，黄柏10 g，猪苓15 g，茯苓15 g，半枝莲15 g，白花蛇舌草15 g，猫人参15 g，生薏苡仁30 g，炒薏苡仁30 g，炙甘草5 g，杜仲12 g，狗脊30 g，川续断12 g，灵芝30 g，墨旱莲15 g，仙鹤草30 g，炙鸡内金15 g，炒谷芽15 g，炒麦芽15 g。

【功效】清热利湿，解毒抗癌。

【适应证】肾癌晚期湿热蕴毒。

【用法】每日1剂，水煎至200 mL，分早、晚2次服用。

【方源】江西中医药，2012，43（2）：12.

十九、膀胱癌用方

膀胱癌是泌尿系统最常见的肿瘤，多系膀胱移行上皮细胞的恶性肿瘤，男性发病率为女性的3～4倍，在国外则仅次于前列腺癌。发病年龄以51～70岁为多，约占全部恶性肿瘤的3%。早期膀胱癌无任何症状，出现时多属中晚期，最常见的主要症状是血尿，多数为肉眼血尿，而且为间歇性、无痛性血尿，伴尿频、尿急、尿痛等膀胱刺激征，尿潴留，排尿困难及中断，大便急频等。本病类似中医学的“溺血”“血淋”“癃闭”“湿毒下注”“癥瘕”等范畴。

选方1：膀胱癌基本方

【组成】半枝莲、猪苓、泽泻、车前子、滑石、知母、黄柏、生地黄、蒲黄、藕节、贯众、槐花、大蓟、小蓟。

【功效】清热利水，凉血止血，软坚消癥。

【适应证】膀胱癌。

【用法】水煎服，每日1剂。血尿不止者加白及、荠菜花、阿胶、三七；乏力较甚者加党参、太子参、黄芪。

【方源】江苏中医药杂志，1981（6）：25-26.

选方2：滋阴利湿汤

【组成】茯苓、生薏苡仁、熟薏苡仁、生地黄、粉萆薢各24 g，知母、黄柏、牡丹皮、泽泻、玉竹、山茱萸、白术各12 g，甘草梢6 g，壁虎2条。

【功效】滋阴补肾，健脾利湿。

【适应证】膀胱肿瘤。

【用法】水煎服，每日1剂。同时服琥珀粉，每日1.5 g，分2次吞服；六味地黄丸，每日12 g，分2次吞服。

【方源】上海中医杂志，1986（2）：31.

选方3：加味五苓散

【组成】猪苓、茯苓、白术、黄芪各15 g，泽泻、海金沙、海藻各18 g，桂枝10 g，生地榆、生薏苡仁、白花蛇舌草各30 g。

【功效】解毒，利水，渗湿。

【适应证】膀胱癌。

【用法】水煎服，每日1剂，40日为1个疗程。血尿不止者加琥珀、仙鹤草；小便混浊者加萆薢、射干；小便滴沥不尽者加杜仲、菟丝子；小腹坠胀疼痛者加延胡索、香附、乌药；小便时痛不可忍者加苍耳子，并加大海金沙用量；淋巴结转移者加黄药子；肺转移者加鱼腥草、瓜蒌；直肠转移者加半枝莲、穿山甲；宫颈转移者加野百合、石燕；其他可随证加减。（编者按：穿山甲已禁用，酌情使用替代品。）

【方源】四川中医，1989（4）：26.

选方4：小蓟饮子加减方

【组成】小蓟30 g，鲜生地黄30 g，蒲黄炭30 g，藕节15 g，淡竹叶6 g，栀子10 g，三棱10 g，莪术10 g，半枝莲30 g，石见穿30 g，三七粉（兑服）6 g，重楼30 g，甘草6 g。

【功效】凉血止血，化瘀解毒。

【适应证】膀胱癌。

【用法】水煎服，每日1剂。2 个月为1个疗程。阴虚火旺型加知母10 g，黄柏10 g，山茱萸15 g，牡丹皮12 g，墨旱莲15 g；脾气虚型加白参（另蒸兑服）10 g，黄芪15 g，升麻6 g，茯苓15 g，白术10 g；湿热内蕴型加木通10 g，萹蓄10 g，瞿麦10 g，金钱草30 g。

【方源】湖南中医杂志，1994，10（3）：3-4.

选方5：苓棕片

【组成】鲜土茯苓60 g，棕榈子30 g。

【功效】清热解毒。

【适应证】膀胱乳头状移行上皮癌。

【用法】浓煎成浸膏，制成片剂。每次5片（片重0.3 g），每日3次。

【方源】新医药资料，1972（3）：8.

选方6：加味四君子汤

【组成】党参、黄芪、白术、茯苓、甘草、建曲。

【功效】益气健脾。

【适应证】膀胱癌。

【用法】水煎服，每日1剂。

【方源】浙江中医杂志，1981（12）：542.

选方7：木槿果实汤

【组成】木槿果实、石韦各9 g，贯众12 g，一枝黄花、马齿苋各15 g，虎杖根30 g，鲜三白根60 g，葫芦巴4.5 g，小茴香3 g，龙胆草3 g。

【功效】清热，利湿，解毒。

【适应证】膀胱癌。

【用法】水煎服，每日1剂。

【方源】浙江中医学院学报（增刊号），1982.

选方8：二苓汤

【组成】赤茯苓、猪苓、半枝莲、大蓟、小蓟、白花蛇舌草、蒲黄炭、贯众炭、槐花炭各30 g，知母、黄柏、生地黄各12 g。

【功效】清热，利湿，止血。

【适应证】膀胱癌。
【用法】水煎服，每日1剂。
【方源】医学情况交流，1974（9）：20.

选方9：蜣螂蛇枝汤

【组成】蜣螂9 g，白花蛇舌草、半枝莲、野葡萄各30 g。
【功效】活血，解毒。
【适应证】膀胱癌。
【用法】水煎服，每日1剂。
【方源】医学情况交流，1974（9）：32.

选方10：消瘤神应散

【组成】土贝母、山慈菇、海浮石、昆布各等份。
【功效】解毒，软坚，散结。
【适应证】膀胱癌。
【用法】共为细末，每次6 g，每日2次。
【方源】浙江中医学院学报（增刊号），1982.

选方11：扶正抗癌Ⅰ号

【组成】党参15 g，黄芪、女贞子、桑寄生、白花蛇舌草各30 g。
【功效】益气，养阴，解毒。
【适应证】膀胱癌体质较差，正气不足者。
【用法】水煎服，每日1剂。
【方源】新医药杂志，1977（7）：12.

选方12：扶正抗癌Ⅱ号

【组成】沙苑子、山慈菇各15 g，桑寄生、猪苓、白花蛇舌草各30 g。
【功效】益肾，利湿，解毒。

【适应证】膀胱癌体质较好、正气不虚者。

【用法】水煎服，每日1剂。

【方源】新医药杂志，1977（7）：12.

选方13：四参汤

【组成】党参、沙参、玄参、苦参、土大黄、茅根、萹蓄、瞿麦、枳实、芦根、苍术、大黄、生地黄、熟地黄、山茱萸。

【功效】益气养阴，解毒利湿。

【适应证】膀胱癌。

【用法】水煎服，每日1剂。

【方源】吉林中医药，1986（6）：6.

选方14：宗氏膀胱癌方

【组成】小蓟30 g，生地黄15 g，炒蒲黄10 g，栀子10 g，藕节10 g，紫草30 g，半枝莲30 g，白花蛇舌草30 g，山慈菇30 g，射干30 g，夏枯草30 g，甘草10 g。

【功效】清热解毒，凉血止血。

【适应证】膀胱癌。

【用法】水煎服，每日1剂。健脾和胃者加白术15 g，陈皮10 g，薏苡仁20 g；双补气血者加党参15 g，黄芪20 g，当归10 g，白芍20 g；温补肾者加杜仲12 g，山药30 g，芡实12 g；清热解毒者加黄柏9 g，蒲公英30 g，金银花12 g；巩固疗效用知柏地黄丸，每日3次。

【疗效】本方治疗膀胱癌有效。病例：王××，男，60岁。尿血治疗无效，经医院膀胱镜检查，诊断为膀胱乳头状移行上皮癌Ⅰ级，患者不做手术出院，用中药治疗。经服本方3剂，尿血大减，10剂尿血止；精神饮食好转，体重增加。再服六味地黄丸巩固疗效，第二年复查未见癌细胞，随访8年，未见复发，健如常人。

【方源】四川中医，1985（9）：33.

选方15：膀胱癌方

【组成】党参15 g，黄芪15 g，白术10 g，茯苓15 g，建曲15 g，甘草10 g，知母12 g，黄柏12 g，猪苓10 g，大蓟、小蓟各12 g，藕节炭15 g，半枝莲30 g，车前子15 g。

【功效】益气健脾，清热凉血。

【适应证】膀胱癌。

【用法】水煎服，每日1剂。

【方源】中华名医名方薪传：肿瘤

选方16：膀胱癌转移方

【组成】羌活、蜂房各10 g，郁金、白术各15 g，猪苓、仙鹤草、姜石各60 g，瓦楞子、补骨脂各30 g。

【功效】健脾补肾，化瘀散结。

【适应证】膀胱癌转移。

【用法】水煎服，每日1剂。

【方源】中华名医名方薪传：肿瘤

选方17：膀胱癌方

【组成】萆薢12 g，土茯苓24 g，生薏苡仁24 g，炒薏苡仁24 g，汉防己12 g，蒲公英24 g，夏枯草12 g，白花蛇舌草24 g，龙葵24 g，蜀羊泉24 g，壁虎3条，海金沙12 g，琥珀2 g。

【功效】清热利湿，佐以消肿。

【适应证】膀胱癌。

【用法】水煎服，每日1剂。

【方源】中华名医名方薪传：肿瘤

选方18：膀胱癌方

【组成】当归10 g，生地黄15 g，知母15 g，黄柏10 g，斑蝥4个，滑石15 g，蝉蜕10 g，半枝莲15 g，海金沙10 g，苦丁茶

15 g，木通30 g，牛膝10 g，陈皮10 g，半夏15 g。

【功效】清热，利湿，祛毒。

【适应证】膀胱癌。

【用法】水煎服，每日1剂。

【方源】中华名医名方薪传：肿瘤

选方19：蜀葵汤

【组成】干蜀葵40 g。

【功效】解毒抗癌。

【适应证】膀胱癌。

【用法】水煎服，每日1剂。

【方源】肿瘤效验良方

选方20：二蛇金钱草毛藤汤

【组成】金钱草、白毛藤、土茯苓、薏苡根、白花蛇舌草各37.5 g，蛇莓18 g。

【功效】解毒，利湿，通淋。

【适应证】膀胱癌。

【用法】水煎服，每日1剂。小便疼痛者加瞿麦、萹蓄、甘草梢、木通；小便困难者加车前子、泽泻。

【方源】肿瘤效验良方

选方21：龙蛇灯心汤

【组成】龙葵、白英、土茯苓、灯心草各30 g，蛇莓15 g，海金沙9 g。

【功效】清热解毒。

【适应证】膀胱癌。

【用法】水煎服，每日1剂，煎2次分服。

【方源】肿瘤效验良方

选方22：蜣蛇汤

【组成】蜣螂9 g，白花蛇舌草60 g，扛板归30 g，金茶匙30 g，半枝莲60 g，野葡萄藤60 g。

【功效】解毒活血。

【适应证】膀胱癌。

【用法】水煎服，每日1剂。

【方源】抗癌中草药制剂

选方23：棱术汤

【组成】三棱、莪术各9 g，青皮、橘皮、藿香、香附、甘草各6 g，生姜3片，大枣2枚。

【功效】理气活血。

【适应证】膀胱癌。

【用法】水煎服，每日1剂。

【方源】肿瘤的诊断与防治

选方24：天葵汤

【组成】天葵、小石韦各15 g，过路黄、土茯苓各30 g。

【功效】清热解毒。

【适应证】膀胱癌。

【用法】水煎服，每日1剂。

【方源】实用抗癌手册

选方25：元胡荽饮

【组成】元胡荽、萹蓄各12 g。

【功效】止痛止血。

【适应证】膀胱癌尿血，疼痛。

【用法】捣烂取汁，兑白糖服。

【方源】中国民间本草偏方大全（三）

选方26：千金藤汤

【组成】千金藤鲜品每次25 g（干品10 g），车前子（包煎）15 g。

【功效】清热解毒。

【适应证】膀胱癌。

【用法】水煎服，每日2剂。

【方源】中国民间本草偏方大全（三）

选方27：无花果汤

【组成】无花果30 g，木通15 g。

【功效】解毒利湿。

【适应证】膀胱癌。

【用法】水煎服，每日1剂。

【方源】中国民间本草偏方大全（三）

选方28：膀胱癌单方

【组成】龙葵、白英各30 g。

【功效】清热解毒，活血消肿，抗癌抑瘤。

【适应证】膀胱癌。

【用法】水煎服，每日1剂。

【方源】肿瘤的诊断与防治

选方29：膀胱癌食疗方

【组成】鲜龙葵、猪殃殃、大蓟、小蓟、半边莲各60 g。

【功效】清热解毒，活血消肿，抗癌抑瘤。

【适应证】膀胱癌。

【用法】煎汤代茶饮。

【方源】浙江中医肿瘤研讨会资料选编

选方30：龙蛇羊泉汤

【组成】龙葵30 g，白英30 g，蛇莓15 g，海金沙9 g，土茯苓30 g，灯心草9 g，威灵仙9 g，白花蛇舌草30 g。

【功效】清热解毒。

【适应证】膀胱癌。

【用法】水煎服。

【疗效】治疗21例膀胱癌。治后5年生存率为90.47%（19/21），肿瘤消失4例，肿瘤缩小或由多发变为单个6例。临床观察以乳头状瘤及临床分期属于T1期、T2期效果较好。部分患者免疫功能测定，绝大多数显示对免疫功能有促进作用。

【方源】上海市第一人民医院谢桐方

选方31：莲蓟地花汤

【组成】半枝莲30 g，大蓟30 g，小蓟30 g，六一散30 g，五苓散15 g，蒲黄炭15 g，藕节炭15 g，贯众炭15 g，知母9 g，黄柏9 g，生地黄12 g，车前子（包煎）30 g，槐花15 g。

【功效】清热利水，凉血止血。

【适应证】膀胱癌。

【用法】水煎服。血尿不止者加白及12 g，荠菜花15 g，阿胶9 g，三七12 g；乏力较甚者加党参15 g，太子参15 g，黄芪15 g。

【疗效】本方治疗膀胱癌32例，治后生存1年以上19例，占59.38%；2年以上11例，占34.38%；3年以上6例，占18.75%；4年以上4例，占12.5%；5年以上3例，占9.38%。

【方源】上海中医学院附属曙光医院雷永仲方

选方32：寄生猪苓汤

【组成】沙苑子15 g，山慈菇15 g，桑寄生30 g，猪苓30 g，白花蛇舌草30 g。

【功效】补肾解毒，清热利水。

【适应证】膀胱癌。

【用法】水煎服。气短、乏力、头晕者加党参15 g，黄芪30 g，茯苓30 g，女贞子30 g。

【疗效】本方治疗膀胱癌53例，其中临床治愈2例，显效33例，有效11例，无效7例，总有效率86.8%。其中显效和有效病例44例中有37例加用膀胱镜电灼或电切。

【方源】解放军总医院王小雄方

选方33：知柏银蓟汤

【组成】知母9 g，黄柏6 g，大蓟9 g，小蓟9 g，生地黄12 g，蒲黄炭9 g，泽泻9 g，金银花9 g，山茱萸3 g。

【功效】滋阴解毒，清热利湿。

【适应证】膀胱癌。

【用法】水煎服。加琥珀末1.5 g，吞服。

【疗效】本方治疗膀胱癌1例，取得显著疗效，已存活5年如正常人。

【方源】上海中医学院附属曙光医院庞泮池方

选方34：三金汤

【组成】金钱草60 g，海金沙30 g，鸡内金20 g，石韦12 g，冬葵子12 g，滑石25 g，瞿麦20 g，萹蓄20 g，赤芍15 g，木通12 g，泽兰12 g，甘草梢10 g。

【功效】清热除湿，活血化瘀。

【适应证】膀胱癌。

【用法】水煎服。凉血化瘀者加生赤芍30 g，红花10 g，丹参30 g，紫草20 g，当归尾12 g，王不留行30 g，牡丹皮12 g；清热解毒者加白花蛇舌草30 g，半枝莲30 g。

【疗效】本方治疗膀胱肿瘤1例，经膀胱镜检查，见右侧输尿管口处膀胱黏膜充血，水肿，其上方1 cm处可见到一黄豆大小突出肿物，膀胱内可见 1 cm×0.5 cm×0.5 cm大结石，确诊为膀胱肿瘤。因患者不愿手术，用本方治疗1个月后，再次行膀胱镜检查未发现异常。随访1年未复发。

【方源】河南省郑州市中医院霍万韬方

选方35：三蛇解毒汤

【组成】白花蛇舌草30 g，龙葵30 g，白英30 g，土茯苓30 g，蛇莓30 g，蛇六谷30 g，土大黄30 g。

【功效】清热解毒，消瘀散结。

【适应证】膀胱癌。

【用法】水煎服。

【方源】上海市中医院朱彬彬方

选方36：僵蚕软坚汤

【组成】生牡蛎60 g，昆布15 g，海藻15 g，木鳖子5 g，僵蚕15 g，炮穿山甲10 g，山慈菇12 g，半枝莲30 g。（编者按：穿山甲已禁用，酌情使用替代品。）

【功效】化痰软坚，散瘀消积，清热解毒。

【适应证】膀胱癌。

【用法】水煎服。发热者加鳖血炒柴胡、青蒿梗；胸部痞闷者加佛手片、绿萼梅、枳壳花、玫瑰花；脾虚腹胀者加砂仁、豆蔻、茯苓、白术、陈皮；尿血者加炒槐花、地榆炭、十灰丸；纳谷不香者加谷芽；大便秘结者加大黄、番泻叶、麻子仁丸；体弱虚羸者加人参、黄芪。

【疗效】本方治疗膀胱癌13例，治后生存1～3年2例，3～5年3例，5～10年4例，10～16年4例。

【方源】江苏省南通市中医院倪毓生方

选方37：解毒利湿汤

【组成】瞿麦15 g，萹蓄15 g，石韦30 g，黄柏9 g，车前子30 g，山豆根12 g，滑石30 g，金钱草30 g，苦参9 g，赤小豆30 g，白茅根30 g，木通9 g，淡竹叶9 g。

【功效】清热解毒，利湿攻癌。

【适应证】膀胱癌。

【用法】水煎服。脾虚者应加党参15 g，白术10 g，茯苓15 g，陈皮6 g，山药15 g；肾虚者加熟地黄15 g，枸杞子15 g，菟丝子15 g，覆盆子10 g，肉桂3 g；清热者加半枝莲30 g，蒲公英15 g。

【疗效】本方为主治疗膀胱癌10例，结合噻替哌膀胱冲洗。其中3例单用中药治疗，治后2例显效，1例有效，带病生存10年；7例电灼后5例复发，经中药治疗后治愈2例，3例有效（带病生存3～13年），另2例在电灼后坚持服中药一直未复发。

【方源】北京市中医医院郑玉瑛方

选方38：象牙莲蓟汤

【组成】生地黄12 g，知母12 g，黄柏12 g，木莲15 g，蒲黄炭12 g，半枝莲30 g，重楼30 g，大蓟12 g，小蓟12 g，象牙屑12 g，蒲公英30 g，车前子30 g。（编者按：象牙已禁用，酌情使用替代品。）

【功效】滋阴清热，解毒止血。

【适应证】膀胱癌。

【用法】水煎服。

【疗效】本方治疗膀胱癌6例，治后痊愈1例，有效3例，无效2例。生存1年以上3例，5年以上1例。

【方源】上海中医学院附属龙华医院刘嘉湘方

选方39：治膀胱癌方

【组成】白花蛇舌草30 g，白茅根20 g，石韦10 g，瞿麦15 g，萹蓄10 g，猪苓、川牛膝各15 g，仙鹤草30 g，白英40 g，龙葵30 g，蛇莓15 g，苦参20 g，喜树果30 g，大蓟、小蓟各15 g，焦山楂、神曲各15 g，枳壳10 g，黄芪、女贞子、红花各20 g。

【功效】清热利湿，活血祛瘀，扶正抗癌。

【适应证】膀胱癌术后复发或不能手术的患者。

【用法】水煎服，每日1剂，每日2次；或上药共研细末，每次10～15 g，每日3次，温开水送服。

【方源】中国当代中医名人志（方名编者注）

选方40：生地黄小蓟滑石汤

【组成】生地黄15 g，小蓟15 g，滑石10 g，木通9 g，蒲黄炭9 g，藕节9 g，淡竹叶9 g，栀子9 g，瞿麦10 g，甘草梢10 g。

【功效】凉血止血，利尿通淋。

【适应证】化学性膀胱癌。

【用法】水煎服，每日1剂，分3次口服。

【方源】临床肿瘤综合治疗大全

选方41：木牛二冬汤

【组成】木通3 g，牛膝3 g，天冬3 g，麦冬3 g，生地黄3 g，五味子3 g，黄柏3 g，甘草3 g。

【功效】滋阴凉血，通利小便。

【适应证】膀胱癌出血。

【用法】水煎服，每日1剂，分2次（早、晚）服。

【方源】抗癌中药

选方42：加减健脾益肾饮

【组成】太子参10 g，黄芪90 g，当归10 g，白术10 g，菟丝子15 g，牛膝10 g，桃仁6 g，红花3 g，赤芍9 g，焦山楂10 g，炒六曲10 g。

【功效】健脾益肾，活血化瘀。

【适应证】膀胱癌化疗后白细胞和血小板减少。

【用法】水煎服，每日1剂，早、晚2次分服。

【方源】临床肿瘤综合治疗大全

选方43：散瘀化毒汤加减治疗膀胱癌验方

【组成】白花蛇舌草30 g，夏枯草6 g，甘草片6 g，忍冬藤30 g，紫草30 g，三七粉（冲服）6 g，生地黄20 g，车前子15 g，黄柏6 g，当归10 g，王不留行15 g，仙鹤草30 g。

【功效】清热化湿，活血通络。

【适应证】湿热阻络，瘀血不通之膀胱癌。

【用法】每日1剂，水煎，分早、晚2次服用，连续服用7剂。

【方源】中国民间疗法，2020，28（22）：3–5.

选方44：蔡美治疗膀胱癌验方

【组成】生地黄12 g，淡竹叶15 g，石韦15 g，白茅根30 g，猪苓15 g，仙鹤草30 g，土茯苓30 g，山茱萸15 g，石见穿30 g，半边莲20 g，山药30 g，牡丹皮10 g，藤梨根15 g，三七10 g。

【功效】清热利湿，凉血止血。

【适应证】湿热瘀毒之膀胱癌。

【用法】水煎，每日1剂，分2次服，连续服用15剂。

【方源】湖南中医杂志，2019，35（4）：32–33.

选方45：武迎梅治疗膀胱癌验方

【组成】黄芪20 g，白术15 g，土茯苓10 g，当归10 g，赤芍、白芍各10 g，菟丝子15 g，生地黄20 g，三七粉（冲服）3 g，牡丹皮10 g，天龙6 g，蜣螂6 g，白花蛇舌草15 g，半枝莲15 g，灵芝20 g。

【功效】健脾益气，补肾固摄，解毒消坚，抗癌。

【适应证】脾肾两亏，瘀毒蕴结之中晚期膀胱癌。

【用法】每日1剂，水煎，分2次服用。

【方源】北京中医，2002，21（2）：127-128.

选方46：马纯政辨证治疗膀胱癌验方1

【组成】车前子10 g，萹蓄15 g，滑石30 g，瞿麦20 g，淡竹叶30 g，生薏苡仁30 g，生侧柏叶15 g，栀子12 g，甘草梢60 g，生地黄20 g，生艾叶20 g，小蓟15 g，土茯苓15 g，蒲公英30 g。

【功效】清热除湿。

【适应证】湿热下注之膀胱癌。

【用法】每日1剂，水煎，分2次服用。

【方源】中医杂志，2005，46（6）：445-446.

选方47：马纯政辨证治疗膀胱癌验方2

【组成】熟地黄15 g，山药30 g，山茱萸12 g，茯苓12 g，牡丹皮12 g，泽泻15 g，菟丝子12 g，血余炭20 g，仙鹤草30 g，熟附子3 g，肉桂6 g。

【功效】健脾补肾。

【适应证】脾肾两虚之膀胱癌。

【用法】每日1剂，水煎，分2次服用。

【方源】中医杂志，2005，46（6）：445-446.

选方48：马纯政辨证治疗膀胱癌验方3

【组成】龙葵30 g，半枝莲30 g，土茯苓30 g，苦参15 g，黄柏15 g，连翘15 g，赤小豆30 g，车前草30 g，白茅根30 g。

【功效】清热除湿，化瘀解毒。

【适应证】湿瘀毒蕴之膀胱癌。

【用法】每日1剂，水煎，分2次服用。

【方源】中医杂志，2005，46（6）：445-446.

选方49：何凡夫辨证治疗膀胱癌验方1

【组成】黄芪30 g，党参、白术、仙鹤草各20 g，柴胡、升麻、陈皮各5 g，三七末（冲服）、当归、白茅根各10 g。

【功效】补中益气，活血祛瘀。

【适应证】气虚血瘀之膀胱癌。

【用法】每日1剂，水煎服，连服10剂。

【方源】新中医，2002，34（5）：62-63.

二十、前列腺癌用方

前列腺癌是男性泌尿系统常见的恶性肿瘤之一，是发生于前列腺腺体的恶性肿瘤。发生于前列腺腺体的后叶与侧叶，尤以后叶最为多见，好发于老年人，而且具有家族倾向。多见于白种人及黑种人，在欧美国家中占男性恶性肿瘤的21%，临床表现早期多无症状，或仅有短时的尿频及夜尿，中晚期可见排尿困难、尿潴留、血尿或尿失禁、疼痛、骨转移致神经压迫和病理性骨折等，可伴有消瘦、贫血、乏力、虚弱等恶病体质。本病类似于中医学的“血淋”“劳淋”“癃闭”“积聚”等范畴。

选方1：参芪仙蓉蛇甲汤

【组成】黄芪15 g，党参12 g，淫羊藿12 g，甜苁蓉6 g，巴戟天6 g，枸杞子12 g，制何首乌12 g，穿山甲15 g，牛膝12 g，制大黄6 g，炒黄柏10 g，知母6 g，土茯苓15 g，重楼12 g，白花蛇舌草15 g，杭白芍12 g，炙甘草6 g。（编者按：穿山甲已禁用，酌情使用替代品。）

【功效】益气补肾，化浊行瘀，散结，清利尿道。

【适应证】老年前列腺癌晚期患者。

【用法】水煎服，每日1剂。

【方源】上海中医药杂志，1988（1）：4.

选方2：巴戟山甲汤

【组成】巴戟天9 g，穿山甲9 g，大黄6 g，黄柏9 g，土茯苓15 g，白花蛇舌草30 g，黄芪20 g，党参15 g，淫羊藿15 g，肉苁蓉9 g，枸杞子15 g。（编者按：穿山甲已禁用，酌情使用替代品。）

【功效】益气温阳，解毒化浊。

【适应证】前列腺癌。

【用法】水煎服，每日1剂。

【方源】上海中医药杂志，1988（1）：2.

选方3：六味地黄汤合失笑散加减

【组成】熟地黄15 g，山茱萸12 g，茯苓10 g，牡丹皮10 g，泽泻10 g，山药12 g，五灵脂（包煎）10 g，蒲黄（包煎）10 g，莪术10 g，重楼12 g，白花蛇舌草30 g，半枝莲30 g，土鳖虫10 g，龙葵15 g，黄芪15 g，白英15 g，墨旱莲15 g。

【功效】补肾扶正，解毒祛瘀，消瘤散结。

【适应证】前列腺癌合并膀胱内转移、骨转移，经化疗、放疗、免疫治疗月余效果不理想。

【用法】水煎服，每日1剂，分晚、早2次服用。

【疗效】治疗3个月症状消失，随访年余，病情稳定，未见复发。

【方源】湖南中医杂志，1995，11（2）：31.

选方4：海皂莪术汤

【组成】海藻20 g，皂角刺10 g，莪术15 g，夏枯草20 g，山慈菇10 g，乌药10 g，木通6 g，琥珀粉（冲服）1.5 g。

【功效】活血化瘀，清热散结。

【适应证】前列腺癌湿热夹瘀者。

【用法】水煎服，每日1剂。

【方源】北京中医，1988（5）：23.

选方5：前列腺癌方

【组成】川楝子15 g，白花蛇舌草30 g，半枝莲30 g，草薢30 g，薏苡仁30 g。

【功效】活血祛湿，解毒散结。

【适应证】前列腺癌。
【用法】水煎服，每日1剂。
【方源】癌症家庭防治大全

选方6：肿节风汤

【组成】肿节风60 g。
【功效】消肿止痛，解毒抗瘤。
【适应证】前列腺癌。
【用法】水煎服，每日1剂。
【方源】肿瘤效验良方

选方7：桃红归芍汤

【组成】当归尾、赤芍、泽泻各15 g，桃仁、炮穿山甲、红花、丹参、败酱草、瞿麦、马鞭草、赤茯苓各10 g。（编者按：穿山甲已禁用，酌情使用替代品。）
【功效】祛瘀散结，清热利湿。
【适应证】前列腺癌。
【用法】水煎服，每日1剂。
【方源】肿瘤效验良方

选方8：马鞭草汤

【组成】马鞭草60 g。
【功效】清热解毒。
【适应证】前列腺癌。
【方源】实用中西医肿瘤治疗大全

选方9：射干芪英汤

【组成】射干30 g，黄芪20 g，蒲公英、仙鹤草、白毛藤各25 g，琥珀粉（冲服）5 g。
【功效】清热解毒，益气利湿。

【适应证】前列腺癌。

【用法】水煎服，每日1剂。

【方源】常氏集简方

选方10：朱砂钟乳丸

【组成】朱砂（另研）7.5 g，钟乳粉15 g，滑石15 g。

【功效】清利下焦，通淋散结。

【适应证】前列腺癌下焦热盛。

【用法】上药共研细末，枣肉为丸，如梧桐子大小，每日3次，空腹时灯心汤送下。

【方源】中华肿瘤治疗大成

选方11：寄奴麦冬汤

【组成】刘寄奴9 g，麦冬60 g，生地黄30 g，车前子9 g。

【功效】滋阴益肾，清热化瘀。

【适应证】前列腺癌肾阴不足，瘀热不解。

【用法】水煎服，每日1剂。

【方源】中华肿瘤治疗大成

选方12：白莲葡苓汤

【组成】白花蛇舌草30～60 g，半枝莲30 g，野葡萄30 g，土茯苓30 g。

【功效】清热，解毒，利湿。

【适应证】前列腺癌。

【用法】水煎服，每日1剂。

【方源】实用中西医肿瘤治疗大全

选方13：通经活血方

【组成】王不留行30 g，当归、川续断、白芍、丹参各6 g。

【功效】通经利便，活血止血。

【适应证】前列腺癌。

【用法】水煎服，每日1剂。

【方源】东轩方

选方14：八正抗癌灵

【组成】白花蛇舌草、半枝莲、滑石各30 g，栀子、车前子、薏苡仁各15 g，黄柏、泽泻、木通、瞿麦、萹蓄各10 g，甘草6 g。

【功效】清热利湿，解毒散结。

【适应证】前列腺癌（湿热下注型）。

【用法】水煎服，每日1剂。

【疗效】32例临床应用，均取得好效果。

【方源】常见肿瘤的良方妙法

选方15：升麻泽苓汤

【组成】升麻0.9 g，赤茯苓3 g，猪苓3 g，泽泻3 g，白术3 g，陈皮3 g，姜半夏3 g，木通3 g，黄芩2.4 g，炒栀子3 g，甘草0.9 g。

【功效】清热利湿，化浊通淋。

【适应证】前列腺癌膀胱有热，小便不通者。

【用法】水煎服，每日1剂。

【方源】肿瘤良方大全

选方16：牡蛎通甲汤

【组成】生牡蛎30 g，木通10 g，穿山甲15 g，赤芍15 g，知母10 g，黄柏10 g，三棱10 g，莪术10 g。（编者按：穿山甲已禁用，酌情使用替代品。）

【功效】活血软坚，清热燥湿。

【适应证】前列腺癌。

【用法】水煎服，每日1剂。

【方源】中西医结合肿瘤学

选方17：八正散加减

【组成】萹蓄30 g，瞿麦30 g，木通10 g，赤芍15 g，金钱草30 g，败酱草30 g，白花蛇舌草30 g，忍冬藤30 g，白茅根30 g，丹参30 g，泽兰15 g，土茯苓30 g，薏苡仁30 g，土鳖虫30 g。

【功效】利湿清热，散结通水。

【适应证】湿热蕴积之前列腺癌。

【用法】水煎服。

【方源】和剂局方

选方18：膈下逐瘀汤加减

【组成】当归尾10 g，赤芍10 g，桃仁10 g，红花10 g，炮穿山甲10 g，丹参15 g，败酱草30 g，瞿麦30 g，马鞭草30 g，猪苓30 g，薏苡仁30 g。（编者按：穿山甲已禁用，酌情使用替代品。）

【功效】活血化瘀，通水消结。

【适应证】瘀血内结之前列腺癌。

【用法】水煎服。

【方源】医林改错

选方19：胃苓丸

【组成】猪苓、泽泻、白术、茯苓、桔梗、苍术、厚朴、陈皮、甘草。

【功效】健脾燥湿，通利小便，佐以抗癌。

【适应证】湿困脾阳型之前列腺癌。

【用法】每次6 g，以草河车、海金沙煎汤为引送服，每日2次。

【方源】丹溪心法

选方20：香砂枳术丸

【组成】白术、枳实、木香、砂仁。

【功效】健脾行气，佐以抗癌。

【适应证】脾虚型之前列腺癌。

【用法】每次1丸，以半枝莲、莪术、草河车煎汤为引送服，每日2次。

【方源】摄生秘剖

选方21：疏肝止痛丸

【组成】柴胡、香附、郁金、延胡索、木香、川楝子、陈皮、当归、白芍、薄荷、生姜、白术、甘草。

【功效】疏肝理气，和胃止痛，佐以抗癌。

【适应证】肝郁型之前列腺癌。

【用法】每次6 g，以龙葵、牛膝、草河车煎汤为引送服，每日2次。

【方源】中医男科治疗学

选方22：柴胡疏肝丸

【组成】柴胡、枳壳、香附、陈皮、川芎、白芍、甘草。

【功效】疏肝行气，消胀止痛，佐以抗癌。

【适应证】肝气不疏型之前列腺癌。

【用法】每次1丸，以牛膝、草河车、土茯苓煎汤为引送服，每日2次。

【方源】景岳全书

选方23：加味逍遥散

【组成】柴胡、当归、白芍、茯苓、甘草、牡丹皮、栀子。

【功效】疏肝健脾，佐以抗癌。

【适应证】肝木克土型之前列腺癌。

【用法】每次6 g，以半枝莲、海金沙煎汤为引送服，每日2次。

【方源】内科摘要

选方24：黄连解毒片

【组成】黄连、黄芩、黄柏、栀子。

【功效】清热燥湿，解毒止血，佐以抗癌。

【适应证】燥热型之前列腺癌。

【用法】每次5片，以乌药、蛇莓、海金沙、重楼、大蓟、小蓟煎汤为引送服，每日2次。

【方源】外台秘要

选方25：茵陈五苓丸

【组成】茵陈、泽泻、茯苓、猪苓、白术、肉桂。

【功效】化气利湿，通利膀胱，佐以抗癌。

【适应证】下焦湿热型之前列腺癌。

【用法】每次6 g，以乌药、海金沙、草河车煎汤为引送服，每日2次。

【方源】新编中成药

选方26：中满分消饮

【组成】黄芩、黄连、知母、厚朴、枳壳、半夏、陈皮、茯苓、猪苓、泽泻。

【功效】清热利湿，通利小便，佐以抗癌。

【适应证】湿热型之前列腺癌。

【用法】每次6 g，以蛇莓、海金沙、草河车煎汤为引送服，每日2次。

【方源】中国基本中成药

选方27：消瘤丸

【组成】牡蛎、川贝母、玄参。

【功效】活血化瘀，攻坚消瘤，佐以抗癌。

【适应证】瘀血内阻型之前列腺癌。

【用法】每次6 g，以猪苓、牛膝、海金沙煎汤为引送服，每日2次。

【方源】医学心悟

选方28：鳖甲煎丸

【组成】鳖甲胶、大黄、凌霄花、鼠妇虫、桂枝、黄芩、干姜、厚朴、射干、石韦、土鳖虫、阿胶、白芍、牡丹皮、蜂房、党参、葶苈子、姜半夏、火硝。

【功效】行气活血，祛湿化瘀，软坚消结。

【适应证】瘀血内阻、夹痰型之前列腺癌。

【用法】每次1丸，以猪苓、牛膝、海金沙、车前子煎汤为引送服，每日2次。

【方源】金匮要略

选方29：大补阴丸

【组成】熟地黄、龟板、猪脊髓、蜂蜜、黄柏、知母。

【功效】清热解毒，活血止血。

【适应证】肾阴不足、虚火上炎型之前列腺癌。

【用法】每次1丸，以牛膝、莪术、木通、泽兰煎汤为引送服，每日2次。

【方源】丹溪心法

选方30：补肾丸

【组成】熟地黄、枸杞子、天冬、白芍、龟板、知母、黄柏、锁阳、五味子。

【功效】滋阴补肾，清热抗癌。

【适应证】阴虚火旺型之前列腺癌。

【用法】每次1丸，以牛膝、路路通、莪术煎汤为引送服，每日2次。

【方源】新编中成药

选方31：知柏地黄丸

【组成】知母、黄柏、山茱萸、生地黄、山药、牡丹皮、泽泻、茯苓。

【功效】滋阴清热，通利水道，佐以抗癌。

【适应证】阴虚火旺型之前列腺癌。

【用法】每次1丸，以海金沙、瞿麦、半枝莲、草河车、莪术煎汤为引送服，每日2次。

【方源】景岳全书

选方32：陈其华治疗前列腺癌验方

【组成】熟地黄15 g，生地黄15 g，补骨脂15 g，淫羊藿12 g，白芍10 g，女贞子15 g，黄柏10 g，泽泻12 g，络石藤12 g，骨碎补15 g，白花蛇舌草12 g，半枝莲12 g，柴胡15 g，山药15 g，茯苓12 g，甘草9 g，薏苡仁15 g，茵陈15 g，丹参15 g，鹿衔草12 g，瓜蒌12 g。

【功效】调补阴阳，清热利水。

【适应证】肾阴阳两虚，伴下焦湿热之前列腺癌。

【用法】每日1剂，水煎，分2次服用，连续服用共14剂。

【方源】中医药临床杂志，2020，32（12）：2256–2259.

选方33：贾英杰治疗晚期前列腺癌验方

【组成】黄芪30 g，刺五加15 g，补骨脂15 g，王不留行30 g，北柴胡10 g，白芍15 g，郁金10 g，姜黄15 g，熟大黄6 g，蛇六谷15 g，白英15 g，石见穿15 g，石韦15 g，萹蓄30 g，苍术15 g。

【功效】疏肝健脾，利湿化瘀。

【适应证】肝郁脾虚，湿瘀互结之前列腺癌。

【用法】14剂，每日1剂，水煎，分早、晚2次口服。

【方源】中医杂志，2020，61（15）：1314-1317.

选方34：林丽珠教授治疗前列腺癌验方

【组成】土茯苓25 g，白芍、女贞子、泽泻、山慈菇、半枝莲、知母、黄柏各15 g，桂枝、苦参各10 g，甘草、土鳖虫各6 g。

【功效】清热利湿，解毒祛瘀。

【适应证】瘀毒蕴结，湿热下注之前列腺癌。

【用法】每日1剂，水煎服。

【方源】新中医，2016，48（7）：227-228.

选方35：李佩文治疗前列腺癌验方

【组成】生地黄15 g，山药20 g，女贞子15 g，黄柏10 g，白芍10 g，生甘草5 g，薏苡仁30 g，泽泻10 g，透骨草15 g，骨碎补15 g，老鹳草15 g，鹿衔草10 g，马鞭草10 g，络石藤10 g，木瓜15 g。

【功效】调节肾中阴阳，清热通络。

【适应证】肾阴阳两虚，兼有下焦湿热之前列腺癌。

【用法】每日1剂，水煎服，连续服用5剂。

【方源】中华中医药杂志，2016，31（8）：3109-3111.

选方36：谭新华治疗前列腺癌验方

【组成】熟地黄15 g，山茱萸10 g，牡丹皮10 g，党参10 g，白术10 g，茯苓10 g，丹参15 g，柴胡10 g，郁金10 g，赤芍10 g，白花蛇舌草20 g，半枝莲20 g，全蝎5 g，五灵脂10 g，蒲黄10 g，茵陈15 g，虎杖10 g，土茯苓20 g，益母草15 g。

【功效】补肾祛瘀，通关利水。

【适应证】肾阴亏虚，瘀热蕴结之前列腺癌。

【用法】每日1剂，水煎，分早、晚2次服用，连续服用15剂。

【方源】中华中医药杂志，2019，34（7）：3074–3076.

选方37：庞雪莹自拟前列愈癌方治疗前列腺癌验方

【组成】黄芪25 g，党参15 g，白术15 g，茯苓20 g，麦冬15 g，生地黄15 g，猪苓15 g，枸杞子12 g，炙鳖甲30 g，阿胶（烊化）15 g，黄精12 g，白花蛇舌草30 g，半枝莲30 g，薏苡仁30 g。

【功效】益气养阴，行气利水，活血化瘀，滋阴生津。

【适应证】气阴两虚之前列腺癌。

【用法】每日1剂，水煎至300 mL，分早、晚2次服用。口服中药的同时禁食生冷、辛辣等食物；忌食虾蟹、无鳞鱼等；避免情绪波动，按时休息。腹痛者，加延胡索25 g；排尿困难者，加瞿麦10 g，滑石15 g，山栀子15 g，车前子10 g；严重血尿者，加小蓟炭10 g，蒲黄炭10 g，黄柏15 g，黑山栀10 g，白茅根30 g；贫血者，加鸡血藤30 g。

【方源】中医药信息，2012，29（4）：50–52.

选方38：前列消癥汤治疗前列腺癌验方

【组成】生薏苡仁40 g，炙黄芪15 g，黄精15 g，白花蛇舌草15 g，土贝母15 g，莪术10 g，猪苓10 g。

【功效】补肾健脾，清热解毒，活血利湿。

【适应证】激素难治性前列腺癌。

【用法】每日1剂，水煎至300 mL，每次150 mL，分2次服用，连续服用3个月为1个疗程。

【方源】中国中西医结合外科杂志，2013，19（4）：374–377.

选方39：常德贵教授治疗前列腺癌验方

【组成】黄芪30 g，葫芦巴15 g，绞股蓝20 g，土茯苓20 g，蜣螂10 g，乌药30 g，益智仁20 g，土鳖虫15 g，琥珀20 g，升麻10 g，柴胡15 g，白术15 g，当归尾15 g。

【功效】气血同调，寒温并用，益气健脾。

【适应证】气血失调，寒热错杂之前列腺癌。

【用法】每日1剂，水浓煎，分早、晚2次服用。

【方源】四川中医，2015（11）：9-10.

选方40：晚期前列腺癌验方

【组成】熟附子9 g，杜仲6 g，山药6 g，熟地黄9 g，枸杞子12 g，肉桂6 g，菟丝子15 g，炙甘草5 g。

【功效】补肾助阳。

【适应证】晚期前列腺癌。

【用法】每日1剂，水煎服，每日服用1次，连续服用1个月为1个疗程，连续治疗6个疗程。

【方源】肿瘤药学

选方41：肾气丸治前列腺癌下尿路症状验方

【组成】生地黄24 g，山药12 g，山茱萸12 g，泽泻9 g，茯苓9 g，牡丹皮9 g，桂枝3 g，熟附子3 g。

【功效】补肾助阳。

【适应证】前列腺癌下尿路症状。

【用法】每日1剂，水煎，分早、晚2次服用，连续服用3个月为1个疗程。

【方源】湖南中医药大学学报，2020，40（3）：369-372.

选方42：周氏芪凌汤治前列腺癌验方

【组成】黄芪15 g，冬凌草30 g，熟地黄15 g，党参12 g，姜黄9 g，蜀羊泉15 g，补骨脂15 g，益母草15 g，射干9 g，炙甘草9 g。

【功效】益气活血，祛瘀散结。

【适应证】前列腺癌之气虚血瘀。

【用法】每日1剂，水煎至200 mL，分早、晚各服100 mL，连续服用14日为1个疗程，连续治疗4个疗程。阴虚者，加枸杞子、墨旱莲、制黄精；阳虚者，加肉桂；血虚者，加熟地黄、全当归、炒白芍；气虚甚者，加潞党参、炒白术、茯苓、冬葵子；湿阻者，加浙贝母、瞿麦。

【方源】安徽医药，2019，23（5）：1001-1005.

二十一、阴茎癌用方

阴茎癌是指生于阴茎头、包皮内板、系带及冠状沟部等部位的恶性肿瘤。发病率占男性癌症的4%～17%，居我国男性泌尿系统肿瘤的首位。现代医学认为本病的发病原因与包茎或包皮过长密切相关，有90%以上的阴茎癌患者合并包皮过长或包茎。病变起始于阴茎头或包皮内侧，不易察觉。当肿物（如乳头状或扁平状突起）发展到一定程度且并发感染时，溃疡周边隆起，分泌恶臭液体，可穿破包皮呈菜花状，伴局部瘙痒、疼痛、烧灼感。晚期可有局部灼痛及排尿疼痛，但一般无排尿困难，可见消瘦、贫血、乏力、食欲不振及恶病质等全身症状。本病类似中医学的“肾岩”“肾岩翻花”“翻花下疳”“肾头生疮”“蜡烛花”“风飘烛”“包茎疮”等范畴。

选方1：白薏乳没汤

【组成】白花蛇舌草120 g，生薏苡仁30 g，重楼15 g，没药9 g，乳香3 g，蜈蚣10条，僵蚕30 g，生牡蛎30 g，当归15 g，黄芪15 g，白术15 g，香附12 g。

【功效】清热解毒，化痰除湿。

【适应证】阴茎癌。

【用法】水煎服，每日1剂。

【方源】上海中医药杂志，1982（8）：23.

选方2：破积散

【组成】血竭、没药、滑石、牡丹皮各30 g。

【功效】破积散瘀。

【适应证】阴茎癌。

【用法】共研细末，每次用少许敷患处。

【方源】浙江中医学院学报（增刊号），1982.

选方3：芪归乳没汤

【组成】黄芪120 g，当归30 g，白术30 g，山药30 g，生地黄30 g，重楼30 g，乳香、没药各9 g，香附12 g，僵蚕15 g，蜈蚣3条。

【功效】益气养血，活血解毒。

【适应证】阴茎癌。

【用法】水煎服，每日1剂。

【方源】上海中医药杂志，1982（8）：23.

选方4：竭矾散

【组成】血竭10 g，白芍15 g，象皮15 g，煅白矾15 g，青黛15 g。（编者按：象皮已禁用，酌情使用替代品。）

【功效】活血解毒。

【适应证】阴茎癌。

【用法】研末装入胶囊，每日2次，每次0.6 g。

【方源】中医成功治疗肿瘤100例

选方5：猪殃殃外洗方

【组成】猪殃殃。

【功效】清热解毒，活血通经。

【适应证】阴茎癌。

【用法】煎汤外洗，不拘时量。

【疗效】本方用于治疗阴茎癌有一定疗效。

【方源】癌症家庭防治大全

选方6：搜风解毒汤

【组成】土茯苓30 g，白鲜皮15 g，金银花30 g，薏苡仁30 g，防风6 g，木通9 g，木瓜15 g，皂角刺10 g。

【功效】清热解毒，燥湿消痈。

【适应证】阴茎癌。

【用法】水煎服，每日1剂。气虚者加人参10 g；血虚者加当归15 g。

【方源】外科真诠

选方7：二粉丸

【组成】红粉9 g，轻粉6 g，水银3 g，大枣10枚。（编者按：水银大毒，不宜内服。）

【功效】攻毒，杀虫，蚀瘤。

【适应证】阴茎癌。

【用法】上药（除水银）共研细末，水泛为丸如绿豆大小，每日1～2丸，温开水送服。

【方源】肿瘤效验良方

选方8：马齿苋汤

【组成】马齿苋120 g。

【功效】清热解毒，散血消肿。

【适应证】阴茎癌合并局部感染。

【用法】水煎服，每日1剂，药渣可包敷患处，每2日1次，每次敷30～60分钟。

【方源】肿瘤效验良方

选方9：莪棱汤

【组成】醋莪术、醋三棱各9 g。

【功效】抗肿瘤，破血祛瘀，行气止痛。

【适应证】阴茎癌。

【用法】水煎服，每日1剂。

【方源】肿瘤效验良方

选方10：阴茎癌外用方

【组成】轻粉3 g，青黛9 g，密陀僧、生附子、马钱子各6 g，雄黄、煅白矾各1.5 g，硇砂15 g。

【功效】攻毒解毒，杀虫蚀疮。

【适应证】阴茎癌。

【用法】共研细末，每次适量，撒布于肿瘤局部，周围用凡士林纱条保护正常组织，每日换药1次，连用5次。若未见效，可继续使用。

【方源】肿瘤效验良方

选方11：二砂砒石散

【组成】鸦胆子（肉）、硇砂、砒石、草乌各6 g，雄黄、轻粉各9 g，硼砂、煅白矾各30 g，麝香30 g，冰片3 g，合霉素10 g。

【功效】清热，解毒攻毒，蚀疮去腐。

【适应证】阴茎癌。

【用法】将各药混合，研为细末。先行包皮环切术或将包皮癌切除，暴露肿瘤，将上药粉均布在癌瘤局部，敷以凡士林纱条，每日或隔日换药1次。待癌瘤枯萎脱落后，癌巢局部用纱条或盐水纱条覆盖，经活检阳性者，可再继续治疗，直至癌巢部病理检查为阴性。

【方源】肿瘤效验良方

选方12：复方砒石外治散

【组成】白及、象皮、紫草各15 g，砒石、合霉素各5 g。（编者按：象皮已禁用，酌情使用替代品。）

【功效】凉血解毒，蚀疮去腐，生肌。

【适应证】阴茎癌。

【用法】混合研细，外敷癌灶处，每日或隔日用药1次。

【方源】肿瘤效验良方

选方13：翠云散

【组成】轻粉15 g，石膏15 g，胆矾9 g，铜绿9 g。

【功效】解毒化浊，消痈除疮。

【适应证】阴茎癌。

【用法】共研细末，湿疮干撒，干疮以公猪胆汁调浓点之，每日3次。

【方源】外科医镜

选方14：疡余化毒丹

【组成】滴乳石15 g，牛黄1.5 g，珍珠9 g，天竺黄10 g，陈胆南星9 g，血竭12 g，黄连9 g，灯心草灰6 g。

【功效】清热解毒，化血敛疮。

【适应证】阴茎癌。

【用法】共研细末，每次3～5 g，金银花汤送服。

【方源】外科医镜

选方15：黄芪归身汤

【组成】黄芪30 g，当归身15 g，茯苓30 g，牡丹皮12 g，砂仁10 g。

【功效】益气养血。

【适应证】阴茎癌。

【用法】水煎服，每日1剂。

【方源】谦益斋外科医案

选方16：八将丹

【组成】牛黄4 g，冰片10 g，蝉蜕10 g，炙蜈蚣8条，炙蝎尾7个，炙五倍子15 g，炙穿山甲9 g，麝香4 g。（编者按：穿山甲已禁用，酌情使用替代品。）

【功效】清热解毒，消痈散结。

【适应证】阴茎癌。

【用法】共研细末，掺膏药贴患处。

【方源】药奁启秘

选方17：阴茎癌外涂方

【组成】方一：鸦胆子、硇砂、砒石、草乌各6 g，吴茱萸、轻粉各9 g，硼砂、煅白矾各30 g，麝香15 g，冰片3 g。

方二：白及、象皮、紫草各15 g，炉甘石30 g。（编者按：象皮已禁用，酌情使用替代品。）

方三：樟丹9 g，梅片0.9 g，煅石膏、硼砂各30 g，密陀僧6 g。

【功效】方一用于解毒去腐、消肿抑癌；方二用于生肌收敛，愈合创面；方三用于癌块消失后久不愈合的创面，有生肌、抗感染的作用。

【适应证】阴茎癌。

【用法】方一、方二两方各药研为细末，分别加入合霉素粉5～10 g，混合均匀，制成外用散剂。方三各药共研细末，加凡士林调和均匀经热灭菌后，即得。外用，散剂供撒布于癌肿创面，软膏供局部涂敷用，每日1～2次。

【方源】河北医科大学附属第二医院方（方名编者注）

选方18：治阴茎癌方1

【组成】琥珀10 g，苍术9 g，吴茱萸6 g，车前子（包煎）、赤茯苓各30 g，滑石15 g，栀子10 g，草薢12 g，泽泻30 g，牡丹皮12 g，益智仁20 g，青盐30 g，猪苓20 g。

【功效】清热利湿，解毒消痈。

【适应证】阴茎癌。

【用法】水煎服，每日1剂。

【方源】枫江陈萃田先生外科临证

选方19：治阴茎癌方 2

【组成】茯苓60 g，金银花12 g，威灵仙、白鲜皮各9 g，牡丹皮6 g，苍耳子15 g。

【功效】清热解毒。

【适应证】阴茎癌。

【用法】煎2次分服，每日1剂，另用茶叶加食盐适量煎汁后供局部冲洗。

【方源】江西瑞昌县人民医院验方

选方20：治阴茎癌方 3

【组成】黄芪30 g，当归身15 g，茯苓30 g，牡丹皮12 g，砂仁10 g。

【功效】益气养血。

【适应证】阴茎癌。

【用法】水煎服，每日1剂。

【方源】谦益斋外科医案

选方21：治阴茎癌方4

【组成】瞿麦、萹蓄、金银花、车前草、马鞭草各30 g。

【功效】清热利湿。

【适应证】阴茎癌。

【用法】水煎服，每日1剂。

【方源】中西医结合临床肿瘤内科学

选方22：治阴茎癌方5

【组成】卤水1 000 mL，乌梅27个。

【功效】抗癌。

【适应证】阴茎癌。

【用法】放入砂锅或搪瓷缸内，煮沸后细火持续煎20分钟，放置24小时过滤备用。成人每日口服6次，每次3 mL，三餐饭前、饭后各服1次。

【方源】癌症家庭防治大全

选方23：治阴茎癌方6

【组成】党参、白术各10 g，茯苓、陈皮、薏苡仁各15 g，赤小豆30 g，黄芪10 g，菟丝子30 g，金樱子15 g，枸杞子、五味子各30 g，车前子15 g。

【功效】补脾益肾，利湿解毒。

【适应证】阴茎癌。

【用法】水煎服，每日1剂。

【方源】中西医结合肿瘤内科学

选方24：治阴茎癌方7

【组成】知母15 g，黄柏10 g，生地黄20 g，天花粉30 g，玄参、女贞子、墨旱莲各20 g，杭白芍10 g，丹参20 g，白花蛇舌草30 g，莪术10 g，白英、龙葵、藤梨根各20 g。

【功效】滋阴补肾。

【适应证】阴茎癌。

【用法】水煎服，每日1剂。

【方源】实用中西医肿瘤治疗大全

选方25：治阴茎癌方 8

【组成】柴胡、升麻各10 g，龙胆草30 g，黄芩、甘草、桔梗各10 g，昆布15 g，当归10 g，白芍30 g，木香10 g，三棱、蚕沙各15 g，土茯苓30 g。

【功效】疏肝理气，活血软坚。

【适应证】阴茎癌。

【用法】水煎服，每日1剂。

【方源】实用中西医肿瘤治疗大全

选方26：治阴茎癌方 9

【组成】土茯苓60 g，苍耳子15 g，金银花12 g，白鲜皮、威灵仙各9 g，龙胆草6 g。

【功效】清热解毒。

【适应证】阴茎癌。

【用法】水煎服，每日1剂。

【方源】江西瑞昌县人民医院方

选方27：治阴茎癌方 10

【组成】龙胆草30 g，栀子、黄芩、柴胡各10 g，车前草30 g，生地黄15 g，泽泻10 g，蜈蚣2条，山豆根、马鞭草、瞿麦、萹蓄各30 g，当归10 g。

【功效】清肝泻火，解毒利湿。

【适应证】阴茎癌。

【用法】水煎服，每日1剂。

【方源】实用中西医肿瘤治疗大全

选方28：武迎梅治阴茎癌验方1

【组成】太子参30 g，白术30 g，茯苓10 g，陈皮10 g，半夏10 g，女贞子30 g，枸杞子30 g，菟丝子30 g，黄芪30 g，山茱萸15 g，雷公藤20 g，金荞麦30 g，车前子（包煎）30 g，甘草10 g，生姜3片，大枣6枚。

【功效】健脾除湿，清热解毒。

【适应证】湿热内蕴之阴茎癌。

【用法】每日1剂，水煎，分2次服用。同时用雄黄10 g，冰片5 g，枯矾10 g，三七15 g，共研细末局部外敷；餐前口服金龙胶囊（主要成分为鲜壁虎、鲜金钱白花蛇等），每日3次，每次3粒。

【方源】北京中医，2007，26（6）：377-378.

选方29：武迎梅治阴茎癌验方2

【组成】黄芪60 g，白术30 g，土茯苓30 g，陈皮10 g，女贞子30 g，枸杞子30 g，菟丝子30 g，山茱萸15 g，麦冬15 g，灵芝20 g，孢子粉（冲服）3 g，天花粉30 g，皂角刺15 g，瞿麦30 g，金荞麦30 g，白花蛇舌草30 g，半枝莲30 g，甘草10 g，生姜3片，大枣6枚。

【功效】健脾补肾，解毒除湿。

【适应证】阴茎癌。

【用法】每日1剂，水煎，分2次餐后服用。同时用雄黄30 g，冰片20 g，蜈蚣6 g，三七30 g，共研粉末局部外敷；餐前口服金龙胶囊，每日3次，每次3粒。

【方源】北京中医，2007，26（6）：377–378.

选方30：小金丹治阴茎癌验方

【组成】白胶香45 g，草乌45 g，五灵脂45 g，地龙45 g，制马钱子45 g，乳香（去油）22.5 g，没药（去油）22.5 g，当归身22.5 g，麝香9 g，墨炭3.6 g。

【功效】破瘀通络，祛痰化湿，消肿止痛。

【适应证】阴茎癌。

【用法】诸药研细末，用糯米粉和糊捶打，待融合后，为丸如芡实大，每剂约制丸250粒，每次服1粒，陈酒送下，每日2次。

【方源】外科证治全生集

选方31：冰蛳散治阴茎癌验方

【组成】大田螺5枚（去壳，穿成串，晒干），白砒（面裹煨熟）3.6 g，冰片0.3 g，硇砂0.6 g。

【功效】解毒消瘤。

【适应证】阴茎癌。

【用法】晒干螺肉切片，同煨熟白砒共研细末，入冰片、硇砂再碾，小罐密收。用时，先用艾炷灸核上7壮，灸疮起泡后，以小针挑破，将前药末0.032～0.064 g，唾液调成饼，贴灸疮顶上，用绵纸以厚糊封贴核上勿动，7日后，四边裂缝，再过7日其核自落，换搽玉红膏，内服补药兼助完口。

【方源】外科正宗

选方32：解毒敛疮散治阴茎癌验方

【组成】轻粉9 g，青黛9 g，密陀僧、生附子、生马钱子各6 g，雄黄15 g，枯矾1.5 g，硇砂15 g。

【功效】解毒敛疮。

【适应证】阴茎癌。

【用法】诸药共研细末，每次适量，撒布于肿瘤局部，周围用凡士林纱条保护正常组织，每日换药1次，连用5次。若未见效，可继续使用。

【方源】实用抗癌验方

选方33：红灵丹治阴茎癌验方

【组成】雄黄、火硝、乳香、没药各18 g，煅硼砂30 g，青礞石、冰片各9 g，朱砂60 g，麝香3 g。

【功效】活血止痛，消坚化痰。

【适应证】早期、中期阴茎癌。

【用法】除冰片、麝香外，共研细末，最后加冰片、麝香，瓶装封固，不出气，备用。用时撒药末于膏药或油膏上，敷贴患处。

【方源】中医外科学讲义

选方34：蛇水方治阴茎癌验方

【组成】先将活蛇数条置玻璃缸内，2～3日后加凉开水淹至蛇体一半，经2日后再加水淹没蛇全身，再经过2日即为蛇水。

另取红花、木香各150 g，水煎至4 L，加入蛇水6 000 mL，即为本方。

【功效】化瘀止痛。

【适应证】阴茎癌。

【用法】每次服约100 mL，每日服3次，餐前温服为宜。

【方源】山西省长治市商业职工医院验方

选方35：黄连解毒汤加减治阴茎癌方

【组成】黄连6 g，黄芩10 g，黄柏10 g，蒲公英30 g，栀子10 g，夏枯草12 g，黄药子10 g，白芷10 g，甘草9 g，皂角刺10 g，土茯苓30 g。

【功效】清热解毒，软坚散结，疏肝利湿。

【适应证】邪毒内侵，湿热下注之阴茎癌。

【用法】每日1剂，水煎服。阴茎疼痛者，加乌药12 g，延胡索12 g，以理气止痛；龟头或包皮糜烂，有恶臭味者，加白芷10 g，蒲公英30 g，以清热解毒，排脓止痛；阴茎肿胀疼痛，大便秘结，小便黄者，加大黄（后下）6 g，白茅根30 g，以清热泻火，利尿解毒；阴茎肿胀，出血者，加赤芍12 g，仙鹤草30 g，以活血止血，凉血消肿。

【方源】2007国际中医药肿瘤大会会刊，2007：455-461.

选方36：当归拈痛汤加减治阴茎癌方

【组成】茵陈12 g，柴胡10 g，黄芩10 g，猪苓12 g，泽泻12 g，当归尾9 g，苦参12 g，苍术12 g，知母10 g，太子参18 g，土茯苓30 g，防风10 g。

【功效】泻肝清热，解毒利湿。

【适应证】肝经湿热之阴茎癌。

【用法】每日1剂，水煎服。热毒旺盛者，加蒲公英30 g，白花蛇舌草15 g，以清热解毒，消肿散结；阴茎瘀结痛甚者，加桃仁12 g，延胡索12 g，以化瘀散结，理气止痛；小便不畅者，加白茅根30 g，车前草12 g，以清热利尿，凉血消肿。

【方源】2007国际中医药肿瘤大会会刊，2007：455-461.

选方37：散肿溃坚汤加减治阴茎癌方

【组成】龙胆草10 g，黄芩10 g，知母10 g，黄柏10 g，天花粉12 g，桔梗12 g，昆布12 g，黄连6 g，柴胡9 g，连翘10 g，莪术10 g，当归尾10 g，赤芍12 g。

【功效】清热解毒，消肿散结。

【适应证】热毒蕴结之阴茎癌。

【用法】每日1剂，水煎服。阴茎溃疡肿痛者，加土茯苓30 g，大黄6 g，以清热利湿，泻火解毒；小便黄、刺痛者，加白茅根30 g，车前子12 g，以清热利尿，凉血解毒。

【方源】2007国际中医药肿瘤大会会刊，2007：455-461.

选方38：补中益气汤加减治阴茎癌方

【组成】黄芪30 g，太子参18 g，白术12 g，当归9 g，升麻6 g，柴胡9 g，陈皮6 g，土茯苓30 g，泽泻10 g，薏苡仁30 g，甘草6 g。

【功效】健脾益气，除湿消结。

【适应证】脾虚气弱之阴茎癌。

【用法】每日1剂，水煎服。纳差者，加麦芽12 g，山药30 g，以健脾和胃，消食导滞；少腹胀痛者，加延胡索12 g，乌药12 g，以理气止痛；低热者，加银柴胡10 g，地骨皮12 g，以清虚退热。

【方源】2007国际中医药肿瘤大会会刊，2007：455-461.

选方39：知柏地黄丸加减治阴茎癌方

【组成】知母10 g，黄柏10 g，生地黄15 g，泽泻15 g，土茯苓30 g，牡丹皮10 g，山茱萸12 g，枸杞子12 g，蒲公英30 g，夏枯草10 g，牛膝12 g，石斛12 g。

【功效】滋阴补肾，清肝解毒。

【适应证】肝肾阴虚之阴茎癌。

【用法】每日1剂，水煎服。口干欲饮者，加天花粉15 g，葛根18 g，以解肌，生津，止渴；盗汗自汗者，加浮小麦30 g，煅牡蛎30 g，以清虚热欲汗。

【方源】2007国际中医药肿瘤大会会刊，2007：455–461.

二十二、睾丸肿瘤用方

睾丸肿瘤是来自生殖细胞和非生殖细胞的睾丸组织的肿瘤，且96%为恶性，占男性恶性肿瘤的0.5%～2%，占所有恶性肿瘤的1%以下，发病年龄20～40岁为高峰，隐睾是其主要发病原因。睾丸肿瘤主要有精原细胞瘤、胚胎瘤、绒毛膜上皮癌、畸胎瘤。临床表现主要为睾丸肿大，质坚硬，无弹性，有呈结节状者继而肿瘤坏死液化或并发鞘膜积液与阴囊血肿时，扪抑之呈柔软或囊性感；可伴睾丸沉坠、疼痛，或转移部位症状，且当病情发展到一定程度时有乏力、食欲不振、消瘦、恶心呕吐等症状。本病类似于中医学的“子痈”“子痰”“子肿”“睾肿”“石疝”“石疽”“寒疝”“水疝”“筋疝”“血疝”等范畴。

选方1：三子苓莲汤

【组成】女贞子30 g，菟丝子30 g，枸杞子12 g，土茯苓30 g，半枝莲30 g，生地黄30 g，桑寄生12 g，牛膝12 g，丹参15 g，炒麦芽15 g，炒谷芽15 g，赤芍9 g，桃仁6 g，红花6 g。

【功效】滋阴补肾，解毒化瘀。

【适应证】睾丸精原细胞瘤。

【用法】水煎服，每日1剂。

【方源】山东中医学院学报，1980（1）：32.

选方2：麻桂芪蒌汤

【组成】麻黄9 g，桂枝10 g，白芍12 g，杏仁12 g，茯苓12 g，白术12 g，石膏24 g，黄芪24 g，防己24 g，金瓜蒌15 g，夏枯草30 g，甘草3 g。

【功效】补气调营，散结化痰。

【适应证】睾丸精原细胞瘤。

【用法】水煎服，每日1剂。

【方源】成都中医学院学报，1985（2）：17.

选方3：橘核莪棱汤

【组成】橘核12 g，荔枝核15 g，三棱15 g，莪术15 g，党参15 g，白术12 g，茯苓12 g，法半夏12 g，青皮12 g，陈皮10 g，夏枯草30 g，甘草3 g。

【功效】益气扶正，活血散结。

【适应证】睾丸精原细胞瘤脾虚湿滞痰结者。

【用法】水煎服，每日1剂。

【方源】成都中医学院学报，1985（2）：17.

选方4：薜荔茴香汤

【组成】薜荔果30 g，小茴香9 g，乌药9 g，王不留行15 g，枳壳10 g。

【功效】理气活血，散结消癥。

【适应证】睾丸肿瘤。

【用法】水煎服，每日1剂。

【方源】中西医结合肿瘤学

选方5：橘核昆藻汤

【组成】盐水炒橘核（研）10 g，煨莪术10 g，煨三棱10 g，桃仁10 g，盐水炒川楝子10 g，赤芍10 g，盐水炒吴茱萸10 g，延胡索10 g，乌药10 g，盐水炒枳实10 g，海藻15 g，昆布15 g，紫花地丁30 g，蒲公英30 g，白花蛇舌草120 g，蜂蜜60 g。

【功效】化痰行瘀，解毒散结。

【适应证】睾丸癌。

【用法】水煎去渣，加蜜熬和，每2日1剂，分6次或8次服。

【方源】抗癌良方

选方6：扛棉橘乌汤

【组成】扛板归、棉花根各30 g，橘核15 g，乌药9 g。

【功效】行气散结。

【适应证】睾丸胚胎性癌。

【用法】水煎服，每日1剂。

【方源】实用抗癌药物手册

选方7：吴泽丸

【组成】泽泻60 g，吴茱萸375 g（125 g酒浸，125 g醋浸，125 g童尿浸，各浸一宿，以火焙干）。

【功效】清肝泄浊。

【适应证】睾丸肿瘤。

【用法】共研细末，酒煮面糊丸如梧桐子大小，每次50丸，温酒、盐汤送下。

【方源】仁斋直指方

选方8：马鞭铁篱汤

【组成】枳实（铁篱寨）30 g，马鞭草30 g，败酱草30 g，荔枝核30 g，茴香10 g，昆布30 g，海藻30 g，浙贝母30 g。

【功效】消坚散结。

【适应证】水煎服，每日1剂。

【方源】中西医结合肿瘤内科学

选方9：蟾蜍汁饮

【组成】蟾蜍若干只。

【功效】解毒，消肿，止痛。

【适应证】睾丸与附睾肿瘤。

【用法】每日取1只中等大小的蟾蜍，除去五脏后洗净，清水煮烂，取煎汁饮用，每日分2次于饭后30分钟口服，并用蟾蜍煎汁，涂抹肿物处，每日2次。

【方源】肿瘤效验良方

选方10：睾丸与附睾肿瘤方

【组成】生地黄、半枝莲、土茯苓、女贞子、菟丝子各30 g，桑寄生、牛膝、枸杞子各12 g，丹参、炒麦芽、谷芽各15 g，赤芍9 g，桃仁、红花各6 g。

【功效】补肾活血，清热解毒，散结。

【适应证】睾丸与附睾肿瘤。

【用法】水煎服，每日1剂。

【方源】肿瘤效验良方

选方11：蜂蟑四君汤

【组成】党参、白术、茯苓、薏苡仁、天花粉、莪术、大青叶、淡竹叶各12 g，半枝莲、皂角刺、白花蛇舌草各30 g，蜂房10 g，甘草3 g，蟑螂（焙干、研细、冲服）4～6个。

【功效】健脾，益气，养阴，解毒，祛瘀，散结。

【适应证】睾丸与附睾肿瘤。

【用法】水煎服，1～3日1剂，煎汁约1 000 mL代茶饮。

【方源】肿瘤效验良方

选方12：茴香橘核丸

【组成】茴香（盐制）、橘核（盐制）、肉桂、荜茇、乌药、桃仁、昆布、海藻、关木通（慎用）等。

【功效】温经止痛，疏肝散结。

【适应证】睾丸癌。

【用法】水丸剂，每次9 g，口服，每日2次。空腹时温服或淡盐汤送服。

【方源】济生方

选方13：西黄丸

【组成】主要成分为牛黄、麝香、乳香（醋制）、没药（醋制）。

【功效】清热解毒，和营消肿。

【适应证】热证之睾丸肿瘤。

【用法】每次1丸（9 g），每日2次。

【方源】外科证治全生集

选方14：小金丹

【组成】主要成分为白胶香45 g，草乌45 g，五灵脂45 g，地龙45 g，马钱子（制）45 g，乳香（去油）22.5 g，没药（去油）22.5 g，当归身22.5 g，麝香9 g，墨炭3.6 g。

【功效】破瘀通络，祛痰化湿，消肿止痛。

【适应证】睾丸肿瘤。

【用法】共研细末，用糯米粉和糊打千锤，待融合后，为丸如芡实大小，每料250丸左右。每次1丸，陈酒送下，每日2次。本方药力峻猛，唯体实者相宜，气虚者慎用。

【方源】外科证治全生集

选方15：六味地黄丸

【组成】主要成分为熟地黄、山药、山茱萸、茯苓、泽泻、牡丹皮。

【功效】滋补肝肾。

【适应证】肝肾阴虚之睾丸肿瘤，亦可用于睾丸肿瘤治疗后引起的不育症。

【用法】制成蜜丸，每次9 g，每日2次。

【方源】小儿药证直诀

选方16：如意金黄散

【组成】天花粉120 g，黄柏、大黄、姜黄、白芷各90 g，厚朴、陈皮、甘草、苍术、天南星各24 g。

【功效】清热解毒，消肿止痛。

【适应证】睾丸肿瘤。

【用法】各药切成薄片，晒极干燥，各研极细末，每样称准混合后再研，瓷器收藏，勿令泄气。红赤肿痛、发热坠重而未成脓者，用葱汤同蜜调敷；夏月温热红肿甚者改用温茶汤同蜜调敷。

【方源】外科正宗

选方17：睾丸肿瘤外敷方

【组成】刺猬皮15 g，血竭30 g，红花30 g，生乳香10 g，阿魏10 g，桃仁30 g，生没药30 g，冰片6 g。

【功效】活血散瘀，消肿止痛。

【适应证】各期睾丸肿瘤。无表皮破损或溃烂者，见睾丸红肿硬结、拘急疼痛等气滞血瘀症状。

【用法】上药共研细末，用酒、醋各半调成稠糊状，敷于病变相应体表处，每日换药1次，7～10日为1个疗程，用3～5个疗程。

【方源】肿瘤科专病中医临床诊治

选方18：龙胆泻肝汤加减

【组成】龙胆草9 g，黄芩10 g，栀子12 g，柴胡12 g，泽泻10 g，木通9 g，车前子12 g，当归10 g，生地黄9 g，夏枯草12 g，海藻30 g，昆布30 g。

【功效】清肝泄热，解毒散结。

【适应证】肝经郁热之睾丸肿瘤。

【用法】水煎服。

【方源】兰室秘藏

选方19：少腹逐瘀汤加减

【组成】小茴香10 g，干姜9 g，肉桂6 g，延胡索12 g，没药9 g，蒲黄10 g，五灵脂10 g，当归10 g，川芎10 g，赤芍9 g，白花蛇舌草30 g，夏枯草15 g，昆布15 g，海藻15 g。

【功效】活血化瘀，解毒散结。

【适应证】瘀毒结聚之睾丸肿瘤。

【用法】水煎服。

【方源】医林改错

选方20：八珍汤加味

【组成】党参12 g，熟地黄12 g，白术12 g，茯苓12 g，当归10 g，白芍10 g，川芎9 g，炙甘草6 g，半枝莲15 g，白花蛇舌草15 g。

【功效】益气补血，补益肝肾。

【适应证】气血两虚之睾丸肿瘤。

【用法】水煎服。

【方源】正体类要

二十三、子宫肿瘤用方

子宫肿瘤是妇科最常见的恶性肿瘤，占生殖系统恶性肿瘤的半数以上，其中分为子宫颈癌和子宫体癌。子宫颈癌患者中70%为中年妇女，临床表现在早期一般没有症状，或仅在阴道检查时可见浅表的糜烂。一旦出现症状多已达中晚期，典型的症状是阴道分泌物（白带）增多，呈水样、米汤样、脓血性、恶臭味；阴道不规则出血，开始时少量，接触性出血或大便后出血，继而出血持续甚至大出血；疼痛，尤其是晚期患者腰骶部持续性疼痛，下肢肿胀疼痛呈放射性；晚期宫颈癌压迫或侵犯膀胱及直肠，可有尿频、尿急、尿痛、血尿及肛门坠胀、里急后重、黏液血便、大便困难，可伴消瘦、贫血、乏力、发热、恶病质等症状。其手术5年生存率Ⅰ期95%以上，Ⅱ期75%以上；放疗5年生存率Ⅰ期93%以上，Ⅱ期82%以上。本病类似于祖国医学"带下""崩漏""癥瘕""阴覃"等病。

子宫体癌又称子宫内膜癌，发病率仅次于子宫颈癌，主要发生在老年妇女群体中，50~65岁发病率最高，多见于不孕、肥胖、高血压、糖尿病或家族中有癌症患者的老年妇女。其临床表现主要为阴道不规则出血、绝经后出血（有1/3的绝经后出血为内膜癌）、白带异常及下腹疼痛；至于未绝经者，则表现为不规则出血或经量增多，经期延长。本病类似于中医学的"崩漏""癥瘕""带下""五色带"等范畴。

选方1：癌症六味汤

【组成】当归12 g，杭白芍15 g，黄芪15 g，甘草9 g，广陈皮9 g，龙眼皮15 g。

【功效】益气养血。

【适应证】子宫颈癌。

【用法】水煎服，每日1剂。

【方源】中医杂志，1958（7）：461.

选方2：延年益髓丹

【组成】炙黄芪15 g，焙水牛角腮9 g，炙海螵蛸15 g，炒茜草根4.5 g，紫河车6 g，黄鱼鳔6 g，炙龟板12 g，阿胶6 g，鹿角霜3 g，血余炭3 g，生牡蛎12 g，炙桑螵蛸12 g。

【功效】益气养阴，软坚散结。

【适应证】子宫颈癌。

【用法】共研细末，加猪脊髓炖化和药炼蜜为丸如梧桐子大小，空腹送服6 g，每日2次。

【方源】江西中医药，1959（10）：9–13.

选方3：蝎尾壁虎散

【组成】蝎尾10条，壁虎6只，蜈蚣4条，百草霜9 g，硼砂9 g，白芷9 g，血竭9 g，硇砂9 g，青黛6 g，金银花30 g。

【功效】破瘀散结，化痰解毒。

【适应证】子宫颈癌。

【用法】共研细末，每日3 g。

【方源】中草药单方验方新医疗法选编

选方4：雄黄硇砂丸

【组成】雄黄0.6 g，硇砂0.6 g，生马钱子0.21 g，生附子0.5 g，砒霜0.5 g，青黛0.6 g，乌梅0.9 g，硼砂0.6 g，生赭石1.2 g，轻粉0.6 g，鸦胆子2.1 g。

【功效】攻毒散结，消癥祛瘀。

【适应证】子宫颈癌。

【用法】以上为1丸剂量，每日1丸，分2次服。

【方源】肿瘤病良方1 500首

选方5：抗癌一号

【组成】马钱子、三七、水蛭各60 g，全蝎、蜈蚣各30 g，马齿苋、海藻各90 g。

【功效】软坚散结，解毒抗瘤。

【适应证】子宫体癌。

【用法】马钱子用油炸后去皮，和其他药共研细末，每次1 g，每日3次，连服1年。服药期间忌用中药甘草，如遇高热、恶心、呕吐，停服。如症状恢复可连续服用。

【方源】新中医，1989（3）：31–32.

选方6：海龙白花丸

【组成】海龙1条，蕲蛇3条，水蛭、虻虫、人指甲、黄连、乳香、没药各6 g，全蝎、蜂房、黄柏各9 g，牡丹皮12 g，龙胆草15 g。

【功效】破瘀散结，抗癌解毒。

【适应证】子宫体癌、子宫颈癌。

【用法】上药共研细末，用金银花煎水为丸，雄黄为衣。每日6～9 g，分2～3次吞服。

【方源】新中医，1980（3）：35.

选方7：二虫昆藻汤

【组成】蜈蚣3条，全蝎6 g，昆布、海藻、当归、续断、半枝莲、白花蛇舌草各24 g，白芍、香附、茯苓各15 g，柴胡9 g。

【功效】解毒祛瘀，散结消肿。

【适应证】子宫颈癌。

【用法】水煎服，每日1剂，佐服云南白药2 g。脾湿带下甚者加山药、萆薢各24 g；中气下陷者加黄芪15 g，升麻、白术各10 g；肝肾阴虚者加生地黄、玄参各15 g；便秘甚者加火麻仁24 g；腹部胀痛甚者加沉香6 g，枳壳、延胡索各15 g。

【方源】湖北中医杂志，1985（4）：28.

选方8：蓖麻蛋糕汤+白花蛇茶饮

【组成】方一：蓖麻子仁3个（捣碎），鸡蛋1个。

方二：白花蛇舌草31 g。

【功效】清热解毒，消肿拔毒。

【适应证】子宫颈癌。

【用法】方一：将鸡蛋顶端挑一拇指大小孔，把捣碎之蓖麻子仁放入蛋内，搅拌均匀后用纸封洞口，然后将鸡蛋立放瓷盅内预制小铁环上固定，加水于盅内（勿令水浸入纸封鸡蛋洞口），再加热煮鸡蛋40分钟，去蛋壳，趁热顿服；或将制好之鸡蛋放甑上蒸熟即可。

方二：将白花蛇舌草熬水，代茶频饮，每日1剂。

【方源】四川中医，1983（4）：29.

选方9：泽漆鸡蛋方

【组成】泽漆100 g，鸡蛋3个。

【功效】利水散结。

【适应证】子宫颈癌。

【用法】加水适量，泽漆与鸡蛋共煮，煮熟后吃鸡蛋喝汤，每日1剂。

【方源】陕西中草药

选方10：公兔川贝方

【组成】川贝母15 g，健壮公兔1只。

【功效】软坚散结。

【适应证】子宫颈癌。

【用法】将川贝母与公兔同炖熟，连汤服食，每日1剂，早、晚2次分服。健康情况好的患者可酌加红糖，临床效果较为理想。

【方源】肿瘤病良方1 500首

选方11：藤苓汤

【组成】白毛藤12 g，土茯苓12 g，苦参12 g，千脐带12 g，半枝莲12 g，墓头回12 g。

【功效】清热，解毒，燥湿。

【适应证】子宫颈癌。

【用法】水煎服，每日1剂，煎2次分服。带下者加白槿花6 g，糯稻根皮12 g，白鸡冠花12 g。

【方源】肿瘤病良方1 500首

选方12：白英抗癌汤

【组成】大蓟、白英各30 g，蛇草果15 g。

【功效】解毒抗癌。

【适应证】子宫体癌。

【用法】水煎服，每日1剂。出血者加地榆炭、芒种草各30 g；黄水者加贯众、火鱼草各30 g；白带者加石见穿、三白草、竹节草各15 g，龙葵30 g；腹痛者加香附10 g，川楝子15 g。

【方源】肿瘤的防治

选方13：铁树叶抗癌汤

【组成】铁树叶、八月札、白花蛇舌草、半枝莲各30 g，蜂房、白术各9 g，陈皮6 g。

【功效】解毒抗癌。

【适应证】子宫体癌等术后复发、转移者。

【用法】浓煎为500 mL，1周内用完。

【方源】上海中医药杂志，1984（8）：7.

选方14：人参鳖甲散

【组成】人参18 g，生鳖甲18 g，花椒9 g。

【功效】滋阴益气，散结消瘀。

【适应证】子宫颈癌。

【用法】上药共研细末，分为6包，每次1包，开水送下，每晚1次。

【方源】抗癌本草

选方15：白英大枣汤

【组成】白英60 g，大枣30 g。

【功效】益气扶正，解毒散结。

【适应证】子宫体癌。

【用法】水煎服，每日1剂。

【方源】湖南中草药单方验方选编

选方16：马桩碎补汤

【组成】吊马桩50～100 g，骨碎补50～100 g。

【功效】散结消癥，益肾扶正。

【适应证】子宫颈癌。

【用法】水煎服，每日1剂。

【方源】中华肿瘤治疗大成

选方17：大重楼丸

【组成】酒大黄30 g，重楼90 g，赤芍30 g，当归30 g，黄芪30 g。

【功效】益气养血，行瘀散结。

【适应证】子宫体癌。

【用法】共研细末，炼蜜为丸，每丸重9 g，每次1丸，每日2 次。

选方18：外用化积膏

【组成】三棱、莪术、鳖甲、苏木、红花各50 g，蓖麻子

（去皮）75 g，加入麻油500 mL，文火熬至诸药焦黑，去掉药渣再熬至滴水成珠后加入阿魏20 g，乳香25 g，没药25 g，血竭25 g，松香25 g。

【功效】化积消癥。

【适应证】子宫颈癌。

【用法】上药共研细末，搅匀放入冷水中浸12小时，每贴50 g，外敷中极穴，每周换药1次，用药5～7周。

【方源】黑龙江中医药，1986（2）：22.

选方19：双紫花粉

【组成】紫草30 g，紫花地丁30 g，草河车30 g，黄柏30 g，墨旱莲40 g，冰片3 g。

【功效】清热解毒，凉血消肿。

【适应证】早期子宫颈癌。

【用法】共研细末，高压消毒外用。

【方源】中国中西医结合杂志，1983，3（3）：156.

选方20：黄柏雄黄膏

【组成】川黄柏60 g，雄黄60 g，五倍子120 g，土茯苓120 g，当归120 g，阿胶60 g，乳香30 g，冰片6 g。

【功效】清热解毒，燥湿化浊。

【适应证】子宫颈癌。

【用法】上药制膏外用，每周局部上药2次。

【方源】北京中医，1987（2）：31.

选方21：三品饼（杆）方

【组成】白砒45 g，明矾60 g，雄黄7.2 g，没药3.6 g。

【功效】燥湿解毒。

【适应证】子宫颈癌早期。

【用法】将上药研极细末制成“三品饼”（一分硬币大小，

厚2 mm，重0.2 g）和“三品杆”（长20～25 mm，直径3 mm，重0.25 g），紫外线消毒，上药时用凡士林油纱条保护好阴道及穹窿部，第一次在子宫颈口贴敷1枚“三品饼”，7～9日发生局部组织坏死脱落，休息1～2日后上“三品杆”于子宫颈管内。如此反复上药5～12次，直至子宫颈全部摧毁（纵深约25 mm，横深约7 mm，子宫颈管呈圆锥管筒状缺损，修复后形成小而光滑的新生子宫颈）。待局部组织脱落前均敷“双紫花粉”（见“二十三、子宫肿瘤用方”选方19）。

【注意】用药时间从经后5～7日至下次经前5日，阴道严重萎缩及有严重心、肝、肾疾病患者不宜用此法。

【疗效】9例患者治疗4个月后全部恢复了正常家务劳动。9例患者至今全部生存，其中生存7年者2例，6年者2例，5年者3例，4年者2例。病理和细胞学检查均未见复发。

【方源】河北中医，1989，11（4）：4-5.

选方22：青黛麝香丸

【组成】青黛3 g，麝香1 g，冰片2 g，雄黄3 g，炉甘石6 g，煅白矾3 g，制乳香3 g，制没药3 g，大枣20枚。

【功效】解毒散结，消肿除积。

【适应证】子宫颈癌早期。

【用法】制成丸药，每丸重3 g，纳入阴道，每3～4日用1丸。

【方源】上海中医药杂志，1984（9）：9.

选方23：南星半夏散

【组成】生天南星60 g，生半夏30 g，山豆根15 g，蜈蚣10条，明矾30 g。

【功效】解毒散结，收敛止血。

【适应证】子宫颈癌Ⅰ期、Ⅱ期。

【方源】江苏中医，1992，13（3）：11.

选方24：乌头散

【组成】乌头30 g，醋适量。

【功效】温经止痛。

【适应证】子宫颈癌腹痛者。

【用法】乌头研细末，用醋调成糊状，敷于两足涌泉穴。

【方源】中国名老中医偏方大全

选方25：子宫癌单方

【组成】半枝莲30 g。

【功效】解毒抗癌。

【适应证】子宫颈癌。

【用法】水煎浓汁服，每日1剂。

【方源】中华名医名方薪传：肿瘤

选方26：蜈蚣软化汤

【组成】蜈蚣3条，全蝎6 g，昆布、海藻、当归、川续断、半枝莲、白花蛇舌草各24 g，白芍、香附、茯苓各15 g，柴胡9 g，云南白药（吞服）2 g。

【功效】理气化瘀，软坚解毒。

【适应证】子宫颈癌。

【用法】水煎服，每日1剂，水煎3次，分2次服。脾湿带下甚者加山药、萆薢各24 g；中气下陷者加黄芪15 g，升麻、白术各10 g；肝肾阴虚者加生地黄、玄参各15 g；便秘甚者加火麻仁24 g；腹部胀痛者加沉香6 g，枳壳、延胡索各15 g。

【疗效】治疗子宫颈癌13例，结果存活20年者1例，13～20年者3例，8～13年者4例，2～8年者3例，半年者2例；有效率达100%。

【方源】中国中医秘方大全

选方27：黄棱方

【组成】黄芪45 g，当归、三棱、莪术、知母、桃仁各16 g，鸡内金、穿山甲、党参各15 g，香附12 g，水蛭30 g。（编者按：穿山甲已禁用，酌情使用替代品。）

【功效】调气活血，破坚化瘀。

【适应证】子宫颈癌。

【用法】上药共研细末，备用。每次3～6 g，每日2～4次，温开水送服。同时，外用三棱35 g，莪术、乳香、没药各15 g，铜绿5 g，硇砂、砒石各8 g，阿魏10 g，蟾酥0.6 g，麝香0.15 g，冰片0.3 g，共研细末，每取适量，外敷局部。

【疗效】治疗24例，内外并治后有效9例，好转3例，无变化及无效12例。在有效的9例中，生存3年以上者3例，2年半者2例，1年以上者3例。

【方源】中国中医秘方大全

选方28：治子宫体癌方1

【组成】大蓟、白英各20 g，蛇果草15 g。

【功效】解毒抗癌。

【适应证】子宫体癌。

【用法】水煎服，每日1剂。

【方源】肿瘤的防治（方名编者注）

选方29：治子宫体癌方2

【组成】桃仁10 g，红花9 g，当归、赤芍、三棱、莪术、苏木各10 g，玄参、茜草根各15 g，枳实9 g，沉香1 g，蒲公英9 g，虾鼠粪10粒。

【功效】活血化瘀，理气散结。

【适应证】子宫体癌。

【用法】每日1剂，水煎，以白颈蚯蚓7条化白糖开水兑服。

【方源】湖南中草药单方验方选编（方名编者注）

选方30：治子宫体癌方3

【组成】白英60 g，大枣30 g。

【功效】益气扶正，解毒散结。

【适应证】子宫体癌。

【用法】每日1剂，水煎服。

【方源】湖南中草药单方验方选编（方名编者注）

选方31：治子宫颈癌方1

【组成】黄芪45 g，当归15 g，香附12 g，三棱、莪术、知母各15 g，水蛭30 g，鸡内金15 g，山豆根60 g，桃仁、党参、炮穿山甲各15 g，重楼60 g。（编者按：穿山甲已禁用，酌情使用替代品。）

【功效】行气，活血，抗癌。

【适应证】子宫颈癌属气滞血瘀型。

【用法】上药共研细末，压片或成丸，每日2～4次，每次3～6 g。

【方源】中医妇科临床精华（方名编者注）。

选方32：治子宫颈癌方2

【组成】蜈蚣、蜣螂、蠕虫、穿山甲、全蝎各25 g。（编者按：穿山甲已禁用，酌情使用替代品。）

【功效】破瘀化痰，行瘀散结。

【适应证】子宫颈癌瘀毒盛者。

【用法】上药烘干研末，每次2.5 g，温开水吞服，每日3次。此散有毒，如恶心呕吐，可立服绿豆浆。

【方源】中华肿瘤治疗大成（方名编者注）

选方33：治子宫颈癌方3

【组成】人参、生鳖甲各18 g，花椒9 g。

【功效】滋阴益气，散结消肿。

【适应证】子宫颈癌。

【用法】共研细末，分为6包，每次1包，开水送下，每晚1次。

【方源】抗癌本草（方名编者注）

选方34：治子宫颈癌方4

【组成】斑蝥、车前子、滑石、木通各30 g。

【功效】活血行瘀，清热除湿。

【适应证】子宫颈癌。

【用法】共研细末，水泛为丸，每次1 g，每日1～2次。

【方源】肿瘤的防治（方名编者注）

选方35：治子宫颈癌方5

【组成】熟地黄、生地黄、茯苓、泽泻、山茱萸各10 g，龟板、女贞子各15 g，地骨皮、牡丹皮各10 g，枸杞子15 g，菟丝子10 g，续断15 g，山药10 g，半枝莲、白花蛇舌草各30 g。

【功效】滋补肝肾，清热解毒。

【适应证】肝肾阴虚型子宫颈癌。

【用法】水煎服，每日1剂。

【方源】中西医结合治疗癌症（方名编者注）

选方36：治子宫颈癌方6

【组成】黄柏10 g，牡丹皮20 g，木通10 g，白芍、车前子（包煎）各20 g，栀子9 g，瞿麦10 g，仙鹤草10 g，龙胆草9 g，草河车30 g，土茯苓30 g，当归10 g，莪术15 g。

【功效】清热燥湿、凉血散结。

【适应证】湿毒蕴结型子宫颈癌。

【用法】水煎服，每日1剂。

【方源】肿瘤病（方名编者注）

选方37：治子宫颈癌方7

【组成】鲜石见穿、鲜六月雪、鲜墓头回各30 g，鲜香附15 g。

【功效】抗癌解毒。

【适应证】子宫颈癌。

【用法】水煎服，每日1剂，煎2次分服。

【方源】全国中草药汇编（方名编者注）

选方38：治子宫颈癌方8

【组成】诃子、硼砂各15 g，乌梅、黄连各6 g，麝香0.12 g，白花蛇舌草、半枝莲各60 g，土茯苓、贯众、薏苡仁、山药各30 g，紫草根、金银花、丹参各15 g，当归12 g，青皮9 g。

【功效】理气活血，抗癌解毒。

【适应证】子宫颈癌。

【用法】上药除麝香外共研细末，过筛，最后加入麝香，制成外用散剂，即得。此方用水煎煮制成煎剂或制成散剂可供外用，先将阴道、子宫颈清洗干净后，将药液或药粉撒布于癌灶处，隔日换药1次。另外，此方可煎服，每日1剂，2次分服。

【方源】湖北中医学院附院方（方名编者注）

选方39：治子宫颈癌方9

【组成】鲫鱼粉30 g，生穿山甲10 g，冰片、芒硝各3 g，朱砂6 g。（编者按：穿山甲已禁用，酌情使用替代品。）

【功效】去腐生新。

【适应证】子宫颈癌中期。

【用法】上药共研细末，混匀，上于子宫颈糜烂处，隔日冲洗换药1次。

【方源】癌症治验录（方名编者注）

选方40：治子宫颈癌方10

【组成】忍冬藤、败酱草各20 g，蒲公英、桑寄生各30 g，薏苡仁、生白芍各15 g，萹蓄12 g，全蝎3 g，海藻、五加皮、昆布、连翘各10 g。

【功效】清热利湿，散结抗癌。

【适应证】子宫体癌术后复发。

【用法】水煎服，每日1剂。

【方源】北京中医药学报，1983（3）：8.（方名编者注）

选方41：治子宫肿瘤外搽方

【组成】黄柏、紫草各15 g，硼砂、煅白矾、冰片、青黛各30 g。

【功效】清热凉血，解毒燥湿。

【适应证】子宫颈癌。

【用法】上药共研细末，撒患处；或用凡士林配膏，搽患处，每日1~2次。

【方源】北京肿瘤专家段凤舞方（方名编者注）

选方42：治子宫颈癌外搽方

【组成】海螵蛸、小鼠粉各24 g，象皮15 g，冰片3 g，麝香适量。（编者按：象皮已禁用，酌情使用替代品。）

【功效】生肌。

【适应证】子宫颈癌晚期。

【用法】上药共研细末，混匀，上于子宫颈糜烂处，隔日冲洗换药1次。

【方源】癌症治验录（方名编者注）

选方43：治子宫颈癌验方

【组成】土茯苓30 g，贯众、苦参、生地榆各20 g，川牛膝15 g，栀子、黄柏各10 g，薏苡仁、黄芪、女贞子各20 g，枸杞子15 g，枳壳10 g，莪术15 g，白花蛇舌草30 g，白茅根20 g，当归15 g，昆布、海藻各20 g，重楼、山慈菇各15 g。

【功效】清热利湿，活血化瘀，软坚散结。

【适应证】晚期子宫颈癌或术后、放疗后局部复发转移者。

【用法】水煎服，每日1剂，每日3次。

【方源】中国当代中医名人志

选方44：子宫肌瘤验方

【组成】水蛭6 g，丹参15 g，生蒲黄、五灵脂、枳壳各10 g，桂枝12 g。

【功效】活血化瘀，祛痰散寒。

【适应证】单发性肌瘤、多发性肌瘤、肌间壁肌瘤、浆膜下肌瘤等各种子宫肌瘤。

【用法】每日1剂，水煎至400 mL，分早、晚2次服用。白带增多者，加炒白术、杜仲各15 g；乳房胀痛者，加柴胡、白芍各12 g；下腹冷痛者，加桂枝9 g，小茴香12 g。

【方源】浙江中医杂志，2015，11（50）：816.

选方45：消瘤汤

【组成】桂枝10 g，茯苓12 g，鳖甲（先煎）10 g，赤芍20 g，三棱10 g，丹参30 g，王不留行30 g，生牡蛎（先煎）30 g，莪术10 g，枳壳10 g，土鳖虫6 g。

【功效】活血化瘀，祛痰，散寒。

【适应证】子宫肌瘤。

【用法】每日1剂，水煎至300 mL，分早、中、晚3次服用。气虚者，加黄芪15 g，党参15 g；虚寒者，去赤芍，加当归

10 g，乌药10 g；阴虚者，去桂枝，加生地黄20 g，山茱萸15 g；痰湿者，去桂枝，加浙贝母15 g，海藻15 g，生薏苡仁20 g，瞿麦50 g；血瘀者，加桃红、川牛膝、三七、水蛭各10 g；气滞腹痛者，加延胡索10 g，香附10 g，青皮8 g；乳腺增生者，加柴胡8 g，郁金10 g，川楝子10 g，蒲黄10 g，延胡索10 g。

【方源】中国实用医药，2011，6（10）：132–133.

选方46：子宫内膜息肉切除术后验方

【组成】黄芪30 g，党参20 g，白术10 g，山药、枸杞子、女贞子、墨旱莲各15 g，百合、玄参各20 g，熟地黄、杜仲、桑寄生各15 g，甘草10 g。

【功效】补气摄血，健脾益肾。

【适应证】子宫内膜息肉切除术后。

【用法】每日1剂，水煎服，连续服用3个月，经期不停药。出血量过多者，适当加荆芥炭15 g，煅牡蛎20 g，黄芪可重用，可根据患者体质改为40～50 g；胃纳欠佳者，去白术，加鸡内金20 g。

【方源】河北中医药学报，2020，1（35）：23–25.

选方47：子宫内膜息肉不孕验方

【组成】陈皮10 g，红花10 g，桃仁10 g，当归10 g，川芎10 g，柴胡5 g，桔梗10 g，川牛膝10 g，山药10 g，茯苓10 g，枳壳10 g，炒白术10 g。

【功效】补气养阴，活血祛瘀。

【适应证】子宫内膜息肉切除术后不孕。

【用法】每日1剂，水煎，分早、晚2次服用，经期停服。

【方源】中国继续医学教育，2020，22（11）：133–135.

选方48：抗宫颈鳞癌方

【组成】冬凌草5～30 g，半枝莲10～20 g，白花蛇舌草

10～20 g，紫草5～30 g，广豆根10～20 g，干蟾皮10～20 g，炙甘草5 g。

【功效】清热毒，散瘀结，抗鳞癌。

【适应证】子宫颈癌、食管癌、肺癌等病理分型为鳞癌的肿瘤。

【用法】每日1剂，水煎至360 mL，分早、晚2次温服。

【方源】中国中医药报，2015，4368：［2015-09-30］.

选方49：铁树蛇半汤治子宫癌验方

【组成】大枣、铁树叶、半枝莲、白花蛇舌草。

【功效】清热解毒，补气养血，活血祛瘀，消肿止痛，抗癌。

【适应证】子宫癌。

【用法】水煎代茶饮用。

【方源】袁希福经验方

选方50：子宫颈癌Ⅳ号粉治子宫癌验方

【组成】枯矾100 g，白药子100 g，五倍子30 g，珍珠粉3 g。

【功效】燥湿解毒，敛疮生肌。

【适应证】湿浊内蕴型子宫颈癌。

【用法】共研细末，混匀，局部外用。

【方源】肿瘤临证备要

选方51：贞芪六君抑癌汤

【组成】女贞子20 g，黄芪30 g，人参15 g，白术15 g，茯苓12 g，陈皮12 g，法半夏12 g，淫羊藿9 g，半边莲10 g，白花蛇舌草12 g，山楂12 g，冬凌草9 g，甘草6 g。

【功效】补益脾肾，清热解毒，消癥散结。

【适应证】Ⅲ～Ⅳ期子宫颈癌。

【用法】诸药按规范制成每袋20 g的中药颗粒剂，在放疗第1日开始用开水冲服，每日3次，每次1袋。

【方源】光明中医，2021，36（4）：547–550.

选方52：黄琳玲自拟扶正益气方剂

【组成】黄芪60 g，党参25 g，赤芍15 g，山药30 g，熟地黄15 g，菟丝子20 g，覆盆子15 g，三棱15 g，全蝎1条，枸杞子20 g，山芋肉15 g，升麻12 g，沙参12 g，白术12 g，牡丹皮15 g，山慈菇10 g，当归12 g，鸡血藤20 g。

【功效】补脾健肾，活血化瘀，益气养阴。

【适应证】子宫颈癌。

【用法】每日1剂，水煎，分早、晚2次服用。放化疗第1日起开始服用，连用5周。

【方源】医学信息，2021，34（22）：151–154.

选方53：赵静静自拟固本养荣汤

【组成】黄芪、西洋参各30 g，当归、白芍各20 g，半夏、川贝母各15 g，甘草、大枣各6 g。

【功效】固血养本，益气扶正。

【适应证】子宫颈癌化疗后。

【用法】每日1剂，水煎，分2次服用，化疗开始时服用至化疗结束后3周停服。

【方源】广西中医药大学学报，2021，24（3）：1–4.

选方54：自拟清肝利湿汤

【组成】黄芪60 g，清半夏30 g，甘草、柴胡、党参各20 g，干姜、白术各12 g，防风、黄芩各10 g，吴茱萸6 g，黄连3 g。

【功效】益胃养阴，活血祛瘀，祛湿通络。

【适应证】子宫颈癌化疗后。

【用法】每日1剂，水煎至200 mL，分早、晚2次温服。

【方源】河北医学，2019，25（7）：1226–1231.

选方55：王波自拟方

【组成】桂枝15 g，茯苓20 g，桃仁20 g，当归20 g，黄芪10 g，牡丹皮15 g，赤芍15 g，香附15 g，鳖甲10 g，生牡蛎10 g。

【功效】活血化瘀。

【适应证】子宫肿瘤。

【用法】每日1剂，水煎，分早、晚2次服用，于月经干净后3日开始服药，经期前后3日及经期停服。在选方基础上根据患者不同症状加减化裁。

【方源】吉林中医药，2017，37（12）：1222-1225.

选方56：自拟扶正饮Ⅰ号方

【组成】熟地黄20 g，山茱萸30 g，山药15 g，茯苓20 g，牡丹皮9 g，泽泻15 g，槲寄生15 g，枸杞子10 g，生薏苡仁30 g，炒白术10 g，姜半夏9 g，生地黄10 g，北沙参20 g，丹参10 g，当归10 g，莪术12 g，白芍15 g，半枝莲20 g，山慈菇20 g，蛇莓20 g，龙葵20 g，焦三仙各30 g，陈皮8 g，甘草6 g。

【功效】益肾填精，解毒祛邪。

【适应证】子宫颈癌。

【用法】每日1剂，水煎服。乏力重者，加入炒党参、黄芪；阴道出血量多者，加生地榆、茜草根；带下量多者，加芡实、椿根皮；失眠甚者，加入龙骨、煅牡蛎；口干渴者，加入玄参；湿热甚者，加入半边莲、苦参；腰膝酸软甚者，加入仙茅、淫羊藿、巴戟天。

【方源】中医药学报，2018，46（1）：98-100.

选方57：清宫排毒汤

【组成】黄芪50 g，牛膝30 g，茯苓、白花蛇舌草、熟地黄、昆布各24 g，白芍15 g，苍术12 g，黄柏、生晒参、当归、生甘草各10 g。

【功效】清瘀活血，排毒养荣。

【适应证】子宫颈癌。

【用法】每日1剂，水煎至480 mL，每剂240 mL为1袋，分早、晚2次温服。食欲不振者，加陈皮、枳壳各10 g；畏寒肢冷者，加附子、肉桂各10 g；带下清稀伴量多及水肿者，黄芪用量加大至60 g，加泽泻15 g，猪苓10 g；便秘者，加火麻仁10 g，生大黄6 g。

【方源】陕西中医，2021，42（2）：187-191.

选方58：桂枝茯苓丸改汤剂加减治子宫颈癌验方

【组成】桂枝15 g，赤芍12 g，桃仁12 g，红花12 g，当归12 g，三七12 g，乳香12 g，没药12 g，王不留行20 g，鹿角胶15 g，黄芪30 g，潞党参30 g，陈皮12 g，炙甘草12 g。

【功效】活血化瘀，消癥抗癌。

【适应证】寒湿痰瘀互结型子宫颈癌。

【用法】每日1剂，水煎，分3次温服。

【方源】中国中医药现代远程教育，2015，13（13）：39-41.

二十四、卵巢肿瘤用方

卵巢癌是发生于卵巢表面体腔上皮和其下方卵巢间质的恶性肿瘤，居妇女生殖器恶性肿瘤的第3位，居妇女各种恶性肿瘤的第6位，占全身恶性肿瘤的5%。本病早期无自觉症状，通常要到肿瘤长得很大时，才被患者或医生发现。主要临床表现为下腹部不适，腹痛，腹部包块，腹水，月经紊乱，排尿困难，尿频尿急，大便秘结及恶病质等。本病特点是发现晚，扩散快，疗效差，类似中医学的“癥瘕”“石瘕”“癥积”“肠覃”等范畴。

选方1：化瘤丸

【组成】牛黄、麝香、血竭、硇砂、轻粉、冬虫夏草、朱砂、全蝎、蜈蚣、乳香、没药、白芷、金银花、连翘、生栀子、半枝莲、蟾酥、雄黄等。

【功效】清热解毒，化痰散结，活血祛瘀。

【适应证】卵巢癌。

【用法】水泛为丸，每次3 g，每日2次，连服1～2年，3～5年内每年再服3个月。

【疗效】44例有效40例，达91%。经随访生存时间最长达7年，最短半年，其中1年以内10例，1～3年15例，3～5年12例，5年以上7例。

【方源】天津中医，1992（3）：9.

选方2：郭氏抗癌方

【组成】黄芪30 g，党参15 g，黄精15 g，女贞子30 g，枸杞子15 g，白术15 g，山药30 g，土茯苓、生薏苡仁各30 g，鸡血藤、石见穿、夏枯草、益母草各30 g，重楼15 g，刘寄奴15 g，急性子15 g，茜草30 g，荔枝核20 g，水红花子30 g，浮小麦30 g。

【功效】益气养阴，解毒散结。

【适应证】卵巢癌。

【用法】水煎服，每日1剂。

【方源】北京中医，1987（2）：44.

选方3：清热消瘤煎

【组成】铁树叶30 g，白花蛇舌草30 g，八月札30 g，半枝莲30 g，蜂房9 g，白术9 g，陈皮6 g，土鳖虫9 g，鳖甲15 g。

【功效】清热解毒，行瘀散结。

【适应证】卵巢癌。

【用法】水煎服，每日1剂。

【方源】上海中医药杂志，1984（8）：7.

选方4：半枝花蛇汤

【组成】半枝莲、半边莲、白花蛇舌草各60 g，重楼6 g。

【功效】清热解毒，化浊消积。

【适应证】卵巢癌。

【用法】水煎服，每日1剂。

【方源】云南中医学院学报，1987，10（1）：27.

选方5：桃汁鸡蛋煎

【组成】鲜核桃树枝250 g，鸡蛋2个。

【功效】清热利湿，扶正解毒。

【适应证】卵巢癌。

【用法】加水500 mL，煎鲜核桃树枝30分钟后去渣，用汤煮鸡蛋，每次1个，每日2次。

【方源】云南中医学院学报，1987（10）：9.

选方6：肠覃汤

【组成】香附15 g，乌药9 g，小茴香9 g，川楝子9 g，橘核9 g，荔枝核9 g，艾叶3 g，莪术9 g，茯苓12 g，甘草3 g。

【功效】散寒化浊，调气散结。

【适应证】卵巢癌。

【用法】水煎服，每日1剂。

【方源】山东中医杂志，1986（4）：48.

选方7：乌梅玳瑁散

【组成】乌梅60 g，红花60 g，龟板60 g，川芎60 g，鳖甲60 g，地龙60 g，蜂房30 g，鸦胆子30 g，海螵蛸30 g，海藻40 g，玳瑁40 g。

【功效】滋阴扶正，活血散结。

【适应证】晚期卵巢癌胸膜转移。

【用法】分3次按顺序置陈古瓦上，再覆盖一瓦，武火煅焦，共研细末，分120包，冲服，每日2次，每次1包。

【方源】四川中医，1988（1）：13.

选方8：丁香阿魏散

【组成】丁香、山柰、重楼、藤黄、阿魏各等份。

【功效】消肿散结，抗癌定痛。

【适应证】卵巢癌。

【用法】上药共研细末，撒于樟脑软膏上，敷贴患处。

【方源】黑龙江中医药，1984（4）：6.

选方9：水蛭方

【组成】水蛭3 g，黄酒3 g。

【功效】破血消癥。

【适应证】输卵管卵巢肿瘤。

【用法】水蛭晒干研细粉，每晚用黄酒冲服3 g左右。

【方源】癌症家庭防治大全

选方10：水蛭散

【组成】水蛭。

【功效】破血消癥。

【适应证】卵巢癌。

【用法】晒干研粉，每日早、晚用黄酒冲服3 g左右。

【方源】新中医，1975（5）：46.

选方11：柘木汤

【组成】柘木60～120 g。

【功效】清热凉血。

【适应证】卵巢癌晚期。

【用法】水煎服，每日1剂。

【方源】实用抗癌药物手册

选方12：地鳖蟾蛇汤

【组成】土鳖虫、土茯苓、干蟾、猪苓、党参各15 g，白花蛇舌草、薏苡仁、半枝莲各18 g，三棱、白术各10 g，莪术12 g，甘草3 g。

【功效】解毒化浊，行瘀散结。

【适应证】卵巢癌。

【用法】水煎服，每日1剂。

【方源】肿瘤效验良方

选方13：地鼠蝗牛汤

【组成】白毛藤、两头尖、当归、生地黄、熟地黄各25 g，莪术、生大黄、熟大黄、炒白芍、鹿角胶各15 g，水蝗虫、鼠妇虫各10 g，玉米须、牛角腮各50 g。

【功效】补肾，解毒，活血祛瘀，破积。

【适应证】卵巢癌。

【用法】水煎服，连服10剂，停服3日再服。

【方源】肿瘤效验良方

选方14：预知子汤

【组成】预知子15粒。

【功效】解毒消癥。

【适应证】卵巢癌。

【用法】每日吞服或水煎服，长期服用。

【方源】大明诸家本草

选方15：化癥丸

【组成】水蛭、虻虫、王不留行、土鳖虫、桃仁、郁金、草河车、生牡蛎、赤芍各等份。

【功效】破血逐瘀，软坚散结。

【适应证】卵巢癌。

【用法】炼蜜为丸，每次服1丸，每日服2次。

【方源】肿瘤病良方1 500首

选方16：阿魏丸

【组成】醋制阿魏15 g，山楂肉、天南星、半夏、麦芽、炒神曲、黄连、萝卜子各30 g，连翘、川贝母、瓜蒌各15 g，风化硝、石碱、胡黄连、白芥子各7.5 g。

【功效】破癥积，下恶气。

【适应证】卵巢癌。

【用法】上药共研为末，姜汁浸炊饼和丸，每服6 g，热汤送下。

【方源】卫生宝鉴

选方17：麝香血竭方

【组成】麝香0.6 g，血竭6 g，牛胆30 g（干品）。

【功效】活血散结。

【适应证】卵巢癌。

【用法】共研细末，装100个胶囊，每日2次，每次1粒。

【方源】癌症家庭防治大全

选方18：双石方

【组成】阳起石60 g，云母石120 g，三棱90 g，莪术90 g，土鳖虫90 g，桃仁60 g，红花60 g，当归60 g，赤芍60 g，枳壳30 g，大黄60 g。

【功效】温阳祛寒，破血逐瘀。

【适应证】卵巢黏液性囊腺癌。

【用法】共研细末，饭糊为丸，每日3次，每次18 g，吞服。

【疗效】本方治疗1例卵巢黏液性囊腺癌，经剖腹探查发现盆腔广泛转移而无法切除。服本方2月余，肿块逐渐缩小，全身状况好转。随访17年仍健在。

【方源】四川省岳池县罗渡区医院周慕白方

选方19：麝香活血方

【组成】麝香。

【功效】活血散结。

【适应证】卵巢浆液性囊腺癌。

【用法】在局部麻醉下，由双侧足三里穴位切开皮肤至皮下，稍微分离后，每次埋藏麝香0.1 ~ 0.3 g，严密包扎伤口。以后每隔15日在足三里（双）、三阴交（双）、关元穴交替埋藏麝香1次。

【方源】山东省烟台市发电厂卫生所王云龙方

选方20：蛇莲地鳖汤

【组成】白花蛇舌草60 g，半枝莲60 g，橘核15 g，昆布15 g，桃仁15 g，地龙15 g，土鳖虫9 g，川楝子9 g，小茴香9 g，莪术12 g，党参12 g，红花3 g，薏苡仁30 g。

【功效】清热解毒，疏肝理气，软坚散结。

【适应证】卵巢癌。

【用法】水煎服。

【疗效】本方治疗卵巢癌及卵巢囊肿恶性病变5例，其中4例经过系统观察，显效2例，有效1例，无效1例，总有效率为75%。

【方源】湖北中医学院附属医院方

选方21：加减党参黄芪白术汤

【组成】党参9 g，黄芪9 g，白术9 g，白芍9 g，生地黄9 g，天冬9 g，麦冬9 g，天花粉15 g，牡丹皮9 g，枸杞子9 g，鹿角霜9 g，五味子5 g，木香5 g，佛手片5 g。

【功效】气阴双补。

【适应证】卵巢癌属气阴两虚型。

【用法】水煎服，每日1剂，分早、晚口服。

【方源】上海中医药杂志，1993（12）：7.

选方22：加味生地麦冬汤

【组成】生地黄9 g，天冬9 g，麦冬9 g，当归9 g，枸杞子9 g，白芍9 g，沙参9 g，党参9 g，地骨皮9 g，墨旱莲15 g，天花粉15 g，阿胶（烊冲）9 g。

【功效】养阴生津，清热安神。

【适应证】卵巢癌属阴虚型者。

【用法】水煎服，每日1剂，分2次（早、晚）服。牙龈出血，鼻出血，小溲赤热者加知母9 g，白茅根30 g，碧玉散（包煎）9 g；腑行不通者加大黄9 g，瓜蒌仁12 g；口腔溃疡者加金银花10 g，连翘10 g，锡类散或珠黄散局部用于溃疡部位。

【方源】上海中医药杂志，1993（12）：7.

选方23：益气活血中药治疗卵巢癌验方

【组成】黄芪30 g，白术15 g，山药15 g，三棱10 g，莪术10 g，青皮6 g，陈皮6 g，川楝子10 g，肉桂6 g，白花蛇舌草30 g。

【功效】益气活血。

【适应证】卵巢癌。

【用法】每日1剂，水煎至300 mL，分早、晚2次服用，与化疗同时开始服用，连服7日。阴虚火旺者，加生地黄、南沙参；疼痛较甚者，加延胡索、乌药；气虚喘促者，加党参、黄精。

【方源】医学临床研究，2020，37（10）：1548-1551.

选方24：复方土元汤治疗卵巢癌验方

【组成】土鳖虫10 g，三棱10 g，莪术30 g，郁金10 g，姜黄10 g，水蛭15 g，白花蛇舌草30 g，薏苡仁30 g，半枝莲30 g，薄荷10 g，肉苁蓉15 g，黄芪30 g，四味散（冲服）10 g。

【功效】补气，破血瘕积聚。

【适应证】卵巢癌。

【用法】每日1剂，水煎，分2次服用，连续服用1个月为1个疗程，共用1个疗程。

【方源】辽宁中医药大学学报，2008，10（8）：110-111.

选方25：益气活血法治疗卵巢癌验方

【组成】黄芪30 g，太子参30 g，白术15 g，白扁豆15 g，泽兰30 g，丹参30 g，三棱15 g，茯苓15 g，大腹皮15 g，赤芍30 g，鸡血藤30 g，砂仁10 g，甘草10 g。

【功效】益气活血，健脾利水。

【适应证】晚期卵巢癌。

【用法】每日1剂，水煎至100 mL，分多次服用，连续服用2～3周。

【方源】中国中医药信息杂志，2001，8（9）：78–79.

选方26：活血化瘀法治疗卵巢癌验方

【组成】茯苓20 g，桂枝15 g，牡丹皮15 g，白术10 g，太子参10 g，桃仁10 g，赤芍10 g，仙茅10 g，莪术10 g，白花蛇舌草10 g，甘草5 g，地龙5 g，煅瓦楞子5 g。

【功效】活血化瘀，温阳补肾。

【适应证】晚期卵巢癌。

【用法】加水煎煮，取汁400 mL，分早、晚2次服用，连续服用2个月。

【方源】光明中医，2019，34（24）：3798–3800.

选方27：温阳活血法治疗卵巢癌验方

【组成】桂枝10 g，茯苓15 g，牡丹皮10 g，赤芍10 g，桃仁10 g，淫羊藿10 g，仙茅10 g，太子参30 g，白术10 g，甘草5 g，莪术15 g，白花蛇舌草15 g。

【功效】扶正补虚，温阳活血。

【适应证】晚期卵巢癌。

【用法】每日1剂，水煎至400 mL，分早、晚各200 mL服用，连续服用8周。

【方源】现代中医药，2011，31（2）：11–14.

选方28：疏肝解郁和血法治疗卵巢癌验方

【组成】白芍20 g，当归15 g，黄精20 g，夏枯草10 g，合欢皮15 g，柴胡10 g，鸡内金10 g，女贞子10 g，茯苓10 g，生麦芽20 g，绿萼梅10 g，栀子10 g，旋覆花10 g，远志10 g，丹参6 g，黄芪9 g。

【功效】疏肝，解郁，和血。

【适应证】卵巢癌。

【用法】每日1剂，水煎，分2次服用。

【方源】中医杂志，2006，47（2）：123-124.

选方29：生髓饮治疗卵巢癌验方

【组成】人参10 g，海马10 g，鹿角霜25 g，黄芪30 g，茯苓20 g，牡丹皮15 g，三棱10 g，莪术10 g，水蛭10 g，桃仁15 g。

【功效】填肾精，补脾气，消癥。

【适应证】卵巢癌。

【用法】每日1剂，水煎，分2次服用。

【方源】黑龙江中医药大学方

选方30：生髓饮治疗卵巢癌验方

【组成】桃仁、苦参、蜂房、香附各10 g，半枝莲、山慈菇、八月札、厚朴、麦冬各15 g，土鳖虫、甘草各6 g，女贞子20 g。

【功效】解毒祛瘀，消癥散结。

【适应证】卵巢癌。

【用法】每日1剂，水煎，分2次服用。

【方源】中医杂志，2012，53（21）：1866-1867.

选方31：扶正培本化瘀解毒法治疗卵巢癌验方

【组成】白芍20 g，党参15 g，天花粉15 g，黄芪30 g，白术20 g，仙鹤草30 g，鸡血藤30 g，丹参15 g，薏苡仁30 g，玄参15 g，半枝莲20 g，白花蛇舌草30 g，猪苓15 g，茯苓15 g。

【功效】扶正培本，化瘀解毒。

【适应证】晚期卵巢癌。

【用法】每日1剂，水煎，分2次服用，从联合化疗前1周开始服用，连续服用4周为1个疗程，可持续服用至化疗结束或更长时间。

【方源】亚太传统医药，2012，8（12）：84–85.

选方32：祛邪兼顾补血益气法治疗卵巢癌验方

【组成】茯苓、薏苡仁、白术、党参各20 g，鸡内金、白花蛇舌草、甘草各15 g，八月札、猫爪草、瓜蒌皮、半枝莲各10 g。

【功效】攻毒祛邪，培正固本，祛邪兼顾补血益气。

【适应证】晚期卵巢癌。

【用法】每日1剂，清水500 mL煎至200 mL服用，连续服用6个月。

【方源】海峡药学，2017，29（2）：169–171.

选方33：扶正健脾，益气养阴法治疗卵巢癌验方

【组成】黄芪、天花粉各15 g，党参12 g，白术、白芍、天冬、麦冬、枸杞子、牡丹皮、鹿角胶、生地黄各9 g，木香、佛手片各6 g，五味子5 g。

【功效】扶正健脾，益气养阴。

【适应证】卵巢癌。

【用法】每日1剂，水煎，分2次服用。

【方源】辽宁中医杂志，1998，25（3）：128–129.

选方34：清热解毒，化瘀软结法治疗卵巢癌验方

【组成】白花蛇舌草、半枝莲各60 g，薏苡仁30 g，橘核、昆布、桃仁、地龙各15 g，莪术、党参各12 g，土鳖虫、川楝子、小茴香各9 g，红花3 g。

【功效】清热解毒，化瘀软结。

【适应证】卵巢癌。

【用法】每日1剂，水煎，分2次服用。

【方源】现代中医肿瘤学

选方35：消肿散结，祛瘀利水法治疗卵巢癌验方

【组成】黄芪、薏苡仁、瓜蒌皮各30 g，白术、党参、茯苓、猪苓、车前草、葶苈子、郁金各15 g，泽泻、姜黄各10 g。

【功效】健脾消肿，散结祛瘀，利水。

【适应证】卵巢癌。

【用法】每日1剂，水煎，分2次服用。

【方源】中国医学杂志，2005，3（3）：89-90.

选方36：邬晓东疏肝解郁，益气和血法治疗卵巢癌验方

【组成】党参、黄芪各30 g，仙鹤草20 g，茯苓、白术各10 g，枸杞子、女贞子、谷芽、麦芽各15 g，厚朴9 g，甘草3 g。

【功效】疏肝解郁，益气和血，健脾和胃，除烦。

【适应证】卵巢癌。

【用法】化疗结束后3日左右开始服中药，每日1剂，水煎至100 mL，每日2次。根据症状适当加鸡内金、丹参。

【方源】国际医药卫生导报，2009，15（5）：87-89.

选方37：陈静杰益气养阴法治疗卵巢癌验方

【组成】半枝莲、白花蛇舌草、鸦胆子各30 g，夏枯草8 g，甘草5 g，党参、黄芪、高丽参、白英各15 g，莪术12 g。

【功效】益气，养阴，解毒。

【适应证】晚期卵巢癌。

【用法】每日1剂，水煎，分2次服用，连续服用3周为1个疗程，共治疗6个疗程。

【方源】浙江中医杂志，2012，47（10）：751-752.

选方38：八珍化积汤治疗卵巢癌验方

【组成】太子参10 g，白术15 g，茯苓15 g，熟地黄15 g，当归10 g，川芎10 g，红花10 g，白芍15 g，三棱10 g，莪术15 g，

槟榔10 g，白花蛇舌草30 g，半枝莲15 g，重楼15 g，女贞子15 g，广郁金15 g，生甘草6 g。

【功效】补气益血，和胃调中，扶正祛邪。

【适应证】卵巢癌。

【用法】每日1剂，水煎，分2次服用。贫血明显者，加阿胶、鸡血藤；腹水较重者，加泽泻、王不留行；肾阳虚衰者，加鹿角胶、附子、肉桂。

【方源】内蒙古中医药，2013，32（35）：76.

选方39：益气活血解毒法治疗卵巢癌验方

【组成】黄芪30 g，女贞子15 g，枸杞子15 g，白术15 g，山药15 g，海藻15 g，三棱6 g，莪术9 g，青皮6 g，乌药6 g，肉桂6 g，穿山甲6 g，鳖甲12 g，白花蛇舌草15 g，全蝎5 g，青蒿12 g。（编者按：穿山甲已禁用，酌情使用替代品。）

【功效】益气，活血，解毒。

【适应证】卵巢癌。

【用法】每日1剂，水浸30分钟，第1次煎煮加水500 mL，煮沸后，煎煮40分钟，取汁150 mL；第2次煎煮加水400 mL，煮沸后再煎30分钟，取汁150 mL；二煎合一，分早、晚各1次服用，至少连续服用半年。贫血明显者，加阿胶、鸡血藤；腹水较重者，加泽泻、王不留行；肾阳虚衰者，加鹿角胶、附子、肉桂。

【方源】中国医药，2018，13（4）：601-605.

选方40：龙胆泻肝汤

【组成】龙胆草、山栀子、黄芩、柴胡、当归、生地黄、泽泻、车前子（包煎）、木通、生甘草。

【功效】清热利湿，解毒抗瘤。

【适应证】温热郁毒型卵巢癌，症见腹部肿块，腹胀痛或伴少量腹水，不规则阴道出血，大便干燥，尿黄灼热，口苦，口干不欲饮，舌质暗，苔厚腻，脉弦滑或滑数。

【用法】每日1剂，水煎，分2次服用。腹部胀甚者，加槟榔、枳实；出血量多者，加大蓟、小蓟、茜草；大便秘结者，加生大黄。

【方源】和剂局方

选方41：四君子汤合海藻玉壶汤

【组成】党参、白术、茯苓、海藻、昆布、海带、半夏、陈皮、青皮、连翘、浙贝母、当归、川芎、独活、甘草。

【功效】健脾利湿，软坚抗瘤。

【适应证】痰湿凝聚型卵巢癌。

【用法】每日1剂，水煎，分2次服用。不思饮食者，加焦山楂、焦神曲；大便溏薄者，加莲子肉、炒白术；头晕者，加炙黄芪；腹胀甚者，加木香、大腹皮；腹部肿块坚硬者，加穿山甲、莪术。（编者按：穿山甲已禁用，酌情使用替代品。）

【方源】和剂局方、医宗金鉴

选方42：少腹逐瘀汤合桂枝茯苓丸

【组成】小茴香、干姜、延胡索、乳香、没药、当归、川芎、肉桂、赤芍、蒲黄、五灵脂、桂枝、茯苓、牡丹皮、白芍、桃仁。

【功效】行气活血，软坚消积。

【适应证】气滞血瘀型卵巢癌。

【用法】每日1剂，水煎，分2次服用。头晕乏力者，加黄芪、党参；腹块坚硬者，加虻虫、水蛭、鳖甲；热毒甚者，加土茯苓，干蟾；阴虚甚者，加女贞子，墨旱莲；大便欠畅者，加火麻仁、熟大黄。

【方源】医林改错、金匮要略

选方43：复方大七气汤

【组成】黄芪20 g，莪术、三棱各15 g，姜黄、桃仁各10 g，半枝莲、川楝子各8 g。

【功效】扶助正气，消瘀化积。

【适应证】晚期卵巢癌。

【用法】每日1剂，水煎至500 mL，分早、晚2次各服250 mL，连续服用6个月。

【方源】四川中医，2021（8）：153–156.

选方44：益气抗癌方

【组成】黄芪30 g，白术30 g，茯苓30 g，生地黄25 g，党参25 g，百合20 g，半夏15 g，陈皮15 g，杏仁10 g，瓜蒌10 g，贝母10 g，当归10 g，柴胡10 g，白芍10 g，枳实5 g，桂枝5 g，甘草5 g，生姜5 g，五味子5 g，大枣5 g。

【功效】健脾益气，消瘀化积，抗癌。

【适应证】上皮性卵巢癌。

【用法】每日1剂，水煎，分早、晚2次服用。

【方源】中华肿瘤防治杂志，2019，26（12）：876–880.

选方45：贾锋自拟中药方剂

【组成】茯苓、薏苡仁、白术、党参各20 g，鸡内金、白花蛇舌草、甘草各15 g，八月札、猫爪草、瓜蒌皮、半枝莲各10 g。

【功效】滋阴补气，固本扶正，健脾养血。

【适应证】晚期卵巢癌。

【用法】每日1剂，加500 mL清水煎至200 mL，连续服用6个月。

【方源】海峡药学，2017，29（2）：169–171.

选方46：侯秀红自拟中药方剂

【组成】党参20 g，薏苡仁20 g，茯苓20 g，白术20 g，甘草15 g，白花蛇舌草15 g，鸡内金15 g，瓜蒌皮10 g，半枝莲10 g，猫爪草10 g，八月札10 g。

【功效】扶正养血，益气补阴。

【适应证】晚期卵巢癌。

【用法】每日1剂，加水500 mL煎至200 mL，每日服用1次。

【方源】中国现代药物应用，2018，12（8）：96-98.

选方47：邵莉莉自拟减毒抑癌汤

【组成】黄芪25 g，白术、白参、川芎各15 g，胡椒、仙鹤草、莪术、白花蛇舌草各12 g，甘草8 g。

【功效】扶正气，祛癌毒，活血，行气，化瘀，健脾，燥湿，利水。

【适应证】晚期卵巢癌合并恶性腹腔积液。

【用法】每日1剂，文火浓煎至200 mL，分早、晚2次餐后服用。

【方源】浙江中西医结合杂志，2019，29（8）：635-638.

选方48：自拟补肾健脾方

【组成】山药、白术、当归各12 g，熟地黄、泽泻、茯苓、黄芪、川芎、半枝莲、八月札各9 g，甘草6 g。

【功效】补肾健脾。

【适应证】中晚期卵巢癌。

【用法】每日1剂，水煎，分早、晚2次服用。

【方源】中国乡村医药，2017，24（12）：48-49.

选方49：自拟养正桂苓汤

【组成】黄芪40 g，太子参15 g，白术15 g，茯苓15 g，桂枝

15 g，牡丹皮15 g，桃仁15 g，白芍15 g，白花蛇舌草、半枝莲、薏苡仁各30 g，焦山楂、鸡内金各20 g，甘草5 g。

【功效】益气扶正，化瘀解毒。

【适应证】卵巢癌。

【用法】每日1剂，水煎至300 mL，分早、晚2次餐后服用，化疗的第1周开始服用，连续服用6周。治疗期间忌食生冷辛辣食物，以及螃蟹、无鳞鱼及高雌激素食物。

【方源】黑龙江中医药大学方

选方50：抗癌固本消癥汤经验方

【组成】黄芪20 g，蜈蚣6 g，太子参20 g，北沙参10 g，山慈菇15 g，半枝莲15 g，女贞子10 g，白花蛇舌草20 g，党参20 g，麦冬10 g，制黄精10 g。

【功效】扶正固本，健脾和胃。

【适应证】老年Ⅳ期卵巢癌。

【用法】每日1剂，水煎至300 mL，分早、晚2次温服。

【方源】国际中医中药杂志，2019（10）：1043-1048.

选方51：卵巢癌湿热郁毒验方

【组成】半枝莲30 g，龙葵30 g，白花蛇舌草30 g，白英30 g，川楝子12 g，车前草30 g，土茯苓30 g，瞿麦15 g，败酱草30 g，鳖甲30 g，大腹皮10 g。

【功效】清热利湿，解毒散结。

【适应证】湿热郁毒型卵巢癌。

【用法】每日1剂，水煎至200 mL，分早、晚2次服用。

【方源】世界中医药，2011，6（4）：316-317.

选方52：卵巢癌气血瘀滞型验方

【组成】当归15 g，川芎10 g，三棱10 g，莪术15 g，延胡索10 g，鸡血藤30 g，生牡蛎30 g，土茯苓30 g，干蟾10 g，生黄芪30 g。

【功效】行气活血，软坚消积。

【适应证】气血瘀滞型卵巢癌。

【用法】每日1剂，水煎至200 mL，分早、晚2次服用。

【方源】世界中医药，2011，6（4）：316-317.

选方53：卵巢癌痰湿凝聚型验方

【组成】党参15 g，黄芪30 g，白术10 g，茯苓15 g，车前子15 g，山慈菇15 g，夏枯草15 g，赤芍10 g，半夏10 g，猪苓15 g，海藻15 g，厚朴10 g。

【功效】健脾利湿，化痰软坚。

【适应证】痰湿凝聚型卵巢癌。

【用法】每日1剂，水煎至200 mL，分早、晚2次服用。

【方源】世界中医药，2011，6（4）：316-317.

二十五、阴道肿瘤用方

阴道恶性肿瘤以原发性阴道鳞状细胞癌为主，约占95%，其他包括阴道透明细胞癌、阴道肉瘤、阴道黑色素瘤等。临床表现初发症状以阴道出血为主，血量多少不定，并发感染时可有恶臭白带，晚期有不同程度疼痛，累及直肠时常见排便疼痛，出现直肠阴道瘘时，粪便可由阴道排出。类似中医学的“五色带下”等。

外阴癌是发生于老年妇女外阴皮肤的恶性肿瘤，居女性生殖器官恶性肿瘤的第4位，发生率一般为2%～4%，80%～85%发生在绝经后妇女，高发年龄70～80岁，偶见于年轻妇女。临床上主要症状是外阴白斑，外阴瘙痒长期不愈基础上发生外阴肿块或结节，肿瘤的溃破和并发感染可使局部分泌物增多，呈脓性或血性。癌变向深部侵入则可发生疼痛，侵犯尿道可出现排尿困难，向腹股沟淋巴结转移则致淋巴结肿大。本病类似中医学的“阴疮”“阴蚀”等范畴。

选方1：加减归脾汤

【组成】白术10 g，黄芪20 g，茯苓12 g，党参12 g，木香3 g，甘草6 g，远志6 g，枣仁15 g，龙眼肉15 g，当归12 g，柴胡6 g，牡丹皮15 g，栀子15 g。

【功效】益气养营，清解郁热。

【适应证】气虚扶热型外阴癌。

【用法】水煎服，每日1剂。

【方源】中西医肿瘤治疗大全

选方2：归芍地柴汤

【组成】生地黄12 g，当归、白芍、柴胡、黄芩、栀子、连翘、天花粉各9 g，虎杖15 g，白花蛇舌草、生薏苡仁各30 g，防风、牛蒡子、川芎各6 g。

【功效】清热利湿，祛风止痒。

【适应证】外阴癌。

【用法】水煎服，每日1剂。

【方源】中医妇科临床精华

选方3：萆苡柏石汤

【组成】萆薢、赤茯苓各15 g，薏苡仁30 g，黄柏、滑石各20 g，泽泻、牡丹皮、白蔹各10 g。

【功效】清热利湿，祛瘀解毒，抗瘤。

【适应证】外阴癌。

【用法】水煎服，每日1剂。

【方源】肿瘤效验良方

选方4：外阴癌方

【组成】珍珠、雄黄、儿茶各10 g，青黛30 g，冰片5 g，黄柏20 g。

【功效】清热解毒，燥湿止痛。

【适应证】外阴癌。

【用法】上药共研极细末，撒溃疡处，每日熏洗，换药2次。

【方源】肿瘤效验良方

选方5：白花蛇舌草汤

【组成】白花蛇舌草120 g，生薏苡仁、僵蚕、生牡蛎各30 g，重楼、当归、黄芪各15 g，乳香9 g，没药3 g，蜈蚣10条，香附12 g。

【功效】补气养血，化瘀解毒。

【适应证】外阴癌。

【用法】水煎服，每日1剂。

【方源】上海中医药杂志，1982（8）：14.

选方6：女阴癌方

【组成】龙胆草、柴胡、当归各6 g，栀子、车前子、黄芩各9 g，生地黄15 g，山豆根12 g，白毛藤30 g。

【功效】清热利湿，解毒抗癌。

【适应证】外阴癌。

【用法】水煎服，每日10剂。

【方源】肿瘤病良方1500首

选方7：三黄解毒汤

【组成】黄连、黄芩、黄柏、牡丹皮、赤芍、栀子各9 g，蒲公英、紫花地丁、白花蛇舌草各24 g。

【功效】清热泻火，解毒抗癌。

【适应证】热毒炽盛型外阴癌。

【用法】水煎服，每日1剂。

【方源】肿瘤病良方1 500首

选方8：芎归汤

【组成】当归、川芎、龙胆草各6 g，黄芩、栀子、木通、天花粉、柴胡、泽泻各6 g，金银花、全瓜蒌、石见穿各24 g，白芍12 g，生地黄15 g。

【功效】清肝解郁，利湿解毒。

【适应证】肝经郁热型外阴癌。

【用法】水煎服，每日1剂。

【方源】中医妇科临床精华

二十六、骨、软组织肿瘤用方

骨肿瘤包括原发性骨肿瘤和转移性骨肿瘤两类。原发性骨肿瘤系指发生于骨基本组织及骨附属组织的肿瘤，以良性者居多，预后较好；恶性骨肿瘤病程短，预后差。转移性骨肿瘤系指从他处转移到骨的肿瘤，均为恶性，发病远较原发者为多，常来自乳腺、甲状腺、前列腺、肺、肾等处的肿瘤，是晚期的表现之一。恶性骨肿瘤以骨肉瘤最常见，是指肉瘤性成骨细胞及其产生骨样组织为主要结构的恶性肿瘤，以往称为成骨肉瘤。男性多见，男女之比约2∶1，好发于青少年，10～25岁患者占总病例的75%。好发于长骨两端，尤以股骨下端、胫骨上端最多见，位于股骨者约占50%。骨肉瘤的临床表现主要为疼痛、肿胀、功能障碍。本病相当于中医学的“骨瘤”“骨疽”。骨肉瘤的5年生存率国外为70%～80%，我国为50%左右。

软组织肿瘤是临床常见肿瘤之一，包括黏液腺、纤维、脂肪、骨膜、平滑肌、横纹肌、间皮、血管、淋巴管等组织发生的肿瘤。广义的软组织肿瘤应包括周围神经系统、淋巴网状系统和各脏器的间叶组织肿瘤。软组织良、恶肿瘤之比约5∶1，其中软组织肉瘤占全身所有恶性肿瘤的0.73%～0.81%。男女之比为3∶2，发病高峰年龄在30～50岁，约占儿童全部恶性肿瘤的6.5%。软组织肉瘤对人体危害大，通常生长迅速，体积巨大，浸润和破坏周围正常组织，肿瘤可有坏死、出血和继发感染，常有自行播散，少数亦可经淋巴转移。早期无症状，于四肢和体表可触到肿物，好发部位依次为下肢、躯干、上肢、腹膜后、头颈等。肿瘤增大后出现外周神经压迫痛、麻痹和缺血症状。晚期全身症状则可见体重下降，发热，不适感和伴癌综合征。软组织肉瘤的5年生存率取决于组织学类型和分级程度，脂肪肉瘤约60%，纤维肉瘤约50%，恶性纤维组织细胞瘤约45%，恶性神经纤维瘤约45%，滑膜肉瘤约40%，横纹肌肉瘤约30%。本病相当于中医学的“肉瘤”“血瘤”“筋瘤”“气瘤”“胎瘤”等病。

选方1：骨瘤汤

【组成】菊花9 g，海藻15 g，皂角刺9 g，山慈菇12 g，三棱9 g，莪术6 g，马钱子6 g，山豆根30 g。

【功效】软坚散结。

【适应证】骨肉瘤。

【用法】水煎服，每日1剂。

【方源】山西省中医研究所内科方

选方2：抗瘤汤1

【组成】党参、黄芪、当归尾、赤芍、白术、丹参各9 g，续断、狗脊各12 g，桑寄生30 g，王不留行9 g，海藻12 g，海带12 g，全蝎粉（吞服）4.5 g，地龙粉（吞服）4.5 g，小温中丸（包煎）12 g。

【功效】益气健脾，软坚散结。

【适应证】溶骨性骨肉瘤。

【用法】水煎服，每日1剂。另配二黄丸（0.15 g装）每周吞服1粒。

【方源】上海中医学院附属医院肿瘤小组方

选方3：黄芪海昆汤

【组成】当归15 g，郁金9 g，川楝子5 g，黄芪30 g，党参15 g，白术12 g，金银花30 g，连翘30 g，蒲公英30 g，赤芍12 g，海藻15 g，昆布15 g，陈皮9 g，半夏9 g。

【功效】益气托毒，清热消肿。

【适应证】晚期胶骨肉瘤

【用法】每日1剂，水煎服。

【方源】民间方

选方4：鳖甲凤尾汤

【组成】炙鳖甲24 g，地骨皮12 g，凤尾草24 g，柴胡9 g，龙胆草9 g，夏枯草15 g，板蓝根15 g，漏芦6 g，僵蚕12 g，蝉蜕12 g，地龙12 g，生姜2片。

【功效】软坚化痰，清热解毒。

【适应证】多发性骨血管瘤。

【用法】水煎服，每日1剂。

【方源】民间方

选方5：蛇虫参藤汤

【组成】白花蛇舌草10 g，土鳖虫10 g，当归10 g，徐长卿10 g，蜂房6 g，蜈蚣3 g，党参12 g，黄芪12 g，熟地黄15 g，鸡血藤15 g，乳香9 g，没药9 g，炙甘草6 g。

【功效】益气通络，消肿散结。

【适应证】骨瘤。

【用法】水煎服，每日1剂。

【方源】民间方

选方6：寄生软化汤

【组成】党参12 g，黄芪12 g，当归9 g，白术9 g，木香6 g，续断15 g，狗脊12 g，桑寄生12 g，丹参15 g，王不留行9 g，地龙粉（吞服）9 g，全蝎粉（分吞）6 g，牡蛎30 g，夏枯草12 g，海藻12 g。

【功效】健脾补肾，活血散结。

【适应证】骨肉瘤。

【用法】水煎服，每日1剂。

【方源】民间方

选方7：喜树仙鹤汤

【组成】喜树根10 g，仙鹤草90 g，蛇六谷60 g，白花蛇舌草30 g，半边莲30 g，败酱草10 g，蛇莓15 g，赤芍10 g，大青叶10 g，三棱10 g，莪术10 g，红花10 g，生薏苡仁12 g。

【功效】清热解毒，活血消肿。

【适应证】多发性骨髓瘤。

【用法】水煎服，每日1剂。

【方源】民间方

选方8：天麻消瘤蛋

【组成】天麻9 g，鸭蛋1个。

【功效】化痰散结。

【适应证】骨肉瘤。

【用法】天麻研极细末，鸭蛋放盐水浸泡7日，开一小孔，倒出适量蛋清，再把天麻末倒入蛋内，用麦面和饼将鸭蛋封固，置火炭中煨熟备用。早晨空腹服1个，每日1次，开水送下。

【方源】山东中医学院学报，1985（2）：66.

选方9：白英羊蹄根汤

【组成】寻骨风30 g，白英30 g，羊蹄根30 g，补骨脂15 g。

【功效】补肾强骨，解毒消瘤。

【适应证】骨肉瘤。

【用法】水煎服，每日1剂。

【方源】实用抗癌药物手册

选方10：骨瘤粉

【组成】藁本30 g，川芎30 g，夏枯草60 g，白芷15 g，乳香30 g，薄荷15 g，赤芍30 g，桃仁15 g，当归30 g，没药30 g，红

花30 g，三七30 g。

【功效】活血化瘀，软坚消肿。

【适应证】骨肉瘤。

【用法】上药共研细末，制成内服散剂，每次3 g，每日2次。

【方源】抗癌中草药制剂

选方11：加减阳和汤

【组成】熟地黄30 g，麻黄1.5 g，白芥子6 g，肉桂3 g，生甘草3 g，炮姜1.9 g，鹿角胶10 g，补骨脂20 g，路路通10 g，威灵仙30 g，透骨草15 g，川乌2 g。

【功效】温阳散寒。

【适应证】阳寒凝滞型骨肿瘤初期。

【用法】水煎服，每日1剂。可加服小金丹、西黄丸。

【方源】中医肿瘤学

选方12：解毒化瘀汤

【组成】金银花30 g，蒲公英30 g，黄柏15 g，肿节风30 g，徐长卿20 g，刘寄奴15 g，黄芩10 g，威灵仙30 g，土鳖虫10 g，天花粉20 g，乳香、没药各5 g，当归10 g，透骨草30 g，赤芍10 g，龙葵30 g，生甘草3 g。

【功效】清热解毒，化瘀消瘤。

【适应证】毒热蕴结型骨肉瘤。

【用法】水煎服，每日1剂。

【方源】中医肿瘤学

选方13：滋肾清火汤

【组成】生地黄20 g，山茱萸15 g，女贞子30 g，牡丹皮10 g，骨碎补15 g，补骨脂15 g，透骨草20 g，自然铜10 g，续断15 g，当归15 g，黄柏10 g，肿节风10 g，核桃树枝30 g，寻骨风15 g。

【功效】滋肾清热。

【适应证】肾虚火郁型骨癌晚期。

【用法】水煎服，每日1剂。

【方源】中医肿瘤学

选方14：散结消癌汤

【组成】方一：白蔹60 g，莪术30 g，蒲公英30 g，夏枯草15 g，生牡蛎30 g，制乳香9 g，制没药9 g，薏苡仁30 g，重楼30 g，全蝎9 g，甘草15 g。

方二：全蝎9 g，蜈蚣2条。

【功效】解毒，散结，抗癌。

【适应证】骨转移瘤。

【用法】方一：水煎服，每日1剂；方二：研末分次冲服。

【方源】山东中医杂志，1981（1）：44.

选方15：骨痨散

【组成】黄藤180 g，生川乌、生草乌、生白及、山慈菇、木芙蓉、当归尾、赤芍、红花、制没药各120 g，血竭150 g，麝香6 g，冰片20 g。

【功效】活血化瘀，抗癌消肿。

【适应证】骨巨细胞瘤。

【用法】诸药共为细末，温开水调成糊状，外敷患处，3日换药1次。

【方源】陕西中医，1989（6）：264.

选方16：马钱子散

【组成】制马钱子60 g，当归身、赤芍、制乳香、制没药、丹参、广三七、穿山甲、牛膝各30 g，地龙、血竭、重楼各50 g，土鳖虫20 g，虎骨60 g。（编者按：穿山甲、虎骨已禁用，酌情使用替代品。）

【功效】化瘀强骨，散结消癌。

【适应证】骨巨细胞瘤。

【用法】诸药共研细末，每次1.5～3 g，温开水送服，每日服2次。

【方源】陕西中医，1989（6）：64.

选方17：参芪紫银汤

【组成】黄芪15 g，紫草18 g，忍冬藤15 g，透骨草30 g，川牛膝30 g，伸筋草30 g，野于术10 g，党参10 g，独角莲（研末分3次吞服）4.5 g。

【功效】扶正祛毒。

【适应证】滑膜肉瘤。

【用法】水煎服，每日1剂。肿物溃破者用独角莲30 g加轻粉6 g同研，制成生毒散外敷，每日或隔2～3日换药1次。

【方源】民间方

选方18：加味山土合剂

【组成】山豆根30 g，土茯苓30 g，连翘30 g，大力根15 g，柴胡10 g，土贝母12 g，蜂房30 g，板蓝根30 g，鬼针草30 g，家雀窝胆30 g，夏枯草10 g，玄参30 g。

【功效】行气解郁，清热化痰，散结软坚，活血化瘀。

【适应证】网状细胞肉瘤。

【用法】水煎服，每日1剂。痰多者可加白芥子、僵蚕、胆南星、半夏；气滞明显者加川楝子、香皮；肝火盛者加龙胆草、栀子。

【方源】民间方

选方19：顽固性巨大纤维肉瘤方

【组成】肉桂、丁香、生天南星、山柰各12 g，白川3 g，猪牙皂6 g。

【功效】温里化痰，散结。

【适应证】顽固性巨大纤维肉瘤。

【用法】上药共研细末，以适量食糖加冷开水调成软膏，于局部外敷。

【方源】肿瘤效验良方

选方20：多发性神经纤维瘤方

【组成】半枝莲、六耳铃、野菊花各30 g，当归尾12 g，象皮（先下）、穿山甲各9 g，蜈蚣2条，全蝎6 g。（编者按：穿山甲、象皮已禁用，酌情使用替代品。）

【功效】清热解毒，破瘀散结。

【适应证】适用于多发性神经纤维瘤。

【用法】水煎服，每日1剂。

【方源】肿瘤效验良方

选方21：滑膜肉瘤方

【组成】黄芪、忍冬藤各15 g，透骨草、川牛膝、伸筋草各30 g，白术、党参各10 g，紫草18 g，独角莲4.5 g。

【功效】益气解毒，活血通络。

【适应证】滑膜肉瘤。

【用法】水煎2次，分2～3次服，每日1剂。将方中独角莲研成粉末，分3次用药液冲服。肿物破溃者加用轻粉6 g，独角莲30 g，共研成末外敷（每日或2～3日换药1次）。

【方源】肿瘤效验良方

选方22：多发性脂肪瘤及纤维脂肪瘤方

【组成】夏枯草、海藻、生牡蛎、桑枝各15 g，昆布30 g，橘核、天花粉、天葵子、桃仁、赤芍、丹参、丝瓜络各12 g，川芎、穿山甲各9 g，黄药子、白药子各6 g。（编者按：穿山甲已禁用，酌情使用替代品。）

【功效】软坚散结，抗癌解毒。

【适应证】多发性脂肪瘤及纤维脂肪瘤。

【用法】水煎，煎2次分服，每日1剂。

【方源】肿瘤效验良方

选方23：骨肉瘤方

【组成】熟地黄30 g，鹿角胶（烊冲）9 g，白芥子9 g，麻黄2 g，炮姜2 g，肉桂3 g，酒当归12 g，炮穿山甲9 g，陈皮6 g，醋延胡索12 g，甘草3 g。（编者按：穿山甲已禁用，酌情使用替代品。）

【功效】补肝益肾，祛瘀散结，燥湿化痰，消肿止痛。

【适应证】骨肉瘤。

【用法】水煎2次，早、晚分服，每日1剂。

【方源】中华名医名方薪传：肿瘤

选方24：骶尾骨恶性肿瘤方

【组成】金毛狗脊45 g，骨碎补60 g，甜瓜子90 g，煅自然铜15 g，枸杞子30 g，巴戟天60 g，菟丝子90 g，薏苡仁60 g，白茅根60 g，黄药子60 g，熟地黄30 g，苦参30 g，蛇蜕15 g，续断30 g，制马钱子60 g。

【功效】补肾养肝。

【适应证】骶尾骨恶性肿瘤。

【用法】共研细末，每日服用3次，每次3 g。

【方源】中华名医名方薪传：肿瘤

选方25：腰椎转移性骨瘤方

【组成】海藻15 g，昆布15 g，甘草15 g，夏枯草20 g，半枝莲20 g，土茯苓20 g，党参15 g，黄芪15 g。

【功效】软坚散结，益气解毒。

【适应证】腰椎转移性骨瘤。

【用法】水煎服，每日1剂。

【方源】中华名医名方薪传：肿瘤

选方26：骨软骨瘤方

【组成】补骨脂、杜仲、秦艽、当归各15 g，核桃仁25 g，威灵仙50 g，细辛5 g，川乌5 g，桂枝10 g，木香8 g。

【功效】温通经络，温肾祛寒。

【适应证】骨软骨瘤。

【用法】水煎服，每日1剂。

【方源】中医药验方偏方

选方27：参芪银翘汤

【组成】黄芪30 g，党参15 g，白术12 g，当归15 g，金银花30 g，连翘30 g，蒲公英30 g，赤芍12 g，郁金9 g，海藻15 g，昆布15 g，陈皮9 g，半夏9 g。

【功效】益气托毒，清热消瘀，软坚化痰。

【适应证】臀部脂肪肉瘤。

【用法】水煎服。

【方源】河南洛阳医专附属医院林芹壁方

选方28：参芪蛇舌汤

【组成】黄芪15 g，党参15 g，白术15 g，熟地黄15 g，枸杞子15 g，山药15 g，天冬15 g，茯苓12 g，甘草4.5 g，何首乌9 g，黄精9 g，白花蛇舌草30 g，木香4.5 g，大枣5枚。

【功效】益气养血，补益肝肾，清热解毒。

【适应证】纤维肉瘤。

【用法】水煎服。

【方源】福建省福州市第一人民医院方

选方29：治溶骨性肉瘤方

【组成】党参9 g，黄芪9 g，当归尾9 g，赤芍9 g，白术9 g，续断12.5 g，桑寄生31 g，王不留行9 g，牡蛎31 g，夏枯草12.5 g，陈皮6 g，木香5 g，海藻、海带（包煎）各12.5 g。

【功效】补益气血，化瘀消坚。

【适应证】溶骨性肉瘤。

【用法】水煎服。同时，加服二黄丸（五粒装），每周吞服1粒。

【方源】上海中医学院附属曙光医院方（方名编者注）

选方30：治骨细胞瘤方

【组成】内服方：延胡索、乳香、没药、丹参、红花、刘寄奴、牛膝、续断、益母草各9 g，苏木、血竭各6 g，土鳖虫3 g。

外敷方：当归12.5 g，赤芍、儿茶、雄黄、刘寄奴、血竭各9 g，乳香、没药各6 g，藏红花2 g，冰片3 g，麝香0.15 g。

【功效】益气补肾，活血止痛。

【适应证】骨巨细胞瘤。

【用法】内服方水煎服。外敷方研末调敷患处，3日1换，取下稍加新药重新再敷。

【方源】湖南省中医药研究所方（方名编者注）

选方31：加味阳和汤

【组成】熟地黄30 g，肉桂3 g，鹿角胶10 g，麻黄1.5 g，白芥子6 g，炮姜1.5 g，生甘草3 g，威灵仙30 g，补骨脂20 g，透骨草15 g，路路通10 g，川乌2 g，草乌2 g。

【功效】温阳开凝，通络化滞。

【适应证】阴寒凝滞之骨肉瘤。

【用法】水煎服。

【方源】中医肿瘤学

选方32：芩枸龙蔗汤

【组成】肿节风30 g，龙葵30 g，忍冬藤30 g，蒲公英30 g，威灵仙30 g，透骨草30 g，徐长卿20 g，天花粉20 g，黄柏15 g，刘寄奴15 g，黄芩10 g，土鳖虫10 g，赤芍10 g，乳香5 g，没药5 g，生甘草3 g。

【功效】清热解毒，化瘀散结。

【适应证】毒热蕴结之骨肉瘤。

【用法】水煎服。

【方源】中医肿瘤学

选方33：四骨汤

【组成】肿节风30 g，核桃树枝30 g，女贞子30 g，透骨草20 g，生地黄20 g，补骨脂15 g，山茱萸15 g，骨碎补15 g，续断15 g，寻骨风15 g，当归15 g，自然铜10 g，牡丹皮10 g，黄柏10 g，知母10 g。

【功效】滋肾填髓，降火解毒。

【适应证】肾虚火郁之骨肉瘤。

【用法】水煎服。

【方源】中医肿瘤学

选方34：龟龙双枝汤

【组成】方一：青蒿10 g，桑枝12 g，桂枝6 g，续断10 g，木瓜10 g，伸筋草10 g，秦艽10 g，当归10 g，川芎10 g，龟板12 g，甘草10 g，龙葵12 g，猪殃殃12 g，骨碎补15 g，地骨皮12 g，银柴胡10 g，喜树10 g，半枝莲15 g，半夏12 g，白花蛇舌草15 g。

方二：梨树叶10 kg，桃树叶10 kg，搜山虎10 kg，见肿消2 kg，透骨草2 kg，骨碎补2 kg，三颗针5 kg，王不留行、冰片各5 g。

【功效】清热解毒，祛瘀消肿。

【适应证】尤因肉瘤。

【用法】方一水煎服。方二外敷。

【方源】湖南省邵阳市中医院截求义方

选方35：补骨当辛汤

【组成】补骨脂15 g，杜仲15 g，核桃仁25 g，威灵仙50 g，秦艽15 g，细辛5 g，川乌5 g，桂枝10 g，当归15 g，木香8 g。

【功效】温经通络，温肾祛寒。

【适应证】骨软骨瘤。

【用法】水煎服。

【方源】民间方

选方36：加减身痛逐瘀汤

【组成】桃仁10 g，红花10 g，当归15 g，川芎10 g，补骨脂12 g，透骨草12 g，制乳香5 g，制没药15 g，五灵脂12 g，蒲黄12 g，土鳖虫12 g，赤芍15 g，路路通15 g，威灵仙12 g。

【功效】活血化瘀，通络止痛。

【适应证】骨肉瘤疼痛瘀血内阻者。

【用法】水煎服，分2次（早、晚）服，每日1剂。胸胁满闷不舒者，加醋香附12 g，郁金15 g，醋青皮12 g；肿块质地坚硬不消者，加穿山甲15 g，石见穿15 g，僵蚕15 g。（编者按：穿山甲已禁用，酌情使用替代品。）

【方源】癌痛的中西医最新疗法

选方37：寄生软化汤

【组成】党参12 g，黄芪12 g，白术9 g，木香6 g，续断15 g，狗脊12 g，桑寄生12 g，丹参15 g，当归9 g，王不留行9 g，地龙粉（分吞）9 g，全蝎粉（分吞）4.5 g，牡蛎30 g，夏枯草12 g，海藻12 g。

【功效】健脾补肾，活血消肿，攻坚散结。

【适应证】骨肉瘤。

【用法】水煎服，每日1剂。

【方源】民间方

选方38：健脾益肾汤

【组成】山药12 g，生薏苡仁24 g，熟薏苡仁24 g，山茱萸9 g，桑寄生24 g，淫羊藿9 g，白芍9 g，川牛膝9 g，牛黄醒消丸（分吞）3 g，六味地黄丸（分吞）12 g。

【功效】健脾益肾，活血消肿。

【适应证】骶尾部脊索瘤。

【用法】水煎服，每日1剂。小金片9～12片，每日分3次服。

【方源】民间方

选方39：三骨汤

【组成】补骨脂30 g，骨碎补30 g，寻骨风30 g。

【功效】补骨，生髓，抗癌。

【适应证】骨肉瘤。

【用法】水煎服，分2次口服，每日1剂。

【方源】抗癌中药

选方40：抗癌片+散血膏

【组成】抗癌片：丹药（见制用法）30 g，琥珀30 g，山慈菇30 g，白及30 g，山药30 g，三七60 g，牛黄18 g，黄连15 g，黄芩15 g，黄柏15 g，陈皮6 g，川贝母6 g，郁金6 g，桑椹9 g，甘草 9 g，金银花9 g，黄芪9 g，蕲蛇9 g，犀角0.9 g。（编者按：犀角已禁用，可以用水牛角代替。）

散血膏（外用）：天南星9 g，防风9 g，白芷9 g，柴胡9 g，土鳖虫9 g，自然铜9 g，桑白皮9 g，升麻6 g，猴骨18 g，龙骨

18 g，桂皮18 g，细辛7.5 g，荆芥7.5 g，当归7.5 g，甘草7.5 g，牡丹皮21 g，续断10.5 g，风藤12 g，黄芪39 g，附子15 g，遍地红15 g，过山龙15 g，红丹500 g，香油1 000 mL。（编者按：猴骨已禁用，酌情使用替代品。）

【功效】清热，解毒，抗癌。

【适应证】溶骨性骨肉瘤。

【用法】抗癌片：诸药共为片，制成10 000片，每次1片，每日3次，连服1个月后停药1周，4 ~ 6个月为1个疗程。

散血膏：先将香油置火上煎熬，后加诸药（除红丹）煎枯去之，最后再加入红丹搅为黏稠状，离火，待温度下降后，涂牛皮纸上，外用。

丹药制用法：明矾60 g，芒硝60 g，水银60 g，煅皂矾30 g，朱砂15 g。将上药共研细末，以不见水银为度。放入生铁锅内用大瓷碗覆盖，碗上加压，碗缝以石膏粉严封。先文火后武火，炼制3小时，离火待冷，揭开碗盖，碗上附着粉末即为丹药，以红而亮者为上，置阴湿处1 ~ 3个月，以去火毒。（编者按：水银大毒，不宜内服。）

制作抗癌片时，可先与牛黄、三七、琥珀捣和，再以黄连、黄柏、黄芩、陈皮、川贝母等药粉为赋形剂，制成片，每片含丹药0.003 g，晾干收储备用。

【方源】江西省井冈山专区人民医院方

选方41：骨瘤汤

【组成】菊花9 g，海藻15 g，皂角刺 9 g，山慈菇12 g，三棱9 g，莪术6 g，马钱子6 g，山豆根30 g。

【功效】软坚散结。

【适应证】骨肉瘤。

【用法】水煎服，每日1剂。

【方源】山西省中医研究所内科方

选方42：抗瘤汤

【组成】党参9 g，黄芪9 g，当归尾9 g，赤芍9 g，白术9 g，丹参9 g，续断12 g，狗脊12 g，桑寄生30 g，王不留行9 g，牡蛎30 g，夏枯草12 g，陈皮6 g，木香4.5 g，海藻12 g，海带12 g，炙甘草6 g，全蝎粉（吞服）4.5 g，地龙粉（吞服）4.5 g，小温中丸（包煎）12 g。

【功效】益气健脾，软坚散结。

【适应证】溶骨性骨肉瘤。

【用法】水煎服。每日1剂。另配二黄丸（0.15 g装）每周吞服1粒。

【方源】上海中医学院附属曙光医院肿瘤小组方

选方43：腹膜间皮瘤方

【组成】制鳖甲60 g，海藻60 g，丹参60 g，牡蛎60 g，穿山甲45 g，全蝎30 g，蜂房30 g，木香24 g，红花15 g。（编者按：穿山甲已禁用，酌情使用替代品。）

【功效】活血行气，软坚散结。

【适应证】腹膜间皮瘤。

【用法】水煎2次分服，每日1剂。同时配合针灸，主穴：章门（双）、痞根（双）；配穴：胸背部反应点、内关（双）、足三里（双）。

【方源】经验方

选方44：骨肿瘤化疗后方

【组成】黄芪30 g，党参30 g，补骨脂15 g，鸡血藤15 g，熟地黄15 g，当归15 g，枸杞子15 g，炙甘草6 g。

【功效】健脾补肾。

【适应证】恶性骨肿瘤化疗后骨髓抑制。

【用法】每日1剂，水煎至400 mL，分2次各服200 mL，连续服用7日为1个疗程。

【方源】中医正骨，2021，4（33）：38–42.

选方45：消痛方

【组成】百合、石斛、大青叶各30 g，石菖蒲、穿山甲各15 g，延胡索、徐长卿各20 g，丁香、天南星、乌药各10 g。（编者按：穿山甲已禁用，酌情使用替代品。）

【功效】活血养阴，理气止痛。

【适应证】肿瘤骨转移癌疼痛。

【用法】水煎服。

【方源】四川中医，2003（12）：46.

选方46：经方之加味小建中汤

【组成】桂枝、延胡索、甘草各10 g，白芍、丹参各15 g，生姜、山药各20 g。

【功效】温中补虚，和中缓急。

【适应证】虚寒型癌症腹痛。

【用法】水煎服。

【方源】实用中医药杂志，2000，16（12）：17.

选方47：加味桃红四物汤

【组成】当归15 g，赤芍15 g，川芎15 g，熟地黄12 g，丹参15 g，延胡索15 g，三七粉（冲服）3 g，乳香12 g，没药12 g，桃仁10 g，红花10 g，补骨脂15 g，骨碎补15 g。

【功效】活血化瘀，行气止痛。

【适应证】骨转移癌痛。

【用法】每日1剂，水煎至300 mL，口服。

【方源】科学技术与工程，2011，28（11）：6940–6943.

二十七、多发性骨髓瘤用方

多发性骨髓瘤属于浆细胞肿瘤，为浆细胞异常增生的恶性肿瘤，欧美国家发病率为0.02/10万～0.096/10万，我国的发病率为0.003/10万。中年人、老年人，以及男性高发。常见临床表现为骨痛、骨折、邻近骨的软组织肿物、贫血、晚期出血、反复感染以及肾损害，如多尿、蛋白尿，重者肾功能衰竭。并发症有：①高血钙。纳差、恶心、呕吐、烦渴、多尿、心律失常、头痛、嗜睡乃至昏迷。②高黏滞性综合征。头昏、眼花、视力障碍、手足麻木、大脑及心功能障碍。③淀粉样变。巨舌，腮腺肿大，皮肤苔藓样变，心、肝、肾受累症状。④髓外侵犯症状。迄今无被根治病例。其中位生存期Ⅰ期为60个月以上，Ⅱ期为40个月，Ⅲ期为23个月。肾功能衰竭、感染为致死并发症。本病相当于中医学的“骨疽”“骨痹”“虚劳”等病。

选方1：蜈蚣生脉饮

【组成】党参15～30 g，五味子10 g，麦冬、何首乌、桑寄生、女贞子各15 g，牛膝、丹参、墨旱莲、鸡血藤各15～20 g，杜仲、续断、天麻各15 g，全蝎6 g，蜈蚣2条，杭白芍15～25 g，甘草6～30 g。

【功效】益气养阴。

【适应证】多发性骨髓瘤。

【用法】水煎服，每日1剂。

【方源】江苏中医，1989（12）：47.

选方2：喜树六谷汤

【组成】仙鹤草60～90 g，白花蛇舌草、半边莲、半枝莲各15～30 g，喜树根、败酱草根、蛇莓、白毛藤、大青叶、京三棱、莪术、赤芍、红花各10 g，薏苡仁10～12 g，蛇六谷6 g。

【功效】清热解毒，活血化瘀。

【适应证】多发性骨髓瘤。

【用法】水煎服，每日1剂。化疗期间可不停服。实验室指标恢复正常，改1周服3剂，巩固疗效。阴虚阳亢，湿热内蕴者加黄芩、黄柏、知母、牡丹皮、生地黄各10 g，山栀6～9 g，玉竹12 g；恶心、呕吐、纳呆者可加陈皮、姜半夏、竹茹各6 g，鸡内金10 g，山楂6～9 g；正气虚者加黄芪10～30 g，党参10～15 g，当归、生地黄、熟地黄、黄精各10 g。

【方源】中国中西医杂志，1987，7（12）：742.

选方3：多发性骨髓瘤方

【组成】柴胡、龙胆草各9 g，夏枯草、板蓝根各15 g，炙鳖甲、凤尾草各24 g，地骨皮、蝉蜕、地龙各12 g，漏芦6 g，僵蚕2 g，生姜2片。

【功效】清热解毒，软坚散结。

【适应证】多发性骨髓瘤。

【用法】水煎服，分2次服用，每日1剂。

【方源】肿瘤效验良方

选方4：骨恶性巨细胞瘤方

【组成】夏枯草、海藻、昆布、沙参各300 g，石斛、牡蛎、骨碎补、当归、熟地黄、女贞子、蒺藜、续断、何首乌各200 g，土鳖虫、丹参各150 g，鳖甲、秦艽、橘络、木瓜、黄精各100 g，姜黄、三棱、莪术各40 g，血竭50 g，乳香、没药各55 g，忍冬藤310 g。

【功效】活血解毒，化瘀散结。

【适应证】骨恶性巨细胞瘤。

【用法】上药加蜂蜜熬成膏。另有猴骨、虎骨、野牛腿适量捣碎久煎，取其浓汁掺入膏内，每日服3 次，每次服15～

25 mL。（编者按：猴骨、虎骨已禁用，酌情使用替代品。）

【方源】肿瘤效验良方

选方5：白蔹鸡血藤方

【组成】生地黄、熟地黄各15 g，山药12 g，茯苓12 g，女贞子30 g，菟丝子30 g，牡丹皮12 g，赤芍、白芍各12 g，延胡索9 g，白蔹30 g，莪术15 g，蒲公英30 g，鸡血藤18 g，甘草9 g。

【功效】滋补肝肾，活血化瘀。

【适应证】多发性骨髓瘤。

【用法】水煎服，每日1剂。

【方源】中国中西医结合杂志，1986，6（9）：552.

选方6：桃红坤草汤

【组成】丹参、赤芍、穿山甲、续断各15 g，桃仁、红花、地龙、天南星各9 g，补骨脂10 g，夏枯草、半枝莲、白花蛇舌草、益母草各30 g。（编者按：穿山甲已禁用，酌情使用替代品。）

【功效】活血，化瘀，解毒。

【适应证】多发性骨髓瘤。

【用法】水煎服，每日1剂。

【方源】辽宁中医杂志，1986（12）：19.

选方7：银翘白虎合犀角地黄汤

【组成】金银花、连翘、石膏、知母、粳米、芦根、白花蛇舌草、蒲公英各30 g，犀角30 g，生地黄24 g，白芍12 g，牡丹皮9 g。（编者按：犀角已禁用，可以用水牛角代替。）

【功效】清热，养阴，解毒。

【适应证】热毒炽盛型多发性骨髓瘤。

【用法】水煎服，每日1剂。

【方源】辽宁中医杂志，1986（12）：19.

选方8：黄芪蒺藜汤

【组成】北沙参、黄芪各30 g，续断、狗脊、枸杞子各12 g，生地黄、熟地黄、石斛、麦冬、补骨脂、白蒺藜各15 g。

【功效】益气养阴，滋补肝肾。

【适应证】多发性骨髓瘤。

【用法】水煎服，每日1剂。

【方源】辽宁中医杂志，1986（12）：19.

选方9：骨尤文肉瘤方

【组成】青蒿、续断、木瓜、伸筋草、秦艽、当归、川芎、甘草、白毛藤、银柴胡、喜树根各10 g，桑枝、皂角刺、龟板、龙葵、猪殃殃、地骨皮、夏枯草各12 g，桂枝6 g，骨碎补、半枝莲、白花蛇舌草各15 g。

【功效】清热解毒，软坚通络。

【适应证】骨尤文肉瘤。

【用法】水煎服，每日1剂。

【方源】肿瘤效验良方

选方10：肿瘤骨转移方

【组成】土鳖虫、蕲蛇、当归、徐长卿各10 g，蜂房、炙甘草各6 g，蜈蚣3 g，党参、黄芪各12 g，熟地黄、鸡血藤各15 g，乳香、没药各9 g。

【功效】化瘀通络，益气补血，祛风解毒。

【适应证】肿瘤骨转移。

【用法】水煎服，每日1剂。

【方源】中华名医名方薪传：肿瘤

选方11：蘑菇抗癌方

【组成】蘑菇、豆腐（或火腿）、油、盐各适量。

【功效】扶正抗癌。

【适应证】适用于癌症的辅助疗法。

【用法】蘑菇洗净，豆腐（或火腿）切成小块，加水共煮，熟后再放油、盐等调料。每次吃小半碗，每日2次。

【方源】中国名老中医偏方大全

选方12：加减增效减毒汤

【组成】太子参15 g，白术10 g，黄芪30 g，当归10 g，鸡血藤15 g，天冬10 g，天花粉10 g，枸杞子10 g，女贞子10 g，红花6 g，地龙10 g，牡丹皮10 g，知母10 g。

【功效】滋阴清热，益气养血。

【适应证】多发性骨髓瘤放疗后。

【用法】水煎，分2次（早、晚）服，每日1剂。

【方源】临床肿瘤综合治疗大全

选方13：喜树仙鹤汤

【组成】喜树根10 g，仙鹤草90 g，蛇六谷60 g，白花蛇舌草30 g，半边莲30 g，败酱草根10 g，蛇莓10 g，白毛藤10 g，大青叶10 g，三棱10 g，莪术10 g，赤芍10 g，红花10 g，生薏苡仁12 g。

【功效】清热解毒，活血消肿。

【适应证】多发性骨髓瘤。

【用法】水煎服，每日1剂。阴虚阳亢，湿热内蕴者加黄芪10 g，黄柏10 g，知母10 g，牡丹皮10 g，生地黄10 g，栀子9 g，玉竹12 g；胃失和降者加陈皮6 g，姜半夏6 g，竹茹6 g，鸡内金10 g，山楂9 g；气血两虚者加黄芪30 g，党参15 g，当归10 g，生地黄10 g，熟地黄10 g，黄精10 g。

【方源】民间方

选方14：芪地莲花汤治疗多发性骨髓瘤验方

【组成】黄芪40 g，白花蛇舌草30 g，半枝莲30 g，熟地黄20 g，黄精20 g，当归15 g，党参20 g，土茯苓15 g，续断15 g，狗脊15 g，菟丝子15 g，红花15 g，桃仁10 g，青黛10 g，陈皮10 g，甘草15 g。

【功效】益气补肾，补血益精，解毒凉血，活血化瘀，通脉。

【适应证】多发性骨髓瘤。

【用法】每日1剂，加水1 000 mL煎至300 mL，分早、晚各温服150 mL，连续服用1个月为1个疗程，共治疗2个疗程。肾阴虚者，加龟甲20 g，女贞子20 g，墨旱莲20 g；肾阳虚者，加巴戟天20 g，杜仲20 g；恶心呕吐者，加姜竹茹15 g，半夏15 g，陈皮15 g；高热者，加大青叶30 g，金银花20 g，连翘20 g，柴胡15 g；两肋疼痛者，加川楝子15 g，延胡索10 g；出血者，加仙鹤草30 g，侧柏叶15 g，三七粉（冲服）10 g。

【方源】中国中医药科技，2019，26（5）：702–704.

选方15：身痛逐瘀汤合涤痰汤治疗多发性骨髓瘤验方

【组成】黄芪40 g，白花蛇舌草30 g，半枝莲30 g，熟地黄20 g，黄精20 g，当归15 g，党参20 g，土茯苓15 g，续断15 g，狗脊15 g，菟丝子15 g，红花15 g，桃仁10 g，青黛10 g，陈皮10 g，甘草15 g。

【功效】化瘀逐痰，通络止痛。

【适应证】多发性骨髓瘤。

【用法】水煎至150 mL，每日服用2次，连续服用21日为1个疗程，共2个疗程。

【方源】中国中医药现代远程教育，2021，19（2）：117–119.

选方16：潘铭身痛逐瘀汤治疗多发性骨髓瘤验方

【组成】秦艽10 g，羌活15 g，川芎10 g，当归18 g，桃仁10 g，红花6 g，香附子10 g，没药6 g，五灵脂10 g，地龙10 g，牛膝10 g，半枝莲15 g，柴胡10 g，郁金15 g，甘草6 g。

【功效】理气活血，化瘀止痛。

【适应证】多发性骨髓瘤。

【用法】每日1剂，水煎，分2次温服。

【方源】中医药学报，2008，36（1）：72–74.

选方17：犀角地黄汤合白虎汤治疗多发性骨髓瘤验方

【组成】水牛角30～60 g，生地黄30 g，赤芍10 g，牡丹皮10 g，川黄连6 g，栀子10 g，生石膏30 g，金银花15 g，蒲公英15 g，玄参15 g，紫草10 g，知母10 g，甘草6 g，淡竹叶3 g。（编者按：犀角已禁用，原方作者已用水牛角替代犀角。）

【功效】清热解毒，凉血消瘀。

【适应证】多发性骨髓瘤。

【用法】每日1剂，水煎，分2次温服。

【方源】中医药学报，2008，36（1）：72–74.

选方18：柴平汤治疗多发性骨髓瘤验方

【组成】柴胡10 g，党参15 g，黄芩10 g，法半夏10 g，厚朴10 g，苍术10 g，陈皮10 g，薏苡仁24 g，焦三仙各10 g，竹茹10 g，白扁豆10 g，山药20 g，甘草3 g，生姜3 g，大枣4枚。

【功效】健脾和胃，化痰利湿。

【适应证】多发性骨髓瘤。

【用法】每日1剂，水煎，分2次温服。

【方源】中医药学报，2008，36（1）：72–74.

选方19：黑归脾汤治疗多发性骨髓瘤验方

【组成】生地黄20 g，熟地黄30 g，炒白术10 g，当归10 g，茯苓10 g，酸枣仁15 g，龙眼肉10 g，仙茅15 g，仙鹤草15 g，女贞子15 g，阿胶（烊化）10 g，鹿角胶（烊化）10 g，炙甘草6 g。

【功效】益气补血，化瘀散结。

【适应证】多发性骨髓瘤。

【用法】每日1剂，水煎，分2次温服。

【方源】中医药学报，2008，36（1）：72–74.

选方20：一贯煎合三才封髓丹治疗多发性骨髓瘤验方

【组成】生地黄30 g，太子参30 g，麦冬10 g，枸杞子10 g，当归15 g，熟地黄30 g，川楝子10 g，天冬10 g，知母10 g，黄柏10 g，砂仁6 g，墨旱莲15 g，半枝莲15 g，石见穿15 g。

【功效】滋养肝肾，清热解毒。

【适应证】多发性骨髓瘤。

【用法】每日1剂，水煎，分2次温服。

【方源】中医药学报，2008，36（1）：72–74.

选方21：虎潜丸合独活寄生汤治疗多发性骨髓瘤验方

【组成】白毛牛骨（先熬制成汤）1 000 g，陈皮10 g，锁阳15 g，龟甲10 g，干姜6 g，知母10 g，独活15 g，桑寄生15 g，秦艽10 g，细辛6 g，川芎10 g，当归10 g，熟地黄30 g，白芍15 g，桂枝6 g，焦杜仲15 g，牛膝15 g，川续断15 g，黄芪30 g。

【功效】温肾健脾，强筋健骨。

【适应证】多发性骨髓瘤。

【用法】每日1剂，水煎，分2次温服。

【方源】中医药学报，2008，36（1）：72–74.

选方22：益肾活血法治疗多发性骨髓瘤验方

【组成】龟甲15 g，熟地黄15 g，补骨脂15 g，当归10 g，川芎10 g，覆盆子10 g，菟丝子10 g，鹿角胶（烊化）10 g，续断12 g，何首乌12 g，黄芪20 g，没药3 g，三七8 g。

【功效】补肾活血，通络止痛。

【适应证】多发性骨髓瘤。

【用法】每日1剂，水煎服，连续服用1个月为1个疗程，连续服用6个疗程。

【方源】辽宁中医杂志，2007，34（4）：462-463.

选方23：补肾通络法治疗多发性骨髓瘤验方

【组成】熟地黄10 g，杜仲12 g，续断15 g，桑寄生15 g，金毛狗脊20 g，山茱萸10 g，络石藤25 g，白附子9 g，制天南星10 g，炮穿山甲10 g，炙僵蚕10 g。（编者按：穿山甲已禁用，酌情使用替代品。）

【功效】补肾通络。

【适应证】多发性骨髓瘤。

【用法】每日1剂，水煎，分2次温服。

【方源】江苏中医药，2008，40（9）：38-39.

选方24：补肾解毒化瘀法治疗多发性骨髓瘤验方

【组成】生地黄15 g，山茱萸20 g，卷柏15 g，何首乌20 g，菟丝子15 g，杜仲15 g，淫羊藿15 g，黄芪20 g，白芍20 g，白花蛇舌草20 g，半枝莲20 g，猫爪草15 g，山慈菇15 g，莪术10 g，水蛭3 g，桃仁10 g，红花5 g，佛手6 g。

【功效】补肾，解毒，化瘀。

【适应证】多发性骨髓瘤。

【用法】每日1剂，水煎，分2次温服。

【方源】安徽医药，2006，10（12）：915-916.

选方25：滋肾活血解毒法治疗多发性骨髓瘤验方

【组成】生地黄、枸杞子、女贞子、菟丝子各18 g，茯苓、丹参、牛膝、泽兰各15 g，杜仲、续断、牡丹皮各12 g，白花蛇舌草、茯苓皮各24 g，蜈蚣2条，全蝎6 g，甘草6 g。

【功效】滋肾，活血，解毒。

【适应证】多发性骨髓瘤。

【用法】每日1剂，水煎，分2次温服，化疗全程服用。

【方源】中医药临床杂志，2010，22（5）：395-396.

选方26：益肾化瘀法治疗多发性骨髓瘤验方

【组成】生地黄、熟地黄各30 g，山茱萸15 g，菟丝子20 g，生黄芪30 g，杜仲10 g，续断10 g，仙鹤草30 g，虎杖30 g，全蝎10 g，桃仁10 g，红花10 g，枳壳10 g。

【功效】益肾，化瘀，解毒。

【适应证】多发性骨髓瘤。

【用法】每日1剂，水煎，分2次温服。腰腿痛甚者，加伸筋草20 g、牛膝10 g。

【方源】现代中西医结合杂志，2003，12（19）：2056-2057.

选方27：补肾活血法治疗多发性骨髓瘤验方

【组成】龟甲、熟地黄、补骨脂各15 g，当归、川芎、覆盆子、菟丝子、鹿角胶（烊化）各10 g，续断、何首乌各12 g，黄芪20 g，没药3 g，三七8 g。

【功效】补肾，活血，解毒。

【适应证】多发性骨髓瘤。

【用法】每日1剂，水煎，化疗开始时同时服用，连续服用48日为1个疗程。

【方源】新中医，2006，38（8）：24-25.

选方28：扶正祛邪法治疗多发性骨髓瘤验方

【组成】黄芪20 g，当归12 g，熟地黄15 g，肉苁蓉12 g，龟甲15 g，补骨脂15 g，川芎10 g，覆盆子10 g，菟丝子10 g，鹿角胶（烊化）10 g，续断12 g，何首乌12 g，没药3 g，三七8 g，仙鹤草20 g，白花蛇舌草15 g，半边莲15 g，生地黄12 g，麦冬12 g，白术10 g，炒山楂9 g，炒神曲9 g。

【功效】补气，益肾，解毒，活血，化瘀。

【适应证】多发性骨髓瘤。

【用法】每日1剂，水煎服，连续服用4周为1个疗程。

【方源】浙江临床医学，2011，13（5）：524-525.

选方29：甲骨汤合消瘤丸治骨转移癌验方

【组成】甲骨汤组成为炙龟甲10 g，炙鳖甲30 g，炮穿山甲10 g，煅牡蛎（先煎）10 g，骨碎补10 g，地骨皮15 g，寻骨风30 g，杜仲10 g，山茱萸10 g，五加皮10 g，薜荔果15 g。（编者按：穿山甲已禁用，酌情使用替代品。）

消瘤丸主要成分为蜈蚣、全蝎、水蛭、斑蝥等虫类药，磨粉后与抗癌中草药水煎取汁制备成浓缩丸。

【功效】益肾壮骨，解毒散结。

【适应证】骨转移癌。

【用法】甲骨汤每日1剂，水煎，分3次服用；消瘤丸口服，每次6 g，每日3次。

【方源】南京中医药大学学报，1997，13（4）：239-240.

选方30：自拟骨痛方治骨转移癌验方

【组成】清炙黄芪20 g，党参15 g，炒白术15 g，当归15 g，川芎15 g，浙贝母12 g，法半夏10 g，补骨脂15 g，骨碎补15 g，白花蛇舌草30 g，龙葵20 g，延胡索15 g，全蝎5 g，蜈蚣3 g，炙甘草5 g。

【功效】益气养血，补肾壮骨，活血通络，止痛。

【适应证】骨转移癌。

【用法】每日1剂，水煎，分2次服用，连续服用28日为1个疗程，连服14日评价疗效。

【方源】中国中医药科技，2013，20（2）：204.

选方31：身痛逐瘀汤合涤痰汤治多发性骨髓瘤方

【组成】川芎15 g，桃仁10 g，红花10 g，秦艽10 g，羌活10 g，牛膝10 g，桑寄生10 g，杜仲10 g，地龙10 g，茯苓10 g，姜半夏10 g，陈皮10 g，枳实10 g，香附10 g，当归10 g，石菖蒲10 g，甘草5 g。

【功效】化瘀逐痰，通络止痛。

【适应证】多发性骨髓瘤。

【用法】每日1剂，水煎至300 mL，分早、晚2次温服。

【方源】中国中医药现代远程教育，2021，19（2）：117-119.

选方32：扶正解毒散治骨癌验方

【组成】麦冬、生地黄、玄参、女贞子、黄芪、太子参、石上柏、白花蛇舌草。

【功效】扶正祛邪，解毒排毒。

【适应证】骨肿瘤。

【用法】每日1剂，水煎，分2次服用。

【方源】青岛医药卫生，2016，48（5）：371-353.

选方33：芪黄蠲痛汤治骨癌验方

【组成】黄芪20 g，姜黄10 g，桑寄生15 g，白术15 g，桂枝9 g，延胡索10 g，五灵脂9 g，防风9 g，秦艽9 g，桑枝9 g，当归10 g，莪术10 g，生地黄9 g，白芍9 g，甘草5 g。

【功效】补脾肾，益气血，温经脉，活血络，祛风湿，止痹痛。

【适应证】骨癌。

【用法】每日1剂，水煎至300 mL，分早、晚2次服用。

【方源】中国中医药科技，2017，24（2）：231–232.

二十八、皮肤癌用方

皮肤癌是发生于被覆体表的皮肤和皮肤附属器的恶性肿瘤，可分为原位癌、鳞状细胞癌和基底细胞癌3种。老年人多见，男女之比为2∶1。好发于鼻、唇、颞、颊、头皮及龟头等部位，转移较慢。鳞状细胞癌其临床表现初期为皮肤之疣状角化斑，边缘颇硬，呈暗红色，中央部有时可见痂皮，基底部粘连，不易剥离，为淡红色或黄色的小结节，表面顶端角化层脱落后破溃，形成溃疡，露出渗液或渗血的糜烂面，底部高低不平，坚硬而脆，触之易出血，并有恶臭性分泌物，常呈乳头状或菜花状；基底细胞癌，初起为粉红色或淡黄色微透明的小结节，如针尖到黄豆大，略高出于皮肤表面，或其旁有再生小结节，融合成盘形斑块，经过反复结痂脱屑，中央部发生侵蚀性溃疡，溃疡面扁平坚硬呈珍珠样外观，边缘参差不齐，并向内卷而隆起。类似于中医学的“癌疮”“翻花疮”“恶疮”“石疔”“黑疔”等范畴。

选方1：胡氏皮肤癌方

【组成】黄芪30 g，太子参15 g，白术10 g，百合20 g，赤芍10 g，当归12 g，野菊花9 g，蒲公英25 g，白花蛇舌草30 g，乳香9 g，没药9 g。

【功效】益气活血，清热解毒。

【适应证】正虚邪盛之皮肤癌。

【用法】水煎2次，早、晚分服，每日1剂。清热解毒加金银花30 g，石斛12 g；除湿理气加茯苓12 g，厚朴9 g，大腹皮9 g；芳香健脾加砂仁6 g，陈皮10 g。

【方源】中医杂志，1982（10）：16.

选方2：五虎丹

【组成】水银、白矾、青矾、芒硝各180 g，食盐90 g。（编者按：水银大毒，不宜内服。）

【功效】燥湿解毒。

【适应证】皮肤癌。

【用法】烧炼降丹成白色结晶，外敷适量。

【方源】湖南医药杂志，1976（1）：32.

选方3：枯矾散

【组成】煅白矾30 g，黄柏粉10 g，煅石膏20 g，黄升丹10 g。

【功效】清热，燥湿，除毒。

【适应证】皮肤鳞状上皮细胞癌。

【用法】共研细末，用熟菜油调成糊状外敷，每日2次，并停用其他药物。

【方源】陕西中医，1984，5（4）：17.

选方4：活血解毒方

【组成】丹参、赤芍、桃仁、当归、干蟾皮、泽泻、僵蚕各9 g，川芎4.5 g，蒲公英30 g，茯苓皮12 g，甘草4.5 g，三七粉（吞服）1 g。

【功效】活血化瘀，利湿解毒，佐散风。

【适应证】鳞状上皮细胞癌。

【用法】水煎服，每日1剂，同时配合金黄膏、桃花散外用。

【方源】上海中医药杂志，1981（7）：32.

选方5：羊蹄浸出液

【组成】羊蹄。

【功效】清热解毒。

【适应证】皮肤癌。

【用法】羊蹄浸泡，以浸出液湿润绷带，以此绷带包扎患处，每日2次。

【方源】肿瘤病良方1 500首

选方6：五烟丹

【组成】胆石、磁石、丹砂、白矾、雄黄各30 g。

【功效】解毒攻毒，蚀疮去腐拔毒。

【适应证】皮肤肿瘤。

【用法】用升华法煅烧72小时方得。根据肿瘤的部位、形态、大小的不同，而采用不同的上药方式。如肿瘤根大而扁平者，可由顶部开始上药，层层吞包蚀；如肿瘤高大而根小者，可采用基底围蚀；如肿瘤坏死液化者，可用药线插入坏死组织中，逐渐扩大洞口，每日或隔日换药1次。如发现有坏死肿瘤组织，可用剪刀逐渐剪除，然后用五烟丹粉均匀地弹撒在瘤体上，外敷生肌玉红膏。

【方源】中国中西医结合杂志，1984，4（1）：26.

选方7：三品一条枪

【组成】白砒45 g，白矾60 g，雄黄7.2 g，没药3.6 g。

【功效】燥湿解毒，攻毒蚀疮去腐。

【适应证】皮肤瘢痕癌。

【用法】将白砒、白矾按古法炼丹术煅制成白色块状物，经药化检验合格后研细，与雄黄、没药混合成粉，用呋喃西林液棉球清拭局部，将药粉0.3 ~ 0.6 g撒布于癌灶上，用凡士林纱布覆盖，加盖纱布后固定，每日换敷料1次，3 ~ 5日上药1次。上药3 ~ 5次可将癌组织全部腐蚀，待坏死组织全部脱落后，多点取活体组织送病理检查，证实局部无癌组织存在时，改用四环素软膏涂布，使新生肉芽组织形成鳞状上皮覆盖。

【疗效】治疗7例，经1 ~ 3个月治疗均治愈。

【方源】中国中西医结合杂志，1989，9（8）：493.

选方8：人中白方

【组成】煅人中白6 g，大梅片2 g。

【功效】清热解毒，祛瘀止血。

【适应证】皮肤癌。

【用法】上药研粉，撒在溃疡面上，并以红霉素软膏纱布覆盖固定，每日换药1次。

【方源】中国中医秘方大全

选方9：蜈蚣方

【组成】蜈蚣。

【功效】活血祛瘀。

【适应证】皮肤癌。

【用法】将蜈蚣制成注射液，于癌肿基底部做浸润注射，每日1次，每次2～4 mL。如癌肿面积大，可把注射液稀释，以尽可能全部浸润癌肿基底。

【方源】中国中医秘方大全

选方10：枯息方

【组成】斑蝥150只，75%酒精100 mL。

【功效】腐蚀解毒。

【适应证】皮肤癌。

【用法】将斑蝥加入酒精中，浸泡7日后过滤，得滤液30 mL，煮沸备用。应用时将斑蝥浸出液3 mL与20%氢氧化钠7 mL混匀后使用。根据肿瘤的部位、浸润程度，分别采用不同的药用范围，如瘤基底侵犯较深，可于肿瘤所在部位的肌肉、肌腱、神经、血管（重要血管忌用）等组织的癌基底血管外注射枯息方巢蚀；若癌基底侵犯较浅，可于肿瘤所在部位的皮肤、脂肪等组织的瘤基底血管外注射枯息方围蚀。其用量、疗程及次数，应取决于肿瘤的侵犯程度。

【方源】中国中医秘方大全

选方11：密陀僧膏

【组成】密陀僧、炉甘石各60 g，上梅片15 g，猪板油25 g。

【功效】解毒，燥湿，敛疮。

【适应证】皮肤癌。

【用法】上药共研细末，与猪板油捣匀，捶成软膏，外敷患处，每日换药1次。

【方源】常见癌症中医治疗

选方12：鲫鱼膏

【组成】麻油500 g，小鲫鱼150～500 g。

【功效】利水消肿。

【适应证】皮肤癌。

【用法】麻油煮沸，将鲫鱼投入油中，熬至鱼枯后，去渣过滤，加黄蜡适量待其熔化后离火，冷凝即成软膏，将其涂在纸上或布上贴敷患处，每日更换1次。

【方源】常见肿瘤的良方妙法

选方13：藤黄方

【组成】藤黄适量。

【功效】抗癌解毒。

【适应证】皮肤癌。

【用法】制成5%藤黄软膏，外用；藤黄片60 mg，每日3次口服；藤黄注射液100 mg，加入5%葡萄糖注射液500 mL，静脉滴注，每周2次，1个月为1个疗程。

【方源】肿瘤效验良方

选方14：马钱子膏

【组成】马钱子10 g，蜈蚣3条，紫草50 g，白锡草30 g。

【功效】活血散结，解毒攻毒。

【适应证】皮肤癌。

【用法】制成膏剂，涂在患处，每日3次。

【方源】肿瘤效验良方

选方15：癌变前期方

【组成】玄参30 g，当归、白芍、牡丹皮、山药、白术、墨旱莲各20 g，川芎、白薇各10 g，甘草0.5 g，茯苓、丹参各15 g。

【功效】健脾利湿，活血祛瘀，散结。

【适应证】癌变前期的巨大皮肤角化症。

【用法】水煎服，每日1剂。

【方源】肿瘤效验良方

选方16：四味汤

【组成】板蓝根120 g，金银花、连翘、皂角刺各9 g。

【功效】清热解毒。

【适应证】皮肤癌。

【用法】水煎2次分服，每日1剂。

【方源】常见癌症中医治疗

选方17：樟乳散

【组成】樟丹30 g，乳香10 g。

【功效】消肿活血。

【适应证】皮肤癌。

【用法】取樟丹、乳香混合，共研细末，外用。临用前以麻油调制成糊状，涂敷于癌肿处，每日1次。

【方源】肿瘤病良方1 500首

选方18：蟾酥软膏

【组成】蟾酥10 g。

【功效】止痛消肿。

【适应证】皮肤癌。

【用法】将蟾酥溶于300 mL清洗液中，再加入40 g磺胺软膏，调匀，每次适量外敷癌瘤处。

【方源】肿瘤病良方1 500首

选方19：化癌散

【组成】火硝500 g，皂矾30 g，铅丹60 g，雄黄9 g，朱砂3 g。

【功效】攻毒抗癌。

【适应证】鳞状上皮细胞癌。

【用法】将火硝、皂矾放入锅内，烈火煅成液体。再将其余药均研成细末，放入此液中，不断搅拌至均匀后，立即将溶液倒于干净平面上，冷却凝结成晶块，研成粉末备用。用时每60 g粉末加入冰片3 g混合，研极细末直接撒布于瘤体表面，每日换药1次。

【方源】中华名医名方薪传：肿瘤

选方20：皮肤癌方

【组成】鸦胆子仁、龙眼肉、凡士林膏。

【功效】攻毒抗癌。

【适应证】皮肤癌。

【用法】内服鸦胆子仁，第1周每次9粒，第2周每次10粒，第3周每次11粒，第4周每次12粒，第5周每次15粒，均为每日服3次，用龙眼肉包裹，于饭后吞服。将鸦胆子仁捣碎，与凡士林混合，拌匀，外敷患处，每日1次。

【方源】中华名医名方薪传：肿瘤

选方21：信枣散方

【组成】大枣10枚，砒石0.2 g。

【功效】祛腐生肌。

【适应证】皮肤癌。

【用法】大枣去核后将砒石置于大枣内，放入恒温箱内烤干，研细混匀，密封于瓶中备用。用时与麻油调成糊状外敷。

【疗效】本方治疗22例，敷药后癌肿组织脱落时间分别为20～60日不等，经随访，20例创面愈合良好，局部无复发，其中治愈后生存5年以上者7例，4年以上者3例，3年以上者3例，2年以上者5例，1年以上者2例，2例无效。

【方源】江苏省苏州医学院附属第一医院顾松筠方

选方22：白砒条方

【组成】白砒10 g，淀粉50 g，适量加入。

【功效】祛腐生肌。

【适应证】皮肤癌。

【用法】揉成面团，捻成线条状，待自然干燥备供外用。配合使用一效膏（朱砂50 g，炙甘草150 g，冰片50 g，滑石粉500 g，淀粉100 g，加麻油适量调成糊状）。病变部位经常规消毒后，在肿瘤周围间隔0.5～1.0 cm处刺入白砒条，深达肿瘤基底部，在肿瘤周围形成环状，再加一效膏外敷。一般在插条后12～24小时出现腐蚀作用，2～6日肿瘤可脱落。白砒的每次用量为2～3 mg。

【疗效】治疗22例，4例7～15日治愈，6例16～30日治愈，3例31～40日治愈，7例41～60日治愈，2例61～90日治愈。随访观察17例，其中随访1～2年5例，2～5年7例，5年以上5例，除4例因其他病因死亡外，余者健在，无1例复发。

【方源】辽宁中医学院附属医院皮肤科田素琴方

选方23：枯柏方

【组成】煅白矾30 g，黄柏10 g，煅石膏20 g，黄升丹10 g。

【功效】清热燥湿。

【适应证】皮肤癌。

【用法】上药共研细末，用熟菜油调成糊状外敷。

【疗效】本方治疗1例皮肤鳞状上皮细胞癌患者，用药半月后，疮面较前平坦，瘙痒出血症状明显好转。又隔日外敷2个月，疮面愈合，局部皮肤光整，硬块消除。

【方源】江苏省常熟市中医院黄永昌方

选方24：皮癌净方

【组成】红砒3 g，指甲1.5 g，头发1.5 g，大枣（去核）1枚，碱发白面30 g。

【功效】腐蚀拔毒。

【适应证】皮肤癌。

【用法】先将红砒研成细末，再与指甲、头发同放入去核的大枣内，用碱发白面包好，然后放入桑木炭火中，煅烧成炭研细末，即成。用时将药粉直接撒于瘤体创面上，或用芝麻油调成50%糊状涂抹于瘤体创面上，每日1次或隔日1次。淋巴结肿大者用血竭30 g，紫草根30 g，水蛭15 g，穿山甲15 g，土鳖虫15 g，松香12 g，麝香、蓖麻子适量，制成药膏外贴。（编者按：穿山甲已禁用，酌情使用替代品。）

【疗效】本方治疗皮肤癌111例。近期治愈71例，显著好转18例，无效22例，总有效率为80.1%。

【方源】河南省鹿邑县人民卫生防治院方

选方25：白降丹方

【组成】水银36 g，火硝60 g，白矾30 g，皂矾30 g，胆矾30 g，硼砂30 g，青盐30 g，食盐30 g。（编者按：水银大毒，不宜内服。）

【功效】投毒祛腐。

【适应证】皮肤癌。

【用法】先将水银与白矾磨研，以不见水银为度，再将余药加入，共研细末，将上药末置入小铁锅中，盖大碗一只，用泥土密糊封闭，文火炼2～3小时，待冷却；轻轻除去泥土，将碗取出，碗底附着如霜之白色结晶即是白降丹。用竹制刀片将药晶铲下研细，贮于瓷瓶中。将白降丹直接撒于肿瘤局部，用市售黑油膏密封，每3日或5日换药1次。另外，将白降丹附着于纸捻上，结扎肿瘤基底部，膏药密封，每隔3日或5日换药1次。

用本方后肿瘤脱落或消失，创面肉芽新鲜，活检病理切片为阴性者，可用生肌散（姜黄45 g，大海马30 g，川黄柏30 g，铅丹30 g，炮穿山甲30 g，甘草24 g，雄黄24 g，大黄15 g，全蝎15 g，冰片4.5 g，麝香3 g，共研细末）收口。（编者按：穿山甲已禁用，酌情使用替代品。）

【疗效】本方治疗皮肤癌2例，其中1例为基底细胞癌，治疗28日；另1例为鳞状细胞癌，治疗37日，结果2例均治愈。

【方源】江苏省南通市第三人民医院外科方

选方26：硝矾双黄方

【组成】火硝300 g，皂矾30 g，铅丹60 g，雄黄9 g，朱砂3 g。

【功效】腐蚀拔毒。

【适应证】皮肤鳞状上皮细胞癌。

【用法】将火硝、皂矾放火锅内烈火煅成液体；再将铅丹、雄黄、朱砂均研成细末放入此液中，搅匀；然后立即将溶液置于干净平面上，冷却凝结成结晶块，研成粉末。用时每60 g粉末加入冰片3 g，混合，研极细末。撒于癌瘤表面，每日1次或隔日1次。用本方时可配合使用100%半枝莲注射液，每日2次，每次2 mL，肌内注射。也可服用防风通圣散（防风9 g，荆芥9 g，麻黄6 g，薄荷9 g，连翘9 g，川芎6 g，桔梗9 g，当归9 g，大黄

3 g，芒硝9 g，石膏15 g，黄芩9 g，甘草6 g，滑石15 g）；服用此散，若体虚大便不结时去麻黄、大黄、芒硝；消化功能差，大便溏泄时加太子参15 g。

【疗效】本方治疗面部皮肤鳞状细胞癌2例，结果2例均得到临床治愈。

【方源】湖北省钟祥县旧口区卫生院方

选方27：拔毒生肌方

【组成】方一：煅砒石。

方二：冰片10 g，云南白药20 g，麝香3 g。

方三：黄连9 g，黄柏9 g，黄芩15 g，紫草15 g，冰片9 g，煅白矾30 g，青黛9 g，象皮9 g，硼砂9 g。（编者按：象皮已禁用，酌情使用替代品。）

【功效】拔毒生肌。

【适应证】皮肤癌。

【用法】方一煅砒石的制作方法为，将砒石放置于新瓦上煅烧到红，再待凉研细；方二各药共研细末；方三各药共研细末。癌症开始多有炎症出血，可先用方二、方三外用，换药2～3次后改用方一外敷，量不宜过多，如癌床面积大，可分区、分次给药，隔日换药1次。

【疗效】本方治疗皮肤癌3例，其中鳞状上皮细胞癌2例，基底细胞癌1例，结果3例均近期治愈。

【方源】陕西省宝鸡市中心医院肿瘤科方

选方28：白马明黄方

【组成】白砒7.5 g，马钱子5 g，白矾10 g，黄连素51 g，普鲁卡因2 g。

【功效】拔毒腐蚀。

【适应证】皮肤癌。

【用法】先将白砒、白矾研细末，在瓦罐上煅至青烟尽，白烟出，上下通红时即止。24小时后与黄连素、马钱子（研末）及普鲁卡因混合制成粉末即成。将药粉薄薄撒布在病灶的创面上，每日或隔日换药1次。如癌瘤边缘隆起处某些部位药物不能附着时，可先涂上少许凡士林，再撒药粉。用药后局部癌组织坏死变黑时，可以剪除。

【疗效】本方治疗各种皮肤癌30例，结果治愈14例，显效8例，好转2例，无效2例，4例中断治疗而疗效不明。

【方源】广西军区三〇三医院肿瘤防治组方

选方29：蜈蚣方

【组成】蜈蚣、全蝎各等份。

【功效】清解诸毒。

【适应证】重症皮肌炎。

【用法】研末过筛成粉剂，每日服2～3次，每次1.5 g。根据病情需要酌情选用生地黄、赤芍、金银花、连翘、牡丹皮、蒲公英、紫花地丁、土茯苓、当归尾、桃仁、红花、蝉蜕、荆芥、乳香、没药、天花粉、生甘草等，水煎服。

【疗效】治疗1例重症皮肌炎患者，仅10日时间，病情开始好转，皮损范围缩小，疼痛缓解，且能安睡。1个月以后，皮损逐渐恢复正常，临床诸症完全消失，拍打胸背均无疼痛感觉，经持重测验，证明其体力完全恢复。活体组织检查，显示原已破坏的肌肉组织得以恢复。

【方源】湖北省武汉市第二医院严亦宽方

选方30：茯苓拔毒方

【组成】茯苓、雄黄、矾石各等份。

【功效】拔毒，燥湿，敛疮。

【适应证】溃疡性黑色素瘤。

【用法】共研细末，过7号筛，混合均匀备用。将患处皮肤常规消毒后外敷本方，每日换药1～2次。若敷粉剂疼痛，可调成软膏或以麻油调敷。若患处有出血，可敷少许三七粉。同时用金银花50 g、连翘50 g，浓煎代茶，每日1剂，连服数月。

【方源】内蒙古自治区锡盟特种病院张永祥方

选方31：千足虫方

【组成】千足虫6 g，鲜苎麻根6 g，蓖麻仁2 g，陈石灰1 g，叶烟粉1 g。

【功效】清热解毒，活血逐瘀。

【适应证】皮肤癌。

【用法】取95%酒精浸泡干千足虫或活千足虫，捣烂，加入蓖麻仁泥（蓖麻仁去壳，捣烂）、陈石灰、叶烟粉捣碎混匀，最后加入捣烂的苎麻根，调入合膏。若膏剂太干可加入少许浸泡千足虫的酒精或二甲基亚砜，调成膏状。用时以双氧水及盐水洗净肿瘤创面，再涂敷此膏，隔日或每日换敷，一般以1～2.5个月为1个疗程。

【疗效】本方外敷治疗皮肤癌35例，结果近期治愈11例，有效3例，无效21例，总有效率为40%。

【方源】四川医学院附属口腔医院方

选方32：治皮肤癌外涂方1

【组成】麻油500 g，小鲫鱼150～500 g。

【功效】利水消肿。

【适应证】皮肤癌。

【用法】麻油煮沸，将小鲫鱼投入油中，熬至鱼枯后，去渣过滤，加黄蜡适量待其熔化后离火，冷凝即成软膏。将其涂在纸上或布上贴敷患处，每日更换1次。

【方源】常见肿瘤的良方妙法（方名编者注）

选方33：治皮肤癌外涂方2

【组成】板蓝根120 g，金银花、连翘、皂角刺各9 g。

【功效】清热解毒。

【适应证】皮肤癌。

【用法】水煎2次分服，每日1剂。

【方源】常见肿瘤中医治疗（方名编者注）

选方34：治皮肤癌外涂方3

【组成】方一：白砒6 g，小麦粉30 g。

方二（5902糊剂）：滑石粉500 g，煅炉甘石粉90 g，朱砂、冰片各30 g，淀粉60 g。

【功效】祛腐生肌，燥湿敛疮。

【适应证】皮肤癌。

【用法】方一：将小麦粉加水适量，调成糊状，再加入白砒，捻成丝状细药条。方二：共研细末，用香油调成糊状。将癌灶局部消毒局部麻醉后，于距离癌灶根部0.5 ~ 1 cm健康组织处，先用1号针头刺入基部，将针取出，然后沿原针眼将方一药条插入，如此沿癌块周边，每隔0.5 cm，插入药条1根，2 ~ 3日后，局部组织发黑或呈黄灰色，坏死脱落，用方二糊剂外敷创面。

【方源】常见癌症中医治疗（方名编者注）

选方35：治皮肤癌外涂方4

【组成】火硝500 g，皂矾30 g，铅丹60 g，雄黄9 g，朱砂3 g，冰片适量。

【功效】解毒，燥湿，敛疮。

【适应证】皮肤癌。

【用法】先将铅丹、雄黄、朱砂共研细末，另取火硝、皂矾置坩埚内烈火炼成药液，将药末加入药液中搅拌均匀，立即倾倒于干净平面上，冷却后凝结成晶块，研成细粉，备用。用时，每2 g药粉加冰片1 g，研细混匀，每次取适量，置于癌块上，隔日换药。

【方源】常见癌症的中医治疗（方名编者注）

选方36：治皮肤癌外涂方5

【组成】血竭、紫草根各30 g，水蛭、穿山甲、土鳖虫各15 g，松香120～150 g，麝香、蓖麻子各适量。（编者按：穿山甲已禁用，酌情使用替代品。）

【功效】破血逐瘀，解毒消肿。

【适应证】皮肤癌。

【用法】先将紫草根用麻油炸成紫草油，再将水蛭炒炭及穿山甲炒焦后，共研细末。血竭、土鳖虫、松香亦研成细粉，加入蓖麻子（或用蓖麻油代替）同放锅内加热熔化，趁热摊涂于牛皮纸或布面上，外用，贴敷于癌肿创面。每周换药2次，麝香可撒于膏药上使用。

【方源】河南鹿邑县人民卫生防治院验方（方名编者注）

选方37：治皮肤癌外涂方6

【组成】砒霜、穿山甲、黄芩素各1 g，活性炭3～6 g。（编者按：穿山甲已禁用，酌情使用替代品。）

【功效】抗癌解毒。

【适应证】皮肤癌。

【用法】先将穿山甲研碎成粗粉和砒霜同置坩埚内煅烧，至冒白烟后离火放冷，研末，加入黄芩素及活性炭细粉，混合均匀，用经灭菌的麻油调成糊剂，用药前可先涂搽1～2日一般消炎药膏，待癌肿皮肤表面洁净无痂后，再涂搽本品，注意勿触及周围健康皮肤。

【方源】抗癌中草药制剂（方名编者注）

选方38：大蒜头治皮肤癌外涂方

【组成】大蒜头。

【功效】抗癌解毒。

【适应证】皮肤癌。

【用法】大蒜头捣烂，用纱布包裹，敷在患处，2～3日后待患处结痂，继续用药10日，每2～3日更换蒜头敷料；待结痂消退，患处疼痛消失，再用大蒜头包扎7日至痊愈。

【方源】农村致富技术精选

选方39：张欣治皮肤癌验方1

【组成】白花蛇舌草15 g，半枝莲15 g，半边莲15 g，大黄10 g，紫花地丁10 g，蒲公英15 g，厚朴30 g，连翘15 g，猫爪草15 g，姜黄10 g，仙鹤草15 g，郁金10 g，预知子15 g，生牡蛎30 g，枳壳20 g，三七粉（冲服）3 g。

【功效】清热解毒，活血祛瘀。

【适应证】皮肤癌。

【用法】外科行扩创，局部创面清创，并予九一丹外敷治疗；同时配合内服上述方剂，每日1剂，水煎，分2次服用。

【方源】江苏中医药，2010，42（7）：40–41.

选方40：张欣治皮肤癌验方2

【组成】黄芪40 g，白术15 g，白花蛇舌草15 g，苦参15 g，猫爪草30 g，紫花地丁15 g，蒲公英15 g，龙葵15 g，生地黄30 g，浙贝母15 g，半夏20 g，天花粉20 g，生薏苡仁15 g，金银花30 g，连翘30 g，当归15 g。

【功效】益气活血，托毒生肌。

【适应证】皮肤癌。

【用法】外科行扩创，局部创面清创，并予九一丹外敷治疗；同时配合内服上述方剂，每日1剂，水煎，分2次服用。

【方源】江苏中医药，2010，42（7）：40–41.

选方41：闫明辨证治皮肤癌验方1

【组成】人参9 g，太子参15 g，沙参10 g，茯苓10 g，熟附子2 g，焦三仙各10 g，白术60 g，炙甘草6 g，砂仁10 g，陈皮6 g，枳壳10 g。

【功效】补气，温阳，健脾。

【适应证】皮肤癌多部位转移。

【用法】每日1剂，水煎，每次服约3小勺，分多次频服。

【方源】中国民间疗法，2008，16（5）：37–38.

选方42：闫明辨证治皮肤癌验方2

【组成】当归10 g，生首乌15 g，肉苁蓉15 g，白术50 g，炒枳壳15 g，炒莱菔子15 g，桃仁15 g，厚朴6 g，甘草6 g，砂仁4 g，生地黄15 g，乌药6 g。

【功效】养血生津，理气润燥。

【适应证】皮肤癌多部位转移。

【用法】每日1剂，水煎，每次服约3小勺，分多次频服。

【方源】中国民间疗法，2008，16（5）：37–38.

选方43：闫明辨证治皮肤癌验方3

【组成】人参10 g，黄芪50 g，肉苁蓉10 g，何首乌10 g，当归10 g，白术40 g，茯苓15 g，炙甘草6 g。

【功效】益气补血，急救回阳。

【适应证】皮肤癌多部位转移。

【用法】每日1剂，水煎，每次服约3小勺，分多次频服。

【方源】中国民间疗法，2008，16（5）：37–38.

选方44：闫明辨证治皮肤癌验方4

【组成】人参6 g，丹参6 g，沙参10 g，麦冬10 g，炙甘草15 g，鸡内金10 g，薏苡仁20 g，白花蛇舌草9 g，半枝莲30 g，山慈菇10 g，莪术10 g，砂仁3 g，炒白术10 g。

【功效】益气滋阴，化瘀散结，健脾和胃。

【适应证】皮肤癌多部位转移。

【用法】每日1剂，水煎，分2次服用。

【方源】中国民间疗法，2008，16（5）：37-38.

选方45：闫明辨证治皮肤癌验方5

【组成】黄芪30 g，陈皮12 g，赤茯苓10 g，猪苓15 g，泽泻12 g，白花蛇舌草15 g，甘草9 g，薏苡仁15 g，牛膝10 g，沉香粉（冲服）2.5 g，琥珀（冲服）2.5 g，木香5 g，莪术3 g，车前子（包煎）15 g，黄柏6 g。

【功效】行气，利水，利小便。

【适应证】皮肤癌多部位转移。

【用法】每日1剂，水煎，分2次服用。小便涩痛不利者，加石韦15 g，天葵子10 g。

【方源】中国民间疗法，2008，16（5）：37-38.

选方46：闫明辨证治皮肤癌验方6

【组成】白术60 g，黄芪30 g，陈皮10 g，炒枳壳12 g，砂仁6 g，肉苁蓉15 g，火麻仁15 g，当归10 g，何首乌15 g，焦三仙各10 g，黄连3 g，大黄3 g，炙甘草3 g，乌药5 g。

【功效】健脾，益气，通便，助消化。

【适应证】皮肤癌多部位转移。

【用法】每日1剂，水煎，分2次服用。

【方源】中国民间疗法，2008，16（5）：37-38.

选方47：闫明辨证治皮肤癌验方7

【组成】当归10 g，熟地黄10 g，山茱萸10 g，枸杞子10 g，泽泻10 g，茯苓15 g，白术15 g，莪术15 g，王不留行10 g，乳香、没药各6 g，半枝莲15 g，白花蛇舌草15 g，炙甘草6 g，焦山楂10 g，丹参6 g。

【功效】益气养血，化瘀散结。

【适应证】皮肤癌多部位转移。

【用法】每日1剂，水煎，分2次服用。

【方源】中国民间疗法，2008，16（5）：37-38.

选方48：闫明辨证治皮肤癌验方8

【组成】当归15 g，丹参10 g，生地黄15 g，泽兰10 g，陈皮10 g，焦三仙各10 g，薏苡仁30 g，茯苓15 g，山药30 g，炙甘草6 g，夏枯草15 g，半枝莲30 g，天花粉10 g，土贝母10 g。

【功效】健脾养血，化瘀散结。

【适应证】皮肤癌多部位转移。

【用法】每日1剂，水煎，分2次服用。

【方源】中国民间疗法，2008，16（5）：37-38.

选方49：闫明辨证治皮肤癌验方9

【组成】炙黄芪40 g，白术30 g，黄精10 g，楮实子10 g，鸡内金15 g，焦山楂12 g，谷芽10 g，砂仁10 g，豆蔻6 g，炙甘草6 g，莪术15 g，白花蛇舌草30 g，金银花15 g，紫河车10 g，山慈菇15 g，三七粉（冲服）5 g，土鳖虫10 g。

【功效】益气活血，解毒消瘀。

【适应证】皮肤癌多部位转移。

【用法】每日1剂，水煎，分2次服用。

【方源】中国民间疗法，2008，16（5）：37-38.

选方50：张红爱治皮肤癌验方

【组成】内服方：黄芪30 g，党参10 g，炒白术12 g，生薏苡仁30 g，土茯苓30 g，白花蛇舌草30 g，金银花30 g，当归10 g，熟地黄10 g，砂仁6 g，苍术10 g，黄柏10 g，车前子10 g，甘草6 g。

外敷方（如意金黄散）：大黄20 g，黄柏20 g，姜黄20 g，白芷20 g，天南星20 g，陈皮10 g，苍术10 g，厚朴10 g，天花粉40 g。

【功效】清热解毒，活血化瘀，补气健脾，祛风除湿，扶正祛邪。

【适应证】皮肤癌转移。

【用法】内服方每日1剂，水煎，分早、晚2次服用，连续服用2个月为1个疗程；同时外敷如意金黄散。

【方源】中国药物与临床，2017，17（11）：1697-1699.

二十九、黑色素瘤用方

黑色素瘤是一种高度恶性的肿瘤。发病率为全部恶性肿瘤的1%~3%，呈明显上升趋势。主要发生在皮肤，居皮肤恶性肿瘤的第3位，10%发生于皮肤外部位（如眼、肛门、外生殖器、黏膜等）。临床主要分为：①结节型。中年以后发病于足底、外阴、下肢、头皮、颈部或甲下，初起为蓝黑色隆起性结节，周围绕以红晕，迅速增大，破溃，很早发生转移，是各型中恶性程度最高者。②浅表扩散型。男性多发生于头、颈及躯干，女性多发生于小腿，初起为斑疹，后变为结节，直径约2.5 cm，常呈弧形、褐色、黑色、粉红色甚至灰白色。③恶性雀斑型。多发生于老年人的暴露处，尤其是头、颈、手背，初起为雀斑样，呈扁平，褐色到黑色斑，颜色不均，深浅不一。本病类似中医学的“疠疽”“脱疽”等范畴。

选方1：红升丹

【组成】水银30 g，白矾24 g，火硝21 g。（编者按：水银大毒，不宜内服。）

【功效】生肌敛疮。

【适应证】恶性黑色素瘤。

【用法】按升丹法炼制，研末待用，癌瘤组织坏死脱落后，改用此丹，撒少许于疮面，以普通膏药贴保护，2日换1次，至疮面愈合。

【方源】湖北中医杂志，1982（4）：38.

选方2：茯苓拔毒散

【组成】茯苓、雄黄、矾石各等份。

【功效】清热解毒，祛腐生新。

【适应证】溃疡性黑色素瘤。

【用法】上药共研末，过7号筛，混合均匀备用。用时患处常规消毒后，外敷本品，每日1～2次。也可制成软膏调敷。

【方源】中国中西医结合杂志，1986（11）：697.

选方3：四肾汤

【组成】党参15 g，白术10 g，茯苓15 g，黄芪10 g，补骨脂10 g，淫羊藿10 g，山茱萸15 g，巴戟天10 g，红花10 g，黑小豆30 g，生薏苡仁30 g，甘草6 g。

【功效】湿补脾肾。

【适应证】恶性黑色素瘤属脾肾阳虚型。

【用法】水煎服，每日1剂。

【方源】中西医结合肿瘤诊疗大全

选方4：恶性黑色素瘤1方

【组成】当归30 g，玄参30 g，金银花30 g，陈皮30 g，荆芥皮30 g，牡蛎30 g，川贝母12 g，儿茶15 g，夏枯草6 g，黑木耳30 g，黄药子30 g，半枝莲30 g。

【功效】清热解毒，活血消肿。

【适应证】恶性黑色素瘤。

【用法】水煎2次，早、晚分服，每日1剂。

【方源】四川中医，1983（5）：23.

选方5：恶性黑色素瘤2方

【组成】黑木耳30 g，木贼30 g，玄参12 g，牡蛎30 g，夏枯草60 g，橘红12 g，重楼30 g，荆皮30 g，半枝莲30 g，蛇莓60 g，白花蛇舌草60 g。

【功效】清热解毒，活血消肿。

【适应证】恶性黑色素瘤。

【用法】水煎2次，早、晚分服，每日1剂。

【方源】四川中医，1983（5）：23.

选方6：恶性黑色素瘤3方

【组成】何首乌30 g，狗脊30 g，荆皮30 g，木贼30 g，重楼30 g，玄参15 g，牡蛎20 g，蛇莓60 g，半枝莲60 g，白花蛇舌草60 g，黑木耳30 g。

【功效】清热，解毒，消肿。

【适应证】恶性黑色素瘤。

【用法】水煎2次，早、晚分服，每日1剂。

【方源】四川中医，1983（5）：23.

选方7：牛黄噙化丸

【组成】牛黄、麝香、冰片、黄连、硼砂、雄黄、绿豆、柿霜各适量。

【功效】清热解毒，消斑散结。

【适应证】热毒炽盛的咽喉部恶性黑色素瘤。

【用法】共研细末，炼蜜为丸，每丸重1.5 g。每次1丸，每日3～4次，噙化。20日为1个疗程，连用2～3个疗程后停药，1个月后再服。

【方源】中西医肿瘤诊疗大全

选方8：猕猴桃汤

【组成】猕猴桃250 g，狗肉500 g，鸡蛋2个或猪肉适量，猕猴桃根120 g。

【功效】清热利湿，活血行瘀，补肾温阳，止痛。

【适应证】眼部恶性黑色素瘤。

【用法】用猕猴桃和狗肉共炖汤服。之后每日用猕猴桃根、鸡蛋或猪肉适量炖服。30日为1个疗程。

【方源】肿瘤病良方1 500首

选方9：珍珠倍子汤

【组成】五倍子粉、黄柏粉、青黛、煅白矾末、象皮末、生肌散各2份，珍珠粉1份。（编者按：象皮已禁用，酌情使用替代品。）

【功效】祛腐生肌。

【适应证】恶性黑色素瘤溃烂难敛。

【用法】上药粉混匀过筛备用。每用少许，局部外敷。

【方源】中草药防治肿瘤手册

选方10：恶性黑色素瘤方

【组成】方一：牛黄6 g，重楼60 g，菊三七根60 g，薏苡仁60 g，赤芍60 g，当归60 g，红花30 g，昆布30 g，海藻30 g，制马钱子25 g，珍珠粉20 g，麝香3 g，雄黄3 g，蟾酥0.4 g。

方二：黄芪、炙黄芪各9 g，太子参12 g，薏苡仁30 g，茯苓9 g，丹参9 g，穿山甲6 g，蒲公英30 g。（编者按：穿山甲已禁用，酌情使用替代品。）

【功效】清热解毒，活血化瘀，扶正固本。

【适应证】恶性黑色素瘤。

【用法】方一各药共研为末，蜜丸，制400粒，每次1粒，每日2次。方二水煎服，每日1剂。

【方源】中华名医名方薪传：肿瘤

选方11：四君子汤合青米绿梨汤

【组成】青黛12 g，薏苡仁30 g，绿心豆30 g，藤梨根30 g，猪苓15 g，黄芩10 g，白茅根12 g，半枝莲20 g，生大黄8 g，太子参15 g，白术12 g，茯苓15 g，甘草4 g，绞股蓝15 g，黄芪15 g。

【功效】清热解毒，扶正祛邪。

【适应证】热毒蕴结之恶性黑色素瘤破溃合并感染或有淋巴

结转移者。

【用法】水煎服。

【方源】和剂局方

选方12：地黄白蛇汤

【组成】生地黄20 g，山茱萸10 g，女贞子30 g，墨旱莲10 g，黄精30 g，当归20 g，紫河车10 g，土茯苓20 g，猪苓20 g，秦艽10 g，白英20 g，蛇莓20 g，龙葵20 g，淫羊藿10 g。

【功效】滋补肝肾，祛毒化结。

【适应证】黑色素瘤术后复发或广泛转移未能手术治疗者。

【用法】水煎服。

【方源】肿瘤临证备要

选方13：四君子汤加味

【组成】党参15 g，白术10 g，茯苓15 g，甘草6 g，黄芪10 g，淫羊藿10 g，山茱萸15 g，巴戟天10 g。

【功效】补肾健脾，扶正抑癌。

【适应证】脾肾阳虚之恶性黑色素瘤晚期患者。

【用法】水煎服。

【方源】和剂局方

选方14：八珍汤加减

【组成】党参20 g，苍术、白术各20 g，茯苓30 g，甘草20 g，生地黄20 g，当归20 g，赤芍、白芍各20 g，川芎10 g，黄芪30 g，白藓皮30 g，山豆根10 g，草河车10 g，白花蛇舌草30 g，黛蛤散20 g。

【功效】补气养血，解毒化瘀。

【适应证】气血两虚之恶性黑色素瘤外科切除后，或原发瘤切除而转移灶尚存，或未经手术切除，局部无疼痛，肿瘤未溃者。

【用法】水煎服。

【方源】正体类要

选方15：五虎丹

【组成】水银、白矾、青矾、芒硝各180 g，食盐90 g。（编者按：水银大毒，不宜内服。）

【功效】拔毒消腐，软坚消瘤。

【适应证】恶性黑色素瘤。

【用法】按降丹法炼制，炼成白色结晶为佳。①五虎丹糊剂：五虎丹结晶1.2 g，蟾酥、红娘、斑蝥（去头足）各0.5 g，洋金花1 g，以糯糊2 g调成糊状，涂于溃疡面，再以普通膏药覆盖之，每日换药1次。②五虎丹钉剂：药物组成及分量同糊剂，用米饭赋形，搓成两头尖的菱形钉剂，长4 cm，中间直径0.3 cm，重约0.72 g，阴干备用。在癌肿的基底部插入癌肿的中央，视癌肿的大小可一次插入2～5个半支；瘤肿大的分期插药，待第1次插药处肿块坏死脱落后再插第2次。用外科膏药覆盖之。

【方源】湖北中医杂志，1982（4）：15.

选方16：尤氏中药三步周期疗法治黑色素瘤验方1

【组成】臭虫（壁虱）20个、土鳖虫50 g，生三七20 g。

【功效】活血散瘀，攻坚破积，消肿止痛。

【适应证】黑色素瘤。

【用法】上药研末，装入0.5 g胶囊中，每日3次，每次6～8粒，白酒兑服。

【方源】四川中医，2006，24（1）：69–71.

选方17：尤氏中药三步周期疗法治黑色素瘤化疗前验方2

【组成】潞党参、天冬、麦冬各10 g，五味子6 g，黄芪、猪苓各20 g，女贞子、炒白术各10 g，砂仁3 g，薏苡仁20 g，鸡内金10 g，炙甘草3 g。

【功效】益气养阴，扶正培本。

【适应证】黑色素瘤。

【用法】每日1剂，水煎，分2次服用。

【方源】四川中医，2006，24（1）：69–71.

选方18：尤氏中药三步周期疗法治黑色素瘤化疗中验方3

【组成】橘皮、竹茹、旋覆花各10 g，生赭石（先煎）30 g，丁香6 g，干姜3 g，姜半夏12 g，枳壳、茯苓各10 g，炒谷芽、炒麦芽各15 g。

【功效】降逆和胃，醒脾调中。

【适应证】黑色素瘤。

【用法】每剂浓煎2次，分4次服。

【方源】四川中医，2006，24（1）：69–71.

选方19：尤氏中药三步周期疗法治黑色素瘤化疗后验方4

【组成】肉桂（捣碎）1.5 g，熟地黄10 g，黄芪、黄精各3 g，当归6 g，川芎、赤芍、白芍、女贞子、枸杞子、菟丝子、补骨脂各10 g，鸡血藤30 g，炒谷芽、炒麦芽各15 g。

【功效】补气生血，温肾化瘀。

【适应证】黑色素瘤。

【用法】每日1剂，水煎，分2次服用。

【方源】四川中医，2006，24（1）：69–71.

选方20：姜毅治黑色素瘤验方

【组成】山慈菇30 g，穿山甲30 g，壁虎5条，蒲公英50 g，生大黄50 g，金银花50 g，白花蛇舌草50 g，苦参50 g，白及50 g。（编者按：穿山甲已禁用，酌情使用替代品。）

【功效】活血化瘀，消肿散结。

【适应证】黑色素瘤。

【用法】上药研末，加艾迪注射液（其主要成分为斑蝥、人参、黄芪、刺五加）20 mL，羟基喜树碱10 mg，地塞米松10 mg，生理盐水适量，调成糊状，放冰箱备用。每日用呋喃西林清洗创面后，取5 g药膏外敷足部，固定，另用10 g药膏外敷肿大的淋巴结，同时予干扰素100万单位肌肉注射，每日1次，15日为1个疗程，每疗程间隔1周。

【方源】中国民间疗法，2000，8（4）：6.

三十、恶性淋巴瘤用方

恶性淋巴瘤是原发于淋巴结和淋巴组织较为常见的恶性肿瘤。根据组成肿瘤的主要细胞成分和组织结构可分为小结性淋巴瘤、淋巴肉瘤、网织细胞肉瘤、霍奇金病和皮肤恶性淋巴瘤。其中以霍奇金病最多，占40%～45%；淋巴肉瘤次之，占25%～30%；网织细胞肉瘤占20%～25%。本病发病以青壮年多见，男性多于女性。

现代医学认为本病病因可能与病毒、机体免疫功能损害或缺陷、长期慢性感染、某些物理、化学物质的长期刺激等因素有关。

临床表现多种多样，病情发展千变万化，早期表现为表浅淋巴结肿大，也有原发于扁桃体、纵隔或腹腔淋巴结者，部分病例发生于淋巴结外的器官或部位。晚期患者多伴发热、盗汗、皮肤瘙痒、消瘦、乏力等全身非特异性症状。中医认为本病属于“石疽”“失荣”“阴疽”“恶核”“瘰疬”“流痰”等范畴。为寒痰凝滞，毒陷阴分或寒凝气结，或因风热血燥而引起。因此，治疗上多以化痰软坚、解毒散结、滋养肝肾、益气养阴等为法。

选方1：蛇舌参草汤

【组成】白花蛇舌草100 g，夏枯草60 g，山楂30 g，何首乌、鳖甲、牡丹皮、党参、半边莲、半枝莲各30 g，薏苡仁25 g，生地黄、白术、白芍、女贞子各20 g。

【功效】益气养阴，解毒散结。

【适应证】恶性淋巴瘤。

【用法】水煎服，每日1剂。食后脘腹饱胀纳呆加谷芽、陈皮；腹泻加山药、莲子、马齿苋、黄芪；口燥咽干加麦冬、黄精、白茅根、南沙参、北沙参；舌淡苔薄少，脉缓减牡丹皮。

【方源】四川中医，1988（4）：31.

选方2：加减四物消瘰汤

【组成】当归、川芎、赤芍、生地黄各10 g，玄参、山慈菇、黄药子、海藻、昆布、夏枯草各15 g，牡蛎、重楼各30 g。

【功效】化痰软坚，滋养肝肾。

【适应证】恶性淋巴瘤。

【用法】水煎服，每日1剂，连服30剂后，如肿块缩小1/2以上者继续服上方1～2个月。如肿块增大或变化不明显者加化疗。

【方源】北京中医，1985（5）：22.

选方3：海布贝玄汤

【组成】海藻、昆布、土贝母、天葵子、夏枯草、炒白术、当归各9 g，生牡蛎30 g，海蛤壳、丹参各15 g，山药、玄参各12 g。

【功效】化痰软坚，补益气阴。

【适应证】霍奇金病。

【用法】每日1剂，水煎服。

【方源】浙江中医学院学报，1981（2）：23.

选方4：消瘰丸加味

【组成】川贝母12 g，玄参15 g，牡蛎25 g，瓜蒌15 g，穿山甲18 g，地龙干15 g，金银花15 g，虎杖15 g，天花粉30 g，白芍15 g，白花蛇舌草30 g。（编者按：穿山甲已禁用，酌情使用替代品。）

【功效】化痰散结，活血解毒。

【适应证】恶性淋巴瘤痰热互结，热毒内蕴型。

【用法】水煎服，每日1剂。同时服片仔癀，每日1粒，禁食辛辣、油腻、腥味之品。

【方源】福建中医药，1989（4）：12.

选方5：山土合剂

【组成】山豆根30 g，土茯苓30 g，连翘30 g，牛蒡子15 g，柴胡9 g，土贝母12 g，蜂房30 g，板蓝根30 g，天花粉15 g，玄参30 g，鬼针草30 g，地锦草30 g。

【功效】清热，解毒，散结。

【适应证】恶性淋巴瘤。

【用法】水煎服，每日1剂，另用硼麝散吹入。气滞明显者加川楝子、香橼皮；痰多者加白芥子、山僵蚕、胆南星、半夏；有虚热者加胡黄连、糯稻根。

硼麝散组成：硼砂3 g，麝香0.3 g，青黛0.9 g，蟾酥0.6 g，冰片0.9 g。研末吹入。

【方源】陕西中医，1980（1）：46.

选方6：玄冬天龙汤

【组成】夏枯草15 g，牡蛎15 g，天花粉12 g，生地黄12 g，川贝母9 g，玄参9 g，麦冬9 g，壁虎（焙干研末冲服）2条。

【功效】滋阴散结。

【适应证】淋巴结转移性低分化癌。

【用法】水煎服，每日1剂。

【方源】中医杂志，1986（3）：62.

选方7：二花二蓟散

【组成】半枝莲500 g，金银花250 g，野菊花250 g，夏枯草250 g，穿山甲15 g，大蓟15 g，小蓟15 g，牡丹皮6 g。（编者按：穿山甲已禁用，酌情使用替代品。）

【功效】凉血，解毒，散结。

【适应证】淋巴癌。

【用法】上药共研细末，制成内服散剂。口服，每次9 g，每日3次。

【方源】抗癌中草药制剂

选方8：地芍枯草汤

【组成】白花蛇舌草100 g，夏枯草60 g，山楂50 g，何首乌、鳖甲、丹参、党参、半边莲、半枝莲各30 g，薏苡仁25 g，生地黄、白术、白芍、女贞子各20 g。

【功效】益气养阴，解毒散结。

【适应证】恶性淋巴瘤。

【用法】水煎服，每日1剂。

【方源】山西中医，1988（5）：49.

选方9：加味五味消毒饮

【组成】金银花30 g，蒲公英20 g，天葵子15 g，野菊花15 g，紫花地丁15 g，半枝莲15 g，白花蛇舌草20 g，重楼15 g，夏枯草15 g，玄参15 g，浙贝母10 g，赤芍15 g，牡丹皮10 g，郁金10 g，薏苡仁15 g，枳壳10 g。

【功效】清热解毒，化痰散结，理气活血。

【适应证】恶性淋巴瘤邪毒内蕴。

【用法】水煎服，每日1剂。另口服六神丸每次5粒，每日3次；西黄丸每次3 g，每日2次。

【方源】中国医药学报，1990（4）：53.

选方10：苓术壁虎汤

【组成】薏苡仁、夏枯草、党参、白术、茯苓、川贝母、僵蚕、蜂房、土鳖虫、壁虎。

【功效】健脾除痰，散结。

【适应证】恶性淋巴瘤。

【用法】水煎服，每日1剂，并服西黄丸。

【方源】新中医，1987（10）：25.

选方11：加味阳和汤

【组成】熟地黄10 g，鹿角胶10 g，白芥子15 g，干漆10 g，五灵脂10 g，麻黄3 g，附子3 g，鳖甲20 g，皂角刺30 g，甘草10 g，当归20 g，丹参20 g。

【功效】温阳散寒，行气活血，软坚散结。

【适应证】恶性淋巴瘤。

【用法】水煎服，每日1剂。

【方源】天津中医，1996（1）：13.

选方12：淋巴瘤经验方

【组成】柴胡7 g，当归、白芍、浙贝母、穿山甲、丝瓜络、昆布、海浮石各10 g，焦三仙各10 g，天花粉、鳖甲各15 g。（编者按：穿山甲已禁用，酌情使用替代品。）

【功效】疏肝解郁，化痰通络。

【适应证】淋巴系统恶性肿瘤。

【用法】水煎服，每日1剂。

【方源】段凤舞肿瘤积验方

选方13：山土花粉合剂

【组成】山豆根、板蓝根、土茯苓、蜂房、鬼针草、地锦草、连翘各30 g，牛蒡子根、土贝母、天花粉各12 g，柴胡9 g。

【功效】清热解毒，化痰散结。

【适应证】恶性淋巴瘤。

【用法】水煎服，每日1剂。

【方源】段凤舞肿瘤积验方

选方14：姚氏淋巴肉瘤方

【组成】鲜土茯苓60 g，生地榆60 g，鲜杏香兔耳风根70 g，土牛膝15 g，全当归12 g，威灵仙12 g。

【功效】清热解毒，活血软坚。

【适应证】淋巴肉瘤。

【用法】水煎2次，早、晚分服，每日1剂。便秘加制大黄9～12 g。

【方源】抗癌中药一千方

选方15：抗癌丸

【组成】天花粉60 g，乳香60 g，没药60 g，朱砂60 g，血竭30 g，煅白矾30 g，雄黄30 g，全蝎30 g，蜈蚣30 g，生水蛭30 g，硇砂15 g，苏合油15 g，硼砂15 g，白及15 g，轻粉2 g。

【功效】清热解毒，活血，软坚化痰。

【适应证】淋巴瘤。

【用法】各药共研细末，水泛为丸，如绿豆大小，口服，每次2～10丸，每日3次。

【方源】抗癌中药一千方

选方16：复方炉甘石糊

【组成】炉甘石250 g，大黄250 g，猫爪草250 g，五倍子125 g，铅丹125 g，拉拉藤500 g，硇砂37.5 g，马钱子45 g，蟾酥15 g，白铅粉60 g，冰片60 g，丁香30 g，黄连30 g，蜈蚣15条。

【功效】清热解毒，化痰软坚散结。

【适应证】淋巴瘤。

【用法】各药共研细末，用香油适量调制成膏或以少许醋调制成糊剂，外用，搽于癌灶局部。

【方源】抗癌中药一千方

选方17：壁虎散

【组成】炙壁虎300 g。

【功效】祛风散结，解郁通络。

【适应证】淋巴瘤。

【用法】研末，每日服2次，每次5 g。阴虚、舌光绛或继发性感染发热者禁用。

【方源】中华名医名方薪传：肿瘤

选方18：三生饮加减方

【组成】生天南星、生半夏、生川乌各9 g，山慈菇、漏芦、当归、山豆根各12 g，金银花15 g，昆布18 g，海藻18 g，甘草6 g。

【功效】解毒散结，化痰软坚。

【适应证】淋巴结转移瘤。

【用法】水煎服，每日1剂。

【方源】中华名医名方薪传：肿瘤

选方19：壁虎散

【组成】壁虎（炙黄）90 g，水蛭（炙）50 g，桃仁（炒）30 g，蟾酥3 g。

【功效】活血化瘀，解毒抗癌。

【适应证】恶性淋巴瘤。

【用法】研末，每次5 g，每日服3次。

【方源】中华名医名方薪传：肿瘤

选方20：蛇茅汤

【组成】望江南、白花蛇舌草、夏枯草、海藻、牡蛎、野菊花、白茅藤、丹参、全瓜蒌各30 g，昆布、山药、壁虎片各15 g，桃仁9 g，南沙参、王不留行、蜂房各12 g，小金片10 g。

【功效】清热解毒，活血化瘀，软坚散结。

【适应证】恶性淋巴瘤。

【用法】水煎2次服，每日1剂。小金片分2次，壁虎片分3次，随汤药吞服。

【方源】肿瘤效验良方

选方21：二根莲花汤

【组成】藤梨根、抱石莲、小春花各30 g，岩珠、棉花根、黄芩各12 g。

【功效】清热解毒，软坚散结。

【适应证】恶性淋巴瘤。

【用法】水煎服，每日1剂。

【方源】抗癌中草药制剂

选方22：山豆玄蒡汤

【组成】山豆根、土茯苓、连翘、蜂房、板蓝根、鬼针草、家雀窝草、玄参各30 g，牛蒡根15 g，柴胡、夏枯草各10 g，土贝母12 g。

【功效】清热解毒，化痰软坚。

【适应证】恶性淋巴瘤。

【用法】水煎服，每日1剂。痰多者加白芥子、僵蚕、胆南星、半夏；气滞明显者加川楝子、香橼皮；肝火盛者加龙胆草、栀子。

【方源】肿瘤效验良方

选方23：蛇葵煎

【组成】蛇六谷（先煎2小时）30 g，黄药子、天葵子、红木香、重楼各15 g。

【功效】清热解毒。

【适应证】淋巴瘤。

【用法】水煎服，滤过液上面的澄清部分。

【方源】中华民间秘方大全

选方24：慈菇海藻汤

【组成】当归10 g，川芎10 g，赤芍10 g，生地黄10 g，玄参15 g，山慈菇15 g，黄药子15 g，海藻15 g，昆布15 g，夏枯草15 g，牡蛎30 g，重楼30 g。

【功效】养血化瘀，软坚散结。

【适应证】恶性淋巴瘤。

【用法】水煎服。

【疗效】本方治疗10例恶性淋巴瘤，临床分期为Ⅰ期4例，Ⅱ期2例，Ⅲ期1例，Ⅳ期3例。结果单纯中药治疗7例中，肿块消失3例，基本消失1例，缩小1/2以上者2例，肿块保持不变1例。治疗后观察时间半年1例，1年1例，2年3例。中药结合化疗组3例中2例肿瘤消失，基本消失1例。

【方源】湖南省肿瘤医院潘敏求方

选方25：枯草昆布汤

【组成】夏枯草30 g，天南星9 g，昆布15 g，生牡蛎30 g，丹参30 g，莪术15 g，蒲公英30 g，皂角刺9 g，旋覆花12 g，全瓜蒌15 g。

【功效】清热化痰，软坚散结。

【适应证】恶性淋巴瘤。

【疗效】本方结合化疗治疗恶性淋巴瘤82例，结果1年生存率72%（59/82），3年生存率50%（41/82），5年生存率52.7%（29/55）。

【用法】水煎服。瘀血内结，疼痛明显者加土鳖虫9 g，蜈蚣9 g，蜣螂9 g，赤芍12 g，血竭9 g；痰热内阻，胸闷气急者加川贝母12 g，天竺黄6 g，青礞石12 g，半夏15 g；气滞瘀阻明显者加柴胡9 g，川芎9 g。

【方源】武汉军区总医院杜光祖方

选方26：天草方

【组成】鲜天冬、白花蛇舌草。

【功效】滋阴清热，解毒消肿。

【适应证】恶性淋巴瘤。

【用法】将鲜天冬、白花蛇舌草分别制成注射液，加25%葡萄糖注射液静脉注射。

【疗效】本方结合化疗治疗53例恶性淋巴瘤，临床治愈31例，显效22例，生存3年以上46例。

【方源】江苏省吴县东山人民医院高国俊方

选方27：土贝消肿汤

【组成】生牡蛎30 g，土贝母9 g，玄参9 g，夏枯草15 g，海藻15 g，山慈菇9 g，首乌藤30 g。

【功效】软坚散结。

【适应证】恶性淋巴瘤。

【用法】水煎服。热痰蕴结者加白花蛇舌草30 g，蛇莓30 g，天南星30 g，竹沥、半夏各9 g；寒痰凝结者加半夏12 g，陈皮6 g，茯苓12 g，甘草5 g，桂枝5 g，土贝母9 g，煅牡蛎30 g，白花蛇舌草30 g，白芥子5 g；痰多者加陈胆南星6 g，小金丹1粒；痰湿凝结者加半夏9 g，陈皮6 g，茯苓9 g，白花蛇舌草30 g，天葵子12 g；气虚者加太子参15 g，白术9 g，茯苓9 g，甘草5 g；发热不退者加鳖血拌柴胡5 g，白薇9 g；阴虚者加熟地黄30 g，肉桂3 g，甘草3 g，麻黄1.5 g，炮姜1.5 g，鹿角胶9 g，白芥子5 g，半夏9 g，陈皮6 g。

另以艾绒包裹麝香0.19 g灸天井、光明、小海穴位，每次灸1穴。

【疗效】本方治疗12例恶性淋巴瘤，生存2年以上2例，3年以上3例，6年以上1例，8年以上3例，9年以上1例，10年以上2例。

【方源】上海市中医门诊部庄芝华方

选方28：慈菇消瘤汤

【组成】白花蛇舌草30 g，山慈菇15 g，三棱15 g，莪术15 g，炒白术15 g，僵蚕30 g，夏枯草30 g，昆布30 g，煅牡蛎30 g，煅瓦楞子30 g，炮穿山甲9 g，黄药子9 g，全蝎6 g。（编者按：穿山甲已禁用，酌情使用替代品。）

【功效】清热消散，软坚散结。

【适应证】恶性淋巴瘤。

【用法】水煎服。气虚者加黄芪、党参；血虚者加当归、紫河车；胃阴虚者加石斛、麦冬、玉竹；肝肾阳虚者加龟板、鳖甲、生地黄、枸杞子；阴虚者加附子、桂枝、补骨脂、棉花根；实热者加生石膏、知母、黄芩、黄连；偏寒者加炮姜、附子、桂枝；偏热者加狗舌草、天葵子。肿块处可外敷独角莲或鲜蟾皮。

【疗效】本方治疗11例恶性淋巴瘤，其中存活1年以上9例，存活3年以上5例，存活5年以上4例，存活10年以上2例。

【方源】中国中医秘方大全

选方29：雄黄消肿方

【组成】轻粉2.1 g，白硇砂15 g，苏合油15 g，硼砂15 g，白及15 g，血竭30 g，煅白矾30 g，雄黄30 g，全蝎30 g，蜈蚣30 g，生水蛭30 g，乳香60 g，朱砂60 g，天花粉60 g。

【功效】解毒消肿，活血化瘀。

【适应证】恶性淋巴瘤。

【用法】共研末泛丸如绿豆大小，每日3次，每次2～10丸。

【疗效】本方治疗4例恶性淋巴瘤，3例效果显著。

【方源】天津市红桥区第一防治院肿瘤组方

选方30：复方健脾术苓汤

【组成】苍术、白术、赤茯苓、猪苓、泽泻、陈皮、山药、扁豆衣、炒薏苡仁、萹蓄、萆薢、六一散（包煎）各9 g。

【功效】健脾利湿。

【适应证】淋巴管瘤。

【用法】每日1剂，水煎服，每日服2次。

【疗效】治疗1例，连服60剂，告愈。

【方源】千家妙方（下册）

选方31：新土茯苓汤

【组成】鲜土茯苓60 g，生地榆60 g，鲜杏香兔耳风根70 g，土牛膝9 g，全当归12 g，威灵仙12 g。

【功效】清热解毒，除湿通络。

【适应证】恶性淋巴瘤。

【用法】水煎服。

【疗效】1例经活检证实的恶性淋巴瘤，用本方治疗3个月后，症状明显好转，浅表淋巴结缩小。治疗3年后情况良好。

【方源】浙江省安吉县孝丰人民医院姚越健方

选方32：银花慈菇汤

【组成】方一：金银花15 g，赤芍15 g，连翘9 g，蒲公英15 g，玄参15 g，紫花地丁12 g，夏枯草12 g，重楼12 g，土贝母9 g，天葵子12 g，昆布12 g，海藻15 g，山慈菇12 g，牡丹皮12 g，郁金12 g，生牡蛎15 g，丹参15 g，薏苡仁30 g，天南星6 g。

方二：雄黄9 g，乳香4.5 g，没药4.5 g，石膏3 g，穿山甲4.5 g，蜈蚣3条，血竭4.5 g，全蝎9 g，蜗牛6 g，轻粉1.5 g，朱砂6 g，白芷3 g，冰片6 g，蟾酥6 g，硼砂6 g，麝香0.3 g，大黄9 g。（编者按：穿山甲已禁用，酌情使用替代品。）

【功效】清热解毒，活血消肿。

【适应证】恶性淋巴瘤。

【用法】方一水煎服。方二研末，制成绿豆大丸剂，每日5~8丸顿服。

【疗效】本方治疗1例恶性淋巴瘤，肿瘤消失，10年未复发，获得临床治愈。

【方源】湖北省通城县中医院易菊清方

选方33：姜附槟桃汤

【组成】方一：桂枝10 g，干姜30 g，附子30 g，乌药10 g，小茴香20 g，熟地黄30 g，桃仁10 g，红花10 g，三棱15 g，莪术15 g，升麻10 g，牵牛子30 g，槟榔30 g，大黄15 g，玄明粉15 g。

方二：轻粉30 g，桃仁10 g，黄连10 g，槐角10 g，槐花10 g，杏仁10 g，连翘10 g，蜂房12 g，大黄10 g。

【功效】温里化瘀，通腑泄浊。

【适应证】恶性淋巴瘤。

【用法】方一水煎服。方二制成丸剂，每次3 g，每日3次。

【疗效】本方治疗十二指肠淋巴肉瘤1例，胃淋巴肉瘤2例，皆愈。

【方源】北京中西医肿瘤骨病研究基金会孙秉严方

选方34：江南白花汤

【组成】望江南30 g，白花蛇舌草30 g，夏枯草30 g，海藻30 g，牡蛎30 g，野菊花30 g，白茅藤30 g，丹参30 g，全瓜蒌30 g，昆布15 g，山药15 g，桃仁9 g，南沙参12 g，王不留行12 g，蜂房12 g。

【功效】活血化瘀，化痰软坚，清热解毒。

【适应证】淋巴瘤。

【用法】水煎服。另外，小金片10片分2次吞服，壁虎片15

片分3次吞服。

【疗效】本方治疗淋巴瘤4例。临床治愈2例，有效1例，无效1例。总有效率为75%。

【方源】上海中医学院附属龙华医院刘嘉湘方

选方35：双草汤

【组成】白花蛇舌草100 g，夏枯草60 g，山楂50 g，何首乌30 g，鳖甲30 g，牡丹皮30 g，丹参30 g，半边莲30 g，半枝莲30 g，生薏苡仁25 g，生地黄20 g，白术20 g，白芍20 g，女贞子20 g。

【功效】滋阴软坚，消肿解毒。

【适应证】恶性淋巴瘤。

【用法】水煎服。

【方源】安徽中医学院附属医院王正雨方

选方36：疏肝溃坚汤

【组成】夏枯草12 g，僵蚕12 g，香附12 g，石决明9 g，当归6 g，白芍6 g，青皮6 g，柴胡6 g，川芎6 g，红花3 g，姜黄3 g，穿山甲6 g，生甘草3 g。（编者按：穿山甲已禁用，酌情使用替代品。）

【功效】疏肝解郁，化痰散结。

【适应证】气郁痰结之淋巴瘤。

【用法】水煎服。肿核坚硬加海藻、川贝母、黄药子、猫爪草。

【方源】中医肿瘤学

选方37：阳和汤

【组成】熟地黄20 g，麻黄10 g，白芥子10 g，肉桂4 g，炮姜5 g，生甘草10 g，鹿角胶10 g。

【功效】温化寒凝，化痰解毒。

【适应证】寒痰凝滞之恶性淋巴瘤。

【用法】水煎服。乏力、神疲者加黄芪15 g；淋巴结肿硬者加莪术10 g，皂角刺9 g，夏枯草12 g。

【方源】外科证治全生集

选方38：紫牛散治疗恶性淋巴瘤验方

【组成】牛黄、朱砂各1 g，山慈菇、五倍子各20 g，雄黄、乳香、没药、全蝎各15 g，蜈蚣10 g，珍珠15 g，鹿角霜20 g，鳖甲20 g。

【功效】清血解毒，祛风破瘀，化痰散结。

【适应证】痰郁互结之恶性淋巴瘤。

【用法】诸药研末，每次服3 g，每日3次，至少连续服用2个月。

【方源】辽宁中医杂志，2003，30（2）：135.

选方39：逐瘀消瘤散治疗恶性淋巴瘤验方

【组成】煅龙骨、煅牡蛎各30 g，夏枯草20 g，三棱、莪术、水蛭各10 g，半夏、浙贝母各15 g，白芍、茯苓各20 g，半枝莲20 g，白花蛇舌草30 g，猫爪草15 g。

【功效】逐瘀消瘤，化痰散结。

【适应证】痰凝结滞之恶性淋巴瘤。

【用法】每日1剂，水煎，分早、晚2次服用，连续服用直至化疗结束。可根据病情辨证添加昆布、海藻、当归、川芎、黄芪、甘草、党参、白术、麦冬、五味子、延胡索等。

【方源】中西医结合心血管病电子杂志，2016，4（5）：124–125.

选方40：冯亚葵治疗恶性淋巴瘤验方

【组成】黄芪60 g，当归15 g，太子参30 g，白术15 g，茯苓15 g，炙甘草6 g。

【功效】益气养血，健运脾胃，消痰散结。

【适应证】气血虚弱之恶性淋巴瘤。

【用法】每日1剂，水煎服，连续服用3周为1个疗程。恶心、呕吐、便秘、纳呆者，加半夏、紫苏梗、黄连、豆蔻、火麻仁、薏苡仁；血虚症见头昏、目眩、乏力、面色萎黄者，加阿胶、枸杞子、龙眼肉；尿少、胁痛、口苦、皮肤巩膜黄染者，加柴胡、延胡索、青皮、茵陈、大黄、虎杖；心悸、气短、心烦、眠差者，加五味子、远志、茯神、酸枣仁；四肢端皮肤脱屑及毛发脱落者，加荆芥、蝉蜕、白鲜皮。

【方源】云南中医中药杂志，2009，30（6）：14-15.

选方41：沈一平治疗恶性淋巴瘤验方1

【组成】黄芪30 g，党参、白花蛇舌草、夜交藤各15 g，白术、熟地黄、半枝莲、半边莲各12 g，川芎10 g，当归、白芍、茯苓、蒲公英、酸枣仁各9 g，炙甘草6 g。

【功效】益气养血，消痰散结。

【适应证】气血两虚之恶性淋巴瘤。

【用法】每日1剂，水煎，分早、晚2次服用，连续服用7剂为1个疗程。

【方源】浙江中医杂志，2018，53（1）：10-11.

选方42：沈一平治疗恶性淋巴瘤验方2

【组成】白术、麦芽、神曲、莪术、半枝莲、郁金、熟地黄各15 g，蒲公英、补骨脂、枳壳、法半夏、鸡内金各10 g，黄芪、薏苡仁各20 g，竹茹、豆蔻各8 g。

【功效】健脾养胃，消痰散结。

【适应证】脾胃不和之恶性淋巴瘤。

【用法】每日1剂，水煎，分2次温服。

【方源】浙江中医杂志，2018，53（1）：10-11.

选方43：沈一平治疗恶性淋巴瘤验方3

【组成】黄芪、太子参、熟地黄各20 g，五味子、麦冬、茯苓、山药、半枝莲、黄精各12 g，白术、女贞子、枸杞子、菟丝子、补骨脂各9 g，白花蛇舌草15 g，甘草6 g。

【功效】益气养阴，消痰散结。

【适应证】气阴两虚之恶性淋巴瘤。

【用法】每日1剂，水煎，分2次温服。

【方源】浙江中医杂志，2018，53（1）：10–11.

选方44：高萍治疗恶性淋巴瘤验方

【组成】黄芪20 g，人参12 g，半夏10 g，陈皮10 g，茯苓10 g，炒白术20 g，女贞子30 g，菟丝子30 g，枸杞子30 g，炙穿山甲10 g，生麦芽20 g，山药20 g，猫爪草20 g，甘草6 g，白花蛇舌草15 g，肉桂6 g，淫羊藿12 g，生姜3片，大枣6枚。（编者按：穿山甲已禁用，酌情使用替代品。）

【功效】益气补肾，健脾化痰，软坚散结。

【适应证】脾肾两虚，痰热蕴结之恶性淋巴瘤。

【用法】每日1剂，水煎3次，分早、晚餐后2次服用，连续服用14剂为1个疗程。

【方源】时珍国医国药，2008，19（1）：246–247.

选方45：马群力治疗恶性淋巴瘤验方1

【组成】钩藤10 g，柴胡10 g，黄芩10 g，生白芍10 g，当归10 g，川芎10 g，生白术10 g，茯苓皮20 g，佛手10 g，郁金10 g，薏苡仁30 g，仙鹤草30 g，白花蛇舌草15 g，藤梨根15 g，夜交藤10 g，石斛12 g，青皮、陈皮各10 g，生甘草5 g。

【功效】疏肝理气，清热化痰，利湿消肿。

【适应证】肝气郁结之恶性淋巴瘤。

【用法】每日1剂，水煎服，分早、晚餐后2次温服。

【方源】中华中医药学会第二届岐黄论坛——血液病中医药防治分论坛论文集，2014：1-4.

选方46：马群力治疗恶性淋巴瘤验方2

【组成】柴胡10 g，生白芍10 g，黄芩10 g，薏苡仁60 g，石斛12 g，八月札10 g，佛手10 g，白花蛇舌草30 g，藤梨根30 g，法半夏10 g，陈皮10 g，茯苓20 g，仙鹤草20 g，苦参10 g，土茯苓10 g，地肤子10 g，焦山楂10 g，生甘草5 g。

【功效】疏肝理气，清热化痰，补肝肾。

【适应证】肝肾不足，肝郁湿热之恶性淋巴瘤。

【用法】每日1剂，水煎，分早、晚餐后2次温服。

【方源】中华中医药学会第二届岐黄论坛——血液病中医药防治分论坛论文集，2014：1-4.

选方47：马群力治疗恶性淋巴瘤验方3

【组成】柴胡10 g，生白芍10 g，仙鹤草30 g，藤梨根30 g，佛手10 g，苦参10 g，白花蛇舌草30 g，石斛12 g，薏苡仁60 g，地肤子10 g，郁金10 g，生牡蛎30 g，乌蛇10 g，钩藤10 g，枸杞子20 g，桑寄生20 g，红豆杉6 g，茯苓20 g，白鲜皮10 g。

【功效】疏肝理气，解郁化痰，补益肝肾。

【适应证】肝肾不足，肝郁化火之恶性淋巴瘤。

【用法】每日1剂，水煎，分早、晚餐后2次温服。

【方源】中华中医药学会第二届岐黄论坛——血液病中医药防治分论坛论文集，2014：1-4.

选方48：马群力治疗恶性淋巴瘤验方4

【组成】钩藤10 g，柴胡10 g，黄芩10 g，生白芍10 g，佛手10 g，板蓝根20 g，虎杖15 g，薏苡仁30 g，当归10 g，白花蛇舌草15 g，藤梨根15 g，蒲公英20 g，大腹皮10 g，郁金10 g，生大黄（后下）10 g，紫金牛10 g，生甘草5 g，仙鹤草10 g。

【功效】疏肝理气，清热通腑，排毒散结。

【适应证】肝脾湿热，内毒壅盛之恶性淋巴瘤。

【用法】每日1剂，水煎，分早、晚餐后2次温服。

【方源】中华中医药学会第二届岐黄论坛——血液病中医药防治分论坛论文集，2014：1-4.

选方49：陈健一治疗恶性淋巴瘤验方1

【组成】炙鳖甲（先煎）10 g，生地黄15 g，玄参10 g，牡丹皮10 g，赤芍、白芍各10 g，当归10 g，苦参6 g，生薏苡仁30 g，炒白术10 g，猪苓、茯苓各15 g，白花蛇舌草30 g，半枝莲15 g，龙葵15 g，重楼15 g，山慈菇15 g，莪术20 g，垂盆草30 g，枳壳10 g，生甘草6 g。

【功效】滋阴，清热，化湿，凉血，解毒，化瘀，散结。

【适应证】肝肾阴虚，湿热瘀毒互结之恶性淋巴瘤。

【用法】每日1剂，水煎，分早、晚餐后2次温服。

【方源】中华中医药学会第二届岐黄论坛——血液病中医药防治分论坛论文集，2014：1-4.

选方50：陈健一治疗恶性淋巴瘤验方2

【组成】黄芪30 g，当归10 g，白术10 g，女贞子15 g，黄精10 g，熟地黄10 g，鸡血藤20 g，夜交藤10 g，景天三七15 g，丹参15 g，莪术15 g，石见穿15 g，紫金牛15 g，山慈菇15 g，蜀羊泉15 g，白花蛇舌草30 g，半枝莲15 g，龙葵15 g，虎杖15 g，甘草6 g。

【功效】益气养血，化瘀解毒。

【适应证】脾肾不足，气血两虚，瘵毒内蕴之恶性淋巴瘤。

【用法】每日1剂，水煎，分早、晚餐后2次温服。

【方源】中华中医药学会第二届岐黄论坛——血液病中医药防治分论坛论文集，2014：1-4.

三十一、白血病用方

白血病是发生于造血系统的恶性肿瘤，其特征为造血组织异常的弥漫性增生，以及周围血液中的细胞有质与量的改变。白细胞常显著增加且有幼稚细胞出现，浆细胞增多，影响全身。我国白血病的发病率为$2/10^5 \sim 4/10^5$，占各种恶性肿瘤的第6位（男）和第8位（女）。根据细胞类型可分为粒细胞、淋巴细胞及单核细胞三型。根据血象特点可分为白细胞增多与白细胞不增多型。本病可发生于任何年龄段，急性白血病儿童与青壮年较多，慢性白血病成人多见。

本病病因尚未完全明确，现代医学认为发病多与物理因素（如电离辐射）及某些化学药物（如氯霉素、保泰松等）接触与使用有关，也有人认为是病毒所致，且在动物实验中已被证实。临床表现为贫血，发热，出血，肝、脾、淋巴结不同程度的肿大，胸骨压痛等，多发于儿童及青年。本病的诊断主要依据临床表现、外周血象、骨髓穿刺检查。现代医学对本病的治疗，除了常用化疗、放疗之外，临床常用一般的对症疗法，如控制感染、处理发烧、纠正贫血、止血抢救等。

中医认为本病属于“虚劳”“温病”“血症”“积聚”等范畴。病因内伤忧怒，外感湿温，血瘀，痰聚，瘀而不通，久而致诸虚并见。可分为气血两虚、热毒炽盛、热毒入血和瘀血痰核等证，应辨证施治。

选方1：抗白散

【组成】雄黄1份，青黛、血余炭各2份。

【功效】清热解毒，止血生血。

【适应证】白血病。

【用法】每次服2～5 g，每日2～3次。

【方源】江苏中医杂志，1983（2）：28.

选方2：利血散

【组成】红藤5份，青黛2份，血余炭3份。

【功效】清热生血。

【适应证】白血病。

【用法】上药共研细末，每次3 g，每日3次口服。

【方源】江苏中医杂志，1983（2）：28.

选方3：蟾蜍蛋

【组成】蟾蜍1只，鸡蛋1只。

【功效】清热解毒。

【适应证】急性粒细胞性白血病。

【用法】将蟾蜍洗净（不剥皮），从腹壁正中线剖开（不去内脏），放入一个小鸡蛋至腹腔内，用线缝合关腹，然后加水300～400 mL煮沸30～40分钟，至蟾蜍肉烂为宜，吃蛋不喝汤，连服7日。

【方源】四川中医，1985（1）：12.

选方4：烧鸡丹

【组成】阿胶、鳖甲、蜂蜡各60 g，血竭、孩儿茶、三七、火硝、穿山甲、蜈蚣、水蛭、鹿茸各9 g，老母鸡（去内脏存毛）1只。（编者按：穿山甲已禁用，酌情使用替代品。）

【功效】扶正祛邪。

【适应证】白血病。

【用法】将上药装入鸡腹内，缝合，以黄泥外糊2 cm厚，用木柴火烧至熟（3～4小时），去泥土，拔净毛，撕碎晾干，鸡肉、鸡骨和药共研末备用。每服6～10 g，每日3次，儿童酌减。

【方源】河北中医，1991（4）：1.

选方5：生脉二陈汤

【组成】太子参15 g，麦冬15 g，五味子10 g，半夏10 g，茯苓10 g，陈皮10 g，杏仁10 g。

【功效】益气养阴，健脾化痰。

【适应证】急性非淋巴细胞性白血病。

【用法】水煎服，每日1剂。

【方源】河北中医，1987（3）：39.

选方6：蟾蜍酒

【组成】125 g重蟾蜍15只，黄酒1 500 mL。

【功效】直接杀灭白血病细胞，抑制白血病细胞呼吸，提高机体的免疫机能。

【适应证】白血病。

【用法】蟾蜍剖腹去内脏洗净加黄酒共放入瓷罐中封闭，然后置入铝锅内加水，用水煮沸2小时，将药液过滤即得。成人每次15～30 mL，每日3次，饭后服。儿童酌减。连续用药直至症状完全缓解。其后维持缓解治疗，服药半月，间歇半月。治疗中需配合抗感染、输血、补液纠正电解质紊乱等支持疗法。

【疗效】完全缓解率25%，总缓解率75%，其中以急性淋巴细胞性白血病效果最好。

【方源】辽宁中医杂志，1984（4）：18.

选方7：抗白丹

【组成】雄黄、巴豆（去外皮）、生川乌、乳香、郁金、槟榔、朱砂各3 g，大枣7枚。

【功效】杀虫解毒，破积祛瘀。

【用法】将雄黄、生川乌、乳香、郁金、槟榔共研细末。巴豆先去外皮，置砂锅中文火炒至微黄色，再去内皮，用双层纸包裹压碎，微热半小时，达到稍去油的目的（不换纸，仅去一次油），将大枣煮熟去皮和核，与上述药物混合，并充分捣研均匀，合丸如黄豆大，朱砂为底，风干贮瓶备用（上述剂量可制成药丸约90丸）。成人每日6～8丸，小儿每日1～4丸。于清晨5时开水一次送服，连服3～5天，休息1天。一般先从小量开始，逐步加量，以保持大便每天4～5次为度。

【适应证】急性白血病。

【疗效】治疗6例，有效2例，无效4例，以急性非淋巴细胞性白血病效果较好。

【方源】中医杂志，1983（6）：37.

选方8：青黄散

【组成】青黛7份，雄黄3份。

【功效】凉血解毒，散瘀消积。

【适应证】急性非淋巴细胞性白血病。

【用法】诱导剂量为每日8～18 g，分3次服；维持量为每日4～6 g，分2次服。

【方源】上海中医药杂志，1986（2）：15.

选方9：乌梅黄药汤

【组成】黄药子6 g，薏苡仁30 g，乌梅4.5 g，半枝莲30 g，山豆根12 g，白花蛇舌草30 g。

【功效】清热解毒。

【适应证】急性粒细胞性白血病。

【用法】水煎服，每日1剂。

【方源】千家妙方

选方10：碧玉柴胡汤

【组成】碧玉散、黄芩、半枝莲、白术、党参、茯苓、半夏、黄芪、当归、牡丹皮、炒枳壳。

【功效】清热解毒，益气活血，行瘀消积。

【适应证】慢性粒细胞性白血病。

【用法】水煎服，每日1剂。胁痛骨痛者加延胡索、白芍、川楝子；出血者加仙鹤草、藕节炭、十灰散；咽痛者加金银花、板蓝根、北山豆根；反复低热盗汗者加青蒿、地骨皮；胁下痞块坚大者加鳖甲、牡蛎、土鳖虫、丹参；热毒加速期或急变期加龙胆草、蒲公英、白花蛇舌草、六神丸。

【方源】贵阳中医学院学报，1996（3）：28.

选方11：青黛紫草汤

【组成】羚羊骨18 g，水牛角30 g，白花蛇舌草30 g，半枝莲30 g，山慈菇30 g，党参15 g，紫草根30 g，细叶蛇泡30 g，土鳖虫12 g，青黛末15 g。

【功效】清热，凉血，解毒。

【适应证】急性粒细胞性白血病。

【用法】水煎服，每日1剂。骨疼痛者加徐长卿30 g，枫香寄生24 g，石上柏30 g；齿出血、皮下出血加三七9 g，白茅根30 g，白及15 g；心悸头晕者加九节菖蒲18 g，珍珠母30 g，辰砂3 g。

【方源】奇难杂症

选方12：猪狗龙蛇白术汤

【组成】猪殃殃、狗舌草、龙葵、白花蛇舌草、仙鹤草、北沙参各30 g，金银花、丹参各18 g，白术15 g，制黄芪12 g，当归12 g，补骨脂12 g。

【功效】清热解毒，佐以益气养血。

【适应证】急性白血病。

【用法】水煎服，每日1剂。

【方源】抗癌中草药制剂

选方13：蓝根败酱汤

【组成】白花蛇舌草60 g，夏枯草15 g，生牡蛎30 g，鳖甲12 g，板蓝根21 g，鲜半枝莲125 g，败酱草12 g。

【功效】清热，解毒，散结。

【适应证】慢性粒细胞性白血病。

【用法】水煎服，每日1剂。

【方源】中国中西医结合杂志，1989（6）：377.

选方14：虎杖柳树汤

【组成】柳树根、虎杖、党参、当归、熟地黄、薏苡仁、枸杞子、黄精各30 g，红枣10个。

【功效】补益气血，解毒。

【适应证】单核细胞性白血病。

【用法】水煎服，每日1剂。

【方源】江西中医药，1985（5）：14.

选方15：鹿角阿胶汤

【组成】党参、黄芪、白术、当归、生地黄、熟地黄、白芍、丹参、天冬、女贞子、墨旱莲、陈阿胶、鹿角胶、陈皮、砂仁。

【功效】益气补血，扶正抗癌。

【适应证】急性粒细胞性白血病。

【用法】水煎服，每日1剂。

【方源】江苏中医，1979（1）：9.

选方16：仙茅龟板汤

【组成】党参15 g，炙鳖甲9 g，仙茅12 g，生牡蛎15 g，龟板9 g，丹参15 g，莪术12 g，红花9 g，赤芍9 g，半枝莲30 g，白花蛇舌草30 g，山慈菇9 g。

【功效】益气滋阴，活血化瘀。

【适应证】慢性粒细胞性白血病。

【用法】水煎服，每日1剂。

【方源】中医医癌80例

选方17：安露散

【组成】蜈蚣、全蝎、僵蚕、土鳖虫各等份。

【功效】息风活血。

【适应证】白血病。

【用法】上药共研细末，每次服0.3～1.0 g，一般用量为0.7 g，每日3次。慢性粒细胞性白血病每次服0.3 g为宜。

【方源】抗癌中草药制剂

选方18：白血病Ⅳ号方

【组成】党参、阿胶（烊化）、枸杞子、陈皮各15 g，女贞子、黄芪各30 g，生地黄、竹叶、熟地黄各12 g，当归、鹿角胶各9 g。

【功效】益气养血，调补肝肾。

【适应证】白血病骨髓抑制者。

【用法】水煎服，每日1剂。

【方源】河南医药，1982（6）：7.

选方19：白血病Ⅴ号方

【组成】犀角6 g，金银花、板蓝根、生石膏各30 g，玄参、黄芪、黄芩、枸杞子各15 g，地骨皮、知母各12 g。（编者按：犀角已禁用，酌情使用替代品。）

【功效】清气凉营，益气养阴。

【适应证】白血病合并高热者。

【用法】水煎服，每日1剂，分早、晚2次服。

【方源】河南医药，1982（6）：7.

选方20：白血病Ⅵ号方

【组成】黄芪、山药、白花蛇舌草、墨旱莲各30 g，麦冬、天冬、山豆根、地榆、藕节、党参各15 g，女贞子12 g。

【功效】益气养阴，凉血解毒。

【适应证】白血病合并出血者。

【用法】水煎服，每日1剂。

【方源】河南医药，1982（6）：7.

选方21：壁虎煅白矾散

【组成】壁虎60条，煅白矾80 g，朱砂30 g，皂角刺30 g，蜈蚣60 g，青黛100 g，三七60 g，乌梢蛇100 g，僵蚕50 g。

【功效】清热解毒，活血化痰。

【适应证】慢性粒细胞性白血病。

【用法】共研细末，每次服2 g，每日2次。

【方源】辽宁中医杂志，1982（12）：26.

选方22：黄根汤

【组成】黄根30 g，猪骨适量（新鲜）。

【功效】养血活血。

【适应证】亚急性粒细胞性白血病，再生障碍性贫血。

【用法】共煮，每日1剂，分2～3次服。

【方源】民间验方

选方23：三鲜汤

【组成】鲜生地黄60 g，鲜小蓟、鲜蒲公英各25 g。

【功效】滋阴清热，凉血解毒。

【适应证】慢性粒细胞性白血病。

【用法】水煎服，每日1剂。

【方源】中华名医名方薪传：肿瘤

选方24：蟾蜍汤

【组成】大活蟾蜍1只。

【功效】以毒攻毒。

【适应证】急性粒细胞性白血病。

【用法】将蟾蜍放入沸水中煎煮约半小时，去蟾蜍，取汁300～500 mL，分3～4次服，每日1只。

【注意】蟾蜍煮食后可引起中毒，出现恶心呕吐、腹泻、头昏、头痛甚或昏迷、面色苍白、四肢冰冷、心律不齐、心电图表现酷似洋地黄中毒，可服用竹茹30 g、芦根60 g煎剂或服绿豆汤，也可以少量频饮或与食物共煮的方法以减轻毒性。

【方源】中华名医名方薪传：肿瘤

选方25：消毒化血丸

【组成】乳香60 g，没药60 g，雄黄30 g。

【功效】活血解毒。

【适应证】急性白血病。

【用法】乳香、没药去油，3药共研细末，加适量米饭，捣和为丸如莱菔子大小，晒干，收贮备用，每日3次，每次3 g。

【方源】中华名医名方薪传：肿瘤

选方26：鳗鱼酒

【组成】鳗鱼500 g，黄酒500 mL，食醋适量。

【功效】补虚损，活血止血。

【适应证】白血病、贫血兼消瘦低热等。

【用法】将鳗鱼剖腹去内脏，洗净置锅中，加入黄酒和食醋，用文火炖至熟烂，加盐少许，每日食用。

【方源】中国民间偏方大全

选方27：乌梅汤

【组成】乌梅3个。

【功效】敛阴生津。

【适应证】白血病。

【用法】水煎服，每日1剂。

【方源】中国民间偏方大全

选方28：蜂蜡阿胶蛋

【组成】蜂蜡30 g，阿胶粉（牡蛎炒珠，压碎）10 g，新鲜鸡蛋5个。

【功效】益气养血。

【适应证】白血病。

【用法】先将蜂蜡熔化，入鸡蛋、阿胶粉搅匀，分2次服，每日1剂。

【方源】中华民间秘方大全

选方29：猪脾百合胶囊

【组成】猪脾（烘干研粉），野百合（干燥研粉）各等份。

【功效】养阴清热。

【适应证】白血病。

【用法】混合装入胶囊，每粒0.25 g，每次3粒，每日3次。

【方源】中华民间秘方大全

选方30：化瘀消癥汤

【组成】桃仁、红花各10 g，当归15 g，赤芍10 g，川芎12 g，丹参、鸡血藤各20 g，三棱、莪术、青黛、香附各12 g，广郁金10 g，鳖甲20 g。

【功效】活血化瘀，消癥散结。

【适应证】各种骨髓增生性疾病，如慢性粒细胞白血病、真性红细胞增多症、血小板增多症等。各种血瘀证，但对非骨髓增生性疾患的血瘀证不宜。

【用法】水煎（方中青黛布包入煎）2次，每日服2次，每日1剂。

【方源】名医治验良方

选方31：生生丹

【组成】青黛4份，天花粉3份，牛黄1份，芦荟1份。

【功效】清髓热，解毒，开心窍，泻肝。

【适应证】慢性粒细胞性白血病。

【用法】上药共研细末，水泛为丸。每日服3 g，分2次服。

【方源】名医治验良方

选方32：黄芩龙胆汤

【组成】龙胆草、黄芩、栀子、木通、当归、生地黄、柴胡、猪苓、泽泻各10 g，鸡血藤、丹参各30 g。

【功效】清热泻火，养阴利湿。

【适应证】急性白血病。

【用法】水煎服，每日服2次，每日1剂。热重者加五味消毒饮、黄连解毒汤、清瘟败毒饮、夏枯草、半枝莲、白花蛇舌草、山豆根等；湿重者加藿朴夏苓汤、三仁汤、二陈汤、五苓散等；气阴两虚者加人参、北沙参、党参、山药、白芍、甘草、麦冬、生地黄、龙骨、牡蛎、五味子、枣仁、山茱萸、浮小麦、大枣等补气养阴。

【方源】中国中医秘方大全

选方33：二甲黄芪建中汤

【组成】黄芪24 g，当归尾6 g，党参15 g，苏木6 g，生龟板、生鳖甲、石决明各15 g（三味先煎），地骨皮9 g，牡丹皮6 g，干地黄12 g，阿胶（烊化）12 g。

【功效】益气补血，通络消瘀。

【适应证】慢性白血病。

【用法】水煎服，每日服2次（早、晚分服），每日1剂。

【方源】千家名老中医妙方秘典

选方34：清化汤

【组成】柴胡、黄芩、半夏各9 g，黄连、知母、川贝母、橘红各6 g，厚朴8 g。

【功效】清热泻火，化痰散结。

【适应证】慢性粒细胞性白血病，急性发作。

【用法】水煎服，每日服2次，每日1剂。

【方源】千家名老中医妙方秘典

选方35：猫爪苦参方

【组成】猫爪草15 g，苦参15 g，黄芩15 g，黄柏15 g，雄黄15 g，当归15 g，诃子肉15 g，青黛散15 g，土鳖虫7.5 g，水蛭7.5 g。

【功效】清热解毒。

【适应证】慢性粒细胞性白血病。

【用法】研粉制成每片含主药0.25 g的糖衣片。治疗剂量每日服5～7.5 g；维持剂量每日服2.5～5 g，分3～4次口服。先用马利兰（白消安）治疗使白细胞降到1万～2万后再换用本方，或白细胞正常后观察至白细胞持续在2万以上再用本方，如此长期交替使用。

【疗效】本方与马利兰交替使用治疗30例慢性粒细胞性白血病，与单纯马利兰治疗的28例做对照观察，结果治后本方组中位生存期为61个月，高于对照组40个月，差别显著。

【方源】中国医学科学院首都医院张之南方

选方36：当归川芎汤

【组成】当归15～30 g，川芎15～30 g，鸡血藤15～30 g，赤芍15～20 g，红花8～10 g，三七6 g。

【功效】活血化瘀。

【适应证】急性白血病。

【用法】水煎服。肝肾阴虚者加枸杞子15 g，女贞子15 g，何首乌15 g；气血两虚者加党参15 g，黄芪15 g，白术10 g，何首乌10 g，黄精15 g，枸杞子15 g，熟地黄15 g；热毒炽盛者加水牛角30 g，生地黄30 g，牡丹皮12 g，茜草10 g，重楼6 g，金银花20 g，连翘15 g，蒲公英30 g，板蓝根15 g。

【疗效】本方配合VAC-P方案化疗治疗急性白血病18例，结果完全缓解10例，部分缓解6例，未缓解2例，总缓解率为88.8%；21例单纯化疗，完全缓解7例，部分缓解5例，未缓解9例，总缓解率为57.4%。本方的缓解率明显高于单纯化疗组。

【方源】重庆市第二人民医院邓有安方。

选方37：龙葵苡仁汤

【组成】龙葵30 g，生薏苡仁30 g，黄药子15 g，乌梅12 g，白花蛇舌草30 g，生甘草5 g。

【功效】清热解毒。

【适应证】慢性白血病急性病变。

【用法】水煎服。本方送服青黄片（青黛、雄黄比例为7∶3）或大神丸，或当归龙荟丸、牛黄解毒片。气血两虚者选加当归补血汤；阴虚内热者选加青蒿鳖甲汤；脾胃不调者选加香砂枳术汤；身疼骨病者加丹参、延胡索、香附；肺热痰嗽者加金银花、黄芩、百部；便血者加生地榆、藕节；尿血者加白茅根、小蓟；恶心呕吐者加竹茹、陈皮、半夏。

【疗效】本方治疗慢性粒细胞性白血病急性病变14例，完全缓解3例，部分缓解5例，有效率为57.1%，未缓解6例，生存1年以上3例。

【方源】北京中医研究院西苑医院邓成珊方

选方38：双参地芍汤

【组成】党参10 g，生地黄30 g，玄参30 g，白芍15 g，马勃15 g，黄药子15 g，牛蒡子15 g，板蓝根30 g，半枝莲30 g，白花蛇舌草30 g，白姜黄9 g，牡丹皮9 g，阿胶（烊冲）6 g。

【功效】益气养阴，清热解毒。

【适应证】白血病。

【用法】水煎服。同时服用散剂：山慈菇、五倍子、千金子、大戟、雄黄、琥珀、麝香、牛黄，研末混匀，每日服2次，每次2～3 g。气血虚者加黄芪、当归、穿山甲、丹参；出血者加生地黄炭、槐花、煅牡蛎粉、小蓟、茅根、三七粉；发热者加柴胡、黄芩、黄连、连翘、野菊花。（编者按：穿山甲已禁用，酌情使用替代品。）

【疗效】本方治疗17例白血病，完全缓解6例，部分缓解7例，无效5例。

【方源】辽宁中医学院附属医院血液病研究组方

选方39：五生水王汤

【组成】水红花子10 g，芒硝30 g，樟脑12 g，桃仁12 g，土鳖虫12 g，生天南星15 g，生半夏15 g，穿山甲15 g，三棱15 g，王不留行15 g，白芥子15 g，生川乌15 g，生草乌15 g，生白附子9 g，延胡索9 g。（编者按：穿山甲已禁用，酌情使用替代品。）

【功效】化积散结，活血通络。

【适应证】白血病脾肿大。

【用法】上药研细末，以蜜及醋调成泥，加麝香1.2 g，梅片3 g。外敷脾肿大处。

【疗效】本方治疗慢性粒细胞性白血病的脾脏肿大7例，结果显效4例（脾脏较治前缩小5 cm以上），有效1例（脾脏缩小2～5 cm），无效2例。

【方源】上海铁道医学院附属医院颜德馨方

选方40：青黛鳖甲汤

【组成】鳖甲62 g，龟板31 g，青黛62 g，金银花15 g，生牡蛎31 g，太子参31 g，生地黄32 g，鸡内金13 g，山药31 g，地骨皮31 g，当归15 g，赤芍12 g，红花9 g，炮穿山甲15 g，牡丹皮12 g，甘草3 g，广木香9 g。（编者按：穿山甲已禁用，酌情使用替代品。）

【功效】破积消瘀，凉血解毒。

【适应证】慢性粒细胞性白血病。

【用法】上药研末，炼蜜为丸，每丸9 g，每日服4～6丸。气阴两虚者加黄芪、党参、生地黄、熟地黄、五味子、补骨脂、麦冬、阿胶、生牡蛎、鹿角胶。

【疗效】本方配伍马利兰治疗慢性粒细胞性白血病36例（用马利兰每日6 mg，分3次口服），治后生存10年以上3例，6～9年8例，5～6年14例，3～5年9例，不足3年2例。

【方源】河南省安阳地区医院刘秀文方。

选方41：慈菇化瘀汤

【组成】当归20 g，丹参20 g，赤芍20 g，川芎10 g，沙参20 g，麦冬15 g，板蓝根50 g，山豆根30 g，山慈菇50 g。

【功效】活血化瘀，养阴清热。

【适应证】急性白血病。

【用法】水煎服。热毒血瘀者加金银花20 g，连翘20 g，黄芩15 g，黄连15 g，黄柏15 g；血热妄行者并用犀角地黄汤加减。（编者按：犀角已禁用，酌情使用替代品。）

【疗效】本方治疗急性白血病36例（部分病人配合化疗），

与单纯化疗16例做对照观察，结果中药治疗组的有效率为80.5%，高于对照组的68.5%。急性淋巴细胞性白血病的有效率为90%，非急性淋巴细胞性白血病的有效率为76%。

【方源】吉林省辽源市第一人民医院叶耀光方

选方42：白花丹根汤

【组成】白花丹根30 g，葵树子30 g，白花蛇舌草30 g。

【功效】清热解毒，养血活血。

【适应证】白血病。

【用法】水煎服。缓解期维持治疗用：鸡血藤30 g，白芍12 g，郁金10 g，桃仁15 g，党参12 g，紫河车30 g，黄芪30 g，生地黄30 g，黄精15 g，麦冬15 g，玉竹12 g，当归15 g，何首乌15 g，牡丹皮12 g，川红花6 g，枣仁12 g，姜黄12 g，陈皮10 g，制成丸剂；胃纳差、腹胀、便溏者加党参、白术、茯苓、炙甘草、五指毛桃、陈皮、藿香；鼻出血、高热、口渴、脉洪者加石膏、知母、大青叶、淡竹叶、玄参、太子参、麦冬、天花粉；持续低热者加生牡蛎、地骨皮、鳖甲、麦冬、石斛、胡黄连、银柴胡。

【疗效】本方治疗白血病26例，完全缓解和部分缓解11例，急性白血病的白细胞平均8.8日后开始下降；慢性白血病的白细胞平均9天后开始下降。

【方源】广东省广州市中山大学中山医学院附属第一医院方

选方43：治白血病方

【组成】龙葵、半枝莲、紫草根各60 g，土茯苓120 g。

【用法】清热解毒，泻火凉血。

【适应证】白血病。

【用法】水煎服，每日1剂。

【方源】实用抗癌验方（方名编者注）

选方44：雄黄治疗慢性粒细胞性白血病验方

【组成】雄黄。

【功效】解毒杀虫，化瘀消积，抗肿瘤。雄黄对初发及耐药患者均有效，且治疗后造血组织不受抑制。

【适应证】慢性粒细胞性白血病。

【用法】雄黄制成口服胶囊剂，每日雄黄3.0～3.75 g，分次口服。

【方源】陕西医学杂志，2002，31（2）：152–153.

选方45：白血宁Ⅰ号治疗白血病验方

【组成】白血宁Ⅰ号为中药复方片剂。

【功效】益气养阴，活血化瘀，清热解毒，健脾补肾。

【适应证】急性、慢性粒细胞性白血病。

【用法】治疗急性粒细胞性白血病，诱导缓解期开始时，每次5片，每日3次，餐后口服，如无明显消化道反应，以后每日每次逐渐增加1片，1周后增至每次10～13片，坚持用药治疗超过30日。

治疗慢性粒细胞性白血病及骨髓增生异常综合征（MDS）的初始剂量酌减，每次3～10片，每日3次。从小剂量服起，递增至每日15～30片。

【方源】临床血液学杂志，1999，12（1）：20.

选方46：唐由君治疗急性白血病验方1

【组成】黄芪15～45 g，当归9～12 g，党参15～30 g，白术12～18 g，茯苓15～30 g，生地黄15～45 g，麦冬、小蓟各15～30 g，白花蛇舌草15～45 g，牡丹皮15～24 g，砂仁9～12 g，黄精15～30 g，甘草9～15 g。

【功效】益气，养阴，解毒。

【适应证】急性白血病。

【用法】每日1剂，水煎服。酌情配伍六神丸（每日60～180粒，分早、中、晚3次服用）、西黄丸、紫金锭、人参健脾丸、六味地黄丸等中成药。

【方源】国医论坛，2001，16（2）：11-12.

选方47：唐由君治疗急性白血病验方2

【组成】黄芪18～45 g，当归9～15 g，熟地黄18～45 g，生地黄15～30 g，白芍12～24 g，枸杞子12～30 g，阿胶11～33 g，党参15～30 g，砂仁9～12 g，白花蛇舌草12～30 g，小蓟、墨旱莲各12～30 g，甘草6～12 g。

【功效】补气，养血，解毒。

【适应证】急性白血病。

【用法】每日1剂，水煎服。酌情配伍六神丸（每日60～180粒，分早、中、晚3次服用）、西黄丸、紫金锭、人参健脾丸、六味地黄丸等中成药。

【方源】国医论坛，2001，16（2）：11-12.

选方48：唐由君治疗急性白血病验方3

【组成】生地黄18～60 g，牡丹皮12～45 g，石膏30～90 g，金银花12～30 g，白茅根30～60 g，陈皮9～12 g，甘草9～15 g。

【功效】解毒，凉血，止血。

【适应证】急性白血病。

【用法】每日1剂，水煎服。酌情配伍六神丸（每日60～180粒，分早、中、晚3次服用）、西黄丸、紫金锭、人参健脾丸、六味地黄丸等中成药。

【方源】国医论坛，2001，16（2）：11-12.

选方49：唐由君治疗急性白血病验方4

【组成】党参12～30 g，白术9～18 g，黄芪15～45 g，砂仁9～15 g，菟丝子15～30 g，黄精18～30 g，枸杞子、女贞子各

15～30 g，五味子9～18 g，白花蛇舌草15～30 g。

【功效】健脾，补肾，解毒。

【适应证】急性白血病。

【用法】每日1剂，水煎服。酌情配伍六神丸（每日60～180粒，分早、中、晚3次服用）、西黄丸、紫金锭、人参健脾丸、六味地黄丸等中成药。

【方源】国医论坛，2001，16（2）：11-12.

选方50：杨文华单元疗法分期治疗急性白血病验方1

【组成】陈皮12 g，半夏10 g，茯苓10 g，甘草6 g。

【功效】燥湿健脾，理气和中。

【适应证】化疗期脾胃虚弱型急性白血病。

【用法】每日1剂，水煎服。消化不良，食欲不振，恶心欲吐者，加鸡内金、焦三仙、砂仁、石斛、生姜；大便干结难行者，加火麻仁、生地黄、玄参、麦冬，以滋阴通便，或加黄芪、党参，以益气通便；水肿，小便不利者，加猪苓、茯苓、泽泻，以利湿通淋；正气尚充，邪气亦盛者，根据患者邪气盛衰情况，酌情加全蝎、白花蛇舌草、半枝莲、半边莲，以清热解毒，化痰散结，增强祛邪效果。

【方源】天津中医药，2021，38（2）：190-195.

选方51：杨文华单元疗法分期治疗急性白血病验方2

【组成】黄芪30 g，当归10 g，熟地黄20 g，知母10 g，黄柏10 g，龟甲20 g

【功效】扶正解毒，益气养阴。

【适应证】骨髓抑制期急性白血病之气血不足，脾肾阴虚。

【用法】每日1剂，水煎服。间断低热，无明显感染症状者，加荆芥、防风、金银花，以清宣疏风固表；合并感染者，加蒲公英、连翘、黄芩，以清热解毒；周身乏力，气短等气虚症状明显者，加白术，党参，太子参，以增强补气之力；面色苍白，月经量少，舌红少苔，血虚症状明显者，加阿胶、丹参，以增强补血之功效。

【方源】天津中医药，2021，38（2）：190–195.

选方52：俞氏老年急性髓系白血病验方

【组成】山慈菇、青黛、丹参、虎杖、补骨脂各20 g，莪术、重楼各15 g。

【功效】解毒化瘀。与化疗配合，可攻补兼施，相辅相成，扶正益气，可将化疗毒副作用显著降低，显著提高化疗效果。

【适应证】老年急性髓系白血病。

【用法】每日1剂，水煎，分早、晚2次服用，连续服用4周为1个疗程，共2个疗程。

【方源】中华养生保健，2021，39（12）：32–34.

选方53：一种中药复方制剂治疗化疗后急性髓系白血病验方

【组成】该复方制剂包括抗白胶囊、生髓造血散、清髓祛白汤3种中药组合。抗白胶囊组成为土鳖虫、斑蝥、壁虎、白花蛇、蟾酥；生髓造血散组成为牛骨髓、龟甲、蝉蜕、紫河车、麝香、牛黄、穿山甲、西洋参、丹参；清髓祛白汤组成为仙鹤草、黄芪、连翘、紫花地丁、三七、玄参、当归、鳖甲、防己、山慈菇、紫草、蜈蚣、川牛膝、生地黄、赤芍、浙贝母、半枝莲、白花蛇舌草。（编者按：穿山甲已禁用，酌情使用替代品。）

【功效】抗白清髓，祛白生髓。

【适应证】急性髓系白血病。

【用法】白血病化疗获完全缓解或部分缓解后，开始服用清髓祛白汤和抗白胶囊3个疗程，以清髓诱导分化残余的幼稚细胞和白血病干细胞；再服用抗白胶囊、生髓造血散9个疗程巩固治疗后停药；进入定期巩固治疗，观察3年，一切指标正常后彻底停药。

【方源】世界最新医学信息文摘，2019，19（52）：121-122.（此方已获中华人民共和国发明专利“一种可替代骨髓移植治疗白血病的药物”，专利授权号：ZL2013101856787）

选方54：任氏老年急性白血病验方

【组成】太子参15 g，麦冬12 g，五味子8 g，黄芪40 g，桂枝12 g，炒白芍15 g，当归15 g，鸡血藤20 g，制何首乌15 g，女贞子15 g，墨旱莲15 g，桑椹15 g，黄精12 g，玉竹12 g，生地黄12 g，炒白术12 g，升麻12 g，淫羊藿12 g，仙茅12 g，菟丝子15 g，土茯苓10 g，甘草10 g。

【功效】滋补脾肾，滋阴解毒。

【适应证】老年急性白血病之脾肾两虚。

【用法】每日1剂，水煎服。血虚者，加当归、鸡血藤，以补血活血；有出血倾向者，加牡丹皮、茜草、仙鹤草，以凉血止血，活血散瘀；出血明显，面色苍白者，增加女贞子、墨旱莲用量，以增强补益精血之功效；发热明显者，加白花蛇舌草、虎杖、金银花、蒲公英，以清热解毒；热毒郁结者，加土茯苓、半枝莲，以解毒散结；呕吐者，加半夏、竹茹，以和胃降逆；睡眠欠佳者，加酸枣仁、石菖蒲、合欢皮、夜交藤。

【方源】内蒙古中医药，2018，37（5）：20-21.

选方55：罗氏老年急性白血病验方1

【组成】当归尾12 g，地龙、川芎、桃仁各9 g，赤芍12 g，红花6 g，黄芪30 g，茯苓12 g，桂枝4 g，牡丹皮9 g，炙甘草6 g，法半夏、三棱各9 g，玄参、白花蛇舌草、半枝莲、山慈菇各12 g，三叶青6 g。

【功效】化痰散结，活血化瘀。

【适应证】老年急性白血病之痰湿瘀结。

【用法】每日1剂，水煎服。

【方源】浙江中西医结合杂志，2015（3）：221-223.

选方56：罗氏老年急性白血病验方2

【组成】熟地黄、当归、白芍、鸡血藤各12 g，山慈菇9 g，滴水珠6 g，冬凌草、猫爪草、石见穿各15 g，三叶青、鲜铁皮石斛各12 g，白花蛇舌草、半枝莲各20 g，片姜黄、佛手片各9 g，猪殃殃、麦芽各15 g，枇杷叶9 g，炙百部12 g，北沙参9 g。

【功效】调补气阴，解毒抗癌。

【适应证】老年急性白血病之气阴两虚。

【用法】每日1剂，水煎服。

【方源】浙江中西医结合杂志，2015（3）：221-223.

三十二、眼部肿瘤用方

眼部肿瘤，是恶性肿瘤之一，临床分内眼肿瘤和外眼肿瘤。内眼肿瘤表现为瞳孔内有黄色白色反光（俗称猫眼），视力消失，眼压升高，前房出血等。外眼肿瘤，早期表现为局部硬结，晚期可侵犯全部眼睑、眼眶及鼻旁窦，形成严重局部组织缺损。在婴幼儿眼病中，外眼肿瘤是性质最严重、危害性最大的一种恶性肿瘤，发生于视网膜核层，具有家族遗传倾向，多发生于5岁以下，可单眼、双眼先后或同时罹患，本病易发生颅内及远处转移，常危及患儿生命，因此早期发现、早期诊断及早期治疗是提高治愈率、降低死亡率的关键。

眼部肿瘤在祖国医学中认为，外眼肿瘤多属心经有火，脾肺有热。内眼肿瘤多属肾阴虚，肝火旺或肝肾失调。

选方1：菊藻方

【组成】菊花、海藻、三棱、莪术、党参、黄芪、金银花、山豆根、山慈菇、漏芦、黄连各100 g，重楼75 g，制马钱子、制蜈蚣各50 g，马蔺子75 g，紫草25 g，熟大黄15 g。

【功效】清热解毒，软坚散结，活血化瘀，祛风止痛。

【适应证】眼睑基底细胞癌。

【用法】上药共研细末，用紫石英1 000 g煅红置于2 000 mL黄醋水中，冷却后将其过滤，以此醋为丸，如梧桐子大。每日服2～3次，每次服25～30粒。热毒壅盛者，加服黄芩、川楝子、千里光、夏枯草、生地黄、山豆根等汤剂。

【疗效】治疗2例，均愈。分别随访8年和10年，未见复发。

【方源】中国中医秘方大全

选方2：蛇蜕绿豆散

【组成】白蛇蜕1条，绿豆30 g，白糖120 g，香油适量。

【功效】祛风通络，清热解毒。

【适应证】视网膜母细胞瘤。

【用法】先将蛇蜕剪碎。用香油炸黄存性为末，绿豆炒后研末，加白糖，用水调匀，放锅内蒸熟，内服。每次1～2 g，每日2次，服完1剂后，休息3日，可再服。

【方源】经验方

选方3：三莲汤

【组成】半边莲、半枝莲各90 g，七叶莲45 g，白花蛇舌草90 g，山豆根、白英各30 g，藤梨根45 g，仙鹤草90 g，玄参30 g。

【功效】清热解毒，抗癌消肿。

【适应证】眼睑板腺癌。

【用法】水煎服，每日1剂，每日服2次。

【方源】中国中医秘方大全

选方4：狗脊髓熬莲藕

【组成】狗脊髓500 g，莲藕250 g。

【功效】补阴生髓，养血生肌。

【适应证】视网膜母细胞瘤。

【用法】将上2味加适量水文火熬煮。每日服1～3次，数日可获得效果。

【方源】经验方

选方5：决明子明目汤

【组成】决明子30 g，夏枯草16 g，千里光30 g，墨旱莲10 g，黄芩15 g，薏苡仁30 g，半夏15 g，辛夷花15 g，羊蹄根15 g。

【功效】清热解毒，化痰散结。

【适应证】热毒壅滞或湿痰阻滞型眼疾。

【用法】水煎服，每日1剂。

【方源】癌症家庭防治大全

选方6：枯草藻昆汤

【组成】夏枯草、海藻、昆布、土茯苓、石韦、牡蛎、三棱、莪术。

【功效】软坚散结，活血化瘀。

【适应证】眼眶内恶性肿瘤。

【用法】水煎服，每日1剂。

【方源】新医药杂志，1979（12）：13.

选方7：龙胆泻肝汤加减

【组成】龙胆草10 g，黄连3 g，黄芩12 g，栀子10 g，柴胡6 g，木通10 g，生地黄12 g，车前子15 g，山豆根10 g，夏枯草20 g，野菊花30 g，重楼20 g。

【功效】清肝泻火，利湿解毒。

【适应证】外眼恶性肿瘤。

【用法】水煎服，分2次服，每日1剂。

【方源】肿瘤病

选方8：逍遥散加减

【组成】白术12 g，茯苓15 g，当归10 g，柴胡6 g，赤芍12 g，薄荷6 g，牡丹皮20 g，女贞子30 g，枸杞子30 g，青葙子30 g，木贼草10 g，密蒙花10 g。

【功效】养阴健脾，清肝泻火。

【适应证】外眼恶性肿瘤。

【用法】水煎服，分2次服用，每日1剂。

【方源】肿瘤病

选方9：杞菊地黄汤、钩藤息风饮加减

【组成】生地黄15 g，山茱萸10 g，菊花10 g，枸杞子10 g，钩藤15 g，僵蚕10 g，全蝎3 g，金银花20 g，薄荷6 g，连翘10 g，藤梨根20 g。

【功效】祛风清热，滋阴降火。

【适应证】内眼恶性肿瘤。

【用法】水煎服，分2次服用，每日1剂。

【方源】肿瘤病

选方10：牛膝绿豆茺蔚汤

【组成】牛膝15 g，川贝母10 g，玄参10 g，绿豆20 g，桔梗10 g，防风6 g，延胡索10 g，车前子30 g，黄芩10 g，木通10 g，茺蔚子15 g，郁金10 g，大黄6 g。

【功效】清热解毒，化痰泻火，消肿。

【适应证】内眼恶性肿瘤。

【用法】水煎服，每日1剂。

【方源】肿瘤病

选方11：抗癌Ⅲ号合蟾酥丸

【组成】方一（抗癌Ⅲ号）：白花蛇舌草、半边莲、半枝莲、仙鹤草各90 g，七叶莲、白英、藤梨根各45 g，玄参、山豆根各30 g。

方二（蟾酥丸）：制乳香、制没药、雄黄、蟾酥各180 g，蜗牛60 g，血竭20 g，朱砂10 g，白矾、轻粉、寒水石各6 g，牛黄、冰片、麝香各3 g，蜈蚣30 g。

【功效】解毒抗癌，软坚散结。

【适应证】睑板腺癌。

【用法】方一（抗癌Ⅲ号）每日1剂，水煎2次。每次煎1小

时。将两次滤液浓缩成500 mL，加红糖180 g，分3日服完。连服2～3个月，直至肿块缩小或消失为止。方二（蟾酥丸）：共研末，水泛为丸，如芥菜籽大，每次服5～10粒，每日早、晚各服1次。

【疗效】2例各种原因无法手术者，均用抗癌Ⅲ号合蟾酥丸治疗，并随访观察2～8年，治愈未见复发。

【方源】中医杂志，1982（4）：44.

选方12：三虫二草汤

【组成】全蝎9 g，蜈蚣2条，僵蚕15 g，夏枯草30 g，白花蛇舌草20 g，法半夏10 g，陈皮10 g，蕤仁15 g，半枝莲15 g，玄参12 g。

【功效】化痰散结，活血化瘀，清热解毒。

【适应证】眼眶恶性肿瘤。

【用法】水煎服，分3次服，每日1剂。

【方源】四川中医，1987（7）：31.

选方13：清热化坚汤

【组成】夏枯草12 g，蒲公英30 g，重楼15 g，半枝莲15 g，葛根15 g，牛蒡子12 g，青礞石12 g，白僵蚕12 g，白芥子9 g，玄参12 g，乳香6 g，没药6 g，木瓜9 g，汉防己12 g，葶苈子（包煎）14 g。

【功效】清热解毒，化痰软坚。

【适应证】眼眶特发性炎性假瘤。

【用法】每日1剂，水煎服，连续服用30日。发热者，加黄芩、连翘；心烦失眠者，加酸枣仁、夜交藤；便秘者，加瓜蒌仁、火麻仁。

【方源】中国中医眼科杂志，2016，26（2）：85-87.

选方14：加减八珍汤

【组成】熟地黄20 g，党参30 g，黄芪15 g，茯苓12 g，当归10 g，白芍10 g，川芎10 g，阿胶（烊化）15 g，山茱萸15 g，木香10 g，夏枯草12 g，三棱10 g，莪术10 g，炙甘草10 g。

【功效】养血和营，益气和中，活血行气，软坚散结。

【适应证】小儿神经母细胞瘤。

【用法】每日1剂，水煎至90 mL，每次30 mL，分早、中、晚3次餐后温服，连续服用7日为1个疗程，连续服用4个疗程。

【方源】现代肿瘤医学，2019，27（3）：489-492.

选方15：八味消瘤散

【组成】重楼、红参、冬凌草、白花蛇舌草各20 g，山慈菇15 g，半枝莲40 g，炙穿山甲、龙葵各10 g。（编者按：穿山甲已禁用，酌情使用替代品。）

【功效】补气活血，化瘀散结。

【适应证】恶性肿瘤。

【用法】每日1剂，水煎至200 mL，分早、晚2次服用。

【方源】新中医，2015，47（6）：229-230.

选方16：丹栀逍遥散加减

【组成】柴胡10 g，白芍12 g，当归15 g，茯苓15 g，丹参20 g，法半夏10 g，浙贝母12 g，昆布25 g，海藻25 g，煅龙骨（先煎）20 g，煅牡蛎（先煎）20 g，龙葵5 g，红花5 g，防风10 g，蔓荆子10 g。

【功效】疏肝解郁，清热化瘀，散结。

【适应证】眼眶炎性假瘤。

【用法】每日1剂，水煎服，分早、晚2次空腹温服。纳谷不馨者，加陈皮10 g、鸡内金20 g、木瓜10 g、生甘草 8 g，去煅龙骨、煅牡蛎、龙葵；口苦咽干者，加山栀子10 g，夏枯草20 g。

【方源】世界中西医结合杂志，2014，9（3）：232–235.

选方17：眼睑板腺癌的中药制剂

【组成】半边莲20 g，七叶莲20 g，山豆根30 g，藤梨根12 g，陈皮10 g，生姜12 g，白花蛇舌草15 g，竹茹20 g，白英12 g，半枝莲10 g，甘草20 g，枳实10 g。

【功效】清热解毒，活血化瘀，益气养阴，扶正消积，消肿抗癌。

【适应证】眼眶炎性假瘤。

【用法】每日1剂，水煎，分3～4次口服，连续服用30剂为1个疗程，1个疗程后停药2～3日，再行下1个疗程，总共3个疗程。

【方源】一种治疗眼睑板腺癌的中药制剂（发明专利CN104069467A）

选方18：消肿明目汤治癌方

【组成】黄芪20 g，茯苓10 g，三七10 g，枸杞子15 g，丹参10 g，白芷10 g，菊花10 g，蝉蜕 8 g。

【功效】软坚散结，扶正益气，通宣明目。

【适应证】眼部恶性肿瘤。

【用法】每日1剂，水煎至400 mL，分早、晚2次服用，连续服用42日为1个疗程。

【方源】医学美学美容（中旬刊），2014（5）：162–163.

三十三、腮腺癌用方

腮腺癌是发生于腮腺的恶性肿瘤，属于涎腺癌中发生率最高的一种恶性肿瘤。临床多于无意中或体检时发现，以耳垂为中心的下方或后方有生长缓慢的无痛性肿块，多呈结节状，表面平整或略圆，质地硬度不一，活动，大小一般为3～5 cm，有包膜，病史长，除局部酸胀感外，无面神经损伤、区域淋巴结肿大及其他不适。腮腺恶性肿瘤少见，以恶性混合瘤为多，其次为黏液表皮样肿瘤、腺癌、腺泡细胞癌、乳头状囊腺癌等。临床表现为病程短，生长较快，病变部常有疼痛，麻木不适，肿块较硬，与深部组织粘连，活动性差，张口困难，个别患者出现部分或全部面神经瘫痪，浸润皮肤可溃破，创口不愈，分泌物恶臭，可发生颈淋巴结转移或远处转移（肺、骨、肝、脑等）。

本病属于中医学的“腮疮”“流痰”“石疽”等范畴。祖国医学认为本病是因热毒内蕴，气血瘀滞，痰湿积聚所致。

选方1：牡蛎枯草汤

【组成】夏枯草30 g，牡蛎30 g，王不留行30 g，生鳖甲30 g，石见穿30 g，天花粉24 g，海藻15 g，昆布12 g，丹参15 g，瓜蒌仁15 g，苦参15 g，桃仁12 g，生地黄12 g，蜂房12 g，干蟾皮9 g，壁虎片15片。

【功效】软坚祛瘀，散结化瘀。

【适应证】腮腺癌。

【用法】水煎服，每日1次。壁虎片每次5片，每日3次，随汤药吞服。

【方源】抗癌中草药制剂

选方2：藻昆鳖甲汤

【组成】海藻、昆布、夏枯草、枸杞子、山慈菇、黄药子各9 g，海蛤壳、络石藤、忍冬藤、太子参、干地黄、炙鳖甲各15 g。

【功效】软坚通络，养阴化痰。

【适应证】腮腺恶性肿瘤。

【用法】水煎服，每日1剂。

【方源】浙江中医学院学报，1981（2）：22.

选方3：见穿牡蛎汤

【组成】夏枯草30 g，王不留行30 g，生鳖甲30 g，石见穿30 g，生牡蛎30 g，天花粉24 g，丹参15 g，海藻15 g，昆布12 g，瓜蒌仁 15 g，桃仁12 g，苦参15 g，生地黄12 g，蜂房12 g，干蟾皮9 g。

【功效】化痰软坚，消瘀散结。

【适应证】腮腺癌。

【用法】水煎服，每日1剂。

【方源】民间方

选方4：海藻牡蛎汤

【组成】海藻30 g，牡蛎30 g，黄药子30 g，昆布15 g，猫爪草15 g。

【功效】软坚散结，化痰消瘀。

【适应证】腮腺癌。

【用法】水煎服，每日1剂。

【方源】癌症家庭防治大全

三十四、滋养叶细胞癌用方

滋养叶细胞癌，包括恶性葡萄胎和绒毛膜细胞癌（简称绒癌，又称滋养叶细胞癌）两种。恶性葡萄胎是一种恶性滋养叶细胞肿瘤，病变深入子宫肌层或穿入附近组织，或转移至远处。其性质和恶性肿瘤一样，具有较大破坏性，均继发于良性葡萄胎之后。临床主要特点是在葡萄胎排出之后，阴道持续不规则出血，经再次刮宫仍不见好转。绒毛膜细胞癌大多继发于正常或不正常妊娠之后，尤以良性葡萄胎后最多（约占50%），它是一种高度恶性的肿瘤。其特点常见阴道持续不规则出血，阴道有酱色而特臭的血性分泌物，易发生肺、脑、肾等转移。

本病属于中医学的“鬼胎”“漏下”等范畴，病因是冲脉为寒气所侵，气机受阻，瘀血凝滞于胞宫，日久而成本病。一般多以气阴两虚，瘀血阻滞，火毒等辨证施治。

选方1：龙葵汤

【组成】龙葵90 g，十大功劳根30 g，白英30 g，白花蛇舌草30 g，菝葜根30 g。

【功效】清热，解毒，抗肿瘤。

【适应证】绒毛膜细胞癌、恶性葡萄胎。

【用法】水煎服（服药前应先手术清除病灶为宜），每日1剂。

【方源】江西省赣州地区人民医院方

选方2：复方蜂房汤

【组成】当归9 g，泽兰9 g，穿山甲9 g，茯苓12 g，丹参15 g，蜂房6 g，山楂18 g。（编者按：穿山甲已禁用，酌情使用替代品。)

【功效】化瘀散结，扶正抗癌。

【适应证】绒毛膜细胞癌。

【用法】水煎服，每日1剂，5日为1个疗程。可加半枝莲或紫草以增强抗癌效果。

【注意】服药后可能出现不规则阴道流血，如数量不多，不必停药，亦不需止血。贫血明显患者可适当服用补血药。

【方源】抗癌中草药制剂

选方3：复方龙葵汤

【组成】龙葵15 g，薏苡仁15 g，天花粉15 g，紫草根15 g，白英15 g，牡丹皮15 g，山豆根30 g，半枝莲30 g。

【功效】清热解毒，利湿，抗肿瘤。

【适应证】恶性葡萄胎，绒毛膜上皮细胞癌。

【用法】水煎服，煎2次，分2～3次服，每日1剂。

【方源】抗癌中草药制剂

选方4：凤梅汤

【组成】凤尾草60 g，水杨梅60 g，向日葵盘1只。

【功效】清热解毒，散结。

【适应证】绒毛膜细胞癌、恶性葡萄胎。

【用法】水煎服，每日1剂，连用6个月。

【方源】浙江中医学院方

选方5：益气利湿汤

【组成】黄芪15 g，败酱草15 g，白及15 g，薏苡仁30 g，赤小豆30 g，冬瓜仁30 g，鱼腥草30 g，茜草9 g，阿胶珠9 g，当归9 g，党参9 g，甘草6 g。

【功效】益气健脾，清热利湿。

【适应证】绒毛膜细胞癌、恶性葡萄胎。

【用法】水煎服，每日1剂。腹中有肿块者加蒲黄、五灵脂；阴道出血者加贯众炭；腹胀者加厚朴花；胸闷者加陈皮、郁金；咯血重者加大白及、茜草用量。

【方源】湖北医学院第二附属医院方

选方6：花粉牙皂方

【组成】天花粉、猪牙皂。

【功效】清热生津，消肿排脓。

【适应证】绒毛膜上皮细胞癌及恶性葡萄胎。

【用法】上药经快速冷冻干燥，制成10%合剂，装入胶囊，阴道给药。以温开水冲洗阴道，排出积水后，将胶囊放入阴道后穹窿，卧床8小时。剂量从0.25 g开始，间隔5～7日用药1次。如用药后反应轻微，每次可增加药量0.025 g。

【方源】民间方

选方7：蓖麻蛋方

【组成】蓖麻子仁3粒（捣碎），鸡蛋1个，白花蛇舌草30 g。

【功效】消肿，排脓，拔毒。

【适应证】绒毛膜上皮细胞癌。

【用法】将蓖麻子仁放入鸡蛋内，搅拌均匀加热煮蛋40分钟，顿服。同时，白花蛇舌草水煎服，每日1剂。

【方源】民间方

选方8：紫龙莲汤

【组成】龙葵30 g，半枝莲60 g，紫草15 g。

【功效】清热，解毒，抗肿瘤。

【适应证】绒毛膜上皮细胞癌。

【用法】水煎2次分服，每日1剂，1～3个月为1个疗程，续服龙葵1个月以巩固疗效。

【方源】江西南昌市第一人民医院方

选方9：三石母汤

【组成】当归9 g，红花6 g，桃仁9 g，三七6 g，花蕊石15 g，大黄6 g，牡丹皮6 g，紫草30 g，地黄15 g，党参12 g，海浮石30 g，瓜蒌15 g，薏苡仁30 g，珍珠母30 g，生赭石30 g，土茯苓30 g，半枝莲30 g。

【功效】活血化瘀，养阴益气。

【适应证】绒毛膜上皮细胞癌及恶性葡萄胎。

【用法】水煎服，每日1剂。阴虚肝旺者加牛膝、青黛、地龙；脾虚湿盛者加白术、茯苓；肺部转移咯血者加杏仁、川贝母、青黛。

【方源】民间方

选方10：五灵红花汤

【组成】五灵脂6 g，红花3 g，海螵蛸30 g，蒲黄粉6 g，茜草根6 g，乌药3 g，射干9 g，丹参15 g，当归9 g，山慈菇9 g，蒲黄炒阿胶9 g，乳香9 g，没药9 g，甘草6 g。

【功效】养血行气，逐瘀攻毒。

【适应证】绒毛膜上皮细胞癌。

【用法】水煎服，每日1剂。肝郁血热者加香附9 g，黄芩炭3 g，葛根9 g；气郁滞者加枳实9 g，桃仁9 g，藏红花1.5 g。

【方源】民间方

三十五、肛门癌用方

肛门癌包括肛门外附近皮肤、肛门、肛管以及齿状线附近的鳞状细胞癌、棘细胞型鳞状细胞癌和基底细胞癌。发病年龄以50～60岁最多。肛周皮肤癌且表现为典型的恶性溃疡时，边缘隆起，质脆硬，容易出血，溃疡基底不平。肛内癌变发展到恶性溃疡，皆有持续的肛内不适或疼痛，或有排便不畅感，或有出血，直肠指检易扪及肿物。肛门癌的扩散有3个途径，主要为淋巴管扩散，可进入腹股沟、盆底和直肠上动脉旁等处淋巴组织，其次为局部扩散和血行扩散。

肛门癌与中医学的“脏毒”颇相类似，其发病多由饮食不清，湿毒下注，气滞血瘀所致。

选方1：青牛散

【组成】青黛15 g，硇砂15 g，硼砂15 g，牵牛子9 g，大黄15 g，蜈蚣10条，红参15 g，料姜石30 g，地榆30 g。

【功效】补虚强壮，活血止血，软坚化瘀，消炎解毒，化痞利便。

【适应证】肛管癌便血，排便疼痛，排便困难。

【用法】共研为细粉，每次服1.5～3 g，每日3次。黄芪煎水或开水送下。

【方源】癌瘤中医防治研究

选方2：菱薏藤汤

【组成】菱角10个，薏苡仁12 g，鲜紫藤条12 g。

【功效】清热解毒，健脾渗湿。

【适应证】肠癌和肛门癌。

【用法】紫藤条切片，合上二味一起水煎服，每日3次或数次。

【方源】民间方

选方3：元胡鸡蛋壳

【组成】延胡索3 g，鸡蛋壳9 g。

【功效】疏肝理气。

【适应证】肠癌、肛门癌腹痛、腹胀明显者。

【用法】两味焙干为末，开水送下；每日2次。

【方源】民间方

选方4：升麻芝麻煲猪大肠

【组成】升麻10 g，黑芝麻60 g，猪大肠1段（约30 cm）。

【功效】升提中气。

【适应证】肠癌、肛门癌下坠便频明显。

【用法】将猪大肠洗净，把升麻与黑芝麻装入猪大肠内，两头扎紧，加清水适量煮熟，去升麻与黑芝麻，调味后饮汤吃猪大肠。

【方源】民间方

选方5：黄芪猪肉汤

【组成】黄芪50 g，大枣10个，猪瘦肉适量。

【功效】补气和中。

【适应证】肠癌、肛门癌下坠便频明显者。

【用法】加盐等调味熬汤，食肉喝汤。

【方源】民间方

选方6：藕汁三七蛋

【组成】三七粉3 g，鸡蛋1个，藕汁适量。

【功效】活血，凉血，止血。

【适应证】肠癌、肛门癌便血不止。

【用法】将三七粉与藕汁调匀，装入鸡蛋内，湿纸封口，蒸熟食之，每日服2次。

【方源】民间方

选方7：荷蒂汤

【组成】鲜荷蒂（即荷叶中心部分去茎）5个，冰糖少许。

【功效】清热，凉血，止血。

【适应证】肠癌、肛门癌便血不止。

【用法】将鲜荷蒂洗净，剪碎，加水适量，煎煮1小时，取汤，加冰糖，温饮，每日2～3次。

【方源】民间方

选方8：黄连莲子汤

【组成】黄连10 g，莲子肉90 g，党参15 g。

【功效】清热燥湿，泻火解毒。

【适应证】肠癌、肛门癌里急后重明显。

【用法】水煎服，每日2次。

【方源】民间方

选方9：木香黄连炖大肠

【组成】木香10 g，黄连5 g，猪大肠约30 cm。

【功效】清热，和胃，行气，止痛。

【适应证】肠癌、肛门癌。

【用法】将木香、黄连研末装入洗净的猪大肠内，两头扎紧，炖肠至烂，去药饮汤食肠。

【方源】民间方

选方10：白蛇苡桃汤

【组成】白花蛇舌草60 g，半枝莲60 g，忍冬藤30 g，薏苡仁30 g，昆布30 g，夏枯草15 g，海藻15 g，槐角15 g，紫草根

15 g，桃仁12 g，厚朴9 g，穿山甲9 g。（编者按：穿山甲已禁用，酌情使用替代品。）

【功效】清热，活血，凉血。

【适应证】肛门癌。

【用法】水煎服，每日1剂。

【方源】抗癌中草药制剂

选方11：壁虎鸡蛋粉

【组成】活壁虎40条，鸡蛋粉50～60 g（约鸡蛋4个）。

【功效】散结止痛。

【适应证】肠癌及肛门癌。

【用法】将活壁虎置砂罐中干烧至死，勿令焦，初步研磨成粗末，再置砂锅中焙干，进行第2次研磨，经筛过后即成。与鸡蛋粉混匀，每次1匙，每日2～3次，约10日服完。

【注意】服药期间忌食海鲜、雪菜、酒，以及咸、酸、辣、冷的食物。

【方源】民间方

选方12：菱粥

【组成】带壳菱10～20个，粳米适量，蜂蜜1匙。

【功效】益胃润肠。

【适应证】肠癌、肛门癌。

【用法】菱洗净捣碎，放入瓦罐内加水先煮至半糊状，放入粳米中煮粥，粥成时加蜂蜜，频频饮服。

【方源】民间方

选方13：瞿麦根汤

【组成】鲜瞿麦根30～60 g（或用干根24～30 g）。

【功效】清热利湿。

【适应证】肠癌、肛门癌。

【用法】用米泔水洗净，水煎服，每日1剂。

【方源】民间方

选方14：水蛭海藻散

【组成】水蛭15 g，海藻30 g。

【功效】逐瘀破血，清热解毒。

【适应证】肠癌、肛门癌。

【用法】焙干研细末，分10包，每日1～2包，黄酒冲服。

【方源】民间方

选方15：治肛门癌之坐浴验方

【组成】苦参30 g，五倍子30 g，龙葵30 g，马齿苋40 g，败酱草30 g，黄柏10 g，土茯苓30 g，山豆根20 g，黄药子30 g，枯矾3 g，冰片少许，漏芦30 g。

【功效】清热燥湿，解毒辟秽。

【适应证】晚期肛门部癌症有菜花样肿物或溃烂。

【用法】煎水坐浴浸洗，每日2～3次。

【方源】常见中老年疾病防治

选方16：自拟扶正通腑汤

【组成】党参20 g，黄芪30 g，何首乌10 g，当归12 g，川芎12 g，延胡索9 g，郁金10 g，柴胡9 g，合欢皮9 g，蒲公英6 g，白花蛇舌草6 g，枳实12 g，芒硝12 g。

【功效】益气扶正，活血行气，解毒通腑。

【适应证】晚期癌性不完全肠梗阻。

【用法】水煎至300 mL，将药液冷却到38～41℃，嘱患者先排空二便，用导尿管向患者肛门插入15～20cm，用注射器将150 mL药液缓慢注入，每日2次，每次至少保留1小时。

【方源】中国中医药科技，2020，27（3）：485-486.

选方17：肛门癌方

【组成】白花蛇舌草60 g，半枝莲60 g，忍冬藤30 g，薏苡仁30 g，夏枯草15 g，海藻15 g，槐角15 g，紫草根15 g，桃仁12 g，厚朴9 g，穿山甲9 g。（编者按：穿山甲已禁用，酌情使用替代品。）

【功效】清热解毒，活血散结。

【适应证】肛门癌。

【用法】水煎服，每日1剂。

【方源】湖北中医学院附属医院方

三十六、癌因疲乏用方

选方1：益气解郁汤经验方

【组成】黄芪、陈皮、薏苡仁各15 g，焦三仙各15 g，生晒参9 g，炒白术、柴胡、当归、合欢皮、远志各12 g，升麻、茯苓各10 g。

【功效】补中益气，疏肝解郁。

【适应证】晚期肺癌肿瘤相关性乏力。

【用法】水煎服，早、晚各1剂。

【方源】浙江中医杂志，2021，56（7）：479-480.

选方2：枳桔六君子汤经验方

【组成】枳壳、桔梗、陈皮、姜半夏、白术各10 g，茯苓、太子参、浙贝母、海螵蛸、女贞子各15 g，甘草6 g，炒麦芽、黄芪各30 g。

【功效】健脾益气，痰湿并治，调畅气机。

【适应证】肺癌晚期肿瘤相关性乏力。

【用法】每日1剂，水煎2次取汁液300 mL，分早、晚2次服用。

【方源】临床医学研究与实践，2019，4（10）：119-120.

选方3：补中益肾汤

【组成】黄芪30 g，补骨脂、炙甘草、淫羊藿、菟丝子、白花蛇舌草、枸杞子各15 g，柴胡、白术、陈皮、党参、法半夏各10 g，升麻、黄芩、当归各6 g。

【功效】补中益气，健脾补肾。

【适应证】消化道肿瘤癌因疲乏。

【用法】每日1剂，冷水煎至400 mL，分2次服用。兼有不寐者，加川芎6 g，炒酸枣仁30 g；纳差者，加鸡内金30 g，焦三仙各10 g；多汗者，加防风10 g，生龙骨、生牡蛎各15 g。

选方4：扶正解毒方

【组成】红景天20 g，黄芪18 g，太子参10 g，仙鹤草10 g，酒女贞子10 g，白术10 g，炒麦芽10 g，炒鸡内金10 g，生薏苡仁15 g，白花蛇舌草15 g。

【功效】益气健脾，理气和胃，化浊解毒。

【适应证】胃癌化疗后癌因疲乏。

【用法】每日1剂，水煎，分早、晚餐后服用。也可选择中药免煎颗粒冲服。

【方源】南京中医药大学学报，2021，37（3）：366–370.

选方5：自拟姜枣饮内服、足浴方

【组成】内服方：大枣30 g，生姜30 g，姜竹茹6 g，姜半夏12 g，厚朴6 g，陈皮5 g，炙甘草6 g。

足浴方：怀牛膝30 g，艾叶15 g，赤芍12 g，独活30 g，桂枝30 g，老鹳草30 g，豆蔻15 g，吴茱萸12 g，红花6 g，鸡血藤30 g。

【功效】内服方可补脾和胃，活血通络；足浴方可祛风，散寒，止痛，通畅气血，促进药物吸收。

【适应证】胃肠道肿瘤化疗患者癌因疲乏。

【用法】内服方每日1剂，水煎，分早、晚2次服用。足浴方每日1剂，水煎至1 000 mL，倒入恒温容器中，每次浸泡30分钟，每日1次。

【方源】护理实践与研究，2018，15（16）：138–140.

选方6：健脾益肾方

【组成】太子参30 g，黄芪30 g，白术12 g，茯苓15 g，熟地黄30 g，当归12 g，菟丝子12 g，枸杞子15 g，绞股蓝15 g，苍术9 g，佛手12 g，藤梨根30 g，白花蛇舌草30 g，甘草6 g等。

【功效】清补相兼，滋而不腻，固护脾胃，养精生髓，解毒散结。

【适应证】中晚期胃癌患者癌因疲乏。

【用法】每日1剂，水煎2次，共取汁400 mL，化疗前1日开始，每日分早、晚2次服用。

【方源】微循环学杂志，2019，29（3）：39–44，48.

选方7：自拟四子补虚汤

【组成】炙附子（先煎）15 g，菟丝子15 g，枸杞子15 g，女贞子15 g，补骨脂15 g，干姜10 g，炙甘草9 g，黄芪30 g，砂仁（后下）10 g，鸡内金10 g，木香9 g，党参25 g，茯神15 g，炒白术12 g。

【功效】扶阳健脾温肾。

【适应证】化疗后肿瘤相关性疲乏。

【用法】每日1剂，水煎，分早、晚2次温服，连续服用20日为1个疗程。不思饮食者，加焦三仙各15 g；失眠者，加酸枣仁30 g，远志10 g；精神抑郁者，加柴胡10 g，白芍15 g。

【方源】世界最新医学信息文摘，2018，18（47）：258.

选方8：储晶中医辨证治疗验方

【组成】黄芪建中汤加减：黄芪15 g，白芍18 g，生姜9 g，桂枝9 g，饴糖30 g，大枣12枚，白术、当归各15 g，炒枳壳9 g，炙甘草6 g。

归脾汤加减：黄芪、党参、酸枣仁各15 g，当归、白术、茯苓、龙眼肉各12 g，远志10 g，木香9 g，炙甘草6 g。

参苓白术散加减：党参、山药各30 g，白术15 g，茯苓、薏苡仁各12 g，扁豆9 g，桔梗、砂仁、大枣、甘草各6 g。

生脉散加减：太子参15 g，麦冬12 g，五味子6 g，北沙参

12 g，白芍12 g，白术12 g，炙甘草6 g。

【功效】黄芪建中汤可温中，补虚，抗癌；归脾汤可益气，补血，健脾，养心，抗癌；参苓白术散可补气，健脾，和胃，渗湿，抗癌；生脉散可益气，养阴，抗癌。

【适应证】消化道肿瘤癌因疲乏。

【用法】每日1剂，水煎，分早、晚餐后半小时各服1次。脾胃虚寒者，予以黄芪建中汤加减治疗；气血亏虚者，予以归脾汤加减治疗；脾胃虚弱者，予以参苓白术散加减治疗；气阴不足者，予以生脉散加减治疗。

【方源】内蒙古中医药，2021，40（9）：29-30.

选方9：炙甘草汤加减

【组成】甘草15 g，桂枝10 g，党参10 g，生地黄50 g，阿胶6 g，生姜10 g，麦冬10 g，火麻仁15 g，大枣15枚。

【功效】益气温阳，滋阴养血。

【适应证】消化道肿瘤癌因疲乏。

【用法】每日1剂，水煎至400 mL，分早、晚2次温服。伴失眠者，加酸枣仁30 g，夜交藤15 g；伴癌痛者，加酸枣仁30 g，延胡索15 g；脱发者，加鹿角胶10 g，何首乌10 g；呕吐者，加半夏10 g，紫苏叶10 g；便秘者，加大黄6～10 g，白芍15 g。

【方源】中医研究，2021，34（3）：30-33.

选方10：益气健脾方

【组成】黄芪20 g，党参20 g，白术10 g，茯苓10 g，炙甘草6 g，阿胶5 g，酸枣仁10 g。

【功效】扶正益气，健脾养血。

【适应证】恶性肿瘤化疗后疲乏。

【用法】每日1剂，温水化开，分早、晚2次服用。

【方源】中国临床研究，2020，33（8）：1115-1118.

选方11：柴胡平胃散

【组成】柴胡10 g，黄芩10 g，法半夏10 g，太子参15 g，陈皮15 g，厚朴10 g，苍术10 g，生姜10 g，大枣10 g，炙甘草10 g。

【功效】和解少阳，健脾化湿。

【适应证】肿瘤化疗相关癌因疲乏。

【用法】每日1剂，水煎至300 mL，分2次服用。恶心呕吐明显者，加旋覆花、竹茹各10 g；口干舌少津者，加北沙参、麦冬各10 g；贫血明显者，加山药30 g，鹿角胶10 g。

【方源】中国医药导报，2020，17（23）：86-90.

选方12：归脾汤

【组成】白术、当归、茯苓、黄芪（炒）、龙眼肉、远志、酸枣仁（炒）、人参、木香、炙甘草、生姜、大枣。

【功效】补血养心，益气健脾。

【适应证】消化道肿瘤癌因疲乏。

【用法】每日1剂，水煎服。气血不足者，加川芎；脏腑亏虚者加用熟地黄、枸杞子、菟丝子、山茱萸；阴虚火旺者加用麦冬、山药、北沙参。

【方源】内蒙古中医药，2019，38（8）：20-21.

选方13：健脾固本汤

【组成】黄芪30 g，太子参30 g，茯苓15 g，泽泻15 g，白术10 g，薏苡仁20 g，黄精10 g，木瓜10 g，山药10 g，柴胡10 g，枳壳10 g，白芍10 g，炙鳖甲10 g，白花蛇舌草20 g，炙甘草8 g。

【功效】健脾固本。

【适应证】原发性肝癌患者癌因疲乏。

【用法】每日1剂，水煎，分早、晚2次温服。

【方源】中国中医药现代远程教育，2022，20（5）：91-93.

选方14：薯蓣丸

【组成】白术、炒白芍、山药各30 g，茯苓20 g，人参、当归、熟地黄、桔梗、阿胶各15 g，防风、炒苦杏仁、炒白芥子、麦冬各12 g，川芎10 g，川贝母9 g，桂枝、柴胡、干姜、白蔹各6 g。

【功效】补而不滞，扶正祛邪。

【适应证】肺癌癌因疲乏。

【用法】每日1剂，水煎至400 mL，分早、晚各200 mL服用。

【方源】新中医，2022，54（5）：167-171.

选方15：气血双补抗癌方

【组成】白花蛇舌草、薏苡仁、半枝莲各30 g，熟地黄、白芍、炙黄芪、陈皮、茯苓各15 g，炒白术、红景天、壁虎、猫人参各10 g，人参6 g，炙甘草3 g。

【功效】益气养血，解毒抗癌。

【适应证】气血两虚型非小细胞肺癌癌因疲乏。

【用法】每日1剂，水煎至300 mL，分早、晚各150 mL服用。面色苍白者，加阿胶（烊化）10 g；食欲降低者，加砂仁6 g，藿香15 g；乏力明显者，人参剂量加至10 g；上腹胀明显者，加厚朴10 g。

【方源】浙江中医杂志，2021，56（12）：882-883.

选方16：养正解乏汤

【组成】黄芪、灵芝、茯苓各30 g，女贞子、山药、白术各15 g，人参、金蝉花各10 g，炙甘草6 g。

【功效】益气，养阴，抗癌。

【适应证】气阴两虚型癌因疲乏。

【用法】每日1剂，水煎至400 mL，分早、晚各200 mL服用。

【方源】深圳中西医结合杂志，2021，31（20）：76–78.

选方17：肺复康方

【组成】百合10 g，赤芍15 g，丹参15 g，麦冬10 g，桑白皮15 g，瓜蒌壳10 g，黄芩10 g，重楼10 g，神曲10 g，臭牡丹10 g，黄芪20 g，白术10 g，陈皮10 g，炮姜10 g，半枝莲15 g，藿香10 g，谷芽10 g，麦芽10 g。

【功效】解毒散结，化痰祛瘀。

【适应证】中晚期非小细胞肺癌癌因疲乏。

【用法】每日1剂，水煎至400 mL，分2次各200 mL温服。

【方源】中医药导报，2021，27（10）：89–95.

选方18：龟鹿二仙胶汤

【组成】鹿角胶（烊化）24 g，党参15 g，枸杞子15 g，醋鳖甲（先煎）15 g。

【功效】滋阴补阳，益气生精。

【适应证】阴阳两虚型中晚期大肠癌癌因疲乏。

【用法】每日1剂，水煎至300 mL，分早、晚餐后半小时各150 mL温服。

【方源】福建中医药，2021，52（10）：3–5.

选方19：益气养血补髓膏

【组成】熟党参150 g，茯苓100 g，砂仁50 g，熟地黄75 g，酒黄精75 g，炙甘草50 g，黄芪75 g，芡实75 g，枸杞子75 g，蒸陈皮50 g，五指毛桃150 g，山药75 g，当归30 g，焦山楂75 g，黑枣50 g，阿胶60 g，核桃仁50 g，饴糖150 g，黄酒50 mL。

【功效】益气，养血，补髓。

【适应证】肺癌虚证患者癌因疲乏。

【用法】制成膏剂，每次10 g，每日1次，于早餐后1小时温开水送服，连续服药21日。

【方源】广州中医药大学学报，2021，38（10）：2097–2104.

选方20：疏调解郁安神方

【组成】柴胡、郁金、淫羊藿、白术、酸枣仁、五味子、合欢皮、远志、石菖蒲。

【功效】疏肝解郁，养心安神。

【适应证】肝气郁结型乳腺癌患者癌因疲乏。

【用法】现做现用，将药物研成粉状拌匀，取适量药粉用开水调制成糊状，做成20 mm × 15 mm大小的药饼。选取期门、太冲、内关、三阴交、涌泉穴位，用75%酒精消毒待干，用胶布将药饼固定在穴位上，6小时后去除，并用温水清洁局部皮肤，每日1次。

【方源】云南中医中药杂志，2021，42（9）：62–65.

选方21：健脾补肾养血汤

【组成】菟丝子10 g，鸡血藤20 g，白芍10 g，百合15 g，黄芪25 g，白术10 g，灵芝15 g，郁金15 g，当归12 g，枸杞子10 g，茯苓15 g，生晒参10 g，甘草6 g。

【功效】健脾滋肾，益气补血。

【适应证】胃肠道癌症癌因疲乏。

【用法】每日1剂，水煎至400 mL，分早、晚各200 mL温服。

【方源】现代中药研究与实践，2021，35（4）：71–74.

选方22：肺瘤消积方

【组成】瓜蒌12 g，法半夏10 g，浙贝母15 g，生薏苡仁20 g，姜黄10 g，猫爪草15 g，蜂房6 g，莪术8 g，红景天10 g，红豆杉10 g。

【功效】祛邪化痰，化瘀散结。

【适应证】痰瘀互结型非小细胞肺癌癌因疲乏。

【用法】每日1剂，水煎至600 mL，分早、晚2次服用。口腔溃疡者，加竹叶10 g，生地黄15 g，黄芩15 g，通草3 g；气虚者，加黄芪20 g；胃虚有热导致呕吐者，加陈皮6 g，竹茹10 g，生姜3片；气虚导致便秘者，加黄芪15 g，火麻仁10 g；血虚导致便秘者，加当归10 g，生地黄15 g；脾胃虚弱致便溏者，加党参15 g，莲子15 g，茯苓10 g，芡实15 g；食欲不佳者，加神曲15 g，生麦芽10 g，鸡内金15 g。

【方源】河北中医，2021，43（6）：922-925，929.

选方23：温阳益气方贴

【组成】黄芪、干姜各15 g，丁香、熟附子各10 g。

【功效】培本扶正，健脾和胃，补益中气。

【适应证】乳腺癌术后化疗癌因疲乏。

【用法】诸药研末，加蜂蜜或食醋调制糊状，制成贴剂备用。选择双侧足三里、膻中及关元穴，贴剂均匀贴于穴位处，自化疗首日起，每日贴敷2～3小时，连续使用1周。患者取俯卧位，在膈俞穴、胆俞穴确定施灸穴位并标记，用跌打万花油均匀涂抹施灸穴位处皮肤，取规格为0.5 cm×0.8 cm的艾炷点燃，置于穴位皮肤上方施灸至艾炷烧至剩余1/3，根据施灸处皮肤灼热感调节高度，每次灸3壮，每日1次，连续治疗2周。

【方源】护理实践与研究，2021，18（12）：1884-1886.

选方24：芪蒳六君汤

【组成】炙黄芪30 g，桂枝9 g，山药30 g，人参10 g，淫羊藿30 g，炒白术9 g，丹参18 g，茯苓10 g，黄精9 g，炙甘草9 g，半夏10 g，陈皮9 g，九香虫6 g，桑寄生15 g，莪术6 g，砂仁6 g。

【功效】健脾益胃，益肾通络。

【适应证】消化道相关癌因疲乏（脾胃虚弱型）。

【用法】每日1剂，水冲服，早、晚分服。

【方源】山西中医药大学方

选方25：内补黄芪汤

【组成】炙黄芪30 g，红参12 g，熟地黄15 g，茯苓20 g，白芍10 g，麦冬20 g，川芎15 g，肉桂6 g，远志10 g，当归10 g，炙甘草10 g，生姜6 g，大枣6 g。

【功效】补益气血，养阴生肌。

【适应证】气血亏虚型肺癌癌因疲乏。

【用法】每日1剂，200 mL开水冲服，早、晚餐后温服。

【方源】山东中医药大学方

选方26：升阳益胃汤合三仙汤

【组成】黄芪30 g，党参20 g，麸炒白术15 g，黄连6 g，清半夏12 g，炙甘草9 g，陈皮12 g，茯苓10 g，泽泻10 g，防风12 g，羌活6 g，独活10 g，柴胡12 g，白芍10 g，大枣10 g，生姜9 g，仙鹤草50 g，仙茅10 g，淫羊藿10 g。

【功效】补益脾肾，扶助正气。

【适应证】气虚型癌因疲乏。

【用法】每日1剂，200 mL温开水冲服，早、晚餐后30分钟各服1次。

【方源】天津中医药大学方

选方27：补中益气汤

【组成】党参15 g，黄芪15 g，当归9 g，枸杞子9 g，芡实9 g，白术9 g，生姜9 g，大枣5枚。

【功效】健脾，补气，生血。

【适应证】晚期肿瘤患者癌因疲乏。

【用法】每日1剂，加水500 mL，武火煮沸后文火煎至150 mL，煎2次，混匀后，分别于上午8时50分及晚上8时30分服用，每次

150 mL。

【方源】临床误诊误治，2016，29（S1）：88-91.

选方28：减毒抑癌汤

【组成】黄芪、白参各25 g，白术20 g，仙鹤草、白花蛇舌草、川芎、莪术、胡椒、甘草各15 g。

【功效】祛瘀散结，软坚消癥。

【适应证】中晚期卵巢癌及癌因疲乏。

【用法】每日1剂，水煎至200 mL，分早、晚各100 mL温服。

【方源】四川中医，2019，37（2）：161-163.

选方29：自拟健脾解毒汤

【组成】黄芪10 g，鸡内金10 g，半枝莲15 g，白花蛇舌草15 g，佛手10 g，太子参10 g，石见穿10 g，煅瓦楞子25 g，炒山药10 g，甘草12 g。

【功效】益气健脾，祛瘀活血，抗癌解毒。

【适应证】消化道恶性肿瘤患者癌因疲乏。

【用法】诸药放入瓦罐中，加入适量水，连续煎2次，每次煎出药汁150 mL，混匀至300 mL，分2次服用。

【方源】安徽中医药大学方

选方30：健脾益肾养血方

【组成】生晒参10 g，白术10 g，茯苓15 g，黄芪25 g，枸杞子10 g，百合15 g，当归12 g，白芍10 g，郁金15 g，鸡血藤20 g，灵芝15 g，菟丝子10 g，甘草6 g。

【功效】健脾益肾，益气养血。

【适应证】Ⅲ~Ⅳ期肿瘤（脾肾亏虚气血不足证）癌因疲乏。

【用法】每日1剂，水煎至400 mL，分上下午各200 mL温服。

【方源】湖南中医药大学方

选方31：养血方

【组成】此方为中药颗粒剂，主要成分为黄芪、鹿角胶、西洋参、淫羊藿、当归、黄精、女贞子、墨旱莲、枸杞子、补骨脂、鸡血藤。

【功效】补气养血。

【适应证】气血两虚型肿瘤化疗所致疲乏。

【用法】养血方颗粒剂每次2袋，从化疗首日开始口服，每次2袋，每日2次，餐后半小时温开水200 mL调匀冲服。

【方源】新疆医科大学方

选方32：益气健脾补肾方

【组成】黄芪30 g，党参15 g，白术15 g，茯苓15 g，女贞子15 g，墨旱莲15 g，炒枳壳9 g，仙鹤草15 g，生麦芽30 g，鸡内金15 g，甘草6 g。

【功效】健脾补肾，益气和胃。

【适应证】消化道肿瘤癌因疲乏。

【用法】每日1剂，水煎至200 mL，分2次各100 mL服用，连续服用28日。

【方源】北京中医药大学方

选方33：气血舒服散

【组成】人参10 g，黄芪30 g，女贞子15 g，白术10 g，茯苓10 g，茯神15 g，当归10 g，川芎5 g，白芍15 g，熟地黄10 g，夜交藤15 g，炙远志10 g，炙甘草5 g。

【功效】健脾补气，养血活血，宁心安神，渗湿利水，消肿祛痰。

【适应证】晚期肺癌癌因疲乏之气血两虚。

【用法】每日1剂，水煎至300 mL，分2次各150 mL口服。胸闷心悸者，加薤白15 g，瓜蒌10 g；胸胁胀痛者，加鸡血藤

10 g，莪术10 g；热毒壅盛者，加金银花15 g，蒲公英10 g；咳嗽咯痰者，加枇杷叶10 g，桔梗10 g。

【方源】环球中医药，2021，14（7）：1332–1335.

选方34：散聚汤

【组成】党参20 g，白术12 g，清半夏9 g，橘皮9 g，茯苓12 g，当归12 g，杏仁9 g，桂心9 g，槟榔6 g，甘草9 g。

【功效】除湿化痰，散结消癥。

【适应证】子宫颈癌术后放化疗癌因疲乏。

【用法】每日1剂，水煎2次，取药汁400 mL，分2次服用。连续服用5～7日，进行1次临床问诊，观察舌脉变化，对中药方剂辨证加减。气短乏力者，加炙黄芪20 g，红景天10 g；恶心呕吐者，加生姜8 g；便溏腹泻者，加炒山药30 g，诃子10 g；面白肢冷者，加黑附子（先煎）8 g；骨髓抑制、白细胞低者，加狗脊10 g，鸡血藤15 g；尿频尿痛者，加灯心草5 g，大黄10 g，瞿麦10 g。

【方源】天津中医药，2019，36（11）：1069–1072.

选方35：扶正散结解毒方

【组成】黄芪30 g，太子参20 g，白术20 g，茯苓20 g，甘草5 g，薏苡仁30 g，白花蛇舌草30 g，半枝莲15 g，莪术10 g，法半夏15 g，陈皮5 g，紫杉叶15 g，皂角刺20 g。

【功效】健脾益胃，清热解毒，活血散结，理气和中，解郁。

【适应证】大肠癌术后化疗癌因疲乏。

【用法】每日1剂，水煎至300 mL，分早、晚2次服用。

【方源】中国中医药信息杂志，2018，25（12）：24–27.

选方36：益气散结丸

【组成】西洋参、浙贝母、法半夏等八味药材制丸而成。

【功效】宣肺化痰，解毒消痈，止咳平喘。

【适应证】肺癌及肺部转移癌，症见咳嗽痰多，胸痛不利，倦怠疲乏，口干纳呆。

【用法】口服，每次20 g（2袋），每日3次。

【方源】广州中医药大学方

选方37：补肺健中汤

【组成】炙黄芪30 g，党参30 g，麦冬30 g，浙贝母20 g，炙紫菀15 g，炙瓜蒌皮15 g，杏仁15 g，桔梗15 g，五味子10 g，法半夏15 g，茯苓15 g，陈皮10 g，炒白扁豆20 g，山药20 g，柴胡15 g，制香附15 g，山土瓜15 g，炒鸡内金（后下）15 g，甘草5 g。

【功效】益气补肺，疏肝健脾。

【适应证】中晚期肺癌肺虚气弱之癌因疲乏。

【用法】诸药先以温水浸泡30分钟，水量以没过药材2 cm为宜，文火煮开20分钟，倒出汤汁，加开水重复煮3次，将4次汤汁合并，共约900 mL，每2日1剂，每日3次，每次150 mL，餐后1小时温服，连续服用14日。

【方源】云南中医药大学方

选方38：健脾消积汤

【组成】太子参30 g，茯苓10 g，枳壳12 g，黄芪30 g，陈皮6 g，青皮9 g，白术10 g，麦芽12 g，莪术10 g，薏苡仁30 g，白花蛇舌草12 g。

【功效】益气健脾，理气消积。

【适应证】肝癌癌因疲乏。

【用法】每日1剂，水煎，分3次服用。肝区胀痛者，加郁金12 g，延胡索10 g；腹胀者，加厚朴10 g，砂仁（后下）9 g；恶心或呕吐明显者，加半夏12 g，竹茹9 g；胁下积块者，加牡蛎（先煎）30 g，鳖甲15 g；黄疸者，加茵陈12 g，泽泻15 g；肢体肿胀者，加猪苓12 g，泽泻15 g；便血者，加仙鹤草30 g，三七粉（冲服）3 g；小便黄短者，加车前草12 g，白茅根30 g；体质虚弱无力者，加西洋参（另煎）5 g；盗汗自汗者，加五味子、煅牡蛎各30 g。

【方源】中国医药指南，2021，19（12）：136-137.

选方39：活血复元汤

【组成】桃仁10 g，红花10 g，当归10 g，川芎10 g，赤芍10 g，柴胡15 g，天花粉10 g，酒大黄20 g，炒白术20 g，茯苓10 g，砂仁5 g，陈皮10 g，香附10 g，郁金10 g，川牛膝15 g，青皮10 g，甘草5 g。

【功效】活血化瘀，理气健脾。

【适应证】肺癌患者重度癌因疲乏。

【用法】每日1剂，水煎至400 mL，分早、晚2次服用。

【方源】四川中医，2021，39（4）：61-64.

选方40：保元解毒汤

【组成】人参9 g，附子9 g，黄芪18 g，当归15 g，金银花12 g，生甘草6 g。

【功效】气阳双补，肺脾同治，标本兼顾，扶助正气，逐瘀解毒。

【适应证】肺癌癌因疲乏。

【用法】每日1剂，水煎至400 mL，分早、晚各200 mL服用。伴呕吐者，加陈皮12 g，清半夏6 g，生姜6 g；伴出血者，加白茅根15 g，仙鹤草15 g；血瘀者，加赤芍15 g，红花6 g，桃仁12 g，川芎9 g；肺热壅盛者，加桑白皮9 g，鱼腥草15 g，麦冬15 g，芦根15 g，天花粉9 g；咳嗽少痰者，加桑白皮9 g，蜜紫菀9 g，蜜款冬花12 g；还可辅以解毒抗癌药，如红景天12 g，白英15 g，山慈菇15 g，白花蛇舌草15 g等。

【方源】中医临床研究，2021，13（3）：83-86.

选方41：十全大补汤

【组成】甘草6 g，砂仁10 g，百合12 g，郁金15 g，炒麦芽15 g，神曲15 g，山楂15 g，菟丝子15 g，炒白术15 g，女贞子20 g，枸杞子20 g，合欢皮30 g，茯苓30 g，太子参30 g，黄芪30 g。

【功效】滋阴补阳，补血益气。

【适应证】肺癌之癌因疲乏。

【用法】每日1剂，水煎至200 mL，分早、晚2次服用。肾阴虚重者，加墨旱莲12 g，生地黄30 g；血瘀重者，加莪术12 g；肾阳虚重者，加肉桂3 g，补骨脂30 g；阴阳两虚者，加西洋参9 g。

【方源】江西医药，2020，55（9）：1258–1259，1263.

选方42：甘草泻心汤

【组成】炙甘草20 g，黄芩15 g，黄连5 g，干姜10 g，半夏15 g，人参20 g，大枣15 g。

【功效】调阴阳，散结祛寒，补益气，清热除湿。

【适应证】中虚不足，湿热阻滞型癌因疲乏。

【用法】每日1剂，水煎至450 mL，分3次各150 mL服用。气虚明显者，加黄芪，重用人参；湿热较重者，重用黄连、黄芩，加用苍术、厚朴；气滞者，加柴胡、香附、青皮、陈皮。

【方源】成都中医药大学方

选方43：补肺化积汤

【组成】黄芪30 g，党参10 g，沙参10 g，麦冬10 g，陈皮10 g，半夏10 g，川贝母（先煎）10 g，当归10 g，三七粉（冲服）5 g，白花蛇舌草30 g，半枝莲15 g，茯苓15 g，白术10 g，紫菀10 g，百部10 g，桔梗10 g，薏苡仁30 g，浙贝母（先煎）10 g，炙甘草10 g。

【功效】益气养阴，化瘀活血，清热解毒。

【适应证】正虚毒结型晚期非小细胞肺癌癌因疲乏。

【用法】每日1剂，水煎至300 mL，分2次各150 mL服用。

【方源】长春中医药大学方

选方44：益气养阴汤

【组成】黄芪20 g，焦白术10 g，天冬10 g，麦冬10 g，红景天10 g，沙参10 g，桑白皮10 g，浙贝母10 g，防风10 g，白芍10 g，黄精10 g，炙甘草10 g。

【功效】益气养阴，健脾补肺，化痰祛瘀，滋养肝肾，解毒抗癌。

【适应证】晚期非小细胞肺癌气阴两虚证患者癌因疲乏。

【用法】每日1剂，水煎，分早、晚餐后1小时2次服用。气虚甚者，加党参10 g，灵芝10 g；阴虚甚者，加石斛10 g，玉竹10 g；咳嗽咯痰者，加桔梗10 g，枇杷叶10 g；胸闷心悸者，加瓜蒌10 g，薤白10 g；胸腔积液者，加猪苓10 g，茯苓10 g；热毒壅盛者，加蒲公英10 g，金银花10 g；胸胁胀痛者，加莪术10 g，鸡血藤10 g。

【方源】中国中医药信息杂志，2020，27（2）：13–17.

选方45：升提阳和汤

【组成】柴胡、黄芪、熟地黄各30 g，当归24 g，蒲黄、五灵脂、党参各15 g，升麻、炙甘草各10 g，鹿角胶9 g，芥子6 g，肉桂3 g，炮姜炭、麻黄各2 g。

【功效】温阳补血，散寒通滞。

【适应证】癌因疲乏。

【用法】每日1剂，水煎，分早、晚2次服用，连续服用7剂。配合督灸，每周1次。宜清淡饮食，调畅情志，忌食生冷油腻之品。

【方源】中国民间疗法，2019，27（17）：11–12.

选方46：健脾益肾补气汤

【组成】熟地黄15 g，人参10 g，白芍、茯苓、当归各20 g，白术、炙黄芪各30 g，川芎、升麻、火麻仁、炙甘草各10 g。

【功效】健脾益肾，补气养血。

【适应证】大肠癌术后免疫功能降低及癌因疲乏。

【用法】每日1剂，分2次煎，合至400 mL，分早、晚2次服用。乏力甚者，加生晒参15 g，炙黄芪加至50 g；腹胀明显者，加焦三仙各15 g，大腹皮12 g；便溏者，加柴胡15 g，升麻加至12 g；便秘者，加炒槟榔9 g，大黄（后下）6 g。

【方源】江西中医药大学学报，2019，31（4）：43–45.

选方47：养血固本汤

【组成】黄芪40 g，当归、五味子各20 g，太子参、山药各30 g，川芎、阿胶（烊化）、鹿角胶（烊化）、木香、砂仁、熟地黄各10 g，白芍15 g，炙甘草5 g。

【功效】补气生血。

【适应证】癌因疲乏。

【用法】每日1剂，浓煎至100 mL服用。

【方源】山西中医，2017，33（4）：40–41.

选方48：加味小补肝汤

【组成】桂枝、干姜、五味子各18 g，大枣（去核）12枚。

【功效】补肝，养筋，养血，抗癌。

【适应证】阳气不足型癌因疲乏。

【用法】每日1剂，水煎服。阳虚者，加熟附子、熟地黄、桂枝、山茱萸、茯苓；气虚者，加黄芪、炒白术、陈皮、太子参、茯苓。

【方源】南京中医药大学方

选方49：补虚益损方

【组成】黄芪20 g，太子参15 g，山药15 g，当归15 g，鳖甲15 g，砂仁10 g，神曲10 g，山楂10 g，红景天15 g，丹参10 g，灵芝15 g，合欢皮15 g，甘草10 g。

【功效】扶正补虚，解毒散结。

【适应证】晚期肺癌化疗之癌因疲乏。

【用法】每日1剂，水煎至300 mL，分2次各150 mL温服。

【方源】中国中医药科技，2021，28（6）：1013-1015.

选方50：补肾解毒方

【组成】熟地黄15 g，蛇莓15 g，女贞子15 g，山慈菇15 g，肉苁蓉12 g，八月札9 g。

【功效】补益肾精，理气解毒。

【适应证】晚期结直肠癌之癌因疲乏。

【用法】每日1剂，水煎，分早、晚餐后2次服用；也可服用中药颗粒剂，每次11.8 g（1袋），每日2次。

【方源】上海中医药杂志，2021，55（7）：59-63.

选方51：胃宁方

【组成】黄芪30 g，茯苓30 g，枸杞子30 g，莪术15 g，龙葵20 g，重楼20 g，猫爪草30 g。

【功效】益气健脾，活血滋肾，散结化瘀。

【适应证】中晚期胃癌之癌因疲乏。

【用法】每日1剂，水煎，分早、晚餐后2次温服。

【方源】广西中医药大学方

选方52：扶正养荣方

【组成】黄芪30 g，太子参15 g，麸炒白术15 g，茯苓15 g，当归15 g，白芍15 g，熟地黄15 g，醋莪术9 g，薏苡仁30 g，女贞子15 g，墨旱莲15 g，白花蛇舌草30 g，陈皮12 g，甘草6 g。

【功效】扶助正气。

【适应证】乳腺癌之癌因疲乏。

【用法】每日1剂，水煎至400 mL，分早、晚餐后2次温服。

【方源】山东中医药大学方

选方53：加味四君子方

【组成】党参20 g，白术10 g，茯苓10 g，炙甘草6 g，龟甲胶10 g，枸杞子10 g，淫羊藿10 g。

【功效】益气养血。

【适应证】化疗后癌因疲乏。

【用法】每日1剂，水煎，分早、晚2次服用；也可使用中药颗粒剂，温水化开服用。

【方源】辽宁中医杂志，2020，47（8）：112–114.

选方54：调肝养血方

【组成】柴胡10 g，郁金10 g，制香附10 g，炒枳壳10 g，当归10 g，白芍10 g。

【功效】疏肝解郁，养血柔肝。

【适应证】肝郁血虚型癌因疲乏。

【用法】每日1剂，水煎至200 mL，分早、晚各100 mL服用。

【方源】北京中医药大学方

选方55：扶正抗癌方

【组成】党参15 g，五爪龙30 g，白术15 g，茯苓15 g，法半夏10 g，陈皮5 g，青皮5 g，制仙茅10 g，杜衡5 g，山海螺30 g，菝葜10 g，浙贝母15 g，薏苡仁30 g。

【功效】扶正补益，化痰利湿，行气活血。

【适应证】晚期肺癌之癌因疲乏。

【用法】每日1剂，500 mL水浓煎至150 mL，分早、晚2次餐后1小时服用。气滞腹胀者，加紫苏梗、厚朴、木香；食积纳差者，加麦芽、谷芽；中焦虚寒者，加吴茱萸、干姜、生姜、炮姜；气虚自汗甚者，加黄芪、防风；大便不通者，加火麻仁；脾肾阳虚者，去法半夏，加附子、肉桂。

【方源】广州中医药大学方

选方56：益气养阴方

【组成】人参10 g，麦冬10 g，五味子5 g，白术10 g，豆蔻10 g，茯苓20 g，芦根30 g，郁金10 g，神曲10 g。

【功效】益气养阴，培土生金。

【适应证】老年非小细胞肺癌介入化疗患者癌因疲乏。

【用法】每日1剂，水煎2次取汁300 mL，分早、晚2次服用。

【方源】河北中医，2019，41（9）：1311–1315，1320.

选方57：补脾益肾方

【组成】黄芪20 g，人参10 g，白术10 g，山药15 g，泽泻10 g，桑白皮10 g，枸杞子15 g，山茱萸10 g，蒺藜10 g，熟地黄10 g，炙甘草12 g。

【功效】补脾益肾。

【适应证】脾肾亏虚型乳腺癌之癌因疲乏。

【用法】每日1剂，水煎，分早、晚2次餐后服用。脾失健运，大便溏薄者，加补骨脂、刺五加，以温补助运；心悸失眠，爪甲不荣者，加阿胶、当归，以养血滋阴；食积停滞，脘腹胀满者，加神曲、山楂，以消食和胃；血虚甚者，加制何首乌、鸡血藤，以补血养肝；下利清谷者，加党参、薏苡仁；盗汗者，加牡蛎、浮小麦，以敛汗固表。

【方源】中医药临床杂志，2019，31（9）：1724–1727.

选方58：健脾生髓膏

【组成】龟甲200 g，鳖甲200 g，鹿角霜150 g，党参150 g，枸杞子150 g，黄精150 g，女贞子200 g，墨旱莲200 g，陈皮100 g，饴糖250 g。

【功效】健脾益气，补肾生髓。

【适应证】化疗后癌因疲乏。

【用法】诸药经过配料、浸泡、煎药、浓缩、收膏、凉膏等工序制成膏剂，每日口服3次，每次20 g。

【方源】中国全科医学，2019，22（15）：1855–1859.

选方59：抗瘤减毒方

【组成】黄芪40 g，黄精30 g，灵芝15 g，苍术12 g，姜黄连6 g，绞股蓝15 g。

【功效】益气养精，健脾和胃。

【适应证】中晚期非小细胞肺癌之癌因疲乏。

【用法】每日1剂，水煎，分早、晚2次服用。

【方源】上海中医药杂志，2019，53（5）：53–56，75.

选方60：益气健脾祛瘀活血方

【组成】黄芪30 g，人参20 g，丹参、制大黄、姜黄各15 g，当归、桃仁、茯苓、陈皮、赤芍、红花、白术各10 g，甘草6 g。

【功效】益气健脾，祛瘀活血。

【适应证】乳腺癌之癌因疲乏。

【用法】每日1剂，水煎，分早、晚2次服用。

【方源】现代中西医结合杂志，2018，27（18）：2004–2007.

选方61：健脾补肾方

【组成】炒补骨脂10 g，豆蔻10 g，制吴茱萸2 g，炙五味子6 g，党参20 g，炒白术10 g，茯苓20 g，干姜9 g。

【功效】健脾补肾，辅佐正气，调和阴阳。

【适应证】肠癌之癌因疲乏。

【用法】每日1剂，水煎，分早、晚2次温服。

【方源】南京中医药大学方

选方62：培元抗癌方

【组成】黄芪30 g，炒白术15 g，陈皮10 g，女贞子15 g，玄参15 g，生杜仲15 g，王不留行12 g，炒麦芽15 g，补骨脂15 g，姜半夏15 g，砂仁10 g。

【功效】健脾益气，滋阴散结。

【适应证】癌因疲乏。

【用法】超声药物导入。

【方源】北京中医药大学方

选方63：金水复元方

【组成】熟地黄30 g，当归15 g，茯苓10 g，姜半夏9 g，陈皮10 g，甘草10 g，焦神曲10 g，焦麦芽10 g，焦山楂10 g。

【功效】补肺肾阴，固护脾胃。

【适应证】肺肾阴虚型癌因疲乏。

【用法】每日1剂，水煎，分2次服用，连续服用14日。治疗期间应合理作息，适当运动锻炼，避免剧烈运动等可加重疲乏的因素，保持良好的心态。

【方源】北京中医药大学方

选方64：脾化瘀方

【组成】太子参25 g，炙黄芪15 g，白术15 g，茯苓15 g，薏苡仁30 g，丹参10 g，莪术10 g，白花蛇舌草10 g，半枝莲10 g。

【功效】益气健脾，祛瘀解毒。

【适应证】大肠癌化疗之癌因疲乏。

【用法】每日1剂，水煎，分早、晚各200 mL服用。腹痛者，加木香、砂仁；纳差者，加炒谷芽、炒麦芽、焦桂曲；便血者，加三七粉、仙鹤草；大便秘结者，加大黄。

【方源】南京中医药大学方

选方65：健脾益气化痰方

【组成】党参12 g，白术12 g，茯苓15 g，薏苡仁30 g，姜竹茹12 g，姜半夏12 g，陈皮9 g，谷芽30 g，麦芽30 g，鸡内金12 g。

【功效】健脾，益气，化痰。

【适应证】肺癌化疗之癌因疲乏。

【用法】每日1剂，水煎，分早、晚各150 mL服用。中焦气滞者，加紫苏梗、八月札、绿萼梅、旋覆花、木香，以理气和胃；湿阻中焦者，加白扁豆、苍术、砂仁，以健脾燥湿；中焦虚寒者，加吴茱萸、干姜、生姜、炮姜，以温中散寒。

【方源】中医杂志，2012，53（15）：1301–1304.

选方66：益肾化瘀解毒方

【组成】生地黄、熟地黄各30 g，山茱萸15 g，菟丝子20 g，续断10 g，桑寄生15 g，金毛狗脊10 g，丹参10 g，益母草20 g，全蝎10 g，水蛭5 g，虎杖20 g，白花蛇舌草30 g，蜀羊泉20 g，山慈菇10 g。

【功效】补肾填髓，强壮筋骨，化痰逐瘀，祛邪解毒。

【适应证】多发性骨髓瘤之癌因疲乏。

【用法】每日1剂，浓煎，分2次服。

【方源】广东医学，2005（1）：116–117.

选方67：加味逍遥散

【组成】甘草3 g，当归3 g，白芍3 g，白术3 g，茯苓3 g，柴胡3 g，桂皮2.1 g，栀子2.1 g。

【功效】疏肝解郁，清热散结。

【适应证】乳腺癌根治术后。

【用法】每日1剂，诸药研为末，水煎服。

【方源】杂病源流犀烛

选方68：乳腺癌健脾消积汤

【组成】陈皮8 g，蛇莓、茯苓、白花蛇舌草、白英各12 g，枳壳、白术各15 g，黄芪25 g，太子参、薏苡仁各30 g。

【功效】益气和血，健脾和胃。

【适应证】乳腺癌术后调理。

【用法】每日1剂，水煎至200 mL，分2次各服100 mL，连续服用6周为1个疗程。

【方源】光明中医，2022，37（2）：262–264.

选方69：孙桂芝治乳腺癌化疗后脾虚验方

【组成】牡丹皮10 g，炒栀子10 g，炒柴胡10 g，赤芍、白芍各10 g，茯苓15 g，炒白术20 g，太子参30 g，生龙骨、牡蛎各10 g，蜂房6 g，生蒲黄10 g，山慈菇10 g，五味子5 g，炮穿山甲10 g，鳖甲10 g，浮小麦30 g，炙甘草10 g，蜈蚣5 g，三七5 g，合欢皮30 g，酸枣仁30 g，王不留行10 g，路路通10 g，生赭石15 g，鸡内金30 g，生麦芽30 g，绿萼梅10 g，白花蛇舌草30 g，半枝莲10 g。（编者按：穿山甲已禁用，酌情使用替代品。）

【功效】疏肝健脾，补益气血，通络消癥，活血抗癌。

【适应证】乳腺癌放化疗后肝郁脾虚，气血亏虚。

【用法】每2日1剂，水煎，每日分早、晚2次服用。

【方源】吉林中医药，2011，31（8）：742–743.

选方70：徐基平治乳腺癌术后疲乏验方

【组成】山茱萸10 g，熟地黄20 g，枸杞子15 g，甘草6 g，女贞子10 g，墨旱莲10 g，山药15 g，附子（先煎）10 g，黄芪15 g，桂枝10 g，白芍15 g，龙骨（先煎）15 g，牡蛎（先煎）

30 g，香附10 g，合欢花15 g，白芷10 g，蜂房5 g，莪术10 g，生姜3片，大枣7枚。

【功效】补益肝肾，扶正抗癌。

【适应证】乳腺癌术后肝肾亏虚。

【用法】每日1剂，水煎，分2次温服，共服15剂。

【方源】中国中医药现代远程教育，2021，19（4）：75–77.

三十七、化疗后骨髓抑制用方

选方1：参芪扶正汤

【组成】党参18 g，黄芪20 g，茯苓12 g，白术10 g，生白芍10 g，怀牛膝10 g，焦山楂10 g，甘草6 g。

【功效】扶助正气，益气固表。

【适应证】恶性肿瘤化疗引起骨髓抑制。

【用法】每日1剂，水煎至200 mL，分2次服用。

【方源】光明中医，2021，36（16）：2756–2758.

选方2：补气养血经验方

【组成】人参20 g，黄芪15 g，白术15 g，枸杞子15 g，当归15 g，熟地黄15 g，鹿角胶15 g，川芎15 g。

【功效】补气，健脾，养血，行气。

【适应证】局部进展期胃癌化疗相关性骨髓抑制。

【用法】化疗当天开始，水煎，分早、晚2次各服用400 mL。

【方源】实用中医内科杂志，2020，34（12）：26–29.

选方3：健脾生血汤

【组成】黄芪、党参、鸡血藤各30 g，白术、黄精、仙鹤草、枸杞子、女贞子、墨旱莲、茜草、炒白芍各15 g，当归、红景天各10 g，熟地黄20 g，菟丝子12 g。

【功效】气血双补，调理脾胃，滋养肝肾。

【适应证】消化道恶性肿瘤化疗后Ⅰ度和Ⅱ度骨髓抑制。

【用法】每日1剂，水煎2次，混合汤汁，分早、晚2次餐前半小时服用。

【方源】当代医学，2020，26（19）：124–126.

选方4：自拟扶正升白汤

【组成】黄芪30 g，当归10 g，白芍15 g，生地黄15 g，白术15 g，茯苓15 g，黄精10 g，枸杞子10 g，大枣15 g，炙甘草6 g，桑寄生10 g。

【功效】补气养血，健脾和胃，补益肝肾。

【适应证】妇科恶性肿瘤化疗后骨髓抑制。

【用法】水煎服，早、晚各1次。绝经或年龄较大者，加太子参，以补血；对未绝经患者，加鸡血藤、龟甲，以滋阴养血；烘热出汗、情绪难以控制者，加碧桃干、浮小麦，以安神。

【方源】海南医学，2019，30（23）：3030–3033.

选方5：降白汤

【组成】海藻10 g，昆布10 g，清半夏10 g，陈皮20 g，青皮10 g，连翘15 g，川贝母20 g，当归10 g，川芎10 g，独活10 g，金银花15 g，龙骨30 g，牡蛎30 g，夏枯草10 g，黄芪30 g，白花蛇舌草30 g，半枝莲15 g。

【功效】调畅气机抗癌，活血化瘀通络，化痰散结解毒。

【适应证】白细胞增多型骨髓增殖性肿瘤。

【用法】水煎至300 mL，分早、晚2次各服150 mL；配合干扰素治疗（300万U，隔日1次，皮下注射）。

【方源】中国中医药现代远程教育，2017，15（20）：81–83.

选方6：升白汤

【组成】黄芪30 g，北沙参20 g，仙鹤草20 g，石斛15 g，灵芝10 g。

【功效】扶正补益，固护脾胃。

【适应证】晚期胃癌化疗后骨髓抑制。

【用法】每日2剂，水煎，分早、晚2次服用。

【方源】亚太传统医药，2022，18（2）：121–124.

选方7：归脾汤

【组成】白术15 g，甘草10 g，远志10 g，龙眼肉10 g，木香10 g，黄芪50 g，酸枣仁15 g，茯苓15 g，当归10 g，人参15 g。

【功效】益气补血，健脾养心。

【适应证】乳腺癌手术化疗后骨髓抑制。

【用法】每日1剂，水煎至400 mL，分早、晚2次各服200 mL。严重便溏者，加诃子、白扁豆各10 g；纳差者，加神曲、炒麦芽各10 g；盗汗自汗者，加浮小麦、麻黄根各10 g。

【方源】中国医学创新，2021，18（29）：82–86.

选方8：益气生血汤

【组成】黄芪30 g，党参20 g，女贞子、茯苓、制何首乌各15 g，陈皮、艾叶、枸杞子、阿胶（烊化）、当归各10 g，生白术15 g，熟地黄25 g，砂仁（后下）6 g，炙甘草5 g。

【功效】补肾健脾，益气生血。

【适应证】乳腺癌化疗后骨髓抑制。

【用法】加600 mL水煎至400 mL，分早、晚2次各服200 mL。

【方源】数理医药学杂志，2021，34（9）：1322–1324.

选方9：益气养血汤

【组成】黄芪50 g，党参15 g，炒白术15 g，茯苓15 g，炙甘草5 g，熟地黄15 g，当归10 g，炒白芍15 g。

【功效】益气养血。

【适应证】乳腺癌化疗后骨髓抑制。

【用法】每日1剂，水煎，分早、晚2次服用。恶心呕吐，食欲不振者，加姜竹茹、姜半夏各15 g；便秘者，加柏子仁15 g，郁李仁15 g，炒白术剂量改为30 g；腹胀者，加枳壳、厚朴各10 g。

【方源】山西医药杂志，2021，50（12）：1970–1972.

选方10：扶正生血汤

【组成】黄芪20 g，麦芽20 g，熟地黄20 g，鸡血藤20 g，白术15 g，半枝莲15 g，山药15 g，女贞子15 g，菟丝子10 g，当归10 g，佛手10 g，甘草5 g。

【功效】益气生血，补肾祛瘀。

【适应证】化疗后骨髓抑制。

【用法】每日1剂，水煎，分早、晚2次服用。

【方源】中医药临床杂志，2021，33（3）：511–514.

选方11：生血益髓汤

【组成】黄芪30 g，当归10 g，党参15 g，酒黄精10 g，女贞子15 g，枸杞子10 g，墨旱莲10 g，生地黄12 g，酒山茱萸9 g，鸡血藤30 g。

【功效】健脾，益肺，补髓。

【适应证】防治紫杉醇与顺铂联合化疗方案（TP化疗方案）所致骨髓抑制。

【用法】水煎，分早、晚2次各服200 mL。

【方源】现代肿瘤医学，2021，29（8）：1386–1390.

选方12：加味人参养荣汤

【组成】人参、炙黄芪、陈皮各15 g，熟地黄、白术、白芍、茯苓各12 g，当归、炙甘草、五味子各10 g。

【功效】益气补血，养血安神。

【适应证】肺癌化疗后骨髓抑制。

【用法】每日1剂，水煎至200 mL，分2次服用。痰中带血者，加三七粉、茅根、云南白药；悬饮胸胁满闷者，加车前草、商陆；胸痛或背痛者，加没药、延胡索、三七粉；口干舌燥者，加天花粉、沙参、生地黄。

【方源】基层医学论坛，2020，24（32）：4698-4699.

选方13：益气补血汤

【组成】党参15 g，莪术15 g，三棱15 g，炒白芍15 g，法半夏15 g，陈皮10 g，当归15 g，炙黄芪50 g，石见穿30 g，炒白术10 g，炙甘草10 g。

【功效】益气补血。

【适应证】老年晚期非小细胞肺癌化疗后患者骨髓抑制。

【用法】每日1剂，水煎，晚餐后30分钟服用。

【方源】中国老年学杂志，2020，40（19）：4098-4100.

选方14：扶正护膜汤

【组成】党参15 g，鸡血藤30 g，玉竹12 g，大枣10 g，白花蛇舌草15 g，六神曲30 g，灵芝30 g，炒鸡内金30 g，姜半夏10 g，炙甘草6 g，麸炒白术15 g，荠苨30 g，白及30 g，黄芪30 g，酒女贞子30 g，酒黄精30 g，仙鹤草30 g，竹茹12 g，陈皮15 g。

【功效】补气养血，养阴生津，降逆和胃。

【适应证】Ⅲ期结直肠癌奥沙利铂与卡培他滨联合化疗（XELOX化疗）后骨髓抑制。

【用法】每日1剂，水煎至400 mL，分早、晚2次服用。

【方源】江苏中医药，2020，52（9）：28-31.

选方15：蒿芩清胆汤合当归补血汤

【组成】青蒿30 g，姜竹茹30 g，黄芪30 g，当归12 g，碧玉散（包煎）15 g，淡子芩15 g，延胡索15 g，川楝子15 g，海螵蛸15 g，姜半夏15 g，豆蔻15 g，枳壳15 g，茯苓15 g，炒白芍15 g，浙贝母15 g。

【功效】清胆利湿，和胃化痰，补气生血，调和脾胃。

【适应证】胃癌化疗后胃肠道反应及骨髓抑制。

【用法】每日1剂，水煎至400 mL，分早、晚2次服用。腹泻者去枳壳，加炒白术；纳少者，加焦三仙。

【方源】辽宁中医杂志，2020，47（6）：141-144.

选方16：健脾益肾汤

【组成】黄芪30 g，当归15 g，党参15 g，白术10 g，鸡血藤15 g，熟地黄15 g，阿胶15 g，茯苓10 g，淫羊藿10 g，肉桂6 g，山药20 g，枸杞子15 g，知母10 g，地榆10 g，炙甘草3 g。

【功效】健脾益肾，益气补血。

【适应证】恶性肿瘤化疗后骨髓抑制。

【用法】每2日1剂，水煎至200 mL，分2次各服100 mL。

【方源】云南中医药大学方

选方17：四君子汤加减

【组成】党参、炒白术各15 g，茯苓12 g，炙甘草6 g。

【功效】健脾益气。

【适应证】胃癌化疗所致骨髓抑制。

【用法】每日1剂，水煎至200 mL，分2次服用。

【方源】浙江中西医结合杂志，2019，29（12）：988-991.

选方18：黄芪扶正汤

【组成】黄芪30 g，黄精15 g，灵芝粉15 g，女贞子15 g，枸杞子15 g。

【功效】扶正固本，益气摄血。

【适应证】化疗后骨髓抑制。

【用法】每日1剂，水煎分服，连续服用21日为1个疗程，治疗3个疗程。白细胞减少严重者，加补骨脂、鸡血藤各15 g；恶心呕吐严重者，加半夏、竹茹各15 g。

【方源】西部中医药，2019，32（12）：1-4.

选方19：加味当归补血汤

【组成】黄芪30 g，当归6 g，阿胶（烊化）12 g，川芎15 g，党参12 g，甘草6 g。

【功效】气血双补，提升正气。

【适应证】结直肠癌术后化疗致骨髓抑制。

【用法】每日1剂，水煎至200 mL，分早、晚2次各服100 mL。

【方源】江苏中医药，2018，50（12）：33–35.

选方20：益髓健脾汤

【组成】制何首乌20 g，女贞子15 g，枸杞子10 g，山茱萸10 g，太子参15 g，茯苓15 g，白术15 g，炒薏苡仁20 g，炒谷芽15 g，炒麦芽15 g，陈皮10 g，连翘10 g，甘草6 g。

【功效】健脾补髓。

【适应证】直肠癌新辅助同期放化疗骨髓抑制。

【用法】每日1剂，水煎至200 mL，分2次服用。

【方源】南京中医药大学学报，2018，34（6）：557–560.

选方21：加味八珍汤

【组成】当归10 g，党参30 g，川芎10 g，熟地黄10 g，白术10 g，炙甘草6 g，茯苓10 g，白芍10 g，苦参15 g，女贞子10 g，制何首乌10 g，阿胶20 g。

【功效】扶正固本，健脾补肾，填髓养阴，养血补气。

【适应证】子宫颈癌化疗后骨髓抑制。

【用法】水煎至300 mL，每日分2次温服。

【方源】贵阳中医学院学报，2018，40（4）：43–45.

选方22：龟鹿二仙胶汤

【组成】鹿角胶（烊化）、党参、枸杞子各15 g，龟甲（先煎）50 g。

【功效】滋肾阴阳，填精益髓。

【适应证】结肠癌化疗后骨髓抑制。

【用法】每日1剂，水煎服，每次200 mL，与化疗同时开始服用。

【方源】亚太传统医药，2018，14（5）：177–179.

选方23：加味三仙汤

【组成】淫羊藿15 g，仙鹤草15 g，仙茅15 g，黄芪40 g，黄精20 g，炒黄芩15 g，党参15 g，熟地黄15 g，当归15 g，白芍15 g，枸杞子15 g，女贞子15 g，墨旱莲15 g，鸡血藤20 g，肉苁蓉15 g，菟丝子15 g，白花蛇舌草15 g，重楼15 g，炙鸡内金15 g，甘草10 g。

【功效】健脾补肾，益气扶正，解毒抗癌。

【适应证】脾肾阳虚型骨髓抑制。

【用法】每日1剂，水煎至450 mL，分早、中、晚3次餐后半小时各服150 mL。

【方源】云南中医学院方

选方24：补肾益精汤

【组成】熟地黄15 g，黄芪、黄精、女贞子、补骨脂各30 g，墨旱莲15 g，炙甘草12 g。

【功效】补肾益精，健脾生血。

【适应证】肿瘤骨髓抑制。

【用法】每日1剂，水煎至300 mL，分早、晚2次服用。恶心呕吐者，加半夏、陈皮；食欲不振者，加炒麦芽、炒鸡内金；药物性肝损害者，加矮地茶、垂盆草。

【方源】现代中西医结合杂志，2017，26（33）：3708–3710.

选方25：解毒扶正汤

【组成】党参、黄芪各30 g，当归、白术、茯苓各15 g，炙甘草5 g，枸杞子、半枝莲、白花蛇舌草各30 g，制何首乌15 g，陈皮6 g。

【功效】补脾益肾，益气生血，健脾和胃，清热解毒。

【适应证】胃癌术后化疗致骨髓抑制。

【用法】每日1剂，水煎，分早、晚2次餐后服用。

【方源】四川中医，2017，35（9）：80-82.

选方26：三奇汤

【组成】人参3 g，天冬15 g，熟地黄20 g，女贞子15 g，黄芪20 g，丹参15 g，阿胶10 g，鹿角霜10 g，黄精20 g，羊蹄根10 g。

【功效】健脾，补肾，化精、益气，养阴，生血。

【适应证】气阴两虚型非小细胞肺癌化疗后骨髓抑制。

【用法】每日1剂，水煎，分早、晚2次服用。

【方源】上海中医药杂志，2017，51（5）：39-41.

选方27：升血汤

【组成】鹿角胶（烊化）10 g，怀牛膝10 g，鸡血藤30 g，炒白术10 g，太子参30 g，黄芪30 g。

【功效】补益肝肾，健脾益气。

【适应证】转移性结直肠癌化疗所致骨髓抑制。

【用法】化疗开始后每日1剂，水煎，每次服用200 mL。

【方源】现代中西医结合杂志，2017，26（12）：1321-1323.

选方28：归脾汤合六味地黄丸加减

【组成】人参20 g，龟甲15 g，炙黄芪30 g，茯苓15 g，炒白术15 g，熟地黄30 g，山药30 g，黄精15 g，山茱萸15 g，枸杞子15 g，女贞子15 g，白花蛇舌草15 g，猫爪草15 g，瓜蒌仁30 g，火麻仁2 g，龙骨30 g，牡蛎30 g，清水半夏20 g，厚朴15 g，莱菔子30 g，鸡内金10 g，旋覆花15 g，赭石15 g，木香10 g。

【功效】清热解毒，滋阴益气。

【适应证】肺癌化疗后骨髓抑制，症见神清，精神弱，周身乏力，咳嗽，面色萎黄，头晕，时心悸，呃逆，呕吐，纳差，腹胀，盗汗，四肢酸软，寐欠安，小便调，大便干燥，舌质暗淡，苔少，脉细弱。

【用法】每日1剂，水煎，分早、晚2次服用，连续服用7剂。

【方源】吉林中医药，2014，34（7）：705-706，727.

选方29：乳腺癌化疗后补肾生髓验方

【组成】黄芪30 g，当归6 g，熟地黄12 g，枸杞子12 g，补骨脂12 g，山药30 g，白芍10 g，山慈菇12 g。

【功效】益气养血，补肾生髓。

【适应证】乳腺癌放化疗后气血两虚型骨髓抑制。

【用法】每日1剂，水煎至200 mL，分早、晚2次温服。

【方源】黑龙江中医药，2011，40（5）：9-10.

三十八、癌性疼痛用方

选方1：消癌止痛散

【组成】黄芪30 g，白术20 g，山慈菇30 g，威灵仙20 g，蛇六谷20 g，桑寄生20 g，补骨脂20 g，白花蛇舌草20 g。

【功效】补气健脾，化瘀散结。

【适应证】癌性疼痛。

【用法】将上述药物研磨成粉后制成膏剂。对疼痛部位（阿是穴）进行穴位贴敷治疗，每次30分钟，每日2次。

【方源】中国现代药物应用，2019，13（23）：202-204.

选方2：徐超自拟消瘤止痛汤

【组成】甘草5 g，蜈蚣3条，全蝎10 g，麦芽15 g，神曲15 g，山楂15 g，白芍15 g，当归10 g，延胡索20 g，木香10 g，川楝子15 g，莪术15 g，半枝莲30 g，白花蛇舌草30 g，补骨脂15 g，枸杞子20 g，茯苓15 g，白术15 g，太子参15 g，黄芪20 g。

【功效】行气通络，活血化瘀，补脾益肾。

【适应证】癌性疼痛。

【用法】每日1剂，水煎，分早、晚2次服用，连续服用10日为1个疗程。

【方源】中国继续医学教育，2020，12（8）：161-162.

选方3：自拟止痛方穴位敷贴

【组成】丁香10 g，全蝎16 g，肉桂6 g，法半夏9 g，香附10 g，枳壳10 g，薤白15 g，生何首乌6 g，路路通15 g。

【功效】调整脏腑阴阳，疏通经络气血。

【适应证】中度癌痛。

【用法】按中药制作工艺将上方制成丸剂，每颗药丸直径约1.5 cm，质量约4 g。用4 cm×3 cm的三伏贴胶布将药丸同时固定贴敷在疼痛部位（阿是穴），每24小时更换1次，10次为1个疗程。治疗期间禁辛辣刺激食物，禁烟酒。

【方源】医药导报，2019，38（6）：762–764.

选方4：自拟安痛方超微颗粒

【组成】熟附子10 g，小茴香12 g，干姜10 g，桃仁10 g，川芎12 g，枳壳9 g，乳香12 g，没药12 g，延胡索30 g，莪术10 g，龙血竭6 g，鳖甲20 g，冰片5 g，南天仙子10 g。

【功效】行气活血，温阳止痛。

【适应证】胰腺癌疼痛。

【用法】按中药制作工艺将上方制成超微颗粒，取等量麻油、醋，与超微颗粒调匀，均匀放置在15 cm×15 cm纱布中心，厚度约为2 mm，贴于腹部疼痛部位皮肤上（皮肤红肿、破溃、溢液等部位除外），每次8～12小时。

【方源】湖南中医药大学方

选方5：自拟止痛中药外敷

【组成】大黄、细辛、蟾酥、黄柏、川乌、没药、乳香、延胡索、冰片。

【功效】解毒祛瘀，通络止痛。

【适应证】中重度癌性疼痛。

【用法】诸药研为细末，加入白醋调成稠糊状。清洗疼痛部位皮肤，敷上药糊，外敷面积应大于疼痛范围，敷药厚度为1～2 mm，再用敷料覆盖其上，每24小时更换1次。

【方源】现代中西医结合杂志，2017，26（27）：3034–3036.

选方6：自拟缓急止痛汤

【组成】延胡索30 g，川芎15 g，三七5 g，山慈菇10 g，蟾皮10 g，当归10 g，黄芪10 g，熟地黄15 g，肉苁蓉15 g，紫堇10 g，甘草5 g。

【功效】止痛，抗癌，保肝。

【适应证】中重度癌性疼痛。

【用法】每日1剂，水煎至200 mL，分早、晚2次各服100 mL。

【方源】中国中医急症，2019，28（2）：331-334.

选方7：行气散瘀方

【组成】香附、八月札、延胡索各15 g，川芎、郁金、当归各12 g，赤芍9 g，玫瑰花6 g，青皮3 g。

【功效】行气活血，散瘀止痛。

【适应证】恶性肿瘤癌痛。

【用法】每日1剂，水煎至400 mL，分2次各服200 mL。气滞较甚者，加枳实9 g，香附6 g，以行气止痛；血瘀较重者，加三七12 g，乳香、没药各6 g。

【方源】新中医，2022，54（5）：172-176.

选方8：化瘀镇痛方

【组成】桃仁、红花各20 g，川芎、延胡索各15 g，乳香、没药各9 g，人参、熟地黄、甘草各10 g。

【功效】活血通络，祛瘀止痛。

【适应证】骨转移性癌痛。

【用法】每日1剂，分早、晚2次各服150 mL。

【方源】新中医，2022，54（3）：147-151.

选方9：理气化瘀方

【组成】延胡索、当归、白芍各30 g，柴胡、陈皮、郁金、莪术各15 g，枳壳、炙甘草各12 g，川楝子9 g，全蝎6 g，蜈蚣2条。

【功效】理气活血，化瘀止痛。

【适应证】气滞血瘀型中重度癌性疼痛。

【用法】每日1剂，水煎至200 mL，分早、晚2次餐后各服100 mL。

【方源】中医药临床杂志，2021，33（12）：2424–2428.

选方10：止痛方与通腑方

【组成】止痛方组成为乳香15 g，红花15 g，没药15 g，冰片5 g；通腑方组成为白术20 g，莱菔子15 g，当归15 g，肉苁蓉15 g。

【功效】活血止痛，健脾益肾，润肠通便。

【适应证】癌性疼痛。

【用法】配合基础治疗使用。止痛方诸药研末，加麻油调匀，敷于疼痛部位，每日1次，连续敷14日，停用7日。通腑方每日1剂，水煎，分2次服用。

【方源】中医药导报，2018，24（9）：58–60.

选方11：复方癌痛方

【组成】制川乌10 g，姜黄10 g，乳香10 g，白芷10 g，没药10 g，半枝莲20 g，白花蛇舌草20 g，龙葵10 g，大黄15 g，石菖蒲10 g，冰片3 g，醋延胡索10 g。

【功效】化瘀解毒，散结止痛。

【适应证】癌性疼痛。

【用法】定向透药法治疗。取2块无菌纱布，浸于复方癌痛方汤剂中，取出稍拧干，放置于患者最疼痛部位，在纱布上放置电极片，连接中药定向治疗仪，根据患者耐受度调节输出电流，每次30分钟，每日1次。

【方源】湖南中医杂志，2019，35（5）：50–52.

选方12：枳术汤合补中益气汤

【组成】炒白术40 g，苍术40 g，枳实10 g，熟地黄10 g，肉苁蓉10 g，黄芪30 g，太子参10 g，山药10 g，当归10 g，陈皮10 g，五味子10 g，柴胡5 g，升麻5 g，甘草5 g。

【功效】活血通经，消肿止痛。

【适应证】中晚期恶性肿瘤癌痛。

【用法】每日1剂，400 mL水煎至300 mL，温服，纳差者可分多次服用。用药第1周加生姜10 g，连服1周后改为隔天服用1剂，继续服用2周。气血不足者，加何首乌、麦冬各5 g；阳虚外感者，加熟附子10 g；食积气滞者，加炒莱菔子10 g，枳壳5 g；口干津伤者，加玄参、石斛各10 g；肝肾阴亏者，加枸杞子15 g。

【方源】辽宁中医杂志，2022，3：1–11.

选方13：加味芍药甘草汤

【组成】白芍、甘草、丹参各15 g，延胡索10 g。

【功效】益气养血，活血化瘀，柔肝止痛。

【适应证】中重度癌性疼痛。

【用法】每日1剂，1 200 mL清水煎20分钟，取药汁300 mL，分早、晚2次温服。痛而兼有肿块者，加莪术、三棱各10 g；大便秘结者，加大黄10 g，枳实12 g；肢体倦怠者，加黄芪20 g；心悸气短，头晕目眩者，加阿胶12 g，当归15 g。

【方源】新中医，2021，53（23）：154–158.

选方14：阳和汤

【组成】熟地黄30 g，鹿角胶9 g，肉桂3 g，麻黄2 g，炮姜2 g，白芥子6 g，甘草3 g。

【功效】温阳补血，散寒通滞，通络止痛。

【适应证】肺癌骨转移癌痛。

【用法】每日1剂，水煎至400 mL，分早、晚2次各服200 mL，每周5剂，共服4周。乏力，腹胀腹泻者，加白术、陈皮、红花、丹参、当归；疼痛明显，肢体僵硬者，加延胡索、蜂房、独活、桑寄生、杜仲、青风藤、络石藤。

【方源】肿瘤药学，2021，11（5）：595-600.

选方15：加味独活寄生汤

【组成】独活20 g，桑寄生15 g，杜仲15 g，牛膝15 g，细辛3 g，秦艽10 g，茯苓10 g，肉桂10 g，防风10 g，川芎10 g，党参10 g，甘草6 g，当归10 g，白芍10 g，干地黄10 g，火麻仁6 g，半夏6 g，黄芪30 g，沉香6 g，乌药6 g。

【功效】补益肝肾，祛风湿，益气养血，止痛。

【适应证】脊柱转移癌癌痛。

【用法】诸药制成中药颗粒剂，每日1剂，以100 mL温水分早、晚2次冲服。

【方源】福建中医药大学方

选方16：癌痛宁汤

【组成】黄芪60～200 g，党参40～100 g（或西洋参10～15 g，另蒸兑服），白术10～40 g，茯苓10～20 g，甘草6～10 g，桃仁10～15 g，红花10～15 g，枸杞子20～40 g，麦冬20～40 g，杏仁10～15 g，补骨脂10～15 g。

【功效】补气健脾，活血祛瘀，解毒消痰，通络止痛。

【适应证】癌性疼痛。

【用法】每日1剂，水煎服。大便秘结者，加大黄（后下）10～30 g；周身浮肿，小便量少者，加车前子10～15 g，木通10 g。

【方源】湖南中医杂志，1994（5）：4-5.

选方17：癌痛荣血汤

【组成】黄芪15 g，太子参6 g，当归12 g，女贞子12 g，白花蛇舌草15 g，清半夏9 g，竹茹9 g，陈皮9 g，三棱6 g，莪术6 g，乳香6 g，没药6 g，延胡索12 g，生薏苡仁15 g，炙甘草6 g。

【功效】益气养血，行气化瘀，解毒止痛。

【适应证】中重度癌性疼痛。

【用法】每日1剂，水煎，分早、晚2次服用。

【方源】中医药临床杂志，2020，32（1）：118-120.

选方18：疏调镇痛汤

【组成】柴胡15 g，香附15 g，郁金15 g，丹参15 g，川芎15 g，枳实20 g，白芍30 g，延胡索30 g，草果15 g，五灵脂15 g，乳香15 g，没药15 g，桂枝20 g，太子参30 g，白术20 g，茯苓15 g，淫羊藿15 g，薄荷（后下）15 g，重楼15 g，白花蛇舌草15 g，炒鸡内金15 g，甘草10 g。

【功效】疏肝行气，活血化瘀，散结止痛。

【适应证】气滞血瘀型中度癌痛。

【用法】水煎服，每日3次，每剂服用2日。

【方源】云南中医药大学方

选方19：柴胡桂枝汤

【组成】桂枝（去皮）4.5 g，黄芩4.5 g，人参4.5 g，炙甘草3 g，半夏7.5 g，白芍4.5 g，大枣（切开）6枚，生姜4.5 g，柴胡12 g。

【功效】和解少阳，发散太阳。

【适应证】癌性疼痛。

【用法】每日1次，700 mL水煎至300 mL，去滓温服100 mL。

【方源】现代肿瘤医学，2020，28（14）：2517-2519.

选方20：身痛逐瘀汤

【组成】当归15 g，桃仁10 g，川芎15 g，没药10 g，红花10 g，灵脂（炒）10 g，牛膝10 g，香附10 g，秦艽5 g，羌活5 g，地龙10 g，甘草5 g。

【功效】祛风除湿，行气活血，通络止痛。

【适应证】中重度癌性疼痛。

【用法】每日1剂，水煎至500 mL，分早、晚2次各服250 mL。

【方源】中国医药导报，2020，17（25）：111-114.

选方21：补阳还五汤

【组成】黄芪120 g，当归尾、赤芍、地龙（去土）、川芎、桃仁各10 g，红花5 g。

【功效】行气止痛，抗癌解毒，活血通络。

【适应证】中晚期癌症疼痛。

【用法】每日1剂，水煎2次，分2次温服。

【方源】海峡药学，2020，32（8）：177-179.

选方22：健脾扶肺汤

【组成】太子参、海螵蛸、浙贝母、薏苡仁各15 g，枳壳、桔梗、陈皮、白术、茯苓、桑白皮、黄芩、防风、紫苏叶、忍冬藤、夏枯草各10 g，姜半夏、甘草各6 g。

【功效】清肺化痰，健脾和胃，解毒散结，疏风通络。

【适应证】非小细胞肺癌癌痛。

【用法】每日1剂，水煎服。

【方源】长春中医药大学学报，2020，36（5）：934-937.

选方23：加味乌头汤

【组成】制川乌、白芍、黄芪各30 g，麻黄、甘草各8 g，当归、川芎各15 g。

【功效】镇痛疏经，祛湿散寒。

【适应证】癌性疼痛。

【用法】每日1剂，水煎，分早、晚2次温服。气滞疼痛者，加佛手、柴胡、香附、郁金各15 g；血瘀者，加桃仁、红花、乳香、地龙各10 g；寒凝者，加肉桂、干姜、木瓜各10 g；热毒者，去黄芪，加半枝莲、黄芩各15 g。

【方源】中西医结合心血管病电子杂志，2019，7（30）：171，178.

选方24：血府逐瘀汤

【组成】白花蛇舌草30 g，黄芪15 g，当归10 g，党参15 g，桃仁20 g，白术12 g，赤芍6 g，牛膝9 g，红花10 g，延胡索15 g，生地黄9 g，枳壳6 g，三七6 g，甘草6 g。

【功效】行气止痛，活血祛瘀。

【适应证】气虚血瘀之癌痛。

【用法】每日1剂，水煎2次，每次煎至200 mL，分早、晚2次服用。肝胆旺盛者，加栀子、牡丹皮各12 g；阴虚火旺者，加鳖甲、牡丹皮各15 g，地骨皮10 g。

【方源】社区医学杂志，2019，17（16）：1005-1007.

选方25：芪蝎龙蚕汤

【组成】黄芪45 g，党参15 g，当归15 g，生白术15 g，枳实15 g，延胡索30 g，全蝎10 g，地龙10 g，僵蚕15 g，焦三仙各30 g，白芍15 g，法半夏10 g，白花蛇舌草30 g，酸枣仁15 g，柴胡12 g，茯苓15 g。

【功效】益气养血，活血化瘀，宁心安神，通络止痛。

【适应证】中重度癌性疼痛。

【用法】每日1剂，水煎至200 mL，分早、晚2次服用。

【方源】中国中医急症，2019，28（6）：1081-1083.

选方26：加味芍甘附子汤

【组成】白芍60 g，党参20 g，炙甘草20 g，菟丝子20 g，熟附子15 g，延胡索15 g，仙鹤草15 g，火麻仁15 g，当归10 g，郁金10 g。

【功效】健脾补肾，散寒除结。

【适应证】阳虚寒凝型癌痛。

【用法】每日1剂，水煎至100 mL，分早、晚2次温服。

【方源】中国医药指南，2018，16（35）：180-181.

选方27：膈下逐瘀汤

【组成】五灵脂6 g，当归9 g，川芎9 g，赤芍9 g，桃仁9 g，红花6 g，枳壳6 g，乌药6 g，香附6 g，牡丹皮9 g，延胡索9 g，川楝子9 g，八月札9 g，丹参15 g，莪术9 g，片姜黄9 g，郁金6 g，甘草6 g。

【功效】行气活血，化瘀止痛。

【适应证】气滞血瘀型癌痛。

【用法】每日1剂，水煎2次，共取汁300 mL，分早、晚2次各温服150 mL。

【方源】内科，2017，12（6）：766-769.

选方28：加味逐瘀汤

【组成】桃仁10 g，红花10 g，当归15 g，川芎10 g，赤芍10 g，白芍10 g，柴胡6 g，生地黄10 g，牛膝10 g，延胡索15 g，川楝子10 g，炙甘草6 g，桔梗10 g，半枝莲30 g，白花蛇舌草30 g。

【功效】活血化瘀，行气止痛，清热解毒。

【适应证】中重度癌性疼痛。

【用法】每日1剂，水煎至300 mL，分2～3次服用。髓海不足者，加菟丝子10 g，女贞子10 g，鹿角胶（烊化）15 g；脾肾两虚者，加山药10 g，白术15 g，人参10 g，益智仁15 g；骨转移者，加僵蚕10 g，蜈蚣2条，补骨脂10 g；便秘者，加肉苁蓉10 g，火麻仁15 g。

【方源】现代中西医结合杂志，2017，26（27）：3009-3011.

选方29：真武汤

【组成】茯苓30 g，白术30 g，白芍30 g，生姜30 g，熟附子（先煎30分钟）30 g。

【功效】温阳利水。

【适应证】癌性疼痛。

【用法】水煎服，每日3次，每次服用200 mL。

【方源】中医学报，2017，32（8）：1394-1396.

选方30：自拟芪黄蠲痛汤

【组成】黄芪20 g，姜黄10 g，桑寄生15 g，白术15 g，桂枝9 g，延胡索10 g，五灵脂9 g，防风9 g，秦艽9 g，桑枝9 g，当归10 g，莪术10 g，生地黄9 g，白芍9 g，甘草5 g。

【功效】补脾肾，益气血，温经脉，活血络，祛风湿，止痹痛。

【适应证】晚期癌痛。

【用法】每日1剂，水煎至300 mL，分早、晚2次餐后30分钟各服150 mL。可根据症状调整剂量。

【方源】中国中医药科技，2017，24（2）：231-232.

三十九、肿瘤相关性贫血用方

选方1：自拟生血汤

【组成】党参15 g，茯苓10 g，炒白术10 g，黄芪30 g，山药30 g，山茱萸10 g，熟地黄15 g，枸杞子15 g，当归10 g，黄精30 g，白扁豆10 g，杜仲10 g，炙甘草10 g。

【功效】补气养血，滋阴生血。

【适应证】肿瘤相关性贫血。

【用法】水煎至300 mL，分早、晚2次各温服150 mL。

【方源】天津中医药大学方

选方2：补气生血汤

【组成】熟地黄30 g，党参30 g，黄芪20 g，当归10 g，阿胶10 g，黄精15 g，白术20 g，鸡血藤20 g，菟丝子15 g，焦山楂10 g，大枣10 g，炙甘草10 g。

【功效】补气生血。

【适应证】肿瘤化疗相关性贫血（气血亏虚）。

【用法】制成中药颗粒剂，温水300 mL冲服，分早、晚2次各服150 mL。

【方源】长春中医药大学方

选方3：芪归生赭石汤

【组成】黄芪60 g，当归12 g，生赭石12 g。

【功效】补气，养血，抗癌。

【适应证】轻中度肿瘤相关性贫血。

【用法】每日1剂，制成中药颗粒剂，温开水送服，每月的前3周服用，剩余日子停药，以1个月为1个周期，共计3个周期。

【方源】心血管病防治知识，2017，5：119-121.

选方4：加味当归补血汤

【组成】龙眼肉、补骨脂、白芍、熟地黄、鸡血藤、当归各10 g，大枣15 g，黄芪50 g。

【功效】补血生血，益精填髓，益气健脾。

【适应证】肿瘤相关性贫血。

【用法】水煎至200 mL，分早、晚2次各服100 mL。心慌明显者，加制远志20 g；乏力气虚者，加人参10 g；头晕明显者，加天麻20 g。

【方源】临床和实验医学杂志，2017，16（8）：787-790.

选方5：世传防眩汤

【组成】党参9 g，法半夏9 g，当归、白芍、熟地黄、白术各30 g，川芎15 g，山茱萸15 g，天麻9 g，陈皮3 g。

【功效】健脾补肾，益气养血。

【适应证】肿瘤相关性贫血。

【用法】每日1剂，水煎2次，每次取汁150 mL，分早、晚2次口服。

【方源】江西中医药，2018，49（8）：44-46.

选方6：炙甘草汤

【组成】炙甘草20 g，生地黄50 g，生姜（切片）9 g，桂枝（去皮）9 g，人参6 g，阿胶6 g，麦冬（去心）10 g，火麻仁10 g，大枣（切开）20枚，杜仲10 g，山药10 g，淫羊藿10 g，茯苓10 g，党参10 g，白术10 g。

【功效】健脾补肾，补血益气，安神养胃。

【适应证】老年肿瘤相关性贫血。

【用法】每日1剂，水煎至450 mL，分早、中、晚3次各服

150 mL。

【方源】辽宁中医杂志，2021，48（11）：132–134.

选方7：加味八珍汤

【组成】党参15 g，黄芪30 g，白术、茯苓、川芎、白芍、鹿角胶、龟甲胶各10 g，当归、女贞子各15 g，甘草5 g，熟地黄20 g。

【功效】益气填髓，滋阴养血。

【适应证】轻中度肿瘤相关性贫血。

【用法】每日1剂，水煎，分2次服用。

【方源】浙江中西医结合杂志，2016，26（7）：637–639.

选方8：益血生髓方

【组成】黄芪40 g，党参20 g，当归15 g，白术15 g，鸡血藤30 g，熟地黄10 g，大枣15 g，茯苓15 g，补骨脂10 g，菟丝子10 g，木香10 g，砂仁10 g。

【功效】补气生血，健脾益肾。

【适应证】肿瘤相关性贫血。

【用法】诸药制成中药颗粒剂，每日1剂，开水冲泡，分3次服用。

【方源】湖南中医杂志，2021，37（9）：48–51.

选方9：健脾生髓膏

【组成】龟甲200 g，鳖甲200 g，鹿角霜150 g，党参150 g，枸杞子150 g，黄精150 g，女贞子200 g，墨旱莲200 g，陈皮100 g，饴糖250 g。

【功效】健脾益气，理气消导，填精益髓。

【适应证】肿瘤相关性贫血。

【用法】诸药经过配料、浸泡、煎药、浓缩、收膏、凉膏等工序制成膏剂，每日口服3次，每次20 g。

【方源】广东医学，2017，38（22）：3530–3532，3536.

选方10：健脾补肾解毒方

【组成】太子参、黄芪、白术、茯苓、山药、女贞子、制何首乌、熟地黄、当归、鸡血藤、桑寄生、杜仲、菟丝子、补骨脂、枸杞子、大枣、白花蛇舌草。

【功效】补肾填髓，强筋壮骨，解毒化瘀。

【适应证】肿瘤相关性贫血。

【用法】每日1剂，水煎，分早、晚2次温服。脾肾阳虚者，加淫羊藿、巴戟天；脾肾阴虚者，加生地黄、山茱萸。

【方源】云南中医中药杂志，2017，38（8）：53–55.

选方11：补肾健脾生血方

【组成】黄芪30 g，太子参15 g，当归10 g，补骨脂15 g，女贞子15 g，肉苁蓉15 g，枸杞子15 g，白术12 g，鸡血藤30 g，阿胶（烊化）10 g，龙眼肉15 g，炙甘草6 g，花生衣10 g。

【功效】补肾填精，健脾生血。

【适应证】肿瘤相关性贫血。

【用法】每日1剂，水煎，分早、晚2次服用。

【方源】辽宁中医药大学学报，2015，17（2）：164–167.

选方12：参茸护髓方

【组成】党参20 g，黄芪30 g，白术15 g，茯苓30 g，枸杞子15 g，女贞子15 g，补骨脂15 g，鸡血藤30 g，当归10 g，大枣10 g，西洋参10 g，鹿茸2 g。

【功效】调补脾肾，益气养血，兼祛癌毒。

【适应证】肿瘤相关性贫血（气血两虚证）。

【用法】制成中药颗粒剂，加开水500 mL，早、晚2次各温服250 mL。

【方源】湖南中医药大学方

选方13：青囊斑龙丸

【组成】鹿角胶（烊化）15 g，熟地黄15 g，补骨脂15 g，菟丝子10 g，茯苓20 g，法半夏 1 0 g，党参15 g，当归15 g。

【功效】补肾健脾，和胃化湿。

【适应证】脾肾两虚型肿瘤相关性贫血。

【用法】每日1剂，水煎至200 mL，餐后温服。

【方源】广州中医药大学方

选方14：益血方

【组成】黄芪30 g，补骨脂12 g，炒白术15 g，茯苓30 g，陈皮12 g，清半夏9 g，当归12 g，菟丝子30 g，枸杞子30 g，鸡血藤20 g，阿胶（烊化）11 g，甘草6 g。

【功效】健脾补肾，益气生血。

【适应证】肿瘤相关性贫血。

【用法】每日1剂，先浸泡1小时，水煎2次取汁200 mL，分早、晚2次餐后半小时各服100 mL。不能耐受者可少量多次服用。

【方源】山东中医药大学方

选方15：芪贞汤

【组成】黄芪50 g，女贞子25 g，枸杞子15 g，熟地黄20 g，补骨脂10 g，当归20 g，鸡血藤15 g，丹参15 g，党参15 g，炙甘草10 g，菟丝子20 g，制何首乌10 g。

【功效】健脾益气，补肾填精。

【适应证】肿瘤相关性贫血。

【用法】每日1剂，水煎服。

【方源】深圳中西医结合杂志，2006（5）：310–312.

四十、辨证综合性抗癌用方

选方1：消癌解毒方

【组成】白花蛇舌草15 g，山慈菇12 g，僵蚕12 g，蜈蚣12 g，太子参15 g，麦冬12 g，八月札12 g。

【功效】消癌解毒，扶正祛邪。

【适应证】恶性肿瘤之正虚毒结。

【用法】每日1剂，水煎，分早、晚2次餐后30分钟温服。

【方源】江苏中医药，2021，53（9）：1–2.

选方2：复方壁虎散

【组成】人参、何首乌、三七、壁虎、蜈蚣。

【功效】补益气血，解毒散瘀。

【适应证】晚期恶性肿瘤。

【用法】诸药烘干后研末，再过100目筛，口服，每次5 g，每日3次。

【方源】安徽中医学院学报，2003（4）：18–19.

选方3：香甲丸

【组成】麝香0.1 g，天然牛黄0.3 g，鳖甲30 g，炮穿山甲9 g，蜈蚣10 g，全蝎10 g，没药10 g，壁虎10 g，西洋参10 g。（编者按：穿山甲已禁用，酌情使用替代品。）

【功效】益气扶正，清热解毒，软坚散结，活血祛瘀，搜剔通络，行气止痛。

【适应证】多种肿瘤。

【用法】诸药共研末，加入赋形剂山药30 g制成丸。每日分3次餐后半小时服用，每次8 g，配合1匙蜂蜜，糖尿病患者配合一小碗糜粥。

【方源】中医临床研究，2019，11（36）：74-76.

选方4：扶正抗癌汤

【组成】黄芪、枸杞子、茜草、莪术、三七粉、土鳖虫、天花粉、蝮蛇、全蝎、蜈蚣、壁虎、马蔺子、蜂房。

【功效】化瘀消积，扶正抗癌。

【适应证】中晚期癌症。

【用法】每日1剂，全蝎、蜈蚣焙干，研细末，与三七粉混合，冲服或汤药送服；余药水煎，分2次服用。

【方源】第八届全国中西医结合肿瘤学术会议论文集

选方5：扶正药验方

【组成】炙黄芪、人参、桦树茸、白术、当归、山药、熟地黄、鸡血藤、淫羊藿、仙茅、女贞子。

【功效】扶助正气。

【适应证】肿瘤。

【用法】水煎，分早、晚各服1次，7日为1个疗程。便秘腹胀严重者，加枳实、熟大黄；严重恶心呕吐者，加旋覆花、生赭石；严重潮热烦躁者，加白薇、知母、胡黄连、地骨皮。

【方源】医学食疗与健康，2020，18（7）：19，21.

选方6：大柴胡汤

【组成】柴胡12 g，白芍12 g，生姜10 g，大黄10 g，枳实10 g，半夏9 g，黄芩9 g，大枣5枚。

【功效】调和脾胃，理气和血。

【适应证】上腹部恶性肿瘤。

【用法】每日1剂，水煎服，分2次服用。

【方源】世界最新医学信息文摘，2019，19（68）：225-226.

选方7：扶正汤

【组成】黄芪30 g，党参30 g，赤芍30 g，山药30 g，泽泻15 g，当归15 g，茯苓15 g，补骨脂15 g，骨碎补15 g，女贞子15 g，枸杞子15 g，牡丹皮10 g，山茱萸10 g，仙茅10 g，黄芩10 g，甘草10 g，淫羊藿10 g。

【功效】扶正，解毒，抗癌。

【适应证】恶性肿瘤。

【用法】加水400 mL煎至200 mL，分早、晚各服用1次。

【方源】光明中医，2018，33（12）：1732–1733.

选方8：柴桂龙牡汤

【组成】柴胡、党参、茯苓、白芍各15 g，桂枝12 g，生龙骨、生牡蛎各30 g，黄芩、姜半夏各9 g，生姜6 g，大枣3粒。

【功效】通阳泄热，重镇安神，宁心安神。

【适应证】恶性肿瘤伴焦虑症（肝经郁热）。

【用法】每日1剂，水煎至200 mL，分早、晚2次服用。严重失眠者，加合欢皮30 g，远志15 g；胸闷心悸者，加甘松15 g；大便困难者，加酒大黄6 g；血瘀者，加桃仁、红花各10 g，赤芍15 g；汗多者，加黄芪、浮小麦各30 g；气郁化火者，加栀子、牡丹皮各15 g。

【方源】实用中医内科杂志，2018，32（2）：32–34.

选方9：周文波龙甲系列膏方治癌验方膏

【组成】龙甲膏1号方：地龙、鳖甲各4 g，乌梢蛇2 g，党参20 g，黄芪40 g，陈皮10 g，鸡内金3 g，大枣15 g，六神曲10 g，淡豆豉、炒麦芽、白花蛇舌草各15 g，夏枯草、生薏苡仁各10 g，芦根17 g，土茯苓10 g，草豆蔻2 g，炙甘草10 g，蜂蜜适量。

龙甲膏2号方：地龙4 g，鳖甲6 g，乌梢蛇2 g，土茯苓30 g，白花蛇舌草20 g，夏枯草10 g，败酱草、生薏苡仁各20 g，猫爪草、小蓟、野菊花各10 g，莪术4 g，党参10 g，黄芪20 g，大枣15 g，六神曲、山楂、淡豆豉、炒麦芽各20 g，蜂蜜适量。

龙甲膏3号方：地龙、鳖甲各4 g，乌梢蛇2 g，芦根17 g，生薏苡仁15 g，桃仁、冬瓜子各10 g，败酱草4 g，瓜蒌4 g，小蓟7 g，莪术6 g，炒王不留行4 g，仙鹤草20 g，党参10 g，黄芪25 g，大枣15 g，山楂4 g，六神曲、炒麦芽各10 g，乌梅5 g，蜂蜜适量。

龙甲膏4号方：地龙、鳖甲各4 g，乌梢蛇2 g，夏枯草20 g，瓜蒌、莪术各6 g，炒王不留行、淫羊藿各4 g，党参10 g，黄芪25 g，大枣15 g，六神曲、炒麦芽各10 g，蜂蜜适量。

龙甲膏5号方：地龙、鳖甲各4 g，乌梢蛇2 g，陈皮20 g，枳实18 g，生姜20 g，生甘草8 g，党参10 g，黄芪25 g，大枣15 g，白花蛇舌草17 g，夏枯草10 g，生薏苡仁15 g，莪术6 g，炒王不留行3 g，瓜蒌4 g，蜂蜜适量。

【功效】龙甲膏1号方：健脾益气。

龙甲膏2号方：清热解毒。

龙甲膏3号方：清肺热，活血消痈。

龙甲膏4号方：破气消积，化痰除痞，开散胸中之郁气。

龙甲膏5号方：行气开郁。

【适应证】中晚期恶性肿瘤。

【用法】含服、冲服或调服，每日2次，每次服1匙。病情较重、体质较强者，剂量可稍大一些；病轻者或老年人、妇女、小孩等，用量稍减；初服者，应从小剂量开始，逐步增加。

【方源】实用中医内科杂志，2019，33（3）：1–4.

选方10：益气养血汤

【组成】太子参、黄芪、当归、旋覆花、生赭石、茯苓、酸枣仁各20 g，白术、远志各15 g，柴胡、生姜、大枣、炙甘草各10 g，木香、砂仁各6 g。

【功效】益气养血。

【适应证】肿瘤恶病质。

【用法】每日1剂，水煎至300 mL，分早、晚2次各150 mL温服，重症患者鼻饲。

【方源】世界最新医学信息文摘，2019，19（46）：143-146.

选方11：扶正汤

【组成】黄芪30 g，党参30 g，赤芍30 g，山药30 g，泽泻15 g，当归15 g，茯苓15 g，补骨脂15 g，骨碎补15 g，女贞子15 g，枸杞子15 g，牡丹皮10 g，山茱萸10 g，仙茅10 g，黄芩10 g，甘草10 g，淫羊藿10 g。

【功效】调理脾肾，扶正祛邪。

【适应证】恶性肿瘤。

【用法】水煎至400 mL，分早、晚2次各服200 mL。

【方源】光明中医，2018，33（12）：1732-1733.

选方12：黄芪地黄汤

【组成】黄芪30 g，党参15 g，生地黄、熟地黄各15 g，天冬、麦冬、玄参各12 g，漏芦、土茯苓、鱼腥草、升麻各30 g。

【功效】扶正养阴，解毒消肿。

【适应证】晚期肿瘤恶病质。

【用法】水煎服。

【方源】世界最新医学信息文摘，2021，21（25）：247-248.

选方13：乳腺癌骨转移癌痛验方

【组成】寻骨风15 g，威灵仙12 g，地龙12 g，汉防己10 g，川续断12 g，土鳖虫10 g。

【功效】补肾强骨，活血化瘀。

【适应证】晚期乳腺癌骨转移疼痛。

【用法】每日1剂，水煎至200 mL，分早、晚2次服用。

【方源】中国中药杂志，2002，27（3）：232-234.

四十一、民族治癌方

选方1：血管瘤验方1

【组成】辕叶扛板归［阿移门（融水苗语），蛇不过（恭城瑶语）］。

【功效】清热解毒，散结消肿。

【适应证】毒蛇咬伤、血管瘤。

【用法】全草与雄黄共捣烂，取适量敷伤口周围治毒蛇咬伤（苗方、瑶方），敷患处治血管瘤（瑶方）。

【方源】广西民族药简编

选方2：血管瘤验方2

【组成】裂叶荨麻［又名麻疯草（恭城瑶语）］。

【功效】祛湿，抗肿瘤。

【适应证】血管瘤。

【用法】捣烂，取适量敷患处治血管瘤（瑶方）。

【方源】广西民族药简编

选方3：血管瘤验方3

【组成】血党［哈裂喜、金边罗伞（金秀瑶语），铁凉伞（恭城瑶语）］。

【功效】消肿止痛，抗肿瘤。

【适应证】血管瘤。

【用法】根水煎服治肝硬化（瑶方）；全株加盐捣烂敷患处治血管瘤（瑶方）。

【方源】广西民族药简编

选方4：血管瘤验方4

【组成】大蓟［骂杀把（三江侗语），狮子球（恭城瑶语）］。

【功效】祛瘀消肿。

【适应证】血管瘤。

【用法】药用根或全草，捣烂，取适量敷患处治血管瘤（瑶方）。

【方源】广西民族药简编

选方5：血管瘤验方5

【组成】麝［射香（那坡壮语），药用雄性麝的香囊分泌物］。

【功效】消肿止痛。

【适应证】血管瘤。

【用法】研末，取药末3 g，浸入1 000 mL酒，取适量搽患处，治血管瘤、静脉炎（壮方）。

【方源】广西民族药简编

选方6：血管瘤验方6

【组成】辕叶扛板归［阿移门（融水苗语），蛇不过（恭城瑶语）］，药用全草。

【功效】清热解毒，散结消肿。

【适应证】血管瘤。

【用法】与雄黄共捣烂，取适量敷患处治血管瘤（瑶方）。

【方源】广西民族药简编

选方7：肺部肿瘤验方

【组成】玳瑁、海藻、龟甲各15 g，鸦胆子3 g，蟾酥0.5 g。（编者按：玳瑁已禁用，酌情使用替代品。）

【功效】清热解毒，抗肿瘤。

【适应证】肺部肿瘤。

【用法】将玳瑁、海藻、龟甲、鸦胆子置瓦上，火焙干至黄色，与蟾酥共研细末，每日服2次，每次0.5 g，温水送服。

【方源】广西民族医药验方汇编

选方8：癌症疼痛验方2

【组成】细辛、炮穿山甲各适量。（编者按：穿山甲已禁用，酌情使用替代品。）

【功效】消肿，散结，止痛。

【适应证】癌症疼痛。

【用法】诸药共研末，每次服12 g，温水送服，每日1～2次。

【方源】广西民族医药验方汇编

选方9：肺癌验方1

【组成】白花蛇舌草、半边莲、半枝莲、虎杖、知母、浙贝母各适量。

【功效】清热解毒，抗癌。

【适应证】肺癌。

【用法】每日1剂，水煎，分2次服用。咯血者，加仙鹤草、白及。

【方源】广西民族医药验方汇编

选方10：肺癌验方2

【组成】马板藤（红扁担藤）适量。

【功效】祛风除湿，消肿止痛。

【适应证】肺癌。

【用法】浸入20 mL蜂蜜服用，每日3次，连服3个月。

【方源】广西民族医药验方汇编

选方11：肝癌验方1

【组成】白花蛇舌草20 g，半边旗15 g，三托草（三叶香茶菜）、白花丹各10 g。

【功效】清热解毒，散瘀止痛。

【适应证】肝癌。

【用法】每日1剂，水煎，分2次服用。

【方源】广西民族医药验方汇编

选方12：肝癌验方2

【组成】鸡蛋花树叶15～30 g，漆树根皮10 g。

【功效】清热解毒，散瘀止痛。

【适应证】肝癌。

【用法】每日1剂，水煎，分2次服用。

【方源】广西民族医药验方汇编

选方13：肝癌验方3

【组成】方一：商陆（炒黄）、半夏（炒黄）、天南星（炒黄）、狼毒（炒黄）、雪上一枝蒿（炒黄）、断肠草（晒干）各等份。

方二：半枝莲、半边莲、田基黄、郁金、白花蛇舌草、马鞭草、穿破石、鸡骨草、金钱草、虎杖、银花、青皮、陈皮、丹参、当归、黄芩、黄柏、黄连、山栀子、桑白皮各适量。

【功效】清热解毒，散瘀止痛。

【适应证】肝癌。

【用法】两方分别研末，方一和方二按1∶10的量配匀，每次取药末3～5 g内服，每日3次。

【方源】广西民族医药验方汇编

选方14：止癌症疼痛验方

【组成】徐长卿15～30 g，两面针30 g，清风藤、蜂房各20 g，当归、乳香、没药、白芍各10 g，七叶莲30 g，甘草6 g，蜈蚣2条。

【功效】止癌症疼痛。

【适应证】癌痛。

【用法】每日1剂，水煎服，一般3～5剂即可见效。

【方源】民族医药报［2021-03-13］

后 记

《古今治癌偏方精选》一书已经是第三版了，纵观当今世界，癌症乃三大死亡原因之一，且发病率和死亡率有逐渐增加的趋势。华夏文明悠悠数千年，先贤们在长期临床实践中总结出了各种防癌、治癌的偏方、验方、良方妙药，是祖国中医药学的瑰宝，也是我们宝贵的医学遗产。“传承精华，守正创新”，这是我们编写这本书的初心与动力，从丰富的传统中医资源中挖掘防癌治癌方，并结合现代医学发现的防治癌症有效的中药、草药、民族医药，通过筛选和梳理，我们精选了1 800多首对治疗各种癌症有较好疗效的方剂，编撰成册以供广大患者及医者选用。

《古今治癌偏方精选》（第三版）的编写过程中，我们邀请了滕红丽老师（广西国际壮医医院主任医师、医学博士、硕士研究生导师、博士后指导老师、首届名壮医医学经验指导老师）参与本书编写，在本书第二版的基础上增加了民族防癌治癌方药，包括壮医、瑶医、苗医等治疗各种肿瘤的偏方、验方及各种疗效奇特药物。此外，陈闯教授（广西医科大学附属肿瘤医院中西医结合主任医师、硕士生导师、广西医科大学附属肿瘤医院名医）也为本书整理和收集了各种配合癌症和危重奇难杂症放疗、化疗及手术后治疗的偏方、验方、良方。周伟光副主任医师（广西国际壮医医院副教授）、廖汝桓副主任医师（广东省广州市南沙区第三人民医院）也参与了本书的编辑，特此表示感谢！

癌症是严重影响人类健康和寿命的重大疾病之一，我们应当继承和发扬祖国中医药的宝贵遗产，为防治癌症这一难题做出应有的贡献。《古今治癌偏方精选》从2004年第一版出版到今天第三版出版，不断完善，不断充实，已经让成千上万的读者受益，这是一件让人感到欣慰的事。希望中华中医药这一伟大的瑰宝为人类的健康事业做出更大的贡献。

2022-05-08